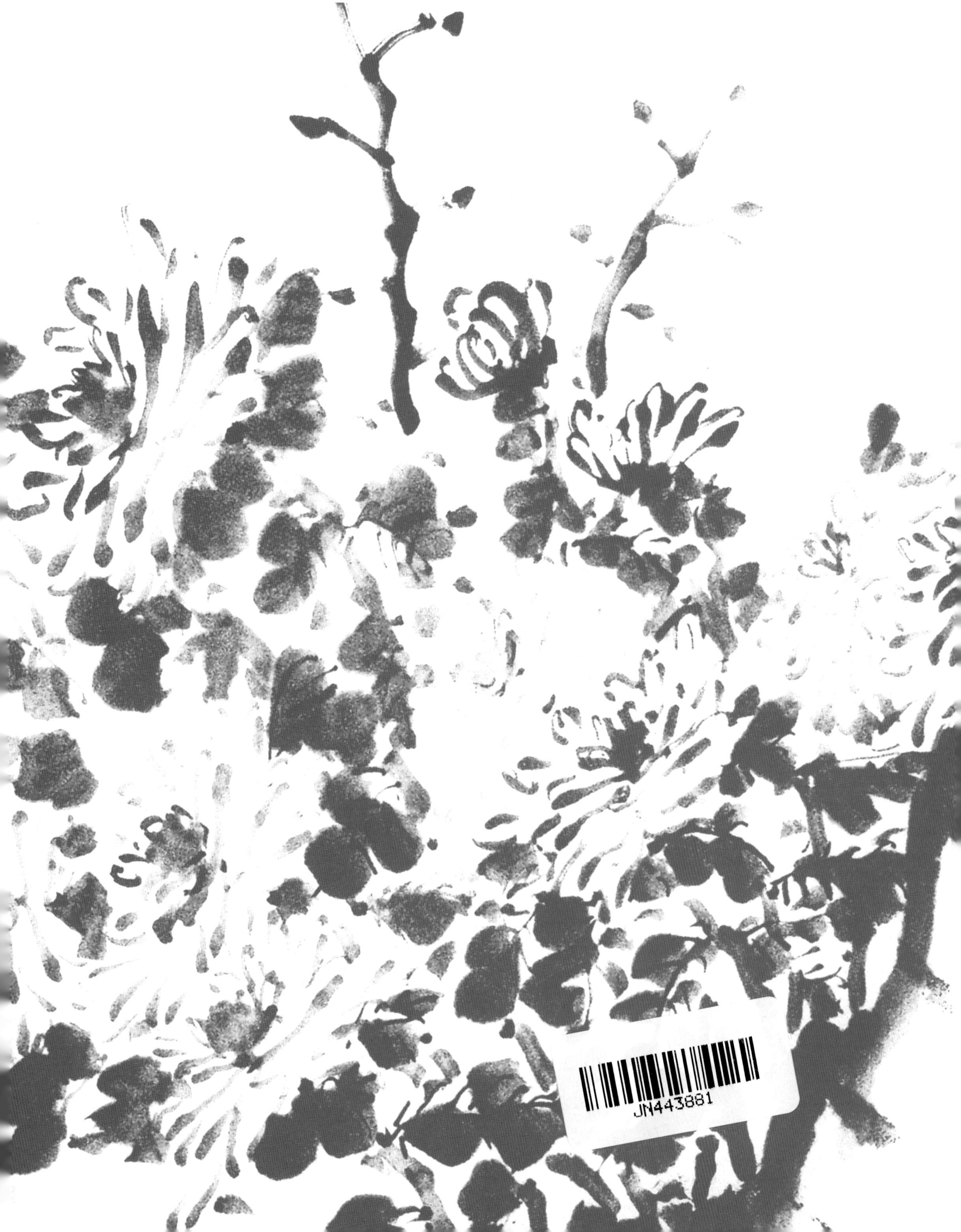

증보판

안경 조제 및 가공

OPTOMETRIC DISPENSING

증보판

안경 조제 및 가공

OPTOMETRIC DISPENSING

성풍주 감수　편집부 편

도서출판 대학서림

개정판 머리말

주저하면서 초판 '眼鏡 調製 및 加工'을 조심스럽게 내놓은지 어언 19년이란 세월이 흘렀습니다. 부끄럽게도 이 부족한 책으로 많은 안경사님들이 '좋은 안경 만들기'에 입문하였습니다.

이 교재를 지렛대로 초기에 조제 및 가공을 익히셨던 분들은 이제는 국내 안경업계에서 중견의 위치에 자리잡고 계시는 것으로 사료됩니다.

방대한 자료를 정리하면서 느낀 것은 부끄럽게도 안경사를 진정한 안경사 되게 하는 것은 바로 이 '조제 및 가공'이란 사실을 새삼 알았습니다.

그야말로 법적으로나 사회적 인식으로나 안경사만의 고유직능의 본령이 이 '조제가공'에 있다는 사실을 뼈저리게 느꼈습니다.

일상에서도 우리는 아주 간단 명료한 기본적 사실에 대해서는 바로, 그 간단하다는 이유로 중한 것을 흔히 잊고 있듯이 안경사에게 중대한 이 '조제 및 가공'이란 과목을 별게 아닌 것으로 치부되어 온 것은 왜일까요?

그 이유로는 학교라는 교육 현장의 특성상 현학적이지 않은 이 '조제 및 가공'을 단순한 기능과목으로 인식하기 때문입니다. 국내에 없던 새로운 기능 학문인 '옵토메트리(Optometry)'가 교육의 장에 소개되면서 순수 학문적 접근에 익숙하신 분들에게는 현학적이고 '폼나는' 처방검사에 관련된 과목들이 선호되고 실제적인 '조제 및 가공' 과목을 멀리 한데서 그리 된 것은 아닐런지요?

더욱 엉뚱한 것은 옵토메트리(Optometry)와 연관이야 있지만 엄연히 타학문 영역의 경계 과목을 안경사 육성의 중심과목으로 끌어들여 일을 그르치고 있지는 않은 것인지요? 안경사 교육의 목표는 간단명료합니다.

- 좋은 안경을 만들 줄 아는 안경사의 육성 -

에 있는 것이지 연구원이나 학자를 기르는데 있지 않으며, 더군다나 안과의사나 교수요원을 양성하는 것은 더더욱 아니지 않습니까?

옵토메트리(Optometry)의 핵심과목은 '조제 및 가공'이고 '조제 및 가공'에서의 중심기능은 바로 피팅(Fitting)입니다.

디지털시대에 접어들면서 많은 검사기기, 조제 및 가공기기가 자동화되어서 숙련된 기능 없이도 어느 정도 정확한 값에 가까운 측정과 가공을 할 수 있게 되었습니다. 이러한 자동화의 끝이 어떻게 진전될지 아무도 예견할 수 없을 정도로 날로 첨단화되고 있습니다.

허나,

피팅(Fitting) 기술만은 여전히, 그리고 앞으로도 안경사의 손기능에 의존할 수 밖에 없습니다.

그리고 안경사 개인의 신용은 물론, 안경원의 비즈니스 전체에 심대한 영향을 끼치는 것이 이 피팅(Fitting) 기술이 아닐런지요?

각설하고,

외국의 여러 서적을 일별해 보았으나 시의성 있게 만들어진 교재는 찾기 힘들었습니다.

주지하시다시피 오늘날 안경테의 주류는 플라스틱테에서 메탈테를 거쳐 작금은 포인트테(Point Frame: 속칭 무테)에서 다시 울템(Ultem)의 조제 가공으로 바뀌었습니다.

렌즈도 광학유리렌즈에서 A.D.C.렌즈(속칭 CR-39)를 거쳐 지금은 초고굴절률 플라스틱렌즈와 폴리카보네이트렌즈로 바뀌어 있지요.

그럼에도 대부분 외국교재들은 19년전에 펴냈던 본교재의 초판처럼 렌즈는 유리렌즈와 플라스틱렌즈(CR-39) 병행에 그리고 테는 플라스틱테와 메탈테에 중점을 두어 피팅(Fitting)을 필두로 한 조제 및 가공의 내용을 싣고 있었습니다.

위와같은 점을 염두에 두고 이 책에서는 시의성 있게 내용을 바꾸려고 애썼습니다.

첫째 : '메탈테(Metal Frame)', 특히 '포인트테(Point Frame)'와 '하프림테(Halfrim Frame)'에 중점을 두어 설명하고 그림을 많이 실었습니다.

둘째 : 기본피팅(Main Fitting)을 비롯하여 가공 후 피팅(After Fitting)과 사용 중 피팅(Maintenance Fitting)에 많은 지면을 내놓았습니다.

셋째 : 누진굴절력렌즈의 원근양용안경의 수요가 많은 것을 감안하여 이 부분에도 꽤 많은 비중을 차지하도록 하였습니다.

넷째 : 자동화된 P.D.미터기, 렌즈미터 그리고 자동옥습기와 그 부속기기는 국내에서 가장 많이 사용되는 기기를 택하여 그 기본조작을 실었습니다. 자세한 응용조작은 각 메이커의 사용설명서를 참고하시기 바랍니다.

다섯째 : 착색과 수리 부분은 현실적으로 메이커에 의지하는 안경사들이 많아서 넣지 않았습니다다만 추후 독자들의 의견을 수렴하여 필요하다고 하면 증보판에 넣도록 하겠습니다.

무려 3년 여에 걸친 자료 수집과 원고 작성에 도움을 준 고마운 분들이 많이 있습니다.

'누진굴절력렌즈의 조제 및 가공'에 관련된 자료를 인용하는데 협조를 해준 '한국 HOYA렌즈'와 '자동렌즈미터, 무형판자동옥습기'에 관련된 자료를 주신 '한국 TOPCON' 그리고 '최신공구 일람표'의 사진을 제공해주신 '일본 NISHIMURA공구 한국대리점 서울광학' 마지막으로 '포인트테 드릴기'와 '역산각기기'의 자료를 주신 '일본 TAKUBO사 한국대리점 정양상사'에게 고마움을 전하고 싶습니다. 특히 조제가공 현장에서 일하시는 많은 안경사님들의 조언에도 감사드립니다.

본 감수자와 함께 안경관련 서적을 국내에 전파하는데 20년 가까운 세월을 노력해온 대학서림의 윤진영 회장과 직원분들에게도 깊은 감사를 드립니다. 편집실의 큰 미스 김과 많은 미스 리님들! 손이 부르트도록 자판을 두들기셨죠? ·ㅗ· 정말 수고하셨어요. 고마웠습니다.

2005년 1월

감수자 성 풍 주 識.

초판 머리말

안경을 만드는 즉, 조제가공(調製加工)하여 판매하는 전문직 종사자를 일러 안경사(眼鏡士)라고 한다면 이들의 기본적이고 핵심적인 책무는 과학적 이론에 따른 올바른 안경을 만드는 것에 다름이 아니어서 '조제 및 가공'의 이론과 실기는 안경사를 지향하는 이들에게나 또 현행업무에 종사하는 이들에게도 중심과목이 될 것은 두 말할 나위가 없으나 '배움의 터'가 없었던 연유로 방계과목인 '일반광학', '시기해부생리학', '기초안과검사'의 이론적 가치에 치우쳐서 '조제 및 가공'은 원칙과 배경 이론이 도외시 되어왔습니다. 그 결과 기준없는 자기류(自己流)의 편법적인 작업을 해왔던 것 또한 사실이고 당연한 귀결이라 하겠습니다.

앞으로는 이러한 관습을 버리고 교재에 실은 이론에 바탕을 둔 정확한 안경 만들기를 하여야 하겠습니다. 왜냐하면 광학적 지식배경으로 안경을 만든다는 이유를 들어 전문직으로서 안경광학사 국가자격의 신분보장을 요구하는 논리에 어긋나지 않기 위함이 그 첫째이고, 두 번째로는 국가시험의 검정에는 당연히 '조제 및 가공'의 이론과 실기가 중심으로 이루어질 것은 상리(常理)이기 때문입니다.

이에 '조제 및 가공'의 지식, 기술, 용어기준에 있어 공통의 장을 열 표준되는 교재의 편저가 시급히 요망되고 덧붙여 편저자가 몸담은 대학의 안경광학과용 교재로도 가름하겠다는 목적으로 본서를 엮기에 이르렀다. 외국의 여러 교재를 얼기 설기 엮어서, 기우고 이어 만든데다가 편저자의 얕은 배움과 여린 필력(筆力) 으로 만족스러운 책이 되지 못하리라고 염려하면서도 되도록 쉽고 도움이 되도록 엮었고 또 앞으로 질책을 받아 가필을 한다해도 전체 기본흐름은 어긋남이 없도록 만들기에 노심초사(勞心焦思)했던 열성은 감히 밝히고 싶다.

제1장에서는 조제 및 가공의 지침이 되는 처방서의 각항을 구체적으로 실었고,
제2장에서는 조제가공 전체 여덟과정을 대별하여 전체적인 윤곽을 알도록 하였으며,
제3장에서는 각 과정의 구체적 작업의 예를 세부사항에 이르기까지 설명하였으며,
제4장에서는 특수안경, 특수렌즈의 조제 가공 내용을 설명했다.

가르치는 입장에서도 도움이 되도록 필요한 부분에는 기본문제와 실습지침도 꾸며놓았으며, 부록으로 안경만들기의 오차범위 결정에서 세계적으로 가장 표준이 되는 독일의 Augen Optiker(독일의 안경사)의 '손작업에 의한 품질규정' 중 RAL-RG915를 실어 조제 및 가공시의 허용오차를 알리는데 도움이 되도록 하고 필요한 사항은 설명을 덧붙였다.

아무쪼록 이 책을 보는 이들이 좋은 안경을 만들어 국민의 시기능보호(Vision-care)의 일익을 담당하는데 조금이라고 도움이 되었으면 하는 것이 편저자의 염치없는 바램이기도 하다.

끝으로 이 책을 만드는데 음으로 양으로 도움을 준 모든 분들에게 심심한 사의를 표하고 오랫동안 편저자와 함께 고생해온 대지문화사의 추용호사장님께 감사를 드린다.

1986. 10. 20.

편저자 성 풍 주 識.

차례

1장 안경의 조제 및 가공(眼鏡調製加工, Optometric Dispensing)은?

안경처방(眼鏡處方, Optometric Prescription)[1]에 따라 안경을 맞추는 조제(調製, Optometric Dispensing)는 자동차, 텔레비젼 등과 같은 공산품을 만드는 제조(製造, Production)와는 다르다. 또, 약사가 약을 조제(調濟, Preparing of Medicine)하는 것과도 다르다. 그러니까 안경의 조제 및 가공(調製加工, Optometric Dispensing)은 안경사(眼鏡士, Optometrist)가 공산품으로 제조된 여러 안경테(眼鏡枠, Frame)와 안경렌즈(Lens) 가운데서 안경(Spectacles, Glasses)을 필요로 하는 각 손님에게 딱 맞는 안경테와 렌즈를 광학적, 역학적 그리고 미적으로 설계(設計, Lay Out)하고, 손님의 얼굴에 맞게 테를 조정하는, 즉 피팅(調停, Fitting)하는 것을 뜻한다.

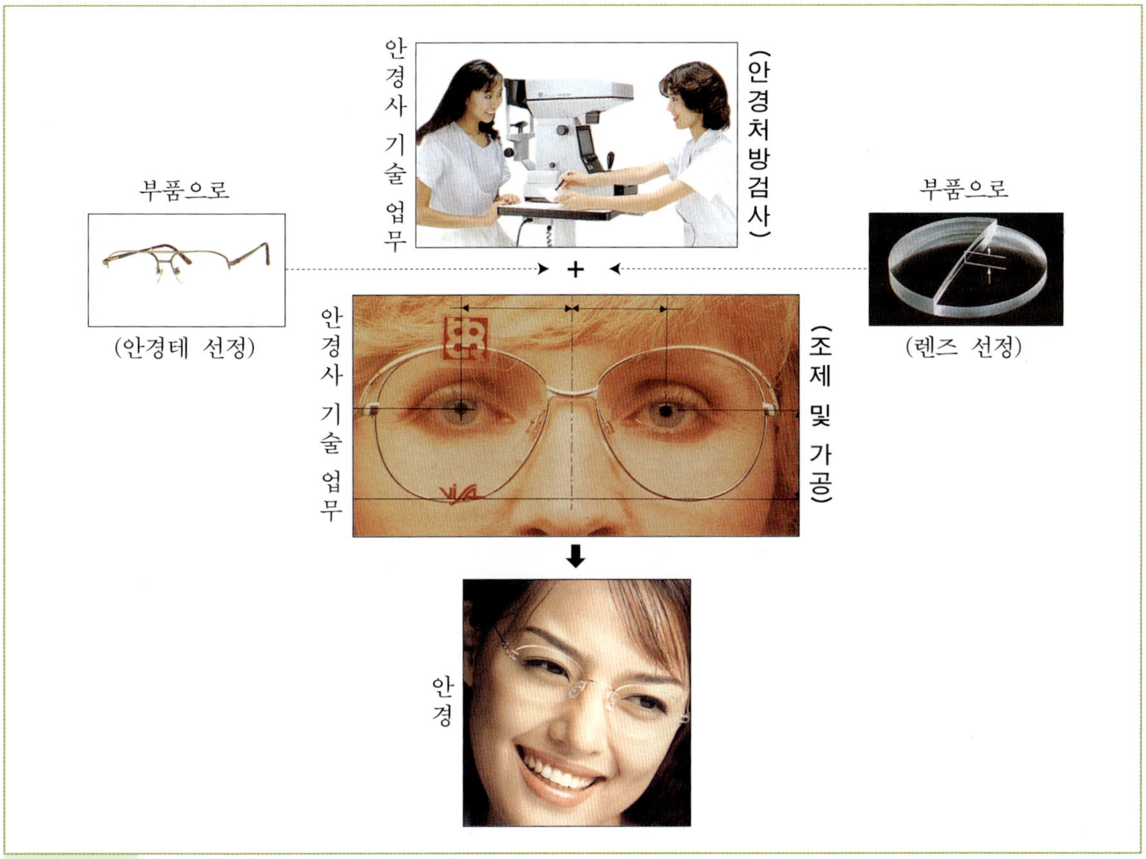

그림 1-1 안경만들기에서 조제 및 가공의 위치

1) 안경처방(Optometric Prescription) : 이 교재 24~25쪽

안경의 조제 및 가공(Optometric Dispensing)은 다음 세가지 요소를 충족시키는데 있다.

첫째, 단초점렌즈(單焦点Lens, Single Vision Lens)[2]와 다초점렌즈(多焦点Lens, Multifocal Lens)[3]의 광학중심점(光學中心点, Optical Center)[4] 등 주요점(主要點, Cardinal Point)[5]이 안경처방의 데이터를 기초로 설계된 위치에 오도록 하여 물체를 편하게 잘 보이도록 광학적요소(光學的要素)를 충족시켜야 한다.

둘째, 안경이 흘러내리거나 코와 귀바퀴를 필요 이상으로 누르지 않도록 하여, 편하고 쾌적하게 쓸 수 있도록 해부역학적요소(解剖力學的要素)를 만족시켜야 한다.

셋째, 얼굴에 어울리는 미적요소(美的要素)를 만족시켜야 한다.

광학적 요소

광학적요소를 만족시키기 위해서는 [그림 1-2]와 같이 되도록 안광학계의 조준선(照準線, Line of Sight)[6]이 조제할 안경렌즈의 설계점(設計点, M.R.P., Major Reference Point)[7]인 대부분의 광학중심점(Optical Center)과 극히 소수의 프리즘 렌즈의 프리즘 작용점을 지나도록 하여 불필요한 프리즘(Prism) 영향을 받지 않도록 하여야 한다. 이를 위하여 광학적 요소의 핵심인 P.D.[8]와 Oh[9]를 정확하게 측정하고, 그 수치에 맞게 조제 렌즈에 설계점(M.R.P.)를 설정, 가공하여야 한다.

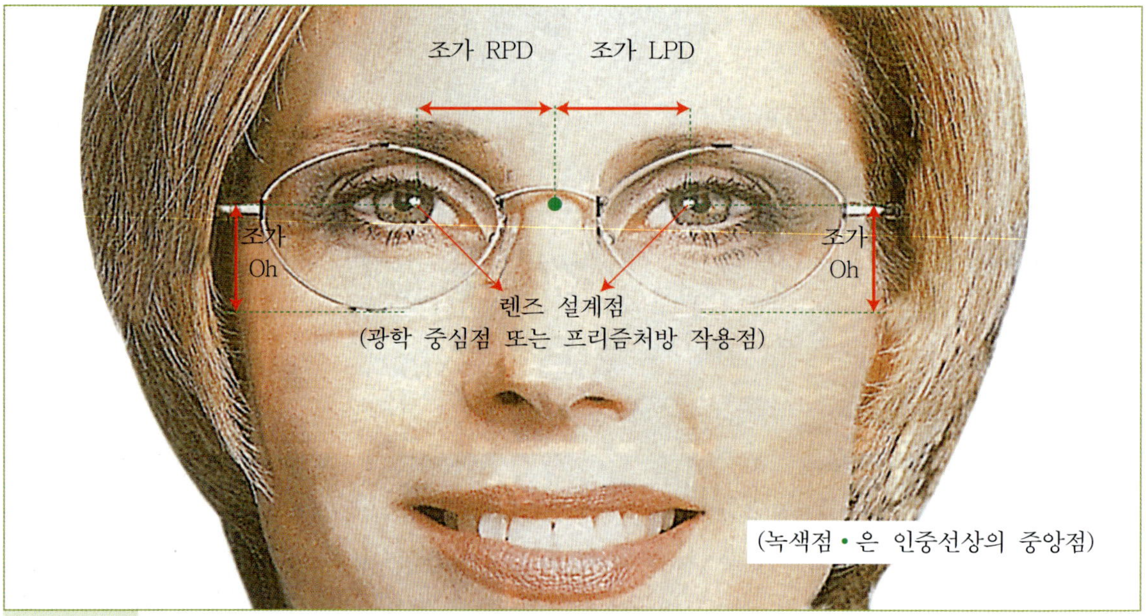

그림 1-2 조가 피디(P.D.)와 광학중심점높이(조가 Oh)

---

2), 3) 단초점렌즈(Single Vision Lens), 다초점렌즈 (Multifocal Lens) 안경재료학 164쪽
4) 광학중심점(Optical Center) : 옵토메트리개론 61쪽
5) 주요점(Cardinal Point) : 옵토메트리개론 61쪽
6) 조준선(Line of Sight) : 옵토메트리개론 164쪽
7) 설계점(M.R.P.) : 이 교재 24쪽
8), 9) P.D, Oh : 이 교재 35, 36쪽

눈의 조준선(Line of Sight)이 [그림 1-3]과 같이 조제 렌즈의 설계점(M.R.P.)인 안경렌즈의 광학중심점 또는 프리즘처방값 작용점을 수직으로 지나게 하여야 렌즈의 여러 수차(Aberration), 특히 비점수차(非点收差, Astigmatism)[10] 등이 최소화 되어 렌즈의 성능이 최선의 상태가 된다. 이를 위해서는 안경테의 귀방향 측면 림(Rim)이 연직선과 만드는 경사각(傾斜角, Pantoscopic Angle)[11]의 피팅(Fitting)을 올바르게 하여야 한다.

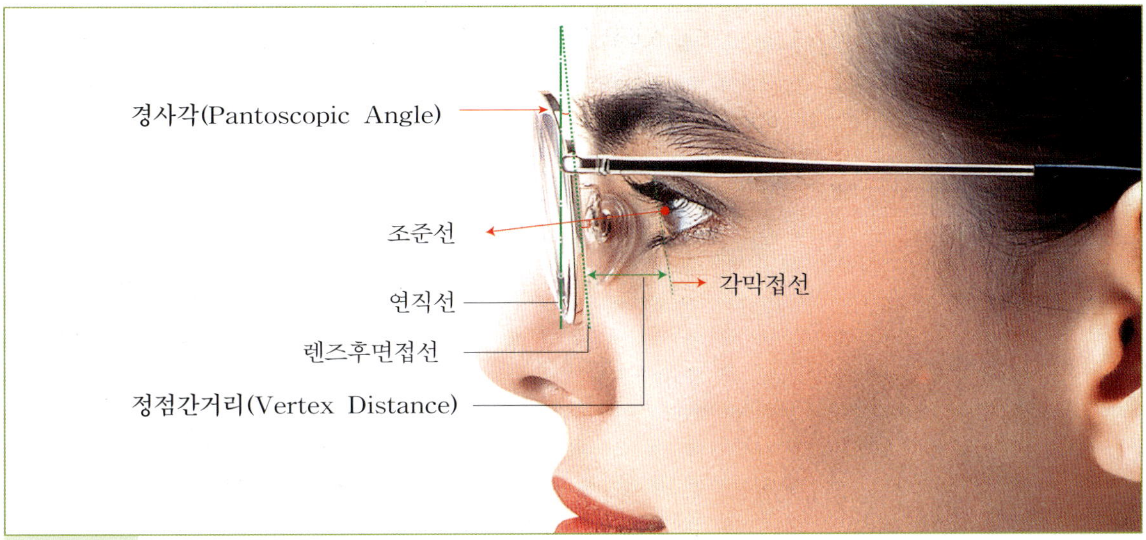

그림 1-3 경사각(Pantoscopic Angle)과 정점간거리(Vertex Distance)

또, 각막정점과 안경렌즈의 상측정점(像側頂点, Back Vertex Point)[12]간의 거리인 정점간거리(頂点間距離, V.D., Vertex Distance)[13]가 정확해야 처방의 내용을 충족시킬 수 있다. 그 외에 안경테의 렌즈삽입부크기(Eye Size)를 적절하게 제한해야 하고 알맞은 안경렌즈의 곡률, 즉 기본커브(Base Curve) 및 렌즈 재질의 굴절률(屈折率, Refractive Index)[14]의 선택이 광학적 요소에 포함된다.

이 광학적요소를 만족시키지 않으면 안경렌즈의 여러 수차 특히 비점수차(Astigmatism)로 물체가 흐려 보이고 휘어져 보이거나 어지럼증 등 위화감(違和感)이 생기게 된다.

눈의 조준선이 렌즈의 설계점을 수직으로 지나게 하는 광학적요소의 기본조건을 회전점조건(回轉点條件)이라고 한다.

회전점조건은 상하 수직방향에서는 경사각(Pantoscopic Angle)이 직접적인 관계가 있고, 수평방향에서는 [그림 1-4]에서와 같이 '안면각(Face Form)'의 피팅(Fitting)이 관계한다.

광학적 요소를 이루는 구체적 내용을 정리하면 수평방향에서 주로 조제 렌즈의 좌우

---

10) 비점수차(Astigmatism) : 옵토메트리개론 118쪽
11) 경사각(Pantoscopic Angle) : 본 교재 26쪽
12) 상측정점(Back Vertex Point) : 옵토메트리개론 61, 62쪽
13) 정점간거리(V.D., Vertex Distance) : 안경광학(OPTOMETRY) 83~87쪽
14) 재질의 굴절률(Refractive Index.) : 옵토메트리개론 50쪽

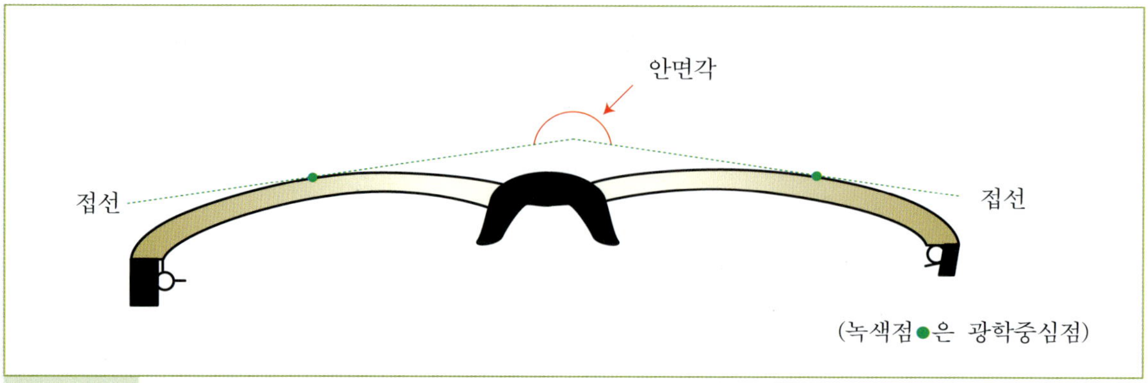

그림 1-4 안면각(Face Form)

광학중심점이 되는 설계점(M.R.P.)간 거리가 측정된 P.D.와 수직방향에서 안경테 아래 가장자리에서 동공중심점까지 거리인 광학중심점을 주로 하는 설계점까지의 높이 즉, 설계점 O.h.(Optical Height)를 맞추어야 한다. 그외 경사각(Pantoscopic Angle) 그리고 정점간거리(Vertex Distance, V.D)및 안면각(Face Form)이 조제가공의 광학적 요소이다.

해부역학적 요소

해부역학적 요소는 좁은 의미의 피팅(Fitting)[15)]으로 안경렌즈의 광학중심점과 프리즘 작용점인 설계점 위치 등 광학적 요소의 위치변화가 없도록 하면서 안경테가 얼굴의 접촉 부위에 균등하게 중력이 가해져 접촉 부위를 누르거나 아프게 하지 않도록 안경테를 조정하여 고정시키는 것을 말한다.

그러기 위해서는 안경테의 코받침(Pad)과 다리(Temple)의 귀받침부(Earpiece)가 접촉하는 코뼈[鼻梁]의 좌우 능선부와 좌우 귀바퀴 뒷 부분[耳介部]의 근육과 혈관 그리고 신경 이행형태 등의 해부학적 내용을 알고 있어야 한다.

해부역학적 요소의 피팅(Fitting)은 이론적인 것보다 숙련이 요구되는 것으로 조제 및 가공에서 가장 중요하고 많은 경험이 필요하다. 피팅이 어려운것은 안경테의 종류, 크기, 재질이 서로 다르고, 손님 얼굴의 형상도 모두 다르므로 안경테의 접촉 상태가 다양하기 때문이다. 같은 손님이라도 좌우 형상이 대칭인 간단한 형태는 거의 없다.

따라서 숙달되기 까지는 많은 경험을 쌓아야 한다. 그러나 같은 시행착오의 반복된 경험만으로 피팅을 익히려는 것은 비합리적이다. 안경테의 역학적 내용과 얼굴의 접촉부위의 기본적인 해부학적 지식을 알고서 실습과 경험을 쌓아야만 한다. 다시 강조하지만 안경사의 능력 전체를 시험할 수 있는 손기능의 핵심이 피팅이다.

15) 피팅(Fitting) : 이 교재 4장, 5장

미적 요소

영업적인 측면에서만 보면 이 미적요소가 가장 큰 비중을 차지한다.

얼굴형, 머리형에 어울리고 안경을 썼을때 자연스러운 이미지를 주도록 하는 안경테 및 렌즈를 선택하여 단정하게 피팅(Fitting)하는 것을 말한다.

그러나 미적요소 또한 패션(Fashion)적인 성격이 강하여 위 해부학적요소의 피팅과 같이 이론적으로 정리하는 것이 간단하지 않다.

안경을 쓰는 사람의 개성이 다르고 옷의 형태와 색깔, 특히 유행에 민감하게 변하는 것이 미적감각이므로 안경테의 선택은 토탈패션(Total Fashion)으로 접근하여야 한다.

따라서 조제가공을 할 때의 미적요소는 자연스러운 모습으로 보이게 하는 안경쓰기와 안경테의 여러 부위가 인상에 어떠한 영향을 주는가 하는 감각적인 내용으로 접근한다.

위와 같은 조제 및 가공(Optometric Dispensing)의 모든 요소를 만족시키기 위하여 필요한 사항은

첫째, 만족스러운 시생활을 얻을 수 있는 안경처방검사기술(眼鏡處方檢査技術, Optometry)[16] 이 선행되어야 한다.

둘째, 사용목적에 걸맞는 안경테와 안경렌즈를 선택할 상품지식(眼鏡材料學)이 있어야 한다.

셋째, 조제 및 가공의 지시서의 역할을 하는 안경처방서(眼鏡處方書, Optometric Prescription)의 작성과 그 해석을 정확하게 할 줄 알아야 한다.

1.1 조제 및 가공의 흐름

조제 및 가공(Optometric Dispensing)은 수동형식(手動形式, Manually Worked Type)과 자동기기병행형식(自動機器竝行形式, Semiautomatically Operated System)의 두 가지가 있다.

과학의 발달로 노동집약적인 작업이 기술집약적으로 대체되면서 안경의 조제 및 가공도 사람의 손으로부터 자동화된 기기 작업으로 이전되어 가고 있다. 요즈음은 무형판 자동옥습기(無型板自動玉習機, Patternless Edger)[17] 자동렌즈미터(Auto-Lensmeter)[18], 자동염색기(自動染色機, Coloring Machine)를 비롯하여 여러 편리한 기기와 기구를 사용하므로써 힘을 적게 들이고 안경을 만들 수 있다.

조제 및 가공 관련 자동기기가 아무리 발달된다고 하여도 사람의 힘을 적게 들이도록

16) 안경처방기술(Optometry) : 옵토메트리개론 13~19 쪽 17) 무형판자동옥습기(Pattenless Edger) : 이 교재 12장 5절
18) 렌즈미터(Lens Meter) : 이 교재 8장

하는데 그칠 뿐이지 작업시간의 단축과 정확하게 만드는 효과는 크지 않다. 손님 각자에게 맞는 최선의 안경은 딱 하나만 존재하는 일인일안경 유일성(一人一眼鏡有一性)에 비추어 볼 때 자동화(自動化)의 대전제인 능률화, 규격화, 대량생산은 안경의 조제 및 가공에는 적합하지 않다. 뿐만아니라 조제 및 가공 전 과정에서 가장 중요한 피팅(Fitting)은 전적으로 안경사의 손작업에 의존하기 때문이다.

자동기기를 사용한다 하여도 면다듬기(Chamfering)등 끝마무리(Finishing)는 꼭 안경사의 손을 거쳐야 하며 자동기기의 구조가 수동형식에 기초되어 설계된 점 등 조제 및 가공은 수동형식(手動形式, Manually Worked Type)이 기본이 되므로 수동형식으로 손기능을 익혀야 한다. 그러나 실제 일선 안경원에서는 거의 자동기기병행형식(自動機器竝行形式, Semiautomatically Operated System)으로 안경을 만들고 있다.

본 교재는 수동형식과 자동기기병행형식에 의한 안경만들기 모두를 설명하였다.

안경만들기, 그러니까 조제 및 가공(Optometric Dispensing)의 작업은 먼저 안경처방서(Optometric Prescription)를 정확하게 작성하거나 또는 다른 안경사가 작성한 처방서를 정확하게 해석하고 렌즈를 넣기 전에 얼굴에 어울리는 안경테를 선택하여야 한다. 다음에는 선택한 안경테를 얼굴에 맞게 조정하는 '해부역학적 요소'를 충족하는 전피팅(Prefitting), 그러니까 기본피팅(Main Fitting)을 하고 회전점조건을 만족시키는 설계데이터, 즉 대부분의 일반 렌즈 광학중심점과 극소수의 프리즘 렌즈의 작용점인 설계점(M.R.P.) 위치잡기에 필요한 동공중심을 기준으로 하는 P.D.와 Oh를 측정하는 예비과정(豫備過程, Preliminary Step)을 거쳐야 한다. 그리고 가공의 주된 과정(主過程, Main Step)에 들어간다. 그 순서는 [그림 1-5]와 같다.

①	**예비과정(메인피팅후 설계점결정)** – Preliminary Step –	→ ②	**렌즈인점찍기** – Centering –
→ ③	**테의 형판 만들기** – Pattern Making –	→ ④	**형판에 설계점 만들기** – Lay Out –
→ ⑤	**자르기와 다듬기** – Cutting & Trimming –	→ ⑥	**가장자리갈기와 산각(山角)세우기** – Edging & Beveling, Mounting –
→ ⑦	**렌즈끼우기** – Insertation –	→ ⑧	**확인검사와 수정하기** – Verifing & Correcting –
→ ⑨	**가공후피팅** – After Fitting –	→ ⑩	**사용법 설명** – Usage –

그림 1-5 조제 및 가공의 흐름

'자동기기병행형식' 에서는 [그림 1-5] ⑤번의 가장자리자르기와 다듬기(Cutting & Trimming)에서 자르기(Cutting)만 하거나 이 과정을 아예 생략한다. 또, 플라스틱렌즈는 다듬기(Trimming)를 할 수 없다. [그림 1-5]의 ⑥번의 가장자리갈기와 산각[19]세우기(Edging & Beveling,Mounting)에서 수동형식은 긴 훈련기간이 필요하지만 일단 숙련만 되면 자동기기병행형식보다 빠르고 간편하다.

19) 산각(山角,Bevel) : 이 교재 12장 2절

2장 예비과정(Preliminaries)

안경처방서(Prescription)와 안경테(Frame)가 결정되면 먼저 안경처방서에서 지시한 굴절력을 가진 안경렌즈를 준비한다. 안경원에 재고 렌즈(Stock Lens)가 없으면 렌즈메이커의 주문렌즈 제작실(Lab, Laboratory)에 [그림 2-1]과 같은 형식에 여러 데이터를 기입하여 주문을 해야 한다.

	S	C	Ax	△	Base	편심	앞면커브
원용							
근용	Add	Seg 높이	기준설계점	근용Inset	전체Inset	원용 P.D.	근용 P.D.

소재	다초점형상	색과 농도		두께	mm
PLASTIC POLYCARB HI-INDEX GLASS 기타				일반렌즈	기타
				안전강화렌즈	
				제작일	
				CHEM	AIR
				INITIAL	
	슬래브업 O.D. O.S. (△)	전체 단일색	하프톤	날짜	

테					
테종류 또는 번호		메이커		색	

렌즈삽입부 길이(E.S.)	연결부 길이(B.S.)	다리길이	다리모양	최장길이	구안경의 크기	메탈테	플라스틱테	포인트테

새로운 테	구안경테	구안경테와 같은형	가장자리갈기만	LENS 값	
SPECIAL INSTRCUCTIONS				착색료	
납품기한				FRAME 값	
하드코팅 : 자외선차단 :				기타	
경면가공 :					
				TOTAL	
취급자서명				주문일	
				발송일	

그림 2-1 렌즈주문서의 기입요소 예

안경처방서의 내용을 정확하게 알려면 처방서의 구성요소와 표기기호의 뜻을 알아야 한다. 또, 선택된 안경테(Frame)에 렌즈를 넣기 전에 안경테가 손님의 얼굴에 자연스럽게 어울리고 귀바퀴와 코능선에 닿는 안경테의 좌우 귀받침(Earpiece)부위와 코받침(Noce Pad)에 미치는 중력을 좌우 균등하게 하여 어느 한 쪽의 눌림이 많아 아프지 않도록 안경테를 피팅(Fitting)하여야 한다. 이를 전피팅(Prefitting) 또는 기본피팅(Main Fitting)이라고 한다.

기본피팅(Main Fitting)이 끝난 안경테를 씌운 후에 안경용도에 맞는 시거리를 보도록 하여 렌즈삽입부(Eyewire, Rim)에서 눈의 조준선(Line of Sight)이 지나는 시점(View Point) 위치인 조제가공의 설계점(Major Reference Point, M.R.P.)을 알아내어야 한다. 설계점 측정의 목적은 조제 및 가공의 핵심 데이터인 수평데이터의 설계점 P.D.와 수직데이터인 설계점 Oh를 알려는 것이다.

이와 같이 안경처방서를 읽어 바른 안경렌즈와 안경테를 선택하여 설계점 P.D.와 Oh를 알아내는 조제가공의 처음 준비과정을 예비과정(Preliminaries)이라고 한다. 이 예비과정에서 안경처방서에 쓰여 있지 않지만 행하여야 할 중요한 내용이 있는데 그것을 안경처방서의 약속사항(約束事項)이라고 한다.

안경처방서에 표기되어 있지 않는 약속사항은 조제 및 가공의 광학적, 역학적요소를 충족시킬 수 있게 안경만들기를 하라는 것을 뜻하는 것이다. 이 약속사항은 안경사가 국가공인 전문직의 윤리를 걸고 지켜야 할 내용이다. 그것은

첫째, 가장 적합한 렌즈와 안경테를 정하고 조제 및 가공에 필요한 렌즈의 최소직경을 구하는 것이고

둘째, 설계점 위치 또는 광학중심점높이(Optic Center Height Oh)를 정확하게 측정하기 위하여 안경테의 기본피팅(Main Fitting)을 정확히 하는 것이다.

마지막으로,

만들어진 안경의 피팅(Fitting)이 최선의 상태로 유지 될 것 등이다.

2.1 안경처방서(Optometric Prescription) 읽기

안경사(眼鏡士, Optometrist)[1]는 안경을 조제 및 가공하는데 있어 처음에 작업지시서로서 안경처방서(Prescription)를 직접 작성하거나 다른 안경사 또는 안과의사로부터 받아 보게 된다.

안경처방서(Prescription)에는 근시, 원시 그리고 여러 난시 등의 비정시(非正視, Ametropia)[2]의 교정을 목적으로 하는 원용안경처방(遠用眼鏡處方, Rx for Far Distance), 조절력보정, 즉 노안(老眼, Presbyopia)용 근용안경처방(近用眼鏡處方, Rx for Near Distance) 그리고 사위보정을 주로

1) 안경사(Optometrist) : 안경에 관련된 전문직업인. 우리나라 의료기사법에 정해진 용어. 옵토메트리개론 19쪽
2) 비정시(Ametropia) : 옵토메트리개론 167~170쪽

하는 프리즘안경처방(Prismatic Rx)의 검사결과가 약속된 기호와 부호 및 숫자로 쓰여있다. 광학중심점높이, Oh값 등 처방서에는 써있지 않아도 지켜야 할 처방서의 약속사항(約束事項)에 대하여 처방서에 쓰여진 것은 명기사항(明記事項)이라고 한다.

처방서의 양식, 기호, 부호 및 유효숫자 등의 표기형식은 국제적으로 통일된 것은 없고 국가별, 지역별, 개인별로 나름대로의 편리하게 나타내고 있다. 다만, 극도로 간략하게 표기하여 다른 안경사가 알아보기 어려운 양식과 표기방법은 바람직하지 않다.

처방서의 명기사항은 다음과 같다. 기본적인 것으로는

- ㉮ 교정 구면렌즈(球面Lens, Spherical Lens)의 상측정점굴절력(像側頂點屈折力, Back Vertex Power)
- ㉯ 교정 실린더렌즈(圓柱Lens, Cylinder Lens)[3]의 상측정점굴절력과 축경선의 방향(軸經線, Axis)[4], 곧 교정토릭렌즈(Toric Lens)[5]의 양주경선의 상측정점굴절력과 기준주경선(基準主經線)의 방향(Axis)
- ㉰ 프리즘굴절력(Prismatic Power)[6]
- ㉱ 프리즘렌즈의 기저방향(基底方向, Direction of Base of Prism)
- ㉲ 원용(遠用, For Far), 중간거리용(For Middle), 근용(近用, For Near) 등의 용도
- ㉳ 동공거리(瞳孔距離, Pupillary Distance, P.D.)
- ㉴ 근용 또는 독서용을 위한 가입도[7](加入度, Addition, Add.)

이다.

그 외 부차적 명기사항은

- ㉮ 응대(應待, Anamnese)내용
- ㉯ 우위안(優位眼, Dominant Eye)[8]
- ㉰ 현재 쓰고 있는 안경의 처방데이터와 사용안경의 시력
- ㉱ 가림검사[9](遮蔽檢査, Cover Test)결과와 폭주근점(輻輳近点, Near Point of Convergence)[10]
- ㉲ 타각적검사값(他覺的檢査置, Objective Refraction)[11]
- ㉳ 단안 및 양안개방 검사값 그리고 조절균형검사후의 값과 적응검사(Walking Test)후의 최종결정값
- ㉴ 원거리와 근거리에서 안위검사(眼位檢査, Phoria Test)[12]와 융합력검사(融合力檢査, Duction Test)[13]검사의 결과

---

3) 실린더렌즈(Cylinder Lens) : 옵토메트리개론 99~102쪽
4) 축경선의 방향(Axis) : 옵토메트리개론 97~102쪽
5) 토릭렌즈(Toric Lens) : 옵토메트리개론 89~97쪽
6) 프리즘(Prism), 프리즘굴절력(Prismatic Power) : 옵토메트리개론 26, 30, 74쪽
7) 가입도(Addition, Add) : 옵토메트리개론 179쪽
8) 우위안(Dominant Eye) : 옵토메트리개론 198쪽
9) 가림검사(Cover Text) : 옵토메트리개론 200쪽
10) 폭주근점(Near Point of Convergence) : 옵토메트리개론 206쪽
11) 타각적검사(Objective Refraction) : 옵토메트리개론 17쪽

아 조절래그(Accommodative Lag)[14], 최대조절력(Accommodation)[15] 그리고 상대조절력(Relative Accommodation)[16]등 이 있다. 이 부차적 명기사항은 기본적 명기사항을 알아내는데 필요한 중간검사과정의 값이다. 안경원 검사현장과 조제 및 가공실에서 명기사항이라고 하면 기본적 명기사항을 가르킨다.

기본명기사항외에

가 안경사용자의 이름과 주소 및 연락수단
나 성별과 나이
다 발행자 서명날인
라 타보(T.A.B.O)식에 의한 난시축의 방사선 그림
마 처방서 발행 연월일
바 비고란

등이 쓰여진다.

특별한 때는 약속사항인 경사각(傾斜角, Pantoscopic Angle)과 정점간거리(頂點間距離, Vertex Distance)를 지정하여 표기하기도 한다.

안경처방서에 쓰이는 기호와 단위는 영문자의 약어(略語)가 많이 사용되고 있다. 각각의 뜻을 알아 본다.

용도표기

가 원용(遠用, Glasses for Distance)

5~10 *m*의 원거리를 보려는 목적의 안경으로 근시, 원시, 각종 난시교정용안경을 말한다.

표기 예 원용, 遠用, For Dist, For Dsitance

나 중간거리용(中間距離用, Glasses for Middle Distance)

실내용으로 피아니스트, 파일러트 그리고 그 외 특수직업용으로 50*cm*~1*m* 거리를 주된 사용거리로 하는 안경이다.

표기 예 중간거리 1 *m*용, For 1 *m*, 中間距離 50 *cm*용

12) 안위검사(Phoria Test) : 안경광학-OPTOMETRY 485, 566쪽
13) 융합력검사(Duction Test) : 안경광학-OPTOMETRY 253, 255, 550, 566 쪽
14) 조절래그(Accommodative Lag) : 안경광학-OPTOMETRY 167쪽, 175~176쪽
15) 최대조절력(Accommodation) : 옵토메트리개론 177쪽
16) 상대조절력(Relative Accommodation) : 옵토메트리개론 210쪽

㉰ 근용(近用, Glasses for Reading or Near Distance)

독서 등 20~40 *cm*의 근거리를 보는 목적으로 쓰는 안경을 말한다.

표기 예 근용, 近用, For Reading, For 33*cm*

P.D.(Interpupillary Distance)

㉮ 기준 P.D.(=원용 P.D., D.P.D. Distance P.D.)

원칙적으로 좌우 안구의 **회전점**(回轉点, Center of Rotation)[17] 사이를 *mm* 단위로 잰 수평거리값을 말한다. 실무에서는 좌우 안 각각 각막정점 뒷 쪽 약 13~14 *mm*에 있는 회전점을 측정하기가 불가능하므로 좌우안 각각 직전방 무한대를 보고 있을 때를 가정한 좌우의 시선, 즉, 조준선(Line of Sight)이 평행한 상태에서 좌우 동공중심간 수평거리를 재어 사용한다. 좌우 동공중심을 잇는 수평직선이 만나는 코부위[鼻梁]의 정중앙(正中央)을 측정기준점으로 하여 좌우 동공중심점까지의 수평길이를 단안기준 P.D.(M.P.D., Monocular P.D.)라고 한다. 좌우의 단안기준 P.D.값이 같을 때는 따로 표기하지 않고 양 동공중심점간 수평거리를 나타내는 양안기준 P.D.(B.P.D., Binocular P.D.)로 표기한다. 먼저 좌우단안기준 P.D.를 측정하고 좌우가 같으면 양안 P.D.로 표기하는 것이 정확한 방법이다. 렌즈에서 이 기준 P.D.가 원용 P.D., 즉 원용 설계점 P.D.가 된다.

표기 예 **단안 P.D.** : 우안-R.P.D. 31, 좌안-L.P.D. 29,
우안-P.D.(O.D.) 31., 좌안-P.D.(O.S.) 29
양안 P.D. : B.P.D. 60, P.D.(O.U.) 60

㉯ 원용양안P.D.(Binocular Distance P.D.)

원거리를 보고 있을 때의 *mm*로 잰 좌우 동공중심점간거리, 즉 렌즈에서는 설계점간 거리

표기 예 D.B.P.D

㉰ 근용양안P.D.(Binocular Near P.D.)

근거리를 보고 있을 때의 안경 렌즈면에서 *mm*로 잰 좌우 동공중심점간거리, 즉 렌즈에서는 설계점간 거리

표기 예 N.B.P.D

㉱ 원용단안P.D.(Monocular Distance P.D.)

원거리를 볼 때 비량(鼻梁)의 정중앙점, 인중선을 기준으로 좌우 동공중심점(렌즈에서는

17) 안구회전점(Center of Rotation) : 옵토메트리개론 164, 189쪽

설계점)까지의 수평거리(mm)

표기 예 D.M.P.D.(D.R.P.D., D.L.P.D.)

마 근용 단안P.D.(Monocular Near P.D.)

근거리를 볼 때 비량의 정중앙점, 즉 인중선을 기준으로 좌우 동공중심점(렌즈에서는 설계점)까지의 수평거리(mm)

표기 예 N.M.P.D.(N.R.P.D., N.L.P.D.)

구면굴절력(Spherical Power)

구면렌즈의 상측정점굴절력 또는 토릭렌즈의 약주경선 및 강주경선의 상측정점굴절력을 디옵터(Diopter, D)[18] 단위로 쓴다. 유효숫자는 소수점 둘째 또는 셋째자리까지이다. 기호는 S 또는 Sph, 구면, 球面 등으로 표기한다. 읽기는 '구면굴절력', '에스', '스페리컬(Spherical)' 등으로 읽는다. 대부분 0.25 디옵터(D) 간격으로 표기를 하지만 2디옵터 이하의 약한 굴절력은 0.125 디옵터(D) 간격으로 나타내기도 한다.

표기 예 S+1.25D, Sph-0.25D, S-0.125D,
'S+1.00D ⊂ C+1.00D, Ax 90°',
'Sph+1.00D ⊂ Cyl+1.00D, Ax 90°'

실린더렌즈(Cylinder Lens)[19]

가 실린더렌즈의 굴절력(Cylindrical Power)

실린더렌즈(Cylindrical Power)에서 굴절력이 있는 경선의 상측정점굴절력 또는 토릭렌즈(Toric Lens)[20]의 기준경선[21]과 다른 주경선과의 굴절력차를 디옵터단위 D로 표시한다. 유효숫자는 0.25D와 같이 소수점 이하 둘째 자리가 대부분이며 약한 굴절력은 0.125D단계로 셋째자리까지도 표시한다. 기호는 C 또는 Cyl, 원주, 圓柱로 표기하고 영문기호 읽기는 '씨' 또는 '실린더'로 읽는다.

표기 예 C+1.00D, Cyl-0.25D,
'S+1.00D ⊂ C+1.00D, Ax 180°'
'Sph+1.00D ⊂ Cyl+1.00D, Ax 180°'

나 실린더렌즈의 축방향(圓柱 Lens 軸方向, Direction of Cylindrical Axis)

실린더렌즈의 굴절력이 없는 경선(經線), 즉 실린더렌즈의 축경선(軸經線, Axial Meridian)[22]

18) 디옵터(Diopter, D) : 옵토메트리개론 66, 146쪽
19) 실린더렌즈(Cylinder Lens) : 옵토메트리개론 96쪽
20) 토릭렌즈(Toric Lens) : 옵토메트리개론 66, 146쪽
21) 기준경선 : 옵토메트리개론 96쪽

또는 토릭렌즈의 기준경선을 타보(T.A.B.O.)식 방향각[23]으로 측정했을 때의 위치를 180° 범위 내에서 표기한 것으로 일반적으로 5° 단위로 표기하나 1°가 유효숫자이다.

기호는 Axis, Ax, A, X, 軸, 축등으로 표기하고 읽기는 '엑시스' '에이엑스', '축' 등으로 읽는다. 축경선 방향각 표기에서 90°는 Vert, V 그리고 ↑로, 180°는 Hor, H 그리고 → 로도 표기한다.

실린더렌즈의 표기는 굴절력과 축경선 방향을 함께 표시하여야할 벡터량(Vector)이므로 실린더렌즈의 굴절력과 축경선 방향 사이에 쉼표(,)로 묶어 나타낸다.

표기 예 Axis 95°, Ax 80°, Ax 180°, X 90°, 축 45°, Ax H,
'S+1.00D ⊂ C+1.00D, Ax 180°'
'Sph+1.00D ⊂ Cyl+1.00D, Ax 180°'

굴절력단위, 디옵터(Diopter, Dioptre)

안경렌즈가 유효광선속을 모이거나 퍼지게 하는 정도인, 버전스(Vergence)[24]를 변화시키는 힘 즉, 굴절력(屈折力, Refractive Power)의 단위로 디옵터(Diopter, D)를 사용한다. 안경렌즈는 상측정점굴절력(Back Vertex Refractive Power)[25]의 단위이다.

기호는 D 또는 Dptr로 표기한다. 안경렌즈의 상측정점초점거리를 인치(Inch)단위의 수로 나타냈던 '졸(zoll)' 단위는 이제 사용하지 않는다.

표기 예 S+1.00D, C+0.25D, Sph+1.00Dptr, Cyl+0.25Dptr

프리즘(Prism)

㉮ 프리즘디옵터(Prism Diopter)

프리즘굴절력(Prismatic Power)[26]의 단위로 유효광선속 중 한 개의 광선, 특히 주광선(主光線, Chief Ray)[27]이 렌즈의 임의의 위치에서 꺾이는 양, 즉 편위각(偏位角, Angular Deviation)의 크기를 나타내는 단위이다. 유효숫자는 소수점이하 첫째 자리까지로 0.1 프리즘디옵터 단위이지만 실무에서는 0.5프리즘디옵터 단위로 쓰고있다. 기호는 △ 또는 P로 쓴다.

표기 예 1.0△, 2.5P

22) 축경선(軸經線, Axial Meridian) : 옵토메트리개론 52쪽
23) 타보(T.A.B.O.)식 방향각 : 옵토메트리개론 66쪽
24) 버전스(Vergence) : 옵토메트리개론 52쪽
25) 상측정점굴절력(Back Vertex Refractive Power) : 옵토메트리개론 66쪽
26) 프리즘굴절력(Prismatic Power) : 옵토메트리개론 66쪽
27) 주광선(Chief Ray) : 옵토메트리개론 57쪽

나 베이스(Base)

프리즘의 기저방향(基底方向, Direction of Base)으로 좌우 두 눈의 동공중심점 또는 안경렌즈의 설계점(M.R.P., Major Reference Point)[28]을 기준으로 프리즘의 가장 두꺼운 가장자리 즉 기저(Base)[29]가 어느 방향에 위치하는가를 타보(T.A.B.O.)식 방향각으로 나타낸다. 주시물체는 프리즘의 꼭지점(Apex)쪽으로 이동하여 보이고 그에 따라서 동공도 프리즘의 꼭지점 방향으로 움직인다. 360° 전 각도를 1° 단위로 표기한다. 각의 단위인 도(°)는 '110' 과 '11°' 에서와 같이 숫자 0과 도(°)의 구별이 어렵다는 우려로 도(°)를 표기하지 않는 교재도 있으나 본 교재에서는 정확히 표기하기로 하였다. 일반적인 베이스(Base) 위치는 수평방향의 0°와 180°, 수직방향의 90°와 270° 방향을 주로 많이 처방하므로 이 네 방향은 타보식 방향각으로 표기하지 않고 코방향을 In, 즉 내방(內方), 귀방향을 Out, 즉 외방(外方)으로 위를 Up, 즉 상방(上方), 그리고 아래를 Down, 즉 하방(下方)으로 하여 다음과 같이 나타낸다.

표기 예 '2.5△, B.I.', '1.0△, Base 0°' '3.5△, 基底上方' '1.5△, 기저상방'

오른쪽에서 타보식 방향각 0°와 왼쪽에서 타보식 방향각 180°는 아래 표기와 같다.

표기 예 B.I., Base In, 기저내방, 基底上方

오른쪽에서 타보식 방향각 180°와 왼쪽에서 0°는 아래 표기와 같다.

표기 예 B.O., Base Out, 기저외방, 基底上方

타보식 방향각 90°는 좌우안 모두

표기 예 B.U., Base Up, 기저상방, 基底上方

270°는 좌우안 모두

표기 예 B.D., Base Down, 기저하방, 基底下方

오른쪽에서 수평방향의 타보식 방향각 0°와 180°는 각각 코쪽과 귀쪽으로, 방향으로는 안쪽(內方, In)과 바깥쪽(外方, Out)이다. B.I.은 타보(T.A.B.O.)식 방향각 표기로 나타내면 오른쪽에서, Base 0°와 왼쪽에서 'Base 180°' 로 표기된다.

같은 설명으로 기호 'B.O., Base Out, 기저외방' 을 타보(T.A.B.O)식 방향각으로 나타내면 오른쪽에서는 Base 180°로, 왼쪽에서는 Base 0°가 된다.

프리즘 굴절력단위 △와 베이스방향은 쉼표(,)로 연결하여 방향과 크기를 가진 벡터량(Vector)인 것을 나타내도록 한다.

28) 설계점(M.R.P., Major Reference Point) : 이 교재 41쪽 29) 기저(Base) : 옵토메트리개론 75~76쪽

오른쪽과 왼쪽 눈의 표기

오른쪽과 왼쪽 눈의 표기 순서는 대부분 오른쪽을 먼저 표기한다. 그러나 드물게 왼쪽을 먼저 표기한 처방서도 있으니 주의를 요한다. 안경의 조제 및 가공(Optometric Dispensing)중 흔히 범하기 쉬운 단순한 잘못은 좌우를 바꾸어 조제하는 것이다.

표기기호는 영문약자를 많이 사용한다. 즉, 우안은 오른쪽 눈(Oculus Dexter)의 머릿자를 취하여 O.D., 또는 Right Eye의 머릿자 R 또는 R.E. 등이다. 국한문으로 우, 좌 또는 右眼, 左眼등으로 나타내도 좋다.

표기 예 영 문 : O.D.(Oculus Dexter의 머릿자), R.E.(Right Eye의 머릿자), R.
O.S.(Oculus Sinister의 머릿자), L.E.(Left Eye의 머릿자), L.
국한문 : 우안, 우, 右眼, 右,
좌안, 좌, 左眼, 左,

좌우 두 눈의 안경처방내용이 똑같을 때는 좌우 따로따로 표기하지 않고 양쪽 눈(Oculus Uterque)의 뜻인 O.U.로 표기한다. 이는 라틴어 Occlus Uterque가 어원이다. R.L.로도 표기한다.

표기 예 O.D. : S-0.50D, R.E. : S+4.00D
O.S. : S-0.25D, L.E. : S+1.50D
O.D. : S+2.00D ⊂ 1△, B.I.
O.U. : S+2.00D ⊂ 1△, B.I. = [O.D. : S+2.00D ⊂ 1△, B.I. / O.S. : S+2.00D ⊂ 1△, B.I.]

가입도(Addition)

원근양용(遠近兩用)의 다초점렌즈(Multifocal Lens)[30]에서 근용안경의 구면굴절력(S, Sph)을 구할 때 원용안경의 구면굴절력(S, Sph)에 더 추가해야 할 굴절력을 가입도(加入度, Addition)[31]라고 한다. 기호는 '가입도, Add, ADD'로 표기한다. Add는 영어의 Addition(추가할 것)의 머릿 글자이다.

표기 예 O.U. : S-1.00D, Add 2.50D
O.D. : S+0.25D ⊂ C - 0.50D, Ax90°, Add 3.00D
O.S. : S+0.50D ⊂ C - 1.00D, Ax180°, Add 2.00D

30) 원근양용 다초점렌즈(Multifocal Lens) : 안경재료학 20, 26, 86쪽
31) 가입도(加入度, Addition) : 옵토메트리개론 179~180쪽

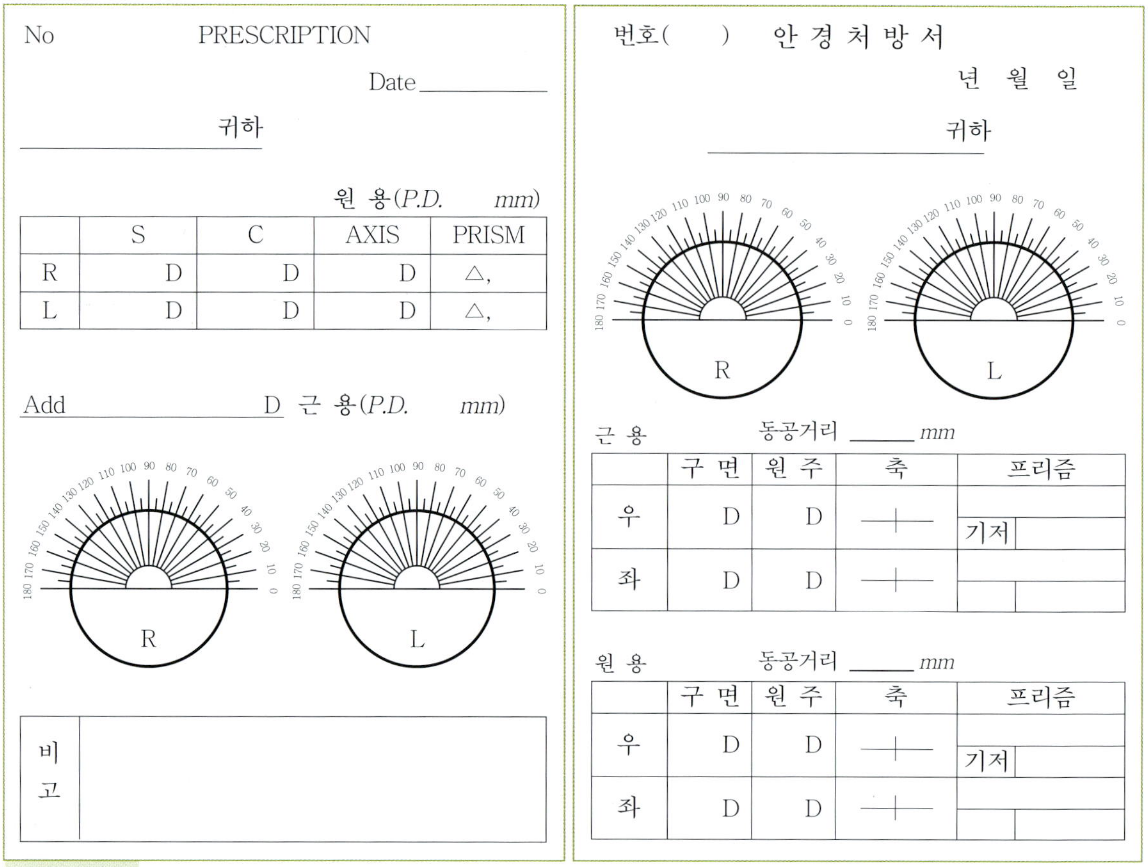

No PRESCRIPTION

Date ________

________ 귀하

원 용(P.D. mm)

	S	C	AXIS	PRISM
R	D	D	D	△,
L	D	D	D	△,

Add ________ D 근 용(P.D. mm)

R L

비고	

번호( ) 안 경 처 방 서

년 월 일

________ 귀하

R L

근 용 동공거리 ____ mm

	구 면	원 주	축	프리즘
우	D	D	─┼─	기저
좌	D	D	─┼─	

원 용 동공거리 ____ mm

	구 면	원 주	축	프리즘
우	D	D	─┼─	기저
좌	D	D	─┼─	

그림 2-2 간단한 여러 처방서 양식

2.2 처방서의 기타 표기

V.D.(Vertex Distance)

광학적 요소에서 언급한 V.D.는 각막정점과 안경렌즈의 상측정점간 거리인 Vertex Distance의 머릿자로 나타낸 약호로 동양인 기준은 12mm이지만 10~14mm까지 유지하여 쓰고 있다. 이 거리를 변화시키면 교정효과가 변하게 된다. 일반적으로 처방서에는 밝혀쓰고 있지 않으나 특별하게 길거나 짧을 때는 명기한다.

표기순서와 연결기호

인쇄된 안경처방서의 양식에는 [그림 2-2]에서와 같이 구면렌즈의 굴절력 S, 실린더렌즈의 굴절력 C, 실린더렌즈의 축경선 또는 토릭렌즈의 기준경선의 방향각 Ax등의 기입란을 두어 숫자만 기입하도록 되어 있다. 그러나 표기양식이 없는 연구논문 교재등에 쓸 때는 통일된 표기규정은 없으므로 다음과 같이 표기할 것을 권장한다.

구면렌즈의 굴절력 S, 실린더렌즈의 굴절력 C와 축방향 Ax, 그리고 실린더렌즈와 프리즘 굴절력 P(또는 △)와 기저방향(Base)의 순서로 표기한다. 구면렌즈와 실린더렌즈 그리고 프리즘렌즈의 표기 사이에는 연결을 뜻하는 조합기호(Combination)인 ⊂ 를 사용한다. 이는 일차적으로 안경처방검사를 할 때 사용된 검사렌즈의 종류와 렌즈 숫자를 나타내고, 이차적으로는 여러장의 검사렌즈와 같은 광학적 효과를 지니는 한 장의 등가렌즈(等價 Lens, Equivalent Lens)[32]로 조제가공하라는 것을 나타낸다. 이를테면

'O.D. : S-0.25D ⊂ C-0.50D, Ax90° ⊂ 2△, B.I.'

의 표기에서 조합표기(Combination) '⊂'는 S-0.25D의 구면렌즈 1매와 축경선을 90°(Ax 90°)로 위치시킨 C-0.50D의 실린더렌즈 1매, 그리고 기저를 코방향으로 한 2△의 프리즘렌즈 1매를 사용하여 검사했다는 뜻과 3매의 검사렌즈를 겹치어 합성된 것과 같은 효과를 지닌 한 장의 등가토릭렌즈의 굴절력을 뜻한다. 실린더굴절력 C-0.50D와 축경선 Ax90° 사이와 프리즘굴절력 3△과 기저방향 B.I. 사이의 쉼표(,)는 Ax와 실린더렌즈 굴절력 C 그리고 프리즘굴절력 △과 기저방향 B.I.은 함께 표시되어야 의미가 완전하다는 것을 나타낸 것이다. 즉, 크기와 방향을 가진 벡터(Vector)량이라는 뜻을 나타내기 위한 것이다.

연결기호 ⊂ 의 의미는 조제 및 가공할 때와 안경처방검사할 때의 해석으로 나눈다. 조제 및 가공시의 뜻은 위에 설명한 대로 여러 장의 렌즈를 합성한 것과 같은 광학적 효과를 가지는 한장의 토릭렌즈를 뜻하고, 검사시의 뜻은 연결표기로 된 각종 여러 렌즈를 겹치어 검사한 결과 교정되었다는 뜻을 암시하고 있다. 최근의 몇몇 외국서적에서는

'+2.00DS/+1.00DC 90' 또는 $\text{'}\frac{+2.00}{+1.00}\times 90\text{'}$ 그리고 '+2.0 + 1.0×90'

등으로 기호를 아예 생략하여 표기하는 경향이 있으나 교육의 장에서는 피하여야 한다.

평면렌즈, 차폐렌즈 그리고 두께 조정의 표기

굴절력이 없는 안경렌즈는 S 0.00D로 표기하지만 평면의 뜻인 영문자 Plane, Plano로 쓰기도 한다. 또, 빛을 전부 또는 일부 차단시키는 검사용 및 시기능훈련용 차폐렌즈(Occuluder Lens)의 처방은 영문자 Occ로 표기한다.

32) 등가렌즈(Equivalent Lens) : 옵토메트리개론 102쪽

좌우 안경렌즈의 굴절력 차이로 무게가 다르면 피팅할 때 한쪽으로 기울어진다. 이것을 막기 위해 얇은 쪽의 렌즈를 굴절력 변화없이 두껍게 제작하여 조제할 것을 요구하는 표기는 영문자 'Balance' 라고 기입한다.

표기 예 평면렌즈 : S 0.00D, S plano, S plane
차폐렌즈 : Occ,
좌우무게균형 : Balance

방사선시표(Sunburst Line Chart)

실린더렌즈의 축경선 Ax와 프리즘의 베이스방향의 위치를 [그림 2-3]과 같이 오른쪽과 왼쪽 두 눈의 동공중심점을 원점으로 원, 혹은 반원으로 그리고 '안경광학을 위한 기술위원회'의 뜻을 지닌 독일어 'Technicher Ansammlung für die Brillen Optik(T.A.B.O.)'가 정한 타보(T.A.B.O.)식 방향각 계측방법 즉, 좌우안 모두 검사자인 안경사 위치에서 시표를 바라보면서 처방에 지정한 Ax방향을 시계반대방향(+각 방향)으로 잰 각의 크기로 **방사선(放射線, Sunburst Line)**에, 화살표선으로 그려 넣는다.

참고로 요즘은 거의 사용하지 않으나 타보(T.A.B.O.)식과는 달리 방향각크기를 재는 기점인 0°눈금을 **좌우안 모두 코쪽**에 두어서 좌우 같은 Ax값이면 서로 대칭이 되는 **구만국식(舊萬國式)**이 있다. 그러니까 구만국식은 오른쪽은 코쪽에서 시계침 회전 반대방향으로 재므로 타보식 방향각 계측방법과 같고, 왼쪽은 코쪽을 기점으로 측정방향이 시계침 회전방향이므로 타보식 방향각의 계측방향과 반대이다.

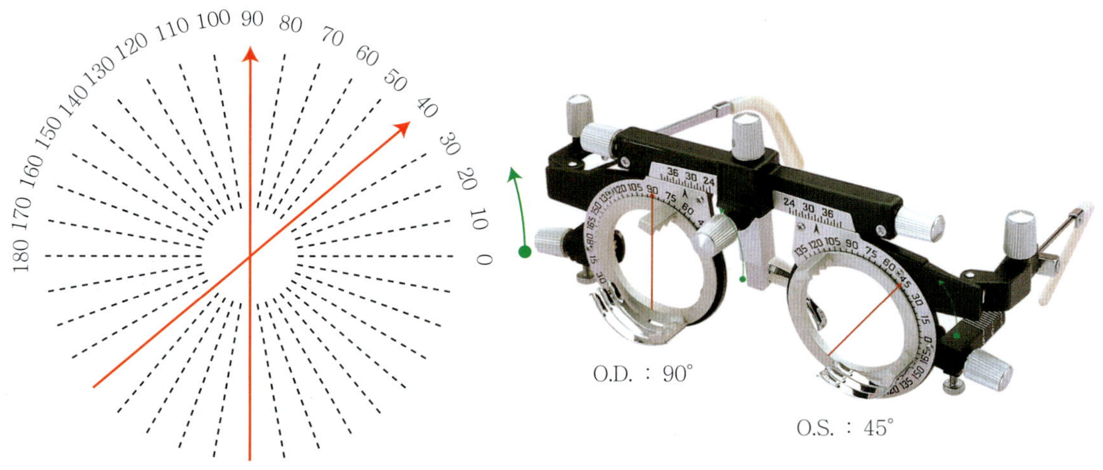

(a) 처방서 방사선시표의 타보식 방향각 표기 (b) 시험테에서 타보식 방향각 표기

그림 2-3 교정실린더렌즈의 축경선방향을 방사선표와 시험테에 타보식으로 표기한 예

구체적 검사 표기

보다 자세한 검사기록을 하여야 할 때는 아래 내용의 기호들을 넣은 처방서를 만들 수 있다. 기호 풀이는 '안경광학-Optometry' 에 있다.

A.C.T. (Alternate Cover Test) : 교대가림검사
N.P.A. (Near Point of Accommodation) : 조절근점
Ac Lag(Accommodation Lag) : 조절래그
N.P.C. (Near Point of Convergence) : 폭주근점
D.E. (Dominant Eye) : 우세안
V 또는 V.A. (Visual Acuity) : 시력
F.R.V. (Far Right Vision) : 원거리 우안시력
N.L.V. (Near Left Vision) : 근거리 좌안시력
P.R.A. (Positive Relative Accommodation) : 양성상대조절
N.R.A. (Negative Relative Accommodation) : 음성상대조절
P.R.C. (Positive Relative Convergence) : 양성상대폭주
N.R.C. (Negative Relative Convergence) : 음성상대폭주

또, 발행일자, 손님의 이름, 성별, 나이, 발행자의 서명 날인 등을 기입하여 고객관리 카드로 사용한다. 안경처방서 발행자와 조제할 안경사가 다를 때 조제안경사가 봐서 처방서에 불명료한 점이 있으면 반드시 발행인에게 물어서 확인하여야 한다.

2.3 P.D.(Pupillary Distance)

기준 P.D.

눈은 좌우 안구회전점(Center of Rotation)을 회전축으로 양안구운동을 행한다. 안경 렌즈의 설계점(M.R.P.), 즉 프리즘처방의 프리즘 작용점과 대부분의 안경렌즈의 광학중심점(Optical Center)[33]이 안구회전점을 지나게 하여야 한다. 이렇게 하면 대부분 일반렌즈는 안광학계와 공축광학계(共軸光學系, Coaxial Optical System)[34]가 되고 프리즘 처방렌즈는 처방의 프리즘 작용이 정확하게 되어 조제 및 가공의 광학적요소를 충족시킬 수 있다. 이를 위해서 조제가공의 예비단계에서 좌우 안구회전점간의 수평거리와 안경테의 하부 림(Rim)에서 동공중심까지의 수직거리를 측정하여야 한다. 이 두거리의 교점이 조제가공시에 동공

33) 광축(Optical Axis) : 옵토메트리 개론 55, 61쪽
34) 공축광학계(Coaxial Optical System) : 옵토메트리 개론 103쪽

과 일치되는 설계점(M.R.P. Major Refererence Point)이 된다. 프리즘처방을 제외한 안경렌즈에서는 광학중심점이, 프리즘 처방렌즈는 그 처방의 프리즘 작용점이 설계점(M.R.P.)이 되어 일반렌즈는 광축이 안구회전점을 지나고 프리즘렌즈는 작용점을 지나게 된다. 이 좌우 안구회전점간 거리를 기준 P.D.라고 했다.

안구회전점은 안구안에 있어 그 정확한 위치를 확인할 수가 없다. 다행히 안구회전점은 각막정점(동공중심)으로부터 약 13*mm* 직후방에 위치하므로 좌우시선을 정중전면(Medial Plane)의 먼 곳을 향하게 하여 좌우안 각각 단안으로 직전방을 보게 했을 때, 즉 좌우안의 조준선(Line of Sight)이 평행할 때의 두 눈의 동공중심간거리를 측정하면 이 값이, 곧 양안의 안구회전점간거리가 된다. 좌우 동공중심을 측정점으로 한 동공간 길이를 동공중심선[35] P.D. 또는 해부학적 P.D.(Anatomicial P.D.)라고 한다. '동공중심선 P.D.'와 대비되는 것으로 손님 눈의 조준선(Line of Sight), 즉 주시선이 지나는 좌우 각막반사상(Corneal Reflex)간의 거리를 조준선 P.D. 또는 생리학적 P.D.(Physiological P.D.)라고 한다. '조준선 P.D.'가 '동공중심선 P.D.'보다 실제적이다. '조준선 P.D.'를 측정하려면 측정할 눈의 직전방에서 펜라이트(Penlight)를 비추어야 한다. P.D.(Interpupillary Distance)의 영문의 순수한 뜻은 단순히 좌우 동공중심간거리를 뜻한다. 그러나 P.D.의 본래 순수한 의미에 맞지 않게 여러 상황에 따른 이름의 P.D.가 있다. 두눈의 안구회전점간거리가 기준 P.D.이고 이 기준 P.D.로부터 안경 용도에 따라 원용 P.D.(Distance P.D.), 근용 P.D.(Near P.D.), 일정주시거리 P.D.(P.D. for ○○*cm*)로 나눌 수 있다.

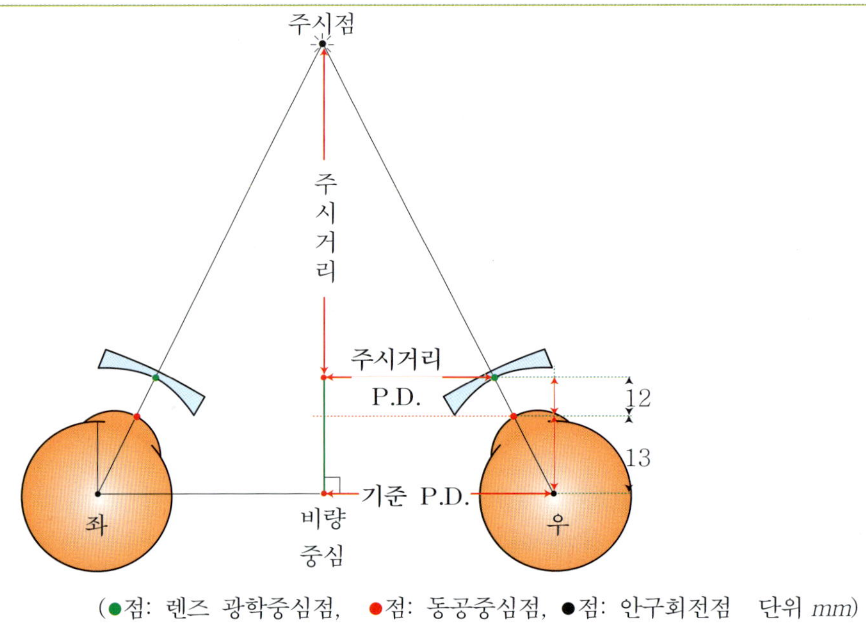

그림 2-4 우안의 기준 P.D.와 주시거리 P.D.

35) 동공중심선(Pupillary Axis) : 옵토메트리개론 164쪽

조제 및 가공 P.D.(조가 P.D.)

프리즘을 제외한 대부분 안경처방에서, 동공중심과 일치할 설계점(M.R.P.)은 렌즈의 광학중심점이라고 했다. 따라서 좌우 렌즈의 광학중심점간의 직선거리는 안경렌즈 설계의 수평데이터가 된다. 이를 조제 및 가공 P.D.라고 한다. 간단하게 조가 P.D.라고 하자. 눈높이의 코능선[鼻梁]의 중심을 기점으로 각막정점에서 눈앞 약 12 *mm* 떨어져 위치하는 좌우 두 안경렌즈의 광학중심점까지 거리를 각각 좌우안의 단안 조가 P.D라고 한다. 프리즘처방을 제외한 일반 원용안경에서는 '조제 및 가공 P.D.'와 '원용 설계점 P.D.'는 같다. '근용 P.D.' 결정에는 두 가지 기준이 있다. 위 원용과 같이 눈의 조준선이 광학중심점을 지나게 하는 것과 오랫동안 원용안경을 쓰고 가까운 곳을 봤을때 적응한 프리즘 효과가 있도록 하는 방법이 있다. 프리즘처방의 '조가 P.D.'는 동공을 중심으로 측정된 '원용 및 근용 설계점 P.D.'에서 광학중심점을 편심한 거리만큼 차이가 난다.

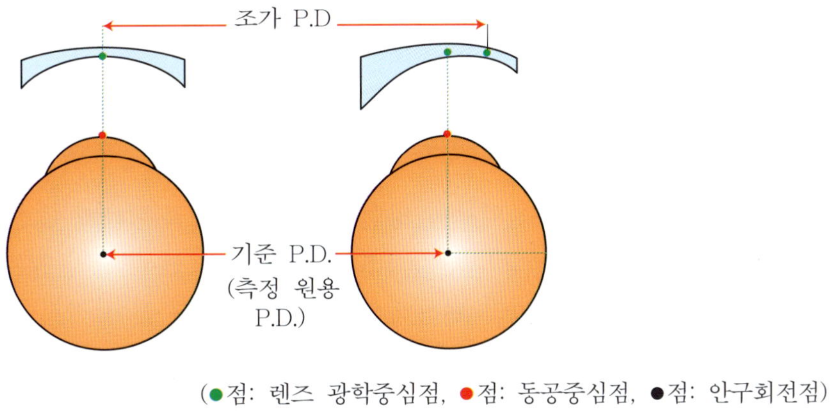

그림 2-5 프리즘처방에서 양안기준 P.D.와 양안 원용 조가 P.D.

단안 P.D.(M.P.D., Monocular P.D.)와 양안 P.D.(B.P.D., Binocular P.D.)

[그림 2-6]에서와 같이 눈높이 인중선[鼻梁]의 정중앙으로부터 오른쪽 눈의 동공중심점까지의 거리를 오른쪽 P.D. 또는 우안 P.D., R.P.D.로, 왼쪽 눈의 동공중심점까지의 거리를 왼쪽 P.D. 좌안 P.D. 또는 L.P.D.로 부르고 표기한다고 했다. 이것이 단안 P.D.(Monocular P.D.)이고 M.P.D.라고도 한다. 좌우의 동공중심점간 수평거리를 P.D.로 표기할 때는 좌우안의 단안 P.D.가 같을 때 이다. 이는 양안 P.D.(Binocular P.D.)이고 B.P.D.라고도 한다.

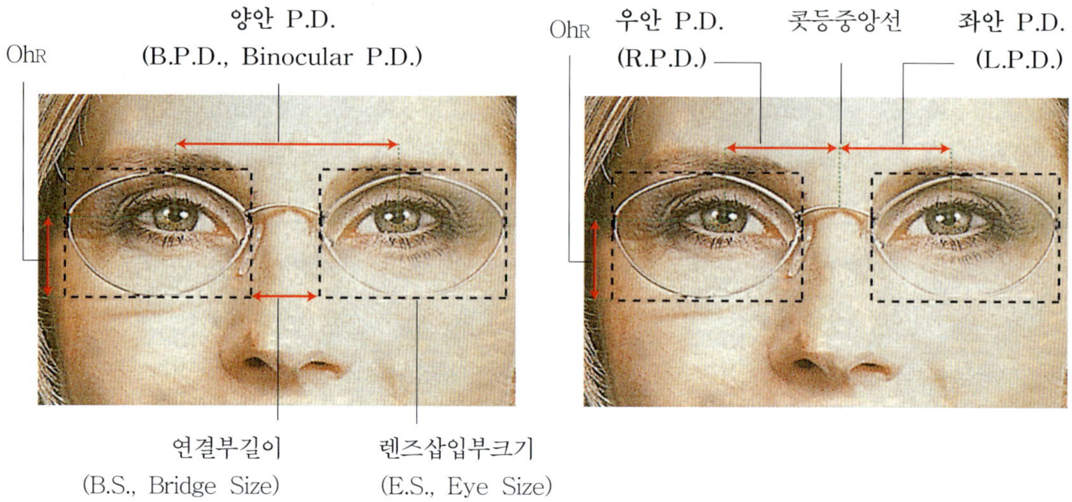

(a) 양안 P.D.(B.P.D.)

(b) 단안 P.D.(M.P.D.)

그림 2-6 단안 P.D.와 양안 P.D.

원용 P.D., 근용 P.D., 주시거리별 P.D.

[그림 2-7]를 보면 알 수 있듯이 양안구운동, 특히 **폭주**(輻輳, Convergence)[36]와 개산(開散, Divergence)[37]을 하면 양안구 회전점간 거리인 기준 P.D.는 변하지 않지만 동공중심점간거리는 주시하려는 물체의 위치에 따라 변하게 된다. 양안의 조준선이 각각 직전방을 향해 평행할 때 동공중심점간 거리는 기준 P.D.값과 같다. 그런데 두눈으로 일상적 양안시를 하면 이 기준 P.D.를 측정할 수 없다. 따라서 좌우안 단안시 상태에서 직전방을 보게 하여 코능선중앙에서 각각 좌우 동공의 **각막반사상**(Corneal Reflex)[38]까지 측정한 길이가 좌우안의 **원용단안기준 P.D.**(M.D.P.D., Monocular Distance P.D.)이다. 그리고 좌우 어느 한쪽 눈으로 직전방의 펜라이트빛을 보게하여 그 눈의 동공의 각막반사상을 측정기준 0점으로 하여 **안경자**(Ruler)[39]를 고정하고, 다시 반대편 눈 직전방에 펜라이트를 옮겨서 불빛을 보게하여 이 눈의 각막반사상(Corneal Reflex)까지 거리가 **원용양안기준 P.D.**(B.D.P.D., Binocular Distance P.D.)이다. 일반적으로 5 m 전방의 주시점을 보게 했을 때, 즉 원용안경을 위한 P.D.와 '기준 P.D.' 값은 거의 같다. 원용안경을 위한 P.D.값을 원용 P.D.(D.P.D., Distance P.D.)라고 한다. 원용양안 P.D.는 B.D.P.D.로, 원용 단안 P.D.는 M.D.P.D.로 나타내면 알기 쉽다. 가까운 곳을 보면 두눈의 동공은 코방향으로 몰리는 폭주를 하게 되어 동공간거리는 짧아지게 된다.

36) 폭주(Convergence) : 옵토메트리개론 205쪽. 가까운 곳을 보려할 때 좌우 동공중심이 코방향으로 이동하는 것
37) 개산(Divergence) : 옵토메트리개론 205쪽. 가까운 곳을 보고 있다 먼곳을 보려 할 때 좌우 동공중심이 귀방향으로 이동하는 것
38) 각막반사상(Corneal Reflex) : 옵토메트리개론 164쪽
39) 안경자(Ruler) : 이 교재 132쪽

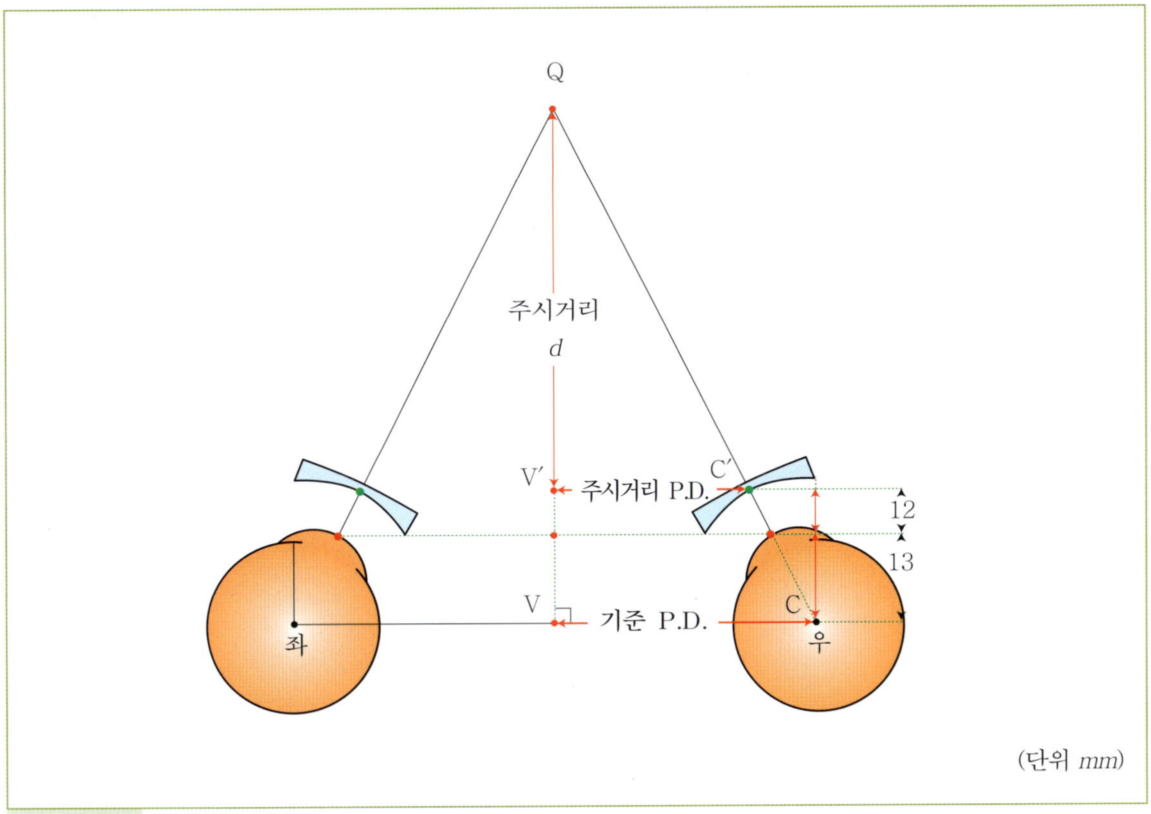

그림 2-7 우안의 기준 P.D.에서 주시거리(d) P.D. 계산

독서 등 근거리 작업을 위하여 눈앞 20～40 cm에 있는 주시점을 볼 때 양안의 동공중심간 거리를 **근용양안 P.D.**(N.B.P.D., Binocular Near P.D.)라고 하고 인중선의 눈높이의 정중앙선에서 각각의 동공중심간까지 거리를 **근용단안 P.D.**(N.M.P.D., Monocular Near P.D.)라고 한다. 근거리와 원거리 사이의 중간거리에 있는 주시점을 볼 때 좌우 동공중심점간 거리를 **주시거리 P.D.** 라고 한다. 주시거리가 1 m 라면 '1 m 주시거리 P.D.' 이다.

근용 P.D., 즉 N.P.D.를 비롯하여 여러 주시거리 P.D.는 직접 측정할 수도 있지만 **기준 P.D. 즉, 원용 P.D., 그러니까 D.P.D 만을 정확히 측정하고 근용 P.D. 및 여러 주시거리 P.D.는 계산식으로 구할 수 있다.**

단안기준 P.D., 즉 M.D.P.D.에서 주시거리 d에 있는 주시점을 볼때의 단안주시거리 P.D.(d)를 구하는 계산식을 [그림 2-7]에서 구해보자.

직각삼각형 △QVC와 △QV′C′에서 비례식을 구하면

$$C'V' : CV = QV' : QV \text{ 이므로}$$

$$\therefore C'V' = \text{우안단안주시거리}(d)\ \text{P.D.} = \frac{CV \cdot QV'}{QV} = \frac{\text{단안기준 P.D.} \times (d-12)}{d+13}$$

$$\therefore \text{단안주시거리 P.D.} = \text{단안기준 P.D.} \times \frac{(\text{주시거리} - 12)}{(\text{주시거리} + 13)} \quad \text{단위 } mm$$

'단안 또는 양안기준 P.D.' 와 '단안 또는 양안주시거리 P.D.' 의 차이값은 윗식으로부터

$$(\text{기준 P.D.} - \text{주시거리 P.D.}) = (\text{기준 P.D.}) - \frac{(\text{기준 P.D.}) \times (\text{주시거리} - 12)}{(\text{주시거리}+13)}$$

$$= \frac{\text{기준 P.D.}(\text{주시거리}+13) - \text{기준 P.D.}(\text{주시거리}-12)}{(\text{주시거리}+13)}$$

$$= \frac{(\text{기준 P.D.})\{(\text{주시거리}+13) - (\text{주시거리}-12)\}}{(\text{주시거리}+13)}$$

$$= \frac{\text{기준 P.D.} \times 25}{(\text{주시거리}+13)}$$

이다. 정리하면

$$\text{기준 P.D.와 주시거리 P.D.의 차} = \text{기준 P.D.} \times \frac{25}{(\text{주시거리} + 13)}$$

윗식을 이용하여 구한 여러 주시거리 P.D.값을 [표2-1]에 실었다. 피디미터 (P.D. meter)[40]에는 여러 기준 P.D.값에 대한 1 *m*, 40 *cm*, 33 *cm*, 20 *cm*의 주시거리 P.D.의 환산값이 윗식으로 계산되어 부착되어 있다.

표 2-1 원용단안기준 P.D. 에서 근용단안 P.D.로의 편위량 (단위 : *mm*)

기준P.D (원용) / 주시거리	25	26	27	28	29	30	31	32	33	34	35	36
20cm	2.9	3.1	3.2	3.3	3.4	3.5	3.6	3.8	3.87	3.99	4.1	4.2
25cm	2.4	2.5	2.6	2.7	2.7	2.9	3.0	3.0	3.1	3.2	3.3	3.4
30cm	2.0	2.1	2.2	2.2	2.3	2.4	2.5	2.6	2.6	2.7	2.8	2.9
33cm	1.8	1.9	2.0	2.0	2.1	2.2	2.3	2.3	2.4	2.5	2.6	2.6
35cm	1.7	1.8	1.9	1.9	2.0	2.1	2.1	2.2	2.3	2.3	2.4	2.5
40cm	1.5	1.5	1.6	1.7	1.8	1.9	1.9	2.0	2.0	2.1	2.2	2.2

40) 피디미터(P.D. meter) : 이 교재 6장 3절

2.4 광학중심점(설계점) 높이 Oh(Optical Center Height)

안경처방서를 발행하는 시점에서는 쓸 안경테가 정해지지 않았으므로 테에서 동공중심, 정확하게는 각막반사상의 수직방향의 위치는 알 수가 없다. 즉, 안경테를 기본피팅(Main Fitting)을 한 후에야 안경테의 하부림(Rim)에서 얼마만한 높이에 올 것인가를 알 수있다.

앞절 P.D.에서와 마찬가지로 기호 Oh도 본래의 영문의 뜻 광학중심점 높이(Optical Center Height)와 관계없이 동공높이, 즉 렌즈에서는 설계점 높이(M.R.P. Height)를 뜻한다. 프리즘 처방을 제외한 대부분 렌즈의 설계점은 광학중심점이어서 광학중심점 높이로 불려왔다. 설계점 높이 Oh는 안경처방서(Optometric Prescription)에 명기하지 않았지만 안경사가 정확히 측정해야 할 중요한 약속사항이다. 동공중심의 수평방향의 위치, 곧 수평설계요소인 P.D.가 정확해도 설계점 높이 Oh가 결정되지 않으면 조제가공의 광학적 요소는 충족되지 않는다. 다시 말하면 동공중심의 수직방향위치, 곧 수직설계요소인 Oh와 수평설계요소인 P.D. 값이 동시에 확정되어야 조제할 설계점(Major Reference Point, M.R.P.)이 정해진다.

[그림 2-8]에서 프리즘처방을 제외한 일반렌즈 처방서에 명기된 양안조가 P.D. 62 *mm* 만을 충족시키도록 조제가공할 광학중심점 위치는 무수하게 많다. 이중에서 측정된 동공중심 높이 즉, 설계점 높이 Oh를 24 *mm*로 만든 ㉯만 옳게 조제된 안경이다. 설계점 높이 Oh를 부정확하게 조제하면 안경처방서에 명기된 P.D.는 아무런 의미가 없게 된다.

좌우 교정렌즈의 굴절력이 다른 굴절부등시(屈折不等視, Anisometropia)[41]는 더욱 세심하게 Oh를 맞추어야 한다.

설계점 높이(Optical Height) Oh는 안면각(Face Form) 그리고 경사각(Pantoscopic Angle)[42]과 관련이 있다. 프리즘 처방 이외의 안경렌즈의 광축(Optical Axis)과 눈의 조준선(Line of Sight)이 일치되고 또 눈의 조준선이 렌즈면을 수직으로 지나면 비점수차 등이 최소로 되어

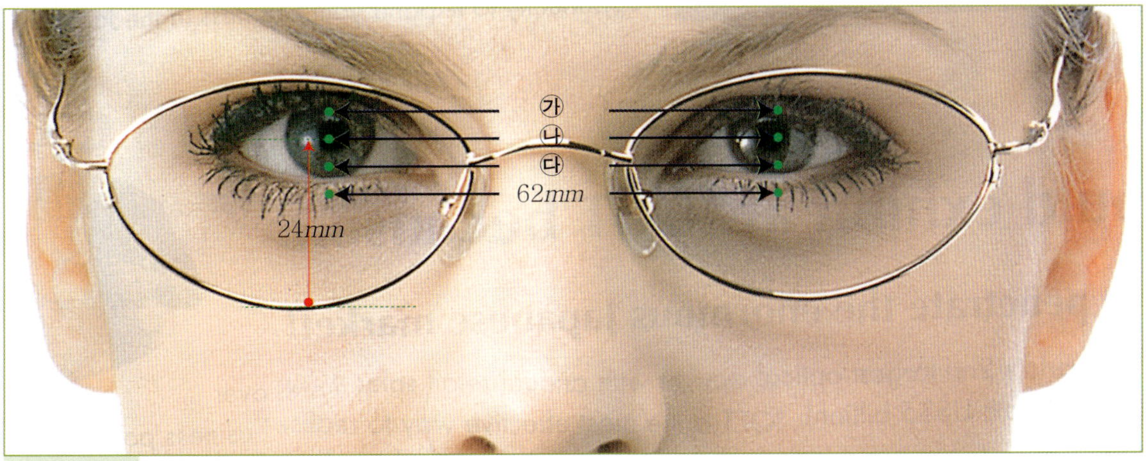

그림 2-8 광학중심점높이 Oh의 중요성

41) 굴절부등시(屈折不等視, Anisometropia) : 옵토메트리개론 213쪽

42) 경사각(Pantoscopic Angle) : 이 교재 128쪽

렌즈의 광학적 성능이 최선의 상태가 된다. 이를 회전점조건(回轉点條件)이라고 했다. 조준선이 렌즈면의 시점(視點, View Point)에서 수직으로 지나가도록 경사각을 조정해야 한다.

자연스러운 자세로 원거리를 볼 때는 고개를 앞으로 약 5° 정도 숙이고, 조준선도 약 5~7° 아래로 하여 5~6*m* 전방의 지면을 향하게 된다. 따라서 조준선이 안경렌즈면과 만나는 점인 시점(View Point)에서 수직이 되려면 원용안경의 경사각이 약 10~12° 정도가 되어야 한다. 근용안경에서는 조준선을 원용에서 보다 더 아래로 향하게 하여야 독서를 할 수 있어 경사각은 더 커져 약 15~20° 정도가 되어야 한다.

[그림 2-9]에서 (a) (b) (c) 모두 '회전점조건'을 만족하고 있으나 조준선이 아래쪽으로 향하고 있을 때는 (a)만이 자연스러운 자세를 취할 수 있어 미적요소를 충족시킨다. (d)는 외관으로 자연스러우나 안경렌즈의 광학중심점을 좀 더 아래로 내려야 안경렌즈 광축이 안구회선점을 지나게 되어 회전점조건을 만족시킬 수 있다.

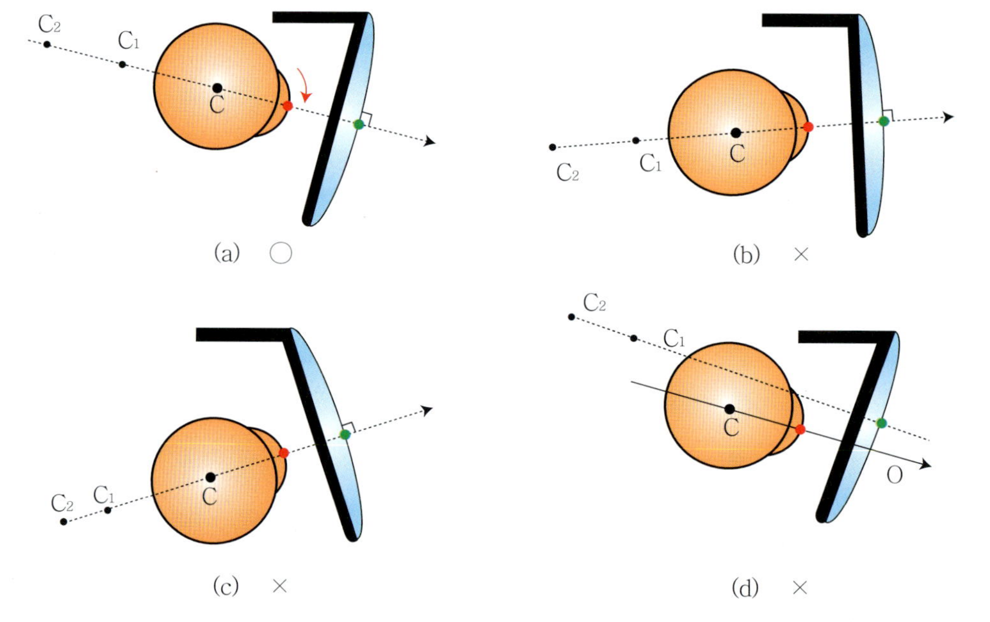

그림 2-9 경사각과 회전점조건 및 미적요소

설계점 높이 Oh의 측정

설계점 높이 Oh는 안경테를 씌우고 안경테의 하부림(Lower Rim)의 제일 낮은 홈점 또는 동공중심 바로 아래의 림(Rim) 홈점에서 동공중심의 각막반사상(Corneal Reflex)까지의 수직길이를 말한다. 이 길이는 인점(Dotting), 삽입스케일 그리고 안경자 등으로 측정할 수 있다. 이 교재에서는 측정기준점을 하부림의 가장 낮은곳으로 잡은 것을 Oh_1, 동공중심 바로 아래의 하부림으로부터 측정한 것을 Oh_2로 구분하였다.

단 2중초점렌즈(Bifocal Lens)와 3중초점렌즈(Trifocal Lens)는 가상광학중심점이 각각 근용부와 중간거리부의 상부경계선에 있는 것으로 간주하므로 이들의 측정 Oh 값은 2중초점렌즈는 안경테의 하부림(Rim) 가장 낮은 홈점 또는 동공중심 바로 아래의 림(Rim)의 홈점에서 눈의 아래 눈꺼풀, 즉 하안검(Lower Eyelid)까지, 3중초점렌즈는 아래 동공가장자리까지 측정한 값이다.

원용과 근용의 광학중심점 높이 Oh를 구분하여야 할 때는 각각 Oh_F, Oh_N으로 적기도 한다.

프리즘 처방에서는 P.D.와 같이 설계점 Oh와 조가 Oh가 같지 않다.

조가 P.D.와 마찬가지로 수직사위(Vertical Heterophoria) 등을 보정하기 위하여 상하 프리즘처방 B.U., B.D.이 있으면 교정렌즈의 광학중심점은 설계점에 위치하는 동공중심에 있지 아니하고 동공중심에서 위 아래로 이동된 위치에 있게 된다. 따라서 이때 안경테의 하부림 제일 낮은 홈점 또는 동공중심 바로 아래 홈점에서 렌즈의 광학중심점까지의 수직길이가 조가 Oh가 된다. 예를 들면 [그림 2-10]에서와 같이 'O.S. : S-4.00D ⊂ 2△, B.U.' 설계점 Oh가 25 *mm*의 처방에서 동공중앙에 B.U. 효과를 주려면 광학중심점은 동공중심의 각막반사상보다 수직 아래 쪽에 있어야 한다. 그 길이는 스칼라형의 프렌티스식(Prentice's Rule) 'P=h(*cm*)×D'' 에서 '2(△)=h(*cm*)×4(D)' 이므로 h는 0.5 *cm*, 곧 5 *mm* 이다.

따라서 '설계점 Oh'가 25 *mm* 라면 '조가 Oh'는 (25-5)=20 *mm*이다.

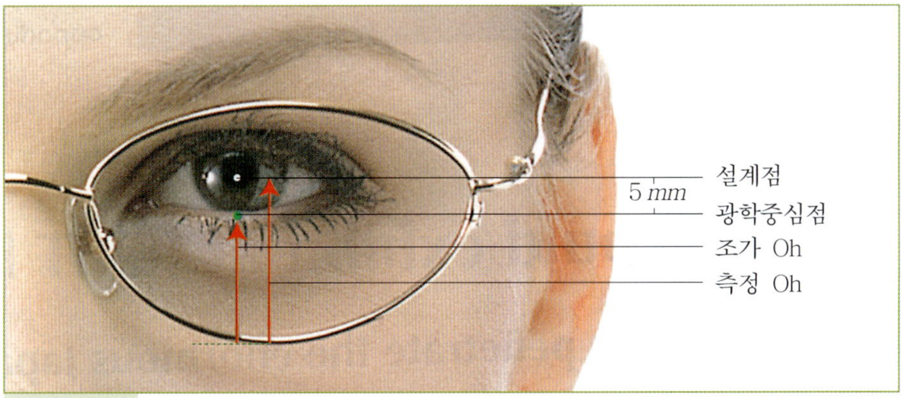

그림 2-10 'O.S.:S-4.00D ⊂ 2△, B.U.'에서 측정 Oh.와 조가 Oh.의 차

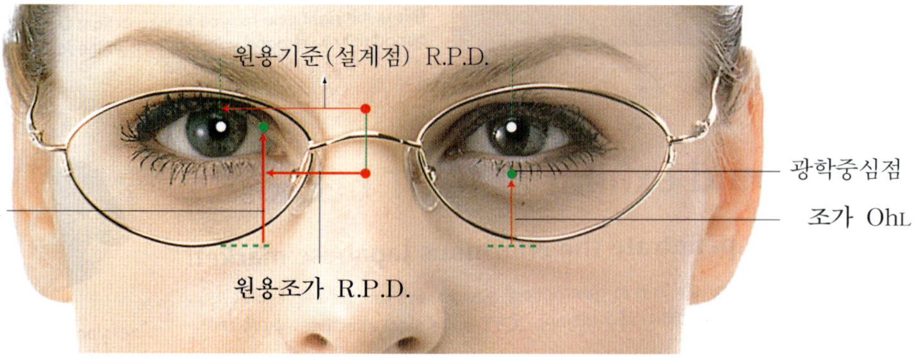

(a) O.D. : S−4.00D ⊂ 2△, B.O., O.S. : S−4.00D ⊂ 0.8△, B.U.

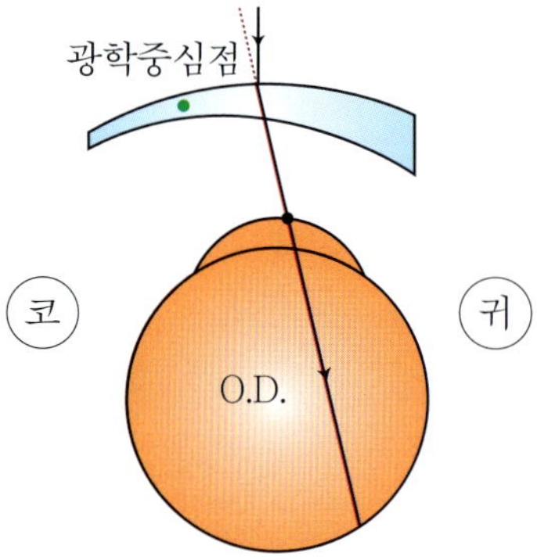

(b) O.D. : S−4.00D ⊂ 2△, B.O. 기준 P.D. 30

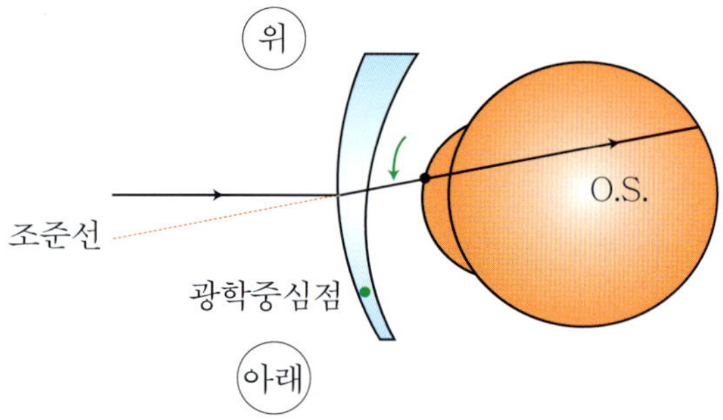

(c) O.S. : S−4.00D ⊂ 0.8△, B.U. 기준 O.h. 20

(●점: 광학중심점, ○점: 동공중심점)

그림 2-11 프리즘 처방의 조가 P.D.와 조가 Oh

▌프리즘처방렌즈에서만 설계점 P.D.와 조가 P.D.는 같지 않다.

프리즘처방에서 처방서에 쓰여진 원용 P.D.와 근용 P.D.는 좌우 동공중심점간거리인 설계점 P.D.이다. 그러나 처방된 프리즘영향을 동공중심에 주려면 안경렌즈의 **광학중심점**(Optical Center)은 동공중심이 아닌 다른 위치에 오도록 조제하여야 한다. 따라서 좌우 광학중심점간거리인 **조가 P.D.**와 안경테 하부림(Rim)에서 렌즈의 광학중심점까지 높이로 정의된 **조가 Oh**는 처방서에 적힌 '기준 원용 설계점 P.D.' 및 '측정 근용 설계점 P.D.' 값 그리고 '측정 설계점 Oh값'과는 다르다.

동공중심을 향하는 주광선이 꺾이는 **프리즘 디옵터**(△) 크기와 꺾이는 방향인 **베이스**(Base) 위치는 **벡터형 프렌티스식**(Prentice's Rule)[43]으로 계산한다. 프리즘처방은 크기(△)와 방향(Base)을 가진 **벡터**(Vector)량이므로 수식도 벡터형(Vector)의 식으로 나타내야 한다. 흔히

43) 벡터형 프렌티스식(Prentice's Rule) : 안경광학(OPTOMETRY) 151~153쪽

간단하게 하여 크기(△)만을 구하는 스칼라형(Scalar)의 식을 이용하는데 이것은 불완전하고 번거로우며 무엇보다 토릭렌즈에서는 이용할 수 없다.

S, C, Ax 그리고 (Ax + 90°)의 4 요소로 된 토릭렌즈의 프리즘처방은 단순한 스칼라(Scalar)형 프렌티스공식(Prentice's Rule)[44]의 계산으로는 조가 P.D.와 조가 Oh를 동시에 구할 수 없다.

벡터형(Vector)의 프렌티스식(Prentice's Rule) $\vec{p} = [D]\vec{d}$에서 굴절력행렬[45] $\begin{bmatrix} D_{xx} & -D_{xy} \\ -D_{yx} & D_{yy} \end{bmatrix}$의 역행렬[46] $\begin{bmatrix} D_{yy} & -D_{xy} \\ -D_{yx} & D_{xx} \end{bmatrix}$을 이용하여 광학중심점의 이동거리 $\vec{d}$를 구한다.

벡터형 '프렌티스식(Prentice's Rule)' 에서 $\vec{d}$는 전면에서 본 손님의 동공중심에서 조제할 렌즈의 광학중심점까지의 위치벡터이다. 따라서 처방서에 쓰여진 측정 P.D.값으로부터의 이동량을 구할 수 있어 광학중심점까지의 조가 P.D.를 구할 수 있다. 또, 동시에 동공중심 높이인 측정한 설계점 Oh 값에서 이동된 광학중심점의 수직 위치인 조가 Oh도 아래 벡터형의 식으로 구할 수 있다.

$$\vec{d} = \frac{1}{S(S+C)} \begin{bmatrix} D_{yy} & -D_{xy} \\ -D_{yx} & D_{xx} \end{bmatrix} \vec{p}$$

이 식을 구면렌즈에 적용하면 C = O이 되므로

$$\vec{d} = \frac{1}{S^2} \begin{bmatrix} S & 0 \\ 0 & S \end{bmatrix} \vec{p}$$

이다.

$\vec{p}$는 프리즘벡터(Prism Vector), 즉 프리즘처방이고 $\vec{d}$는 동공중심을 기준점으로 한 렌즈의 광학중심점의 위치벡터, S와 C는 각각 처방의 스페리컬값과 실린더값 이다.

[그림 2-11]의 처방 오른쪽 기준 P.D. 30 *mm*와 왼쪽 측정기준 Oh 20 *mm*에서 오른쪽 조가 P.D.와 왼쪽 조가 Oh를 이 식에 넣어 한꺼번에 구해보면(왼쪽의 0.8△, B.U은 +0.8이나 오른쪽 기준이므로 -0.8로 계산)

$$\vec{d} = \frac{1}{(-4)(-4)} \begin{bmatrix} -4 & 0 \\ 0 & -4 \end{bmatrix} \begin{bmatrix} -2.0 \\ -0.8 \end{bmatrix} = \begin{bmatrix} 0.5 \\ 0.2 \end{bmatrix}$$

$\vec{d} = \begin{bmatrix} 0.5 \\ 0.2 \end{bmatrix}$에서 윗열 0.5는 수평방향 이동량으로 (+)방향 0.5 *cm*, 즉 5 *mm*이고 아래열은 수직 이동량으로 (+)방향 2 *mm*라는 뜻이다. 따라서 오른쪽 조가 P.D.는 (+)방향, 즉 코방

44) 스칼라형 프렌티스식(Prentice's Rule) : 안경광학(OPTOMETRY) 150쪽
45) 굴절력행렬(Refractive Matrix) : 안경광학(OPTOMETRY) 138쪽 46) 역행열 : 안경수학 150쪽

향으로 광학중심점이 5 mm 이동되어 25 mm이고, 왼쪽의 조가 Oh는 오른쪽에서는 (+)방향, 즉 위로 2 mm 높아야 하는데 구하려는 것은 왼쪽이므로 2 mm 낮은 18 mm가 된다.

자주 사용하는 **스칼라**(Scalar) **형식의 프렌티스식**(Prentice' s Rule) 'P(△)= D′× h'는 간단하게 증명할 수 있다.

안경렌즈의 굴절력 단위인 **디옵터**(Diopter, D)의 정의는 [그림 2-12]에서 상측초점거리 f'를 미터(m) 단위로 잰 역수이므로 $\frac{1}{f'(m)}$ 이다. 또, 입사광선 하나가 입사점 P에서 굴절되어 입사광선의 직진방향으로 거리 1m 떨어진 곳에서 수직편향거리가 1cm가 되게 꺾일 때 입사점의 프리즘굴절력이 1 **프리즘디옵터**(Prism Diopter, △)이므로 [그림 2-12]의 광학중심점에서 h(cm) 떨어진 입사점 P에서 프리즘굴절력(△)은 $\frac{h(cm)}{f'(m)}$ 이다.

P점에서 프리즘디옵터의 크기를 P(△), 안경렌즈의 굴절력을 D′로 두면

'$P(\triangle) = \frac{h(cm)}{f'(m)} = \frac{1}{f'(m)} \times h(cm)$'가 되고, '$\frac{1}{f'(m)} = D'$' 이므로

$$P(\triangle) = D' \times h$$

가 된다.

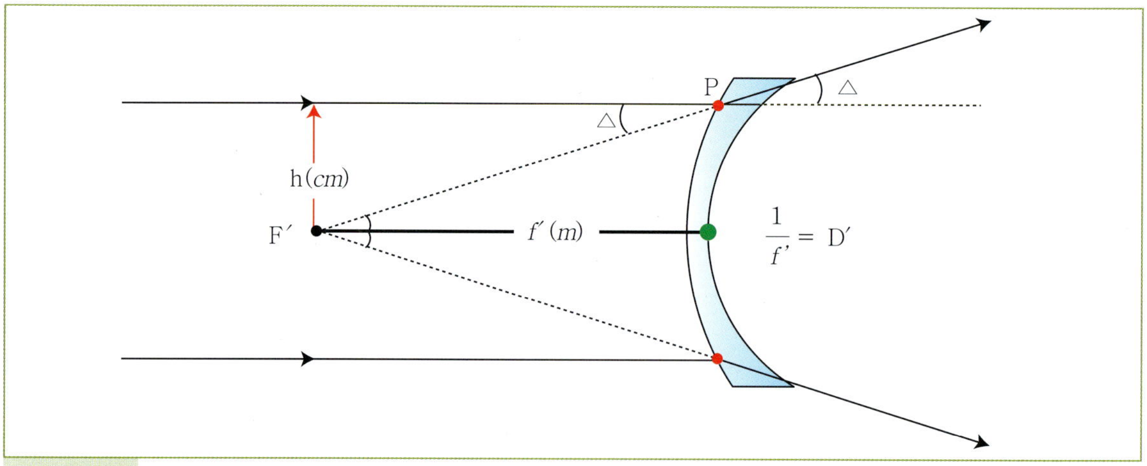

그림 2-12 디옵터(D)와 프리즘디옵터(△)의 관계

스칼라(Scalar) 형식의 프렌티스식(Prentice' s Rule)은 광학중심점 이외의 곳, 즉 굴절력의 절대값 D′디옵터 렌즈의 광학중심점에서 hcm 떨어진 곳의 프리즘굴절력 P만 구할 수 있고 베이스방향(Base)은 구할 수 없다. P를 프리즘굴절력으로 두면 'P = h×D′' 의

식으로 정리된다. 이를 다시 h로 정리하면 '$h = \frac{P}{D}$,' 으로 되어 편심거리 h를 구하여 조가 P.D.를 구할 수 있다.

[그림 2-11]의 오른쪽처방 'O.D. : S-4.00D ⊂ 2△, B.O., P.D. 30' 에서 오른쪽 '단안조가 P.D.', R.P.D.를 스칼라형식으로 구해보자. 먼저 이동거리는 윗 스칼라(Scalar)형식의 프렌티스식에서 동공중심점으로부터 렌즈의 광학중심점까지의 거리 h(㎝)는 $\frac{2(\triangle)}{4} = 0.5(cm)$가 되어 5㎜의 차가 생긴다.

이동 방향은 처방의 프리즘의 베이스방향(Base)이 B.O.으로 귀방향이므로 [그림 2-11] (b)의 오른쪽 눈 상태와 같이 동공중심선(Pupilliary Axis), 즉 조준선(Line of Sight)을 기준으로 귀방향이 코방향보다 두꺼워야 하므로 렌즈의 광학중심점을 코방향으로 옮겨야 한다. 따라서 광학중심점까지 거리인 조가 P.D.는 동공중심까지의 거리인 원용 P.D. 30㎜ 보다 5㎜ 짧은 25㎜가 된다.

[그림 2-11] (c)의 왼쪽 눈 처방 'O.S. : S-4.00D ⊂ 0.8△, B.U., Oh 20' 에서 동공중심점 아래 림(Rim)에서 렌즈의 광학중심점까지 높이인 조가 Oh를 구해보자.

하부림(Rim)에서 0.8△이 발생될 위치까지 길이 h는 스칼라(Scalar)형식의 프렌티스식(Prentice's Rule)에 넣어 풀면 $h = \frac{0.8(\triangle)}{4} = 0.2(cm)$로, 2㎜이다. 베이스방향(Base)은 B.U.으로 동공중심의 위쪽이 두꺼워야 하므로 [그림 2-11] (c)와 같이 광학중심점을 동공중심에서 2㎜ 아래로 내려야 한다. 따라서 '조가 Oh'는 18㎜가 된다.

2.5 조제 및 가공 렌즈의 최소직경 구하기

인점에 의한 방법(Dotting Method)으로 정확한 설계점(Major Reference Point)이 설정되었거나 조제 및 가공 P.D.와 Oh가 정확히 측정된 후에 실행하여야 할 일은 적절한 크기의 렌즈를 결정하는 것이다.

선택한 안경테에 조가 P.D.와 Oh를 정확하게 맞추어 가공했을 때 렌즈면이 안경테의 렌즈삽입부분을 완전히 커버하여야 한다. 따라서 가공하기 전에 조제 및 가공에 필요한 렌즈의 최소한의 크기를 알기 위하여 안경렌즈의 최소직경을 계산하여야 한다. 예비과정에서 처방서의 약속사항의 기본내용은 '광학중심점높이 Oh'와 렌즈의 '최소직경' 구하기이다. 요즘 유행하는 안경테같이 '렌즈삽입부분' 크기가 작고 메이커에서 제공되는 렌즈는 충분히 큰 무편심렌즈[47] 또는 그에 해당되는 편심렌즈[48]이면 이 확인 과정은 하지 않아도 된다. 그러나 (+)렌즈의 메트(METS, Minimum Edge Thickness System) 가공[49], 즉 중심두께를 얇게 가공하여 미용적으로 만들고 무게를 줄이려면 최소직경을 구하는 습관을 들여야 한다. 특히 프리즘처방 또는 대형테로 조제할 때는 반드시 미리 무편심 렌즈의 최소직경을 확인하여야 한다.

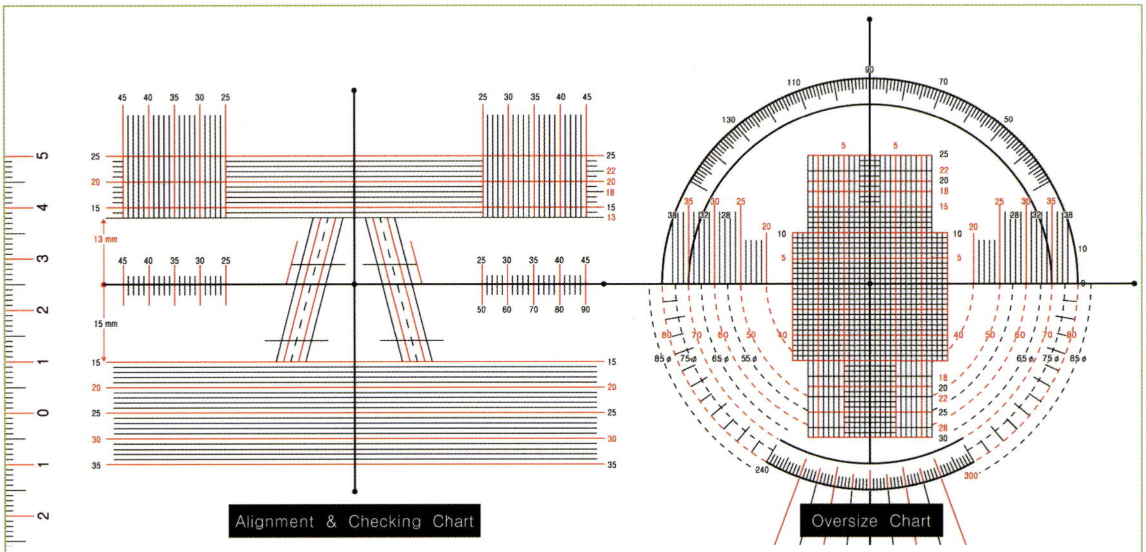

(a) 점검을 위한 눈금차트 (b) 렌즈직경선정차트

그림 2-13 원형그래프의 렌즈 직경 선정차트(Oversize Chart)

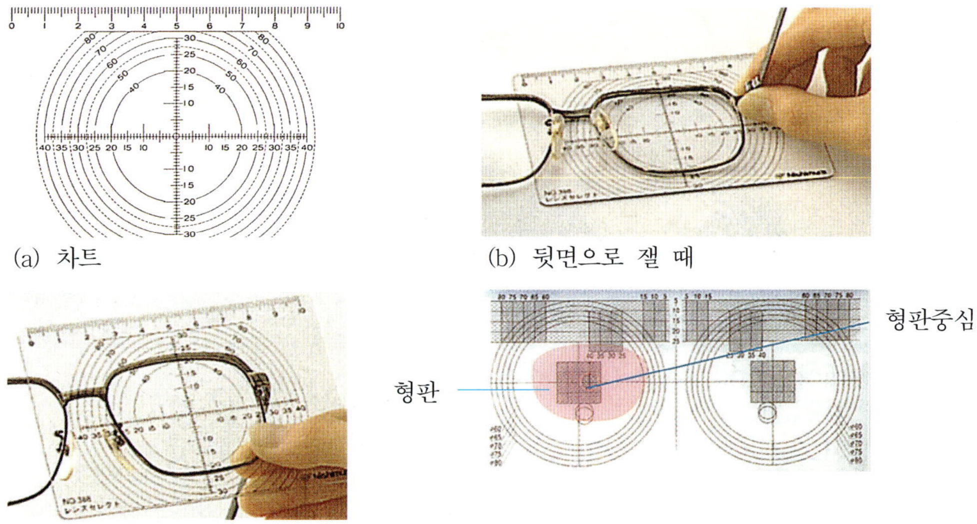

(a) 차트 (b) 뒷면으로 잴 때

(c) 앞면으로 잴 때 (d) 형판으로 구할때

그림 2-14 여러 렌즈직경선정차트(Oversize Chart)와 그 사용예

47) 무편심렌즈 : 안경재료학 80쪽, 렌즈의 기하학중심점에 광학중심점이 있는 렌즈
48) 편심렌즈 : 안경재료학 80쪽, 렌즈의 기하학중심점에 광학중심점이 있지 않은 렌즈
49) 메트(METS) 가공 : 필요한 최소 직경의 정보로 가장자리를 얇게 렌즈를 만드는것(일본의 HOYA가 명명했음)

필요한 최소한의 직경을 구하는 방법은 두 가지가 있다. 그 첫째는 정확한 값을 알 수 있는 [그림 2-13]의 설계 및 검사차트(Box-O-Graph)[50]를 이용하는 것이다. 둘째는 근사값을 알아내는 계산식에 의한 방법이다. 이 가운데 설계 및 검사 차트(Box-O-Graph)를 이용하는 것이 정확하다.

렌즈직경구하기는 [그림 2-13]의 설계 및 검사차트(Box-O-Groph) 오른쪽에 있는 원형그래프로 된 렌즈직경선정차트(Oversize Chart)를 사용한다. 조제된 안경의 조가 P.D.와 Oh의 확인과 점검은 설계 및 검사차트(Box-O-Groph)의 좌측에 있는 눈금차트(Alignment Chart)를 사용한다.

설계점(M.R.P) 설정방법이 인점에 의한 방법(Dotting Method)과 조가 P.D. 및 Oh를 측정기구로 측정하는 방법 두 가지로 나누어 있어 최소직경을 구하는 방법도 두가지가 있다. 이 중 '인점에 의한 방법(Dotting Method)'이 보다 간편하고 신속하다. 설계점을 인점한 안경테의 더미렌즈(Dummy Lens)[51] 혹은 형판의 전면을 지면으로 향하게 하여 [그림 2-15]와 같이 설계 및 검사차트의 렌즈직경선정차트(Oversize Chart)의 중앙점과 더미렌즈(Dummy Lens) 또는 형판에 찍힌 설계점(M.R.P.)을 일치시킨 다음 수평인점을 이용하여 수평을 유지한다. 이때 차트의 중앙점에서 가장 긴 형판의 가장자리 지점 바로 바깥의 둘레에 있는 직경눈금선의 수치가 조제가공할 무편심렌즈의 최소직경(*mm*)이다. 다음, P.D.와 Oh_2의 수치로 구하는 요령은 [그림 2-15]와 같이 안경테를 좌우로 움직여 원형그래프인 렌즈직경선정차트(Oversize Chart) 좌우 바깥쪽에 수직으로 그려진 P.D. 눈금선에서 오른쪽은 좌측, 왼쪽은 우측 눈금선에 안경테 연결부(Bridge)의 정중앙을 단안 P.D.값의 눈금에 맞춘다([그림 2-15]에서는 오른쪽 P.D. 25*mm*에 맞춤).

다음, 안경테를 상하로 움직여 차트의 아래쪽에 수평선으로 매겨진 Oh 눈금선에 기준점 아래의 하부림의 홈점(Oh_2) 또는 가장 낮은 하부림의 홈점(Oh_1)이 광학중심점높이값 Oh_2가 되도록 맞춘다([그림 2-15]에서는 Oh는 22*mm*).

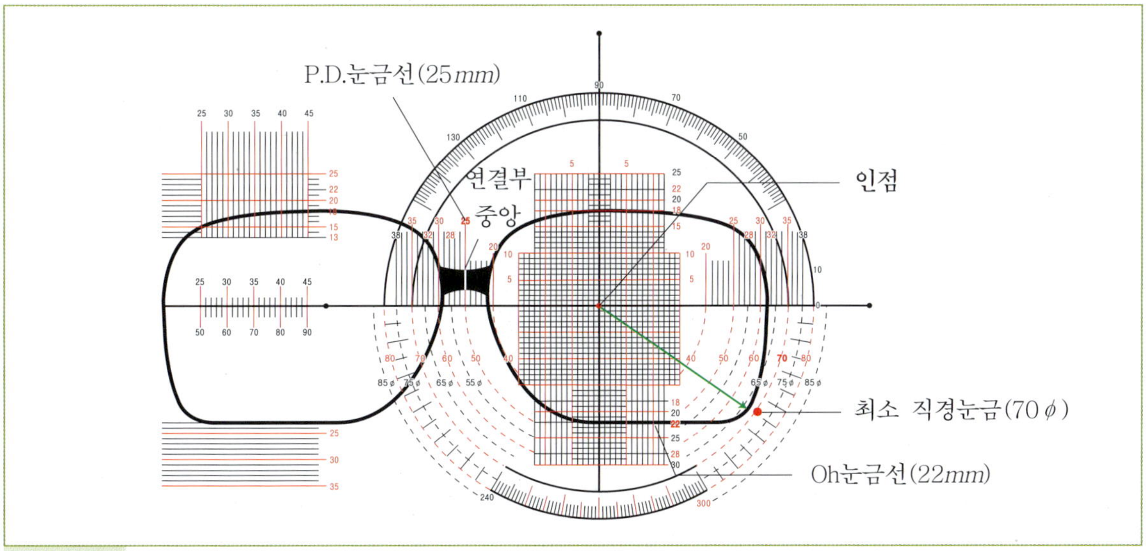

그림 2-15 렌즈직경선정 차트로 최소직경 구하기(그림에서는 70 *mm*)

50) 설계 및 검사차트(Box-O-Graph) : 이 교재, 161쪽 조가공실의 필수적인 차트이다.
51) 더미렌즈(Dummy Lens) : 이 교재 [그림 13-19]. 테의 렌즈삽입부에 넣어 형태를 유지하기 위한 투명 플라스틱

이 때 렌즈 삽입부(Rim, Lens Ware) 곧 형판의 둘레선 가운데 원형그래프의 최대 직경눈금선과 일치하는 수치가 조제가공할 무편심 렌즈의 최소직경이다([그림 2-15]에서는 70 *mm* ϕ).

설계점이 찍히지 않은 형판만 가지고 최소직경을 구할 때는 단안 P.D.값에서 안경테의 연결부 크기의 $\frac{1}{2}$을 뺀 값을 P.D. 눈금선의 맞춤 눈금값으로 하여 형판의 코방향 가장 돌출된 곳을 맞추어 위와 똑같이 구하고, 설계점이 찍힌 형판으로 구할 때는 수평을 유지하면서 인점을 렌즈선정 차트(Oversize Chart)의 중앙점과 일치시켜서 구한다.

안경테의 정식계측방법인 **박싱시스템**(Boxing System)[52]으로 만든 형판을 사용하여 조가 P.D.와 Oh 값으로 구하려면 [그림 2-14]의 (d)와 같이 형판의 중심을 설계차트의 그래프 중심에서 P.D.및 Oh값까지의 편심량 만큼 옮겨 최소직경을 구할 수 있다.

안경테로 최소 직경눈금을 읽을 때는 림(Rim) 안쪽에서 0.5 *mm* 들어간 홈 깊이에서 읽어야 한다. 이와 같이 구한 렌즈의 최소직경은 **무편심렌즈**(Nondecentrated Lens)[53]의 직경이다. 직경이 이 무편심렌즈보다 작은 **편심렌즈**(Decentrated Lens)[54]를 사용할 수도 있다. 편심렌즈를 사용할 때는 편심렌즈의 직경으로 안경테의 '렌즈삽입부분'을 모두 커버할 수 있는지 살펴야 한다. [그림 2-16]의 예에서는 필요한 최소직경 70 *mm* 무편심렌즈 대신 직경 65 *mm*를 2.5 *mm* 편심시킨 65/70[55]의 편심렌즈를 이용한 것을 그린 것으로 무편심렌즈나 편심렌즈나 가공 후에는 똑같은 모양과 상태가 된다.

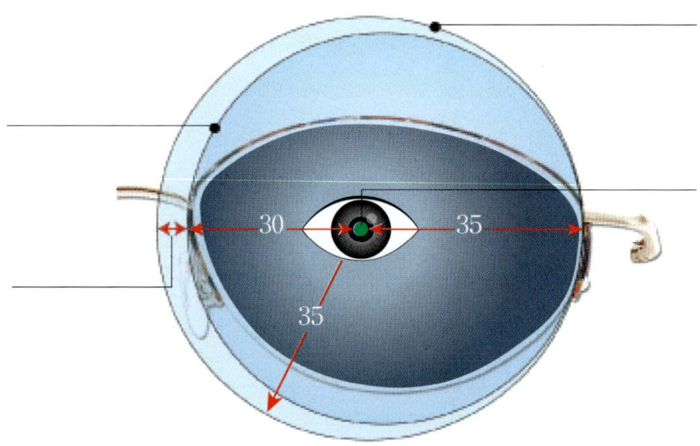

그림 2-16 70 *mm* 무편심렌즈와 같은 효과의 65/70 *mm* 편심렌즈

52) 박싱시스템(Boxing System) : 이 교재 84쪽
53) 무편심렌즈(Nondecentrated Lens) : 안경재료학 80쪽, 렌즈의 기하중심점에 광학중심점이 있는 렌즈
54) 편심렌즈(Decentrated Lens) : 안경재료학 80쪽, 렌즈의 기하중심점에 광학중심점이 없는 렌즈
55) 60/70 : 안경재료학 80쪽, 직경 70 *mm*의 무편심렌즈와 같은 효과를 지니는 2.5 *mm*를 편심시킨 직경 65 *mm*의 편심렌즈

둘째 방법으로 조제가공 무편심렌즈의 최소직경의 근사값을 구하는 공식을 알아본다.

안경테의 좌우 렌즈삽입부의 기하학중심점을 잇는 수평선의 길이를 F.P.D.(Frame P.D.)라고 하는데 이것은 테의 P.D.라고 할 수 있다. 테의 정식계측법인 박싱시스템(Boxing System) 표기에서 렌즈삽입부크기(Eye Size)와 연결부크기(Bridge Size)를 합한 크기가 테의 P.D., 곧 F.P.D가 된다.

이들 크기는 안경테의 다리에 표시되어 있어 F.P.D. 값을 곧바로 계산할 수 있다.

[그림 2-17]에서 설계점 O가 안경테의 상하 2등분의 수평선, 즉 데이텀라인(Datum Line)상에 있다면

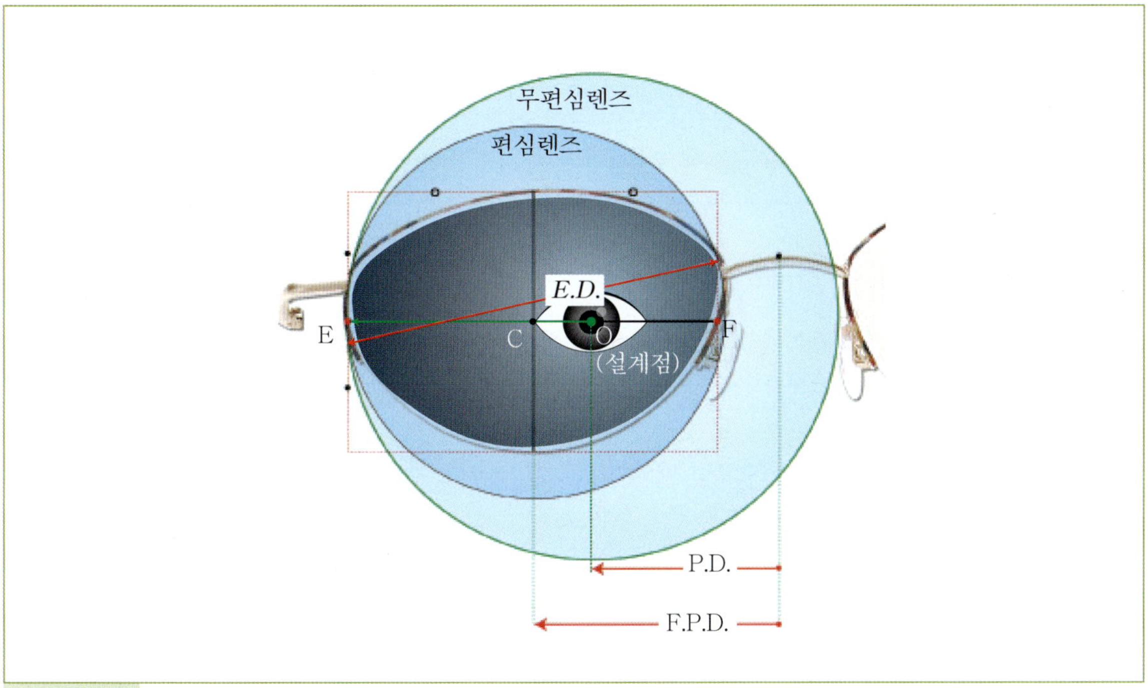

그림 2-17 무편심렌즈 최소직경의 근사값 구하기 공식

F.P.D - P.D. = CO가 된다. 안경테의 렌즈삽입부(Lensware) 좌우 가장 돌출된 부분인 E점과 F점을 연결한 길이가 렌즈 삽입부길이, 즉 아이사이즈(Eye Size) [E.S.]이다. 따라서

CE의 길이는 $\frac{[E.S.]}{2}$가 되고 CO과 CE의 두길이를 합친 것은 그림에서 둘레를 녹색으로 그린 무편심렌즈의 반경 r이 된다. 직경은 $2r$이 되므로 식

$2r = 2(CO + CE) = 2\left[\frac{(F.P.D.-P.D.)}{2} + \frac{[E.S.]}{2}\right]$에서 직경은 (F.P.D.-P.D) +[E.S.]가 된다. 즉,

> 무편심렌즈의 직경 = (F.P.D. - P.D) + 삽입부길이[E.S.]

가 된다.

그러나 대부분 설계점 위치는 O점 같이 상하를 2등분한 수평선인 '데이텀라인(Datum Line)' 상에 있지 않고 수평기준선의 위쪽, 수직기준선의 코방향에 위치하게 되므로 윗 식으로 조가렌즈의 최소직경을 구하는 것은 부정확하다. 렌즈삽입부가 **폭스형**[56](Fox Type), **계란형**(Macarthur Type)과 같이 귀상방과 코하방으로 길게 돌출된 디자인의 테에는 더욱 적용하기 어렵다. 데이텀라인 상하 3*mm* 이내에 설계점이 있으며, 폭스(Fox)형 및 계란형과 같이 모서리 쪽으로 아주 길게 늘어진 렌즈삽입부 모양을 가진 테가 아니라면 윗식에서 삽입부길이 E.S. 대신 **렌즈삽입부의 최장길이**(Effective Diameter) *E.D.*로 대치하면 비교적 근사하게 최소직경을 구할 수가 있다. 따라서 조제 및 가공에 필요한 무편심 단초점렌즈의 최소직경을 구하는 근사식은

> 가공할 무편심 단초점렌즈의 최소직경 = (F.P.D - P.D) + *E.D.* + 2*mm*

이다. 식의 우변 끝항에 2*mm*를 더하는 것은 **가장자리갈기**(Edging & Beveling)에 필요한 작업여유분이다. 같은 효과를 가지는 작은 직경의 **편심렌즈**도 그렀다.

삽입부의 최대길이 *E.D.*를 안경자로 잴 때는 측정값에 림의 홈깊이 1*mm*를 더하여야 한다.

윗공식으로 구한 최소직경값은 참고로만 하고 실무에서는 설계차트의 **렌즈직경선정차트**(Oversize Chart)를 사용하여야 한다.

56) 폭스형(Fox Type), 계란형(MacArthur Type) : 안경재료학 153쪽

3장 안경패션(Fashion) – 조제 및 가공의 미적요소

안경 조제 및 가공의 세가지 요소에는 광학적요소, 해부 역학적요소 그리고 미적요소가 있었다. 이 가운데 미적요소는 안경을 썼을 때 안경의 모양과 색이 얼굴형 또는 머리의 두발 정돈상태와 자연스럽게 어울리는가에 달려 있다. 어울린다는 뜻을 보다 깊게 살펴 보면 유행, 손님의 성격과 취향이 영향을 끼치고 전체적으로는 손님이 입고 있는 옷과의 조화도 무시하지 못한다. 따라서 미적요소는 토털패션(Total Fashion)적인 접근이 필요하다. 이를 위해서

첫째, 손님의 복장디자인, 색깔 등과 인상을 보고 고객의 개성을 알아 내어야 한다.

둘째, 손님 프로모션(Promotion)을 살핀다. 즉, 몸과 얼굴의 균형을 주의 깊게 관찰한다. 조형학적으로 이상적인 프로모션은 [그림 3-1]의 (a)와 같이 배분된 소위 8등신(八等身)이고, 얼굴은 [그림 3-1]의 (b)와 같이 3등분된 형상이 자연스럽다.

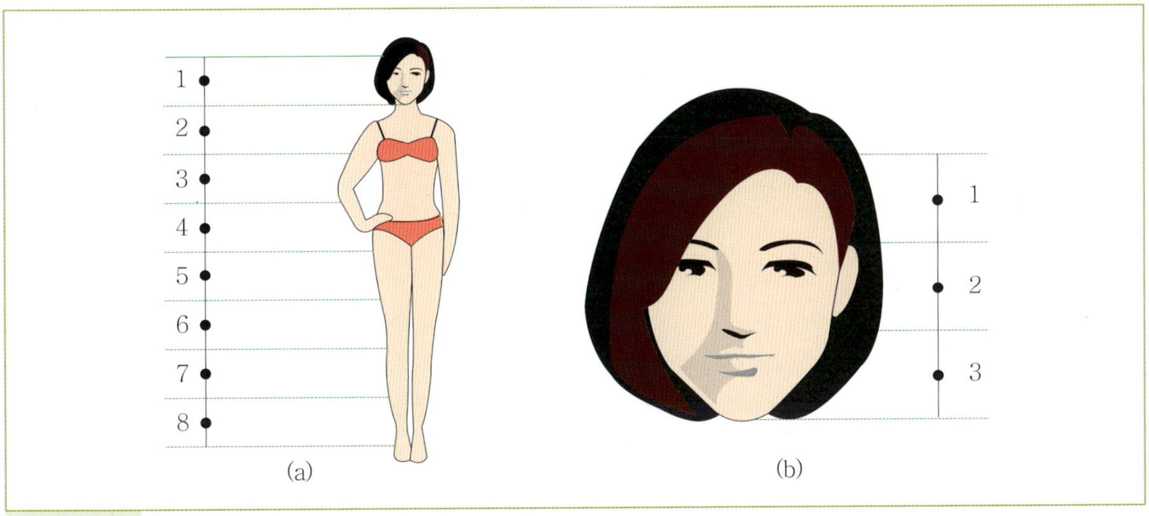

그림 3-1 신체와 얼굴의 이상적인 배분

키는 큰데 비해서 얼굴이 작은 손님, 키는 작은데 비해서 얼굴이 큰 손님, 상반신과 하반신의 불균형이 있는 손님의 경우는 과감하고 개성적 디자인의 안경으로 액센트를 두면 좋다.

따라서 안경사가 단지 안경만을 가지고 보편적인 안경패션(Fashion)의 이론을 세울 수는 없다.

안경테가 전면에서 보아 좌우 어느 한쪽으로 기운 상태로 쓰고 있으면 극히 어색하게 보이는 것은 누구나 알 수 있는 것처럼 이 장에서는 안경을 얼굴에 썼을 때 자연스럽게 보이는 최소한의 기본적인 내용을 정리했다.

얼굴 전체에서 눈이 차지하는 인상은 대단히 크므로 눈의 모양과 안경테의 조화를 생각한다.

한 눈의 이상적인 크기는 [그림 3-2]와 같이 좌우 길이가 3~3.5 *cm*, 윗 눈꺼풀과 아래 눈꺼풀 사이의 길이는 1.5~1.7 *cm* 정도이다. 안경테와 눈과의 조화로운 위치는 동공중심이 안경테의 렌즈삽입부(Lensware)의 기하학중심점[1]에서 약간 코방향으로, 수직방향으로는 약간 위에 있는 것이 자연스럽다. 코받침 중심은 좌우 동공을 잇는 선에서 약 10 *mm* 아래에 위치하면 안정감이 있다.

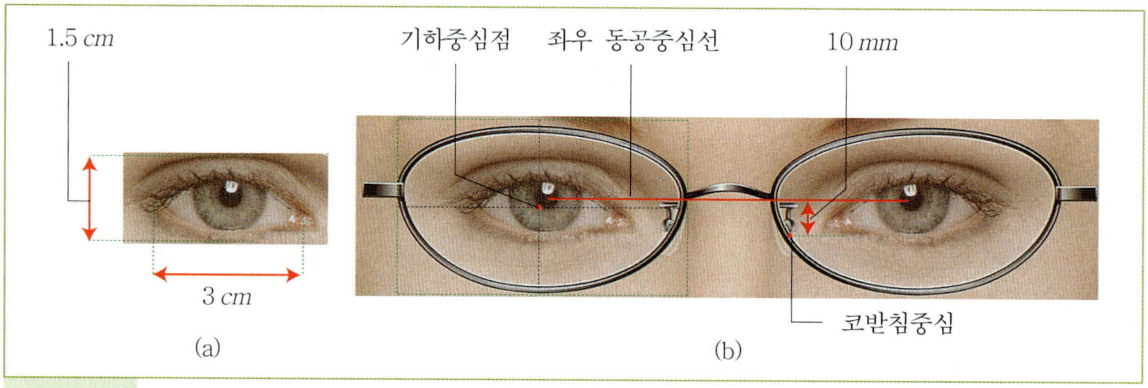

그림 3-2 표준적 눈크기와 안경테 전면삽입부에서 자연스러운 눈의 위치

3.1 안경테와 얼굴

얼굴 크기에 비하여 '렌즈삽입부(Lensware)[2]'가 너무 크거나 작은 안경테를 쓰면 부자연스럽다. 또, 전면에서 보아 좌우 어느 한 쪽으로 기운 안경을 쓰면 부자연스럽게 보이는 것은 안면의 좌우 눈썹을 잇는 수평선과 안경의 좌우 수평선이 균형을 잃어 조화롭게 보이지 않기 때문이다.

좌우 동공, 즉 눈이 안경의 위치를 결정하는데 중요한 요소이기는 하지만 얼굴 전체적인 감각으로 보면 동공은 점(点)으로 느낌을 주는데 비하여 얼굴 전체의 수평의 균형 감각은 선적인 감각을 강하게 주는 눈썹에 있다. 따라서 좌우 눈썹을 잇는 선에 안경의 좌우 균형을 맞추는게 좋다.

일반적으로 대부분 손님의 좌우 눈썹 높이는 거의 같아서 수평 균형을 이루고 있다. 만약 이 좌우 눈썹 높이가 눈에 띄게 차이가 나면 안경의 맞춤 위치를 다음과 같이 분류하여 기본피팅(Main Fitting)을 한다.

1) 렌즈삽입부의 기하중심점 : 이 교재 84쪽
2) 렌즈삽입부(Lensware) : 이 교재 84쪽

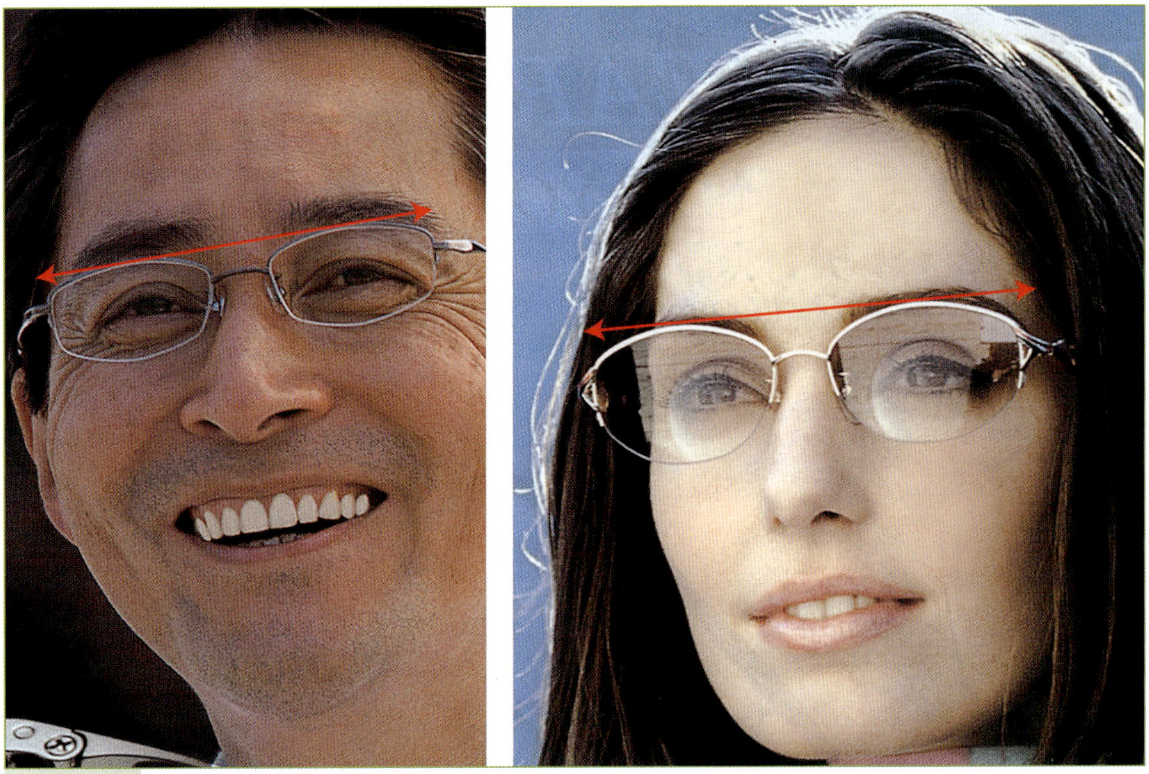

그림 3-3 조화로운 안경의 수평상태(양 눈썹에 맞춤)

첫째, 눈썹이 진하여 얼굴 전체에서 눈썹의 액센트가 강하면 [그림 3-3]과 같이 눈썹 아래선에 안경을 평행하게 맞춘다.

둘째, 선택한 안경테가 진한 색의 플라스틱테(Plastics Frame)이거나 진한 색의 윗덮개를 가진 컴비네이션테(Combination Frame) 등 상부 림(Rim)이 눈썹보다 진하거나 강한 액센트가 있는 경우는 좌우 동공을 잇는 동공선에 안경테의 좌우 수평을 맞춘다.

안경테의 크기는 얼굴 전체 크기에 따라 선택하여야 하지만 좌우 동공중심의 위치와 거리, 즉 양안 P.D.를 고려하여야 한다.

같은 F.P.D.(Frame P.D.)[3] 값을 가지는, 그러니까 같은 '렌즈삽입부크기(Eye Size)[4]' 와 '연결부크기(Bridge Size')[5]를 가진 안경테라도 렌즈삽입부의 모양과 안경테의 색깔에 따라 아주 다른 느낌을 줄 수도 있다. 예를 들면 보스턴(Boston)형은 얼굴에 비하여 약간 작은 느낌을 주는 테가 어울리고, 선글라스 등은 약간 큰 느낌을 주는 테가 어울린다.

안경테 크기 선택의 미적기준은 [그림 3-2]와 같은 기준으로 선택하면 된다. 즉, 안경테를 썼을 때 안경테의 '렌즈삽입부(Lensware, Eyerim)' 의 기하학적중심에서 약간 윗쪽과 코방향으로 치우친 곳에 동공이 오도록 한다.

3) F.P.D.(Frame P.D.) : 이 교재 50, 84쪽
4) '렌즈삽입부크기(Eye Size') : 이 교재 84, 85쪽
5) '연결부크기(Bridge Size') : 이 교재 84, 85쪽

귀방향 또는 코방향에 너무 가깝게 동공이 위치하면 사시(Heterotropia)[6]인 것처럼 보인다. [그림 3-4]에서 동공중심이 너무 코방향에 위치하는 (a)는 내사시(Esotropia)[7]인것처럼, (b)는 동공중심이 너무 귀방향에 몰려 있어 외사시(Exotropia)[8]인 것처럼 보인다.

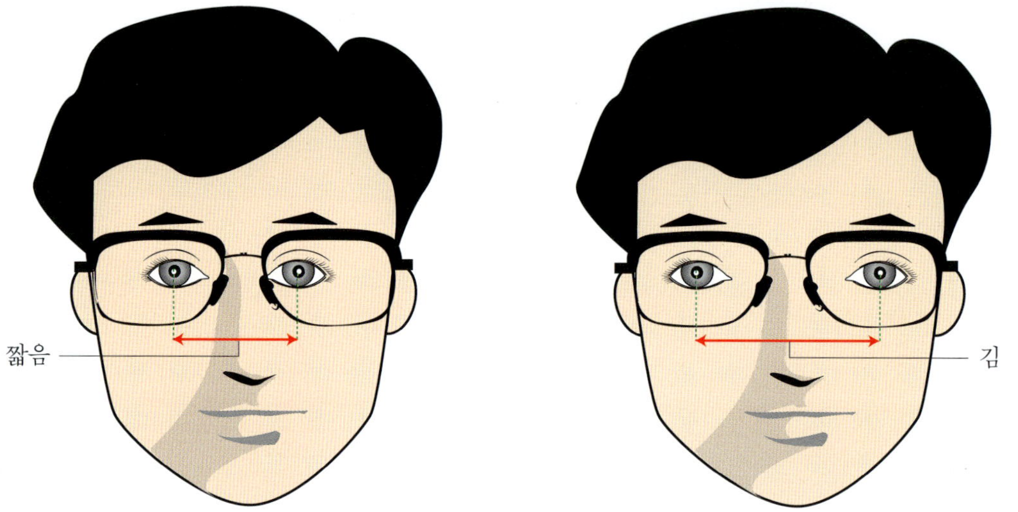

(a) P.D.에 비하여 F.P.D.가 너무 클때 (내사시인 것처럼 보인다.)

(b) P.D.에 비하여 F.P.D. 가 너무 작을 때 (외사시인 것처럼 보인다.)

그림 3-4 F.P.D와 P.D.의 차이가 클 때의 느낌

안경테 전면의 좌우 엔드피스(Endpiece)[9]간 거리, 즉 안경테 전면(Front)의 좌우폭은 얼굴폭과 같거나 약간 좁은 것이 좋다.

얼굴폭과 어울리는 안경테를 골랐으나 동공의 위치가 [그림 3-4]와 같이 코 또는 귀쪽으로 너무 쏠려 있어 사시인 것처럼 보일 때는 컬러렌즈를 사용하여 타인이 눈동자를 확연히 볼 수 없도록 하면 좋다.

강한 굴절력의 렌즈를 써야 할 때 (+)렌즈는 안경렌즈를 통하여 보는 얼굴폭이 실제보다 크게 보이고, (−)렌즈는 작게 보여 미관상 좋지 않으므로 이러한 확대, 축소현상을 줄이기 위하여 안경테의 렌즈삽입부(Lensware)가 작은 크기의 안경테를 선택한다.

어울리는 안경테 선택기준을 정리하면 전면부의 좌우폭은 좌우 얼굴폭과 거의 같거나 약간 작은 안경테를 고르고, [그림 3-5]과 같이 황금분할(Golden Proportion)이 되는 위치에 동공중심이 오는 상하 크기를 가진 렌즈삽입부(Lensware)의 안경테가 미적인 관점에서 가장 자연스럽고 안정감을 준다.

6) 사시(Heterotropia) : 옵토메트리개론 88, 97쪽
7) 내사시(esotropia) : 옵토메트리개론 199쪽
8) 외사시(Exotropia) : 옵토메트리개론 199쪽
9) 엔드피스(Endpiece) : 이 교재 74쪽

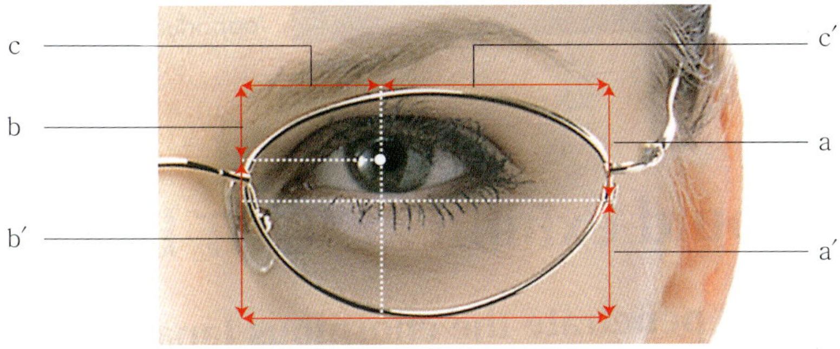

a : a′ = 1 : 1
b : b′ = c : c′ = 1 : 1.6(황금분할)

그림 3-5 안경테의 렌즈삽입부에서 1 : 1.6의 황금분활 위치에 있는 동공

3.2 안경으로 이미지 변화

안경은 이미지를 변화시키는 소도구로서 강한 기능을 가지고 있다.

예를 들면 진한 색깔의 선글라스를 쓰게 되면 정보기관원 같은 은밀하고 엄한 느낌을 주는가 하면, 가는 템플(Temple)[10]과 연결부(Bridge)[11]를 가진 포인트테(Point Frame)를 쓰면 밝고 경쾌하며 지성적인 인상을 풍기게 된다.

이와 같이 안경에 의한 이미지 변화 역시 심리적, 미학적 관점에서 살펴 봐야 하므로 아주 복잡하고 까다롭다.

안경테의 디자인, 색깔, 굵기, 진하기 그리고 손님의 개성에 따라 그 느낌이 다르기 때문이다.

단지 안경테의 전면부(Front)만 가지고 보자면 안경테의 림(Rim)[12]과 연결부(Bridge)가 안경테의 모양을 구성하는 부분이 되는데 이 두부분을 각각 독립적으로 떼어 얼굴 이미지를 어떻게 변화시키는 가에 대해서는 어느 정도 정리할 수 있다. 그러나 이 둘을 종합하여 전체적으로 어떤 얼굴 이미지로 바꿀 수 있을 것인가는 정리하기가 간단하지 않다.

안경테의 각 부분이 어떠한 이미지를 주는지 정리해보자.

㉮ 연결부(Bridge)는 수평으로는 얼굴의 양쪽 눈썹과 이마를 연결하고, 수직으로는 턱으로부터 이마에 이르는 선, 특 코능선의 연결성을 가로막아 얼굴에 구획을 긋는 역활이 있어 성실성, 강한의지, 정신집중 그리고 분노 등의 느낌을 주게 된다.

10) 템플(Temple) : 안경다리 이 교재 71쪽 [그림 4-4], 76~77쪽
11) 연결부(Bridge) : 이 교재 71쪽 [그림 4-4], 75쪽
12) 림(Rim) : 이 교재 71쪽 [그림 4-4]

㉯ 전면부 림(Eyerim Eyeware)은 눈주위를 에워싸는 구획을 만들어 눈동자를 강조하여 예민함을 나타낸다.

림(Rim)이 가늘수록 그리고 일반테보다 포인테(Point Frame)가 더 예민한 느낌을 준다.

컴비네이션테(Combination Frame) 가운데 특히 써몬트테(Sirmont Frame)와 브라우라인테(Browline Frame)등 림(Rim)의 윗덮게의 색깔이 진하면 윗 눈썹선을 강조하게 되어 활동적, 생동감, 안정감, 인내력 그리고 규칙바른 느낌을 주게 된다.

다음은 안경테 림(Rim)의 모양에 따른 느낌이다.

원형(Round Type)의 림(Rim)을 가진 테를 쓰면 눈을 동그랗게 뜬 인상을 주어 놀람, 기분좋음, 소박하고 순진한 느낌을 준다.

옆으로 긴 타원형(Oval Type)의 림(Rim)은 원형과는 반대로 눈을 가늘게 뜬 형상이 되어 여유로움, 겸손, 성숙성 그리고 장난기 있는 분위기를 풍긴다.

폭스형(Fox Type)과 같이 양귀쪽에서 위로 치켜든 형상은 역동적이고 용감한 느낌을 준다. 그러나 너무 치켜든 형상이 되면 악한 인상이 된다.

반대로 양 귀쪽에서 아래로 내려 온 형상의 림은 부드러움, 고움, 유연한 느낌을 주는데 잘못하면 슬픈 인상이 될 수도 있다.

안경테의 재질에서 메탈테(Metal Frame)는 플라스틱테(Plastios Frame)에 비하여 냉정한 인상을 주는데 은색 계통의 메탈테는 젊음, 날카로움 그리고 쾌활한 느낌을 준다.

반면 노란색 계통의 메탈테는 무겁고 충실함 그리고 원숙한 느낌을 준다.

플라스틱테는 금속테에 비하면 부드럽고, 따뜻한 느낌을 준다.

인상과 느낌을 전하는데 있어 안경테의 색깔이 차지하는 비중은 아주 크다.

같은 디자인의 안경테라도 색이 다르면 느낌이 달라진다. 여성은 화장, 옷 등과 어울리는 색의 안경테를 선택하면 좋다.

요즈음은 손님들도 색채에 관한 관심이 높으므로 안경사도 색과 유행 그리고 디자인에 대한 연구를 하여야 한다.

안경이 눈에 띄게 하지 않으려면 림(Rim)과 연결부(Bridge) 그리고 다리(Temple)등이 가는 안경테를 쓰면 된다.

이상의 내용을 점검해서 손님이 안경테를 선택할 때 안경사는 손님의 외모와 성격적 약점은 보완하고 장점은 돋보이게 하는 안경테를 선택하도록 조언하여야 한다.

3.3 얼굴형에 어울리는 안경테

안경이 얼굴에 어울리는지의 판단은 주관적이고 감각적인 면이 많다.

안경을 쓰는 사람의 심리, 그 시기 유행의 추세 그리고 다른 사람의 평가 등등 많은 요소가 복잡하게 얽혀 있다.

안경사가 손님에게 어울리는 안경테를 고르게 하는데 가장 중요한 점은 손님 스스로 마음에 들어 자신감을 가지고 쓸 수 있는가 하는 것이다.

오래 전부터 어울리는 안경을 선택하는 일반적인 방법으로 얼굴 모양에 따른 보수적인 선택 방법이 있었다. 예를 들면 둥근형 얼굴에는 웰링톤형(Wellington Type)[13]등 각진 안경테가, 각진 얼굴에는 보스턴형(Boston Type)[14] 또는 타원형(Oval Type)을 선택하여 얼굴의 마이너스적 느낌을 안경테의 디자인으로 상쇄, 보충하는 선택이였다. 그러나 최근에는 패션 전체 흐름이 파격적으로 흘러 위와는 반대되는 선택을 하는 안경사와 손님이 꽤 많다.

둥근 얼굴에는 둥근테, 각진 얼굴에는 각진테로 얼굴과 같은 형태의 안경테를 선택하는 것이다. 요즘음은 이와 같은 동일 형상의 선택 원칙이 오히려 자연스럽다. 따라서 어울리는 안경테의 선택요령은 얼굴과 다른 모양의 전통적인 것을 먼저 써보고 만족하지 못하면 '동일형상의 선택' 을 따르는 순서가 좋다.

얼굴의 모양은 크고 작은 얼굴, 넓고 좁은 턱 그리고 눈, 코, 입의 모양에 따라 수많은 분류를 할 수 있다.

그러나 조각가와 화가 등이 오래 전부터 분류하여 발전시켜 온 머리형태에 따른 분류가 있다. 이들 예술가들은 얼굴의 형태를 쉽게 그리려고 5~6개의 수평선과 6~7개의 수직선을 그려 분류해 왔다.

그들은 이상적인 얼굴 형상을 [그림 3-6]에서와 같이 정하였다. 즉, 세로선 (가)와 가로선 (c)는 콧등 끝점에서 교차되고 이 교차점을 중심으로 턱 끝까지 거리를 반지름으로 하여 원을 설정했을 때 턱끝은 가로선 (e)와 설정원의 아래 끝과 접하게 된다. 또 이 설정원의 윗 끝은 가로선 (a)와 닿으며 좌우 눈썹의 양미간에 접하게 된다.

중심점을 지나는 가로선 (c)에서 입술 중간을 지나는 가로선 (d)까지, 즉 (c)(d)는 설정원 반지름 ce의 $\frac{1}{3}$ 길이에 있다.

좌우 동공중심을 지나는 가로선 (b)에서 (a)까지의 길이, 즉 동공에서 눈썹까지의 길이는 설정원 반지름의 약 30% 정도의 길이가 된다.

동공중심을 지나는 선은 좌우 두 개의 세로선 (나)와 가로선 (b)가 된다.

많은 전문가들은 얼굴의 모양을 위와 같은 이상형에 가까운 타원형과 그외 둥근형, 각진형 그리고 세모꼴형으로 나누고 있다.

타원형은 얼굴 윤곽이 아름다워 전체적으로 고상한 분위기를 풍긴다. [그림 3-7]과 같이 얼굴 윤곽은 좌우 두 세로선 (라)가 가로선 (a)의 교점에서 부드럽게 안쪽으로 휘여져

13) 웰링톤형(Wellington Type) : 안경 재료학 417쪽
14) 보스턴형(Boston Type) : 안경 재료학 417쪽

가로선 (b), (c)와 양쪽의 세로선 (다), (라)가 만나는 교점이 만드는 귀방향 근처의 사각형 안에서 대각선을 그리면서 가로선 (c)와 설정원과 모두 만난다.

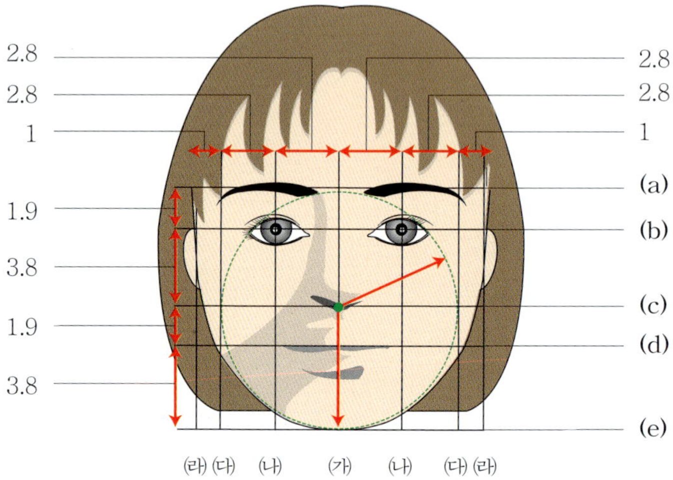

그림 3-6 이상적인 얼굴의 이목구비 배치의 비율

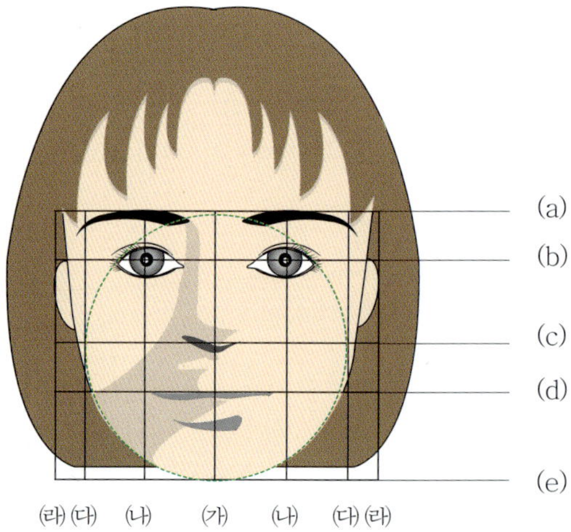

그림 3-7 타원형의 이목구비 배열

타원형 얼굴에는 사각형테 또는 팔각형테와 같이 좌우 상하 모두 각진 안경테를 제외하고는 모든 모양의 안경테와 잘 어울린다.

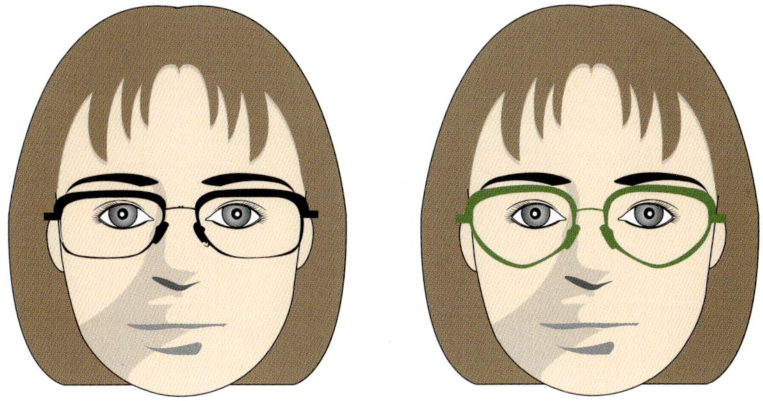

(a) 기본적 디자인 (b) 개성적인 디자인

그림 3-8 타원형 얼굴에 어울리는 안경테

둥근형은 건강하고 밝은 인상을 주지만 얼굴이 커보이고 전체적으로 비대한 느낌을 준다. 얼굴 좌우 윤곽선의 위 쪽은 [그림 3-9]에서와 같이 두 세로선 (라)가 가로선 (c)의 위치까지 곧게 내려와, 여기서부터 안 쪽으로 원호를 그리면서 가로선 d 조금 아래에서 설정원과 일치하는 윤곽을 그린다.

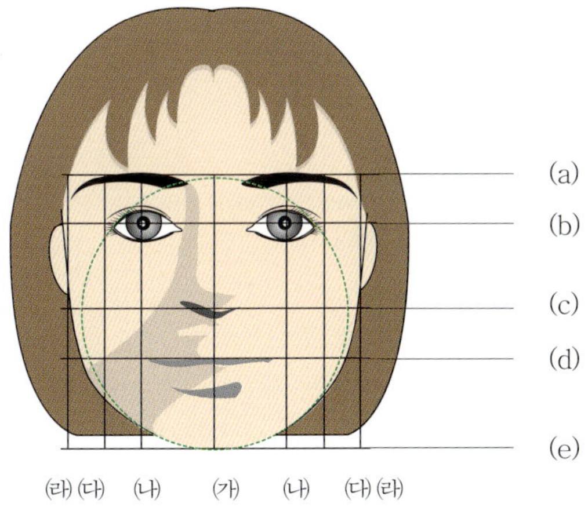

그림 3-9 둥근형 얼굴의 이목구비 배열

둥근형 얼굴에는 기본적으로 얼굴 크기에 비하여 작은 안경테는 피하고 굵고 진한 색의 림을 가진 각진 테를 쓰는 것이 좋다. 림(Rim) 윗부분에 액센트가 있고 수직방향으로 강한 이미지가 있는 안경테를 쓰면 비만한 느낌을 줄일 수 있다. 둥근형의 장점인 밝고 귀여운 점을 살리려면 반대로 원형 안경테를 쓰도록 한다.

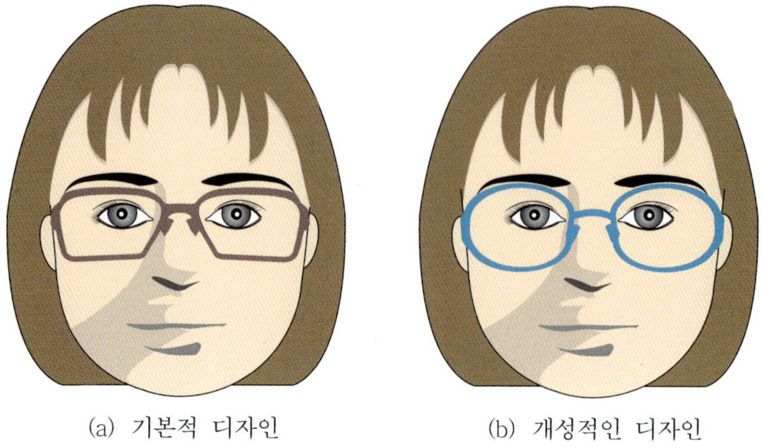

그림 3-10 둥근형 얼굴에 어울리는 안경테

각진형의 얼굴은 [그림 3-11]과 같이 좌우 윤곽의 경계선인 두개 (라)선은 가로선 (c)까지 곧바로 내려오다가 가로선 (d)와 (e)의 중간 약간 위쪽에서부터 급하게 휘어지면서 턱끝을 향한다. 설정원과 겹치는 윤곽선은 턱 부분 뿐이다.

건강하고 남성적으로 보이지만 완고하고 딱딱한 부정적인 느낌을 준다.

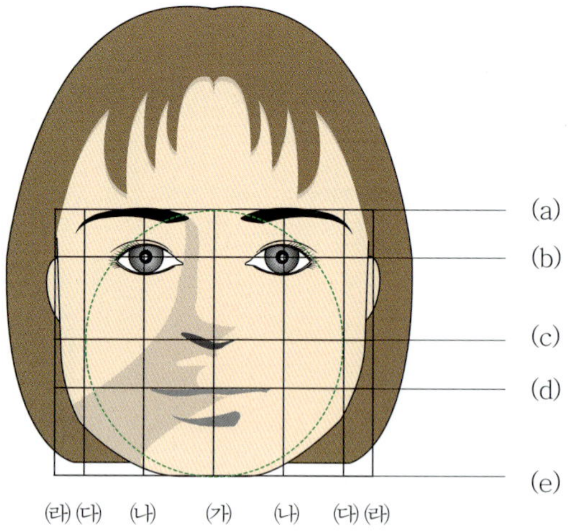

그림 3-11 각진 얼굴의 이목구비배치

각진형의 얼굴에 어울리는 안경테는 중간정도의 두께를 가지고 얼굴보다 약간 크고, 전면부의 귀방향의 엔드피스(Endpiece)가 눈에 띄고 림(Rim)은 둥근 형태가 기본적으로 좋은 디자인이다.

굵고 각진 안경테는 딱딱한 느낌을 더 주게 되고, 각지고 가는 테 또한 완고한 느낌을 더 강조하게 되어 좋지 않다.

만약 손님이 외모에 자신을 가지고 있고 남성다움을 내세우고 싶다면 위와는 반대로 개성적인 선택, 즉 각진 안경테를 권한다.

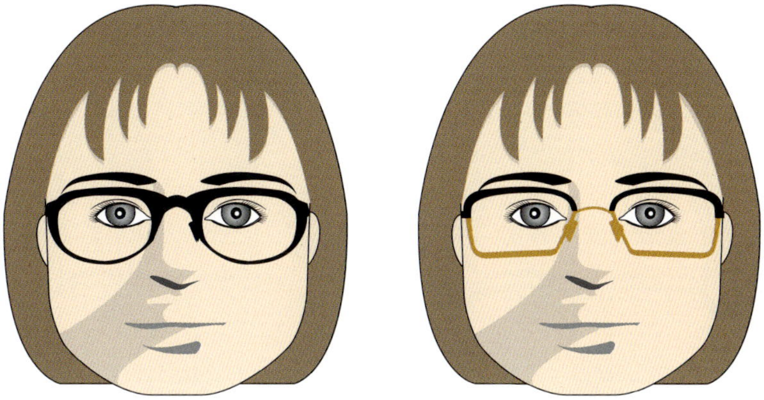

(a) 기본적 디자인 (b) 개성적인 디자인

그림 3-12 각진 얼굴에 어울리는 안경테

세모꼴형은 얼굴이 작게 느껴져 빈약하게 보이지만 긍정적으로는 아담한 느낌도 준다. 대체로 이 세모꼴 얼굴은 개성이 강하여 본인의 선택에 따라서 안경테를 고르도록 한다. [그림 3-13]에서와 같이 좌우 바깥 윤곽의 경계선인 두 (라)선은 가로선 (c)선 높이에서 (e)선까지 안쪽으로 휘여지고 (c)선에서 설정원과 접하게 된다. 이 접점에서 턱끝을 향하여 곧장 기우는 윤곽선을 그린다.

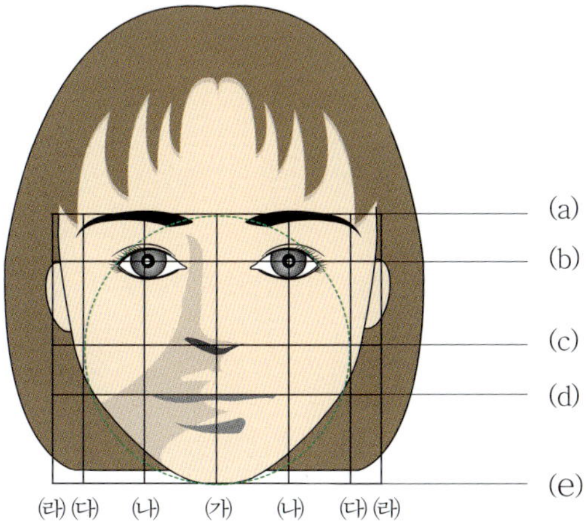

그림 3-13 세모꼴 얼굴의 이목구비 배치

세모꼴형 얼굴에 기본적으로 어울리는 테는 가늘고 수평방향의 림(Rim)선에 액센트가 있고 테와 렌즈삽입부의 림(Rim) 모양이 부드럽고 둥근 형태가 좋다.

굵고 단정한 안경테 또는 각진 테는 턱의 빈약함을 강조하게 되어 좋지 않으나 개성이 강한 손님이 원한다면 그 방향으로 선택하도록 한다.

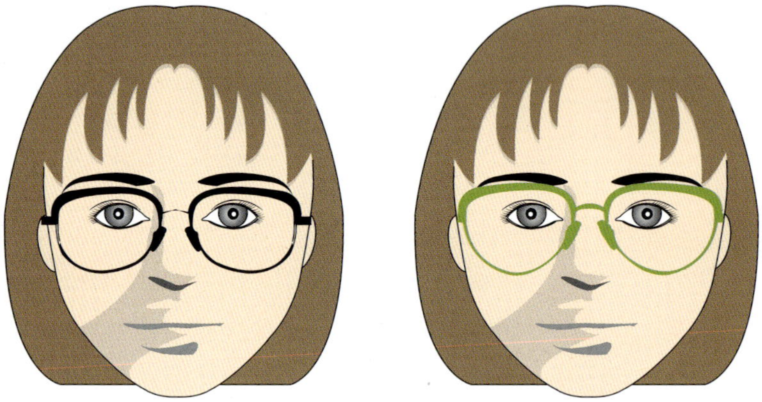

(a) 기본적 디자인　　(b) 개성적인 디자인

그림 3-14 세모꼴 얼굴에 어울리는 안경테

안경테로 얼굴의 이미지를 변화시키는 일반적인 방법은 다음과 같다.

㉮ 둥근형의 얼굴 윤곽을 가진 손님을 이상형과 같이 보이게 하려면 가늘고, 좌우 엔드피스(Endpiece)가 약간 위로 올라간 각진 테를 쓰도록 한다. 엷은 색깔로 수직방향의 림이 강조되고 연결부(Bridge)는 좌우 림(Rim)의 윗부분에 연결된 테가 좋다.

㉯ 각진형의 윤곽을 가진 손님을 둥글게 보이게 하려면 타원형의 안경테를 선택한다. 굵고 연결부(Bridge)가 넓은 안경테가 좋다. 연결부가 두개인 '투 브릿지' (Two Bridge)도 좋다.

㉰ 큰 얼굴에는 큰 테를, 작은 얼굴에는 작은 테를 쓰면 크고 작은 느낌을 완화 시킬 수 있다.

[표 3-1]은 전체 얼굴형과 부분적으로 반대 느낌을 주기 위한 안경테 모양을 실었다.

어울리는 안경테의 선택은 수많은 요소를 복합적으로 생각해야만 하는 것이다. 따라서 지금까지의 설명은 극히 부분적의 내용에 지나지 않는다.

여러 요소를 고려한 끝에 적당하다고 택한 안경테가 최종적으로는 손님의 마음에 들어야 한다. 보수적 생각을 가진 손님은 대체로 쓰고 있었던 모양과 같은 안경테를 원하는 심리가 있다. 최종적 결정은 손님 자신이 하는 것이므로 광학적으로 크게 불합리한 안경테가 아니면 안경사는 손님의 의견을 잘 듣고 난 후에 기본적인 내용만을 조언한다.

표 3-1 이미지 변화와 안경테

얼굴 부위	부위별 형상	반대 느낌을 주는 안경테의 디자인
전체윤곽	둥글고 선이 굵다	림(Rim)의 윗부분에 다리(Temple)가 부착되어 있는 각진테
	각지고 선이 가늘다	렌즈삽입부(Bridge)의 상하 길이가 길고 다리위치는 낮은 둥근테
	타원형	이상형에 가까워 모든 테가 어울린다.
	세모꼴형	전면부의 좌우 길이가 얼굴폭에 맞는 원형 테로 색이 진한 것이 좋다.
턱	좁은 턱	림(Rim)의 상하길이가 짧은 테
	넓고 긴 턱	림(Rim)의 상하길이가 긴 테
코	가늘고 길다	연결부(Bridge)의 위치가 낮고 림(Rim)의 상하길이가 긴 투브릿지(Two Bridge) 테
이마-눈썹	굵고 짧다	연결부(Bridge)위치가 높고 림(Rim)의 상하 길이가 짧은 테
	이마와 좌우 눈썹선과 좌우 윗 부분이 평행한 테	
두발(머리)과 화장색	머리 스타일에 맞게 고른다. 화장을 했을 때는 기본적으로 안경테와 렌즈의 색을 피부색에 맞춘다.	

요즘은 [그림 3-15]와 같이 손님 스스로가 어울리는 안경을 고를 수 있도록 컴퓨터 화면에 얼굴을 동영상 카메라에서 전송하여 본인이 볼 수 있도록 한 프로그램을 탑재한 기기들이 판매되고 있다.

이 기기를 안경원에 놓아 여러 안경테를 손님이 직접 쓰고 화면을 보면서 마음에 드는 모양의 안경테를 선택할 수 있다.

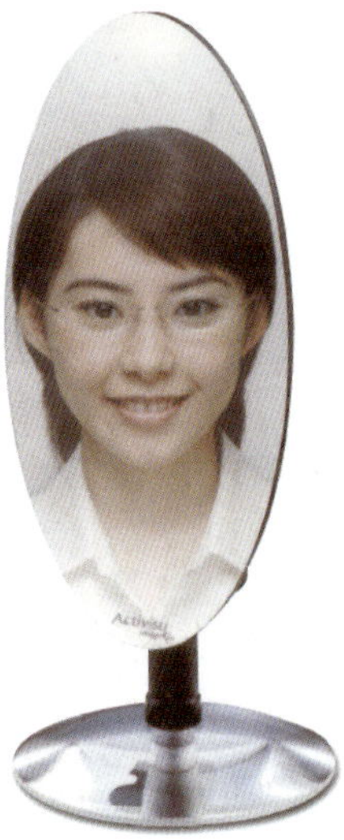

(a) 거울카메라

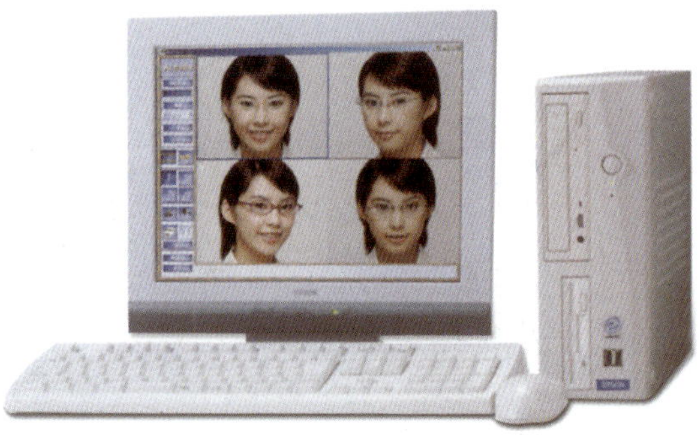

(b) 컴퓨터 화면전송

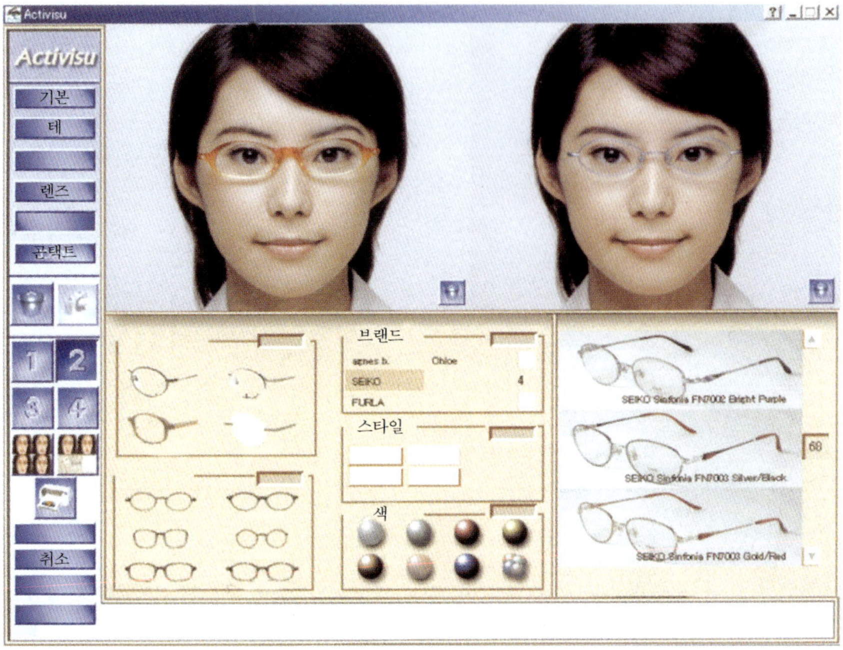

(c) 여러안경테를 씌워 시뮬레이션

그림 3-15 어울리는 안경 실시간에 고르기

4장 피팅(Fitting)에 중요한 안경테 부분

설계점(M.R.P., Maior Reference Point) 설정에 가장 많이 쓰이는 인점에 의한 피디(P.D.)와 Oh의 측정법(Dotting Method)이 효과적이려면 예비과정피팅인 전피팅(Prefitting), 즉 기본피팅(Main Fitting)을 완벽하게 해야 된다.

피팅(Fitting)은 예비과정의 전피팅(Prefitting),즉 기본피팅(Main Fitting), 가공후피팅(After Fitting) 그리고 사용중피팅(Maintenance Fitting)이 있다. 피팅(Fitting)은 조제가공에서 가장 중요한 요소이다. 피팅기술은 많은 경험이 축적되어야 한다. 그러나 기본적인 지식을 바탕으로 경험이 축적되어야 한다. 피팅의 관점에서 본 '쓰기 편한 안경'의 조건을 정리해보면

첫째, 안경의 광학적 성능이 최대로 발휘될 수 있는 위치에 안경을 고정하고 그대로 유지시킬 것.

둘째, 안경렌즈를 설계된 위치에서 흘러내리지 않게 고정시키되, 접촉 부위가 눌리거나 아프지 않고 오래동안 쾌적한 상태로 쓸 수 있을 것이다.

피팅과 조제 가공의 각 요소의 조건을 [그림 4-1]에 정리했다.

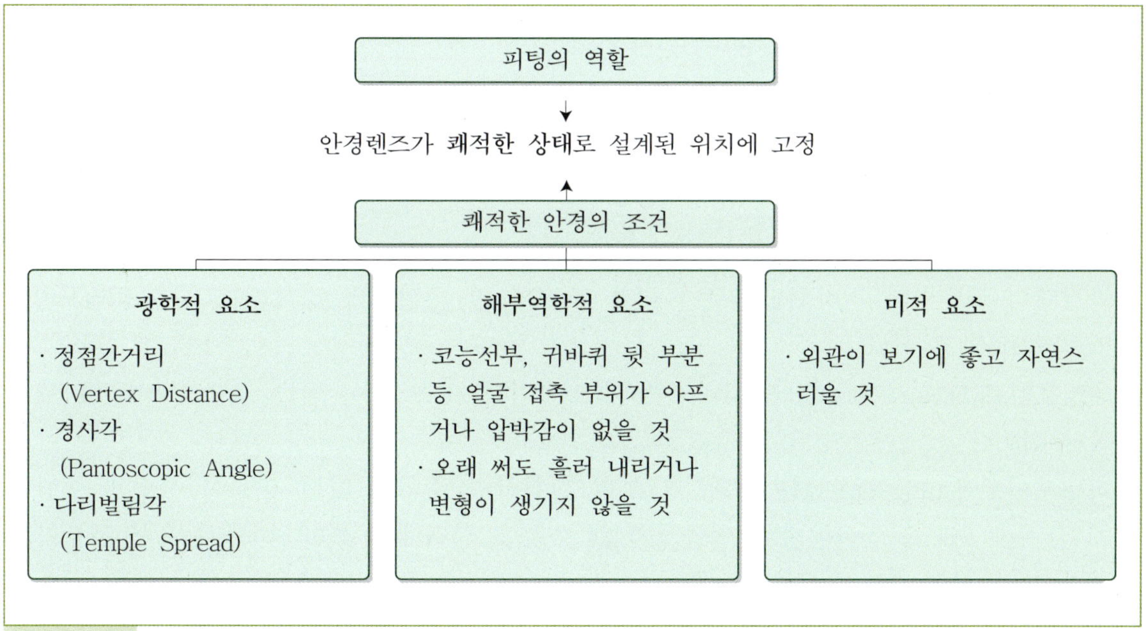

그림 4-1 피팅(Fitting)의 3요소와 피팅조건

앞서 1장에서 설명한 안경 조제 및 가공의 3요소인 광학적요소(光學的要素), 해부역학적요소(解剖力學的要素) 그리고 미적 요소(美的要素)를 위한 각각의 피팅 조건을 알아본다.

4.1 각 요소의 피팅조건

광학적 요소의 피팅조건은

㉮ 좌우 조가 P.D.와 안경렌즈의 광학중심점높이 Oh를 바르게 하여 양안시(兩眼視, Binocular Vision)[1]를 하는데 불필요한 프리즘영향이 미치지 않도록 한다.

㉯ 바른 경사각(Pantoscopic Angle)으로 눈의 조준선이 렌즈면에 수직으로 지나 비점수차(Astigmatism)량이 최소가 되도록 한다.

㉰ 정점간거리(Vertex Distance)를 바르게 하여 교정굴절력의 오차가 생기지 않도록 한다.

㉱ 테의 좌우 다리벌림각(Temple Spread)[2]이 적절해서 안경을 쓴 느낌이 좋아야 한다.

이상의 조건을 충족시키지 못하면 좌우렌즈면이 균형잡힌 대칭상태로 있지 않고 뒤틀려져 바람직하지 않은 비점수차와 왜곡수차가 커질 뿐만아니라 시야 및 배율 그리고 교정굴절력에도 좋지 않은 변화가 생긴다.

해부역학적 요소의 피팅조건은

㉮ 안경테의 좌우 코받침(Nose Pad)[3]이 눈높이의 좌우 코능선부[鼻梁]에 균일한 힘으로 접촉되어 있어야 한다.

㉯ 안경테 다리(Temple)의 귀바퀴받침부(Earpiece, Modern or Temple Tip)가 좌우 귀바퀴[耳介部]에 균일한 힘으로 가볍게 접촉되어 있어야 한다.

㉰ 안경의 중력이 좌우 귀바퀴부분과 좌우 코능선에 같은 힘으로 분산되어 안정감 있고 접촉부위가 아프거나 압박감이 없어야 한다. 또 안경을 장시간 써도 흘러내리지 않아야 한다.

안경테의 코받침과 귀바퀴받침부가 근육 조직이 없는 피부와 밀착되는 곳을 피팅포인트(Fitting Point)라고 한다.

피팅포인트(Fitting Point)는 안경테 전면의 코받침(Nose Pad)이 닿는 코능선부와 귀바퀴의 뒤쪽 부위이다.

피팅포인트(Fitting Point)는 눈과 코 그리고 귀바퀴 주위에 있는 근육이 어떻게 주행하는지 살펴서 되도록 근육운동에 영향받지 않는 곳을 선택해야 한다. 이들 근육의 해부학적 주행과 그 위치를 보자.

---

1) 양안시(Binocular Vision):옵토메트리개론 183쪽, 좌우 두눈으로 한 물체를 하나로 지각하는 기능
2) 다리벌림각(Temple Spread) : 이 교재 121쪽
3) 코받침(Nose Pad) : 이 교재 71쪽 [그림 4-4]

코받침(Nose Pad)이 놓일 눈의 내안각(內眼角) 및 코 주위의 근육은

첫째, 안와내벽 앞 쪽에서 시작하여 눈꺼풀을 둘러싸고 있는 눈둘레근[眼輪筋]으로, 눈을 감는 운동을 한다.

둘째, 눈썹을 코방향 안쪽으로 움직이게 하여 눈을 찌프릴 때 운동하는 눈썹주름근[皺眉筋]이 있다.

셋째, 코뿌리에서 시작하여 눈썹 안쪽을 아래쪽으로 당기는 눈살근[鼻根筋]이 있다.

넷째, 안와 아래 가장자리와 윗입술에 연결되어 코구멍을 크게하는 위입술콧방울올림근[上脣鼻翼擧筋] 이 있다.

마지막으로 상악 바깥쪽에서 시작되어 코구멍을 크게하는 코근[鼻숖筋]이 있다.

[그림 4-2]에서와 같이 위의 4개 근육으로 둘러 쌓여 있는 삼각형으로 표시한 곳이 근육이 없는 부위이다. 이 부위가 안경테 코받침의 피팅포인트(Fitting Point)이다.

또, 이곳에는 코능선을 형성하는 비골(鼻骨)이 있다.

피팅이 잘못되기 쉬운 것은 좌우 코받침 간격이 길어서 좌우 코받침이 '눈살근[鼻根筋]' 아래 쪽에 접촉되거나 아래로 흘러내려 '위입술콧방울올림근[上脣鼻翼擧筋]' 또는 '코근[鼻翼筋]'을 압박하는 경우이다.

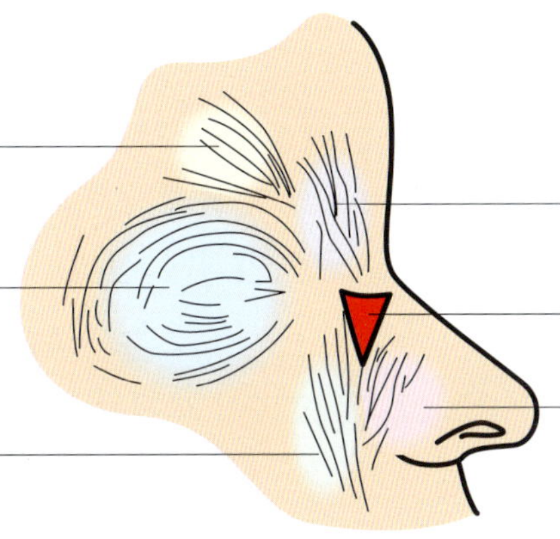

그림 4-2 코능선의 코받침(Nose Pad) 피팅포인트(Fitting Point)

귀바퀴[耳介部] 주변의 근육은 [그림 4-3]과 같이 뒤통수근[後頭筋], 앞귀바퀴근[前耳介筋]과 위, 아래 귀바퀴근[上, 下耳介筋]이 모상건막(帽狀腱幕) 또는 유양돌기(乳樣突起)에서 시작하여 귀바퀴연골[耳介軟骨]에 부착되어 있는데 퇴화되어 작동은 할 수 없다. 그러나 이들 근육도 심한 압박은 피해야 한다. 귀바퀴의 피팅포인트(Fitting Point)는 [그림 4-3]과 같이 귀바퀴 윗꼭지 뒤쪽의 유양돌기(乳樣突起)부위의 약간 함몰된 곳이다.

안경다리가 길어서 뒷귀바퀴부위[後耳介部]에 닿으면 압박하여 좋지 않으므로 다리의 귀바퀴부분(Earpiece)의 끝부분을 약간 밖으로 구부려 닿지 않도록 한다.

'곧은다리식'의 안경다리는 귀바퀴의 머리부분을 감싸는 형식으로 고정하는데 이때 뒤통수근[後頭筋]이 너무 눌리지 않도록 주의한다.

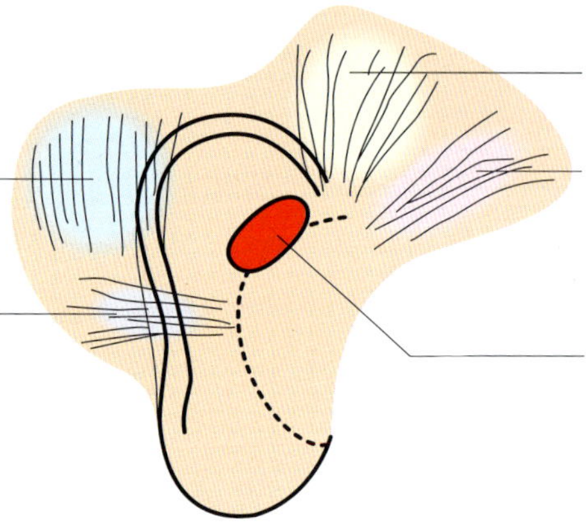

그림 4-3 귀바퀴의 피팅포인트(Fitting Point)

미적요소(美的要素)의 피팅조건이 충족되려면 안경테의 경사각(Pantoscopic Angle), 귀바퀴 부분의 꺾임위치(Bending Position), 다리의 벌림각(Temple Spread), 전면(Front)의 좌우 수평상태 그리고 좌우 정점간거리(Vertex Distance)가 균형잡혀있고, 또 좌우 렌즈면의 뒤틀림이 없어야 한다. 제 3장에서 다룬 얼굴에 어울리는 안경테 선택도 미적요소에 관련된 것으로 이 미적요소는 영업적 측면에서 중요하다.

위의 세가지 피팅요소의 조건을 충족시킬 설계점 설정을 위한 피팅(Fitting)의 순서는

첫째, 표준상태로 조정하기(Truing, Standard Alignment)이다. 즉, 안경테의 처음 상태를 점검하여 좌, 우의 불균형, 뒤틀림 등이 있으면 이를 고쳐 좌우 대칭성을 확보한다.

둘째, 설계점 설정을 위한 기본피팅(Main Fitting)이다. 손님의 얼굴에 안경테를 씌어 정점간거리(V.D. Vertex Distance), 경사각(Pantoscopic Angle), 좌우 코받침(Nase Pad) 간격과 기울기, 좌우 수평성 그리고 다리벌림각(Temple Spread)과 귀바퀴부분(Earpiece)의 꺾임위치(Bending Position)를 손님의 얼굴에 맞게 총체적으로조정하는 것이다.

셋째, 정면관측에서 좌우 코받침의 감촉이 같도록 하고, 좌우 측면관측으로 귀바퀴와 옆머리 부위의 안경다리부의 감촉이 같도록 하는 미세부분조정이다.

넷째, 안경테를 다시 씌운 다음 전체적인 응용피팅이다.

다섯째, 손님 스스로 안경테를 쓰게 하여 자각적인 느낌이 어떤지를 물어 고치는 자각피팅이다.

4.2 안경테 각 부분 이름과 종류 및 피팅기구

피팅(Fitting)은 안경테의 각 부분의 상태를 손님의 얼굴형상에 맞게 조정하는 것이다. 피팅(Fitting)은 안경테(Frame)를 가지고 하므로 안경테의 종류와 각 부분의 이름을 통일시켜 정리하는 것이 중요하다.

테는 크게 전면부(Front)와 다리부(Temple)로 나뉜다. 좀더 자세한 여러 안경테의 부분위치와 이름[3]은 안경재료학의 테에 관한 장과 [그림 4-4]를 참고하기 바란다. 안경테의 종류는 재질(材質, Material)에 따라 플라스틱테(Plastic Frame), 메탈테(Metal Frame) 그리고 이들을 부분적으로 혼합하여 만든 복합재질테(Combination Frame) 등으로 나눈다.

이 가운데 메탈테의 시장점유율이 가장 높다. 따라서 안경사는 메탈테, 특히 요즘 많이 쓰고 있는 포인트테(Point Frame)와 하프림테(Half Rim Frame)를 잘 다루어야 한다.

1. 연결부(Bridge)
2. 림(Rim), 렌즈삽입부[속칭 반무테(Half Rim Frame)에서는 암(Arm) 또는 바(Bar)]
   2-1. 윗덮개(Upper Rim Cover)
3. 다리몸대(Shaft, Shank)
4. 귀부분(Endpiece)
   4-1. 장식(Shield)
5. 경첩(Hinge)
6. 코받침(Nose Pad)
7. 코받침지지(Clings, Pad Arm)
8. 코받침고정나사
   a. 측엽(Collar) b. 지엽(Tongue, Ear) c. 포인트나사(Point Screw)
9. 꺾임부(Bend, Shoe)
10. 귀바퀴 받침(Earpiece), 모던(Modern or Temple Tip)

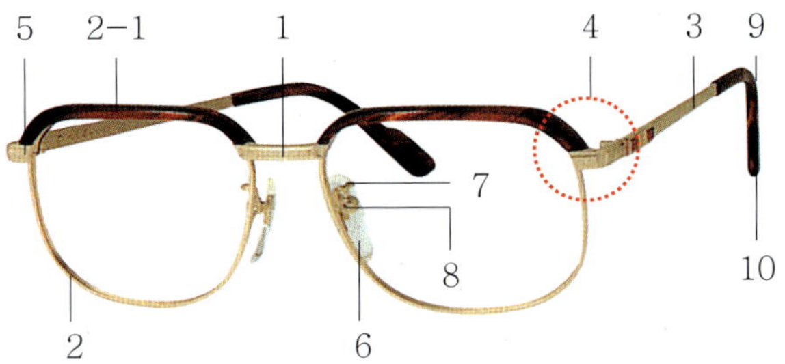

(a) 써몬트 브라우(Sirmont Brow) 컴비테

4) 여러 안경테의 부분위치와 이름 : 안경재료학 147-148쪽

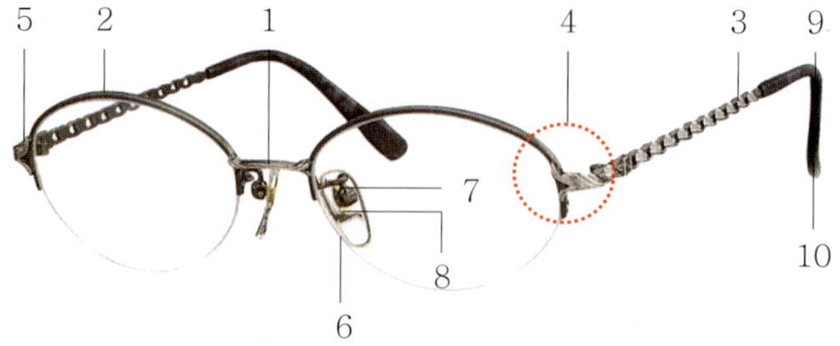

(b) 하프림테, 속칭 반무테(Half Rim Frame, Nylon Cord Frame)

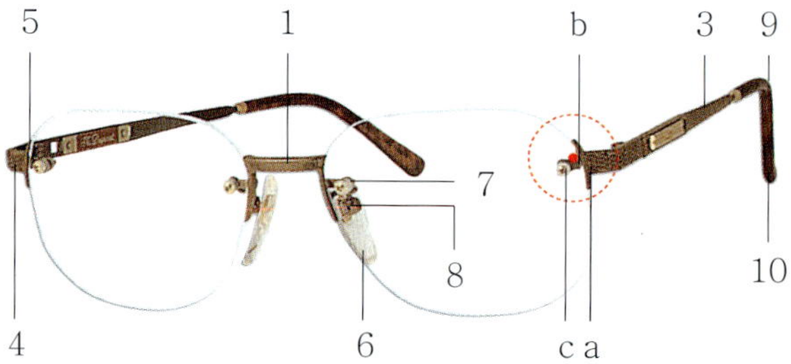

(c) 투 포인트테, 속칭 무테(Two Point Frame, Rimless Frame)

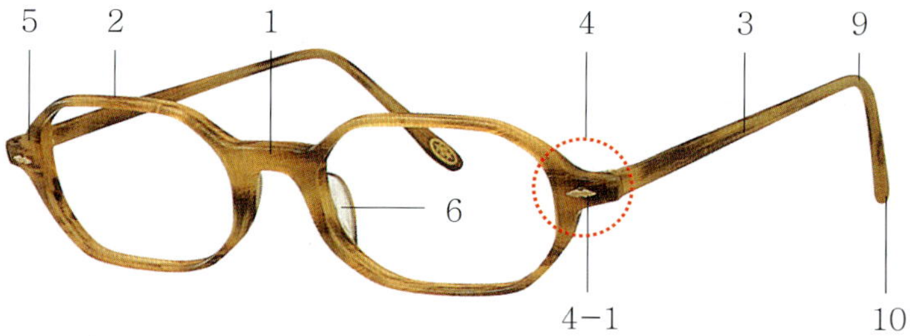

(d) 플라스틱테(Plastics)

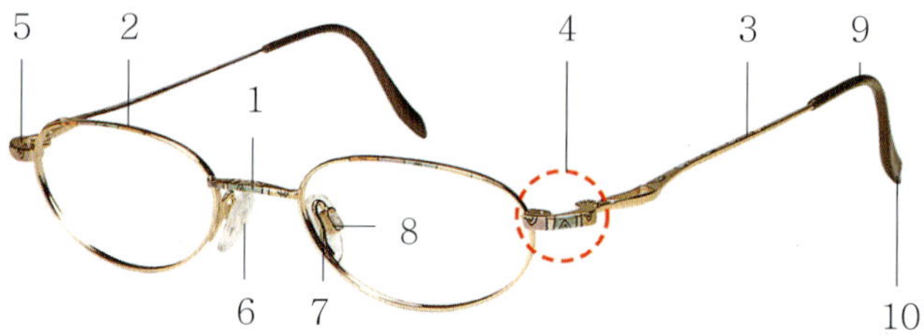

(e) 메탈테(Metal Frame)

그림 4-4 여러 종류의 테와 각부분의 이름

연결부(Bridge)

연결부는 풀라스틱테에서는 [그림 4-5]의 (a)와 같이 말안장 모양으로 된 안장형(鞍裝型, Saddle Type)이 가장 오래된 형식이다. 같은 그림의 (b)는 안장 좌우로 돌출된 코받침이 부착된 반안장형(半鞍裝型, Semisaddle Type)이고 (c)는 열쇠구멍형(Keyhole Type)이다. 드물게 (d)와 같이 메탈테에 있는 코받침지지 부착형(Clings Type)이 있다. 메탈테의 연결부도 기본형은 금속으로 된 안장형(Metal Saddle Type)이다. 메탈테의 연결부는 좌우 렌즈삽입부에 접합된 위치와 모양에 따라 [그림 4-5]의 (e)와 같이 높은 돌출형(High Crest Bridge)과 (f)의 낮은 돌출형(Low Crest Bridge) 그리고 (g)의 윗빗장형(Bar Bridge)과 (h)의 직선형(Flush)이 있고, (i)와 같이 투명한 플라스틱으로 코능선 전부를 덮을 수 있도록 한 안전형(安全型, Comfortable)이 있다. 연결부(Bridge)는 안경테를 피팅하는데 다리(Temple)와 함께 중요하다.

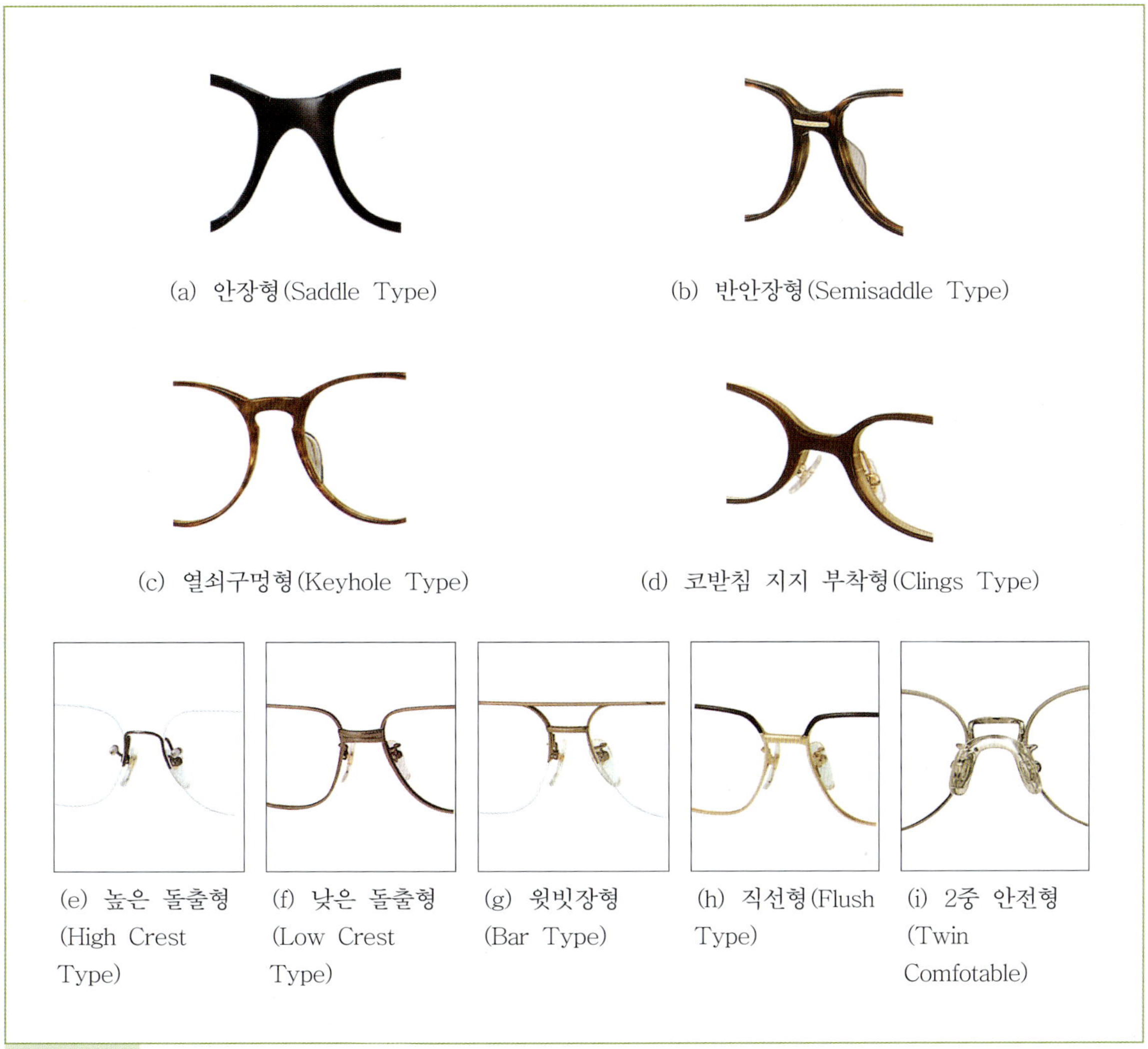

(a) 안장형(Saddle Type)

(b) 반안장형(Semisaddle Type)

(c) 열쇠구멍형(Keyhole Type)

(d) 코받침 지지 부착형(Clings Type)

(e) 높은 돌출형 (High Crest Type)

(f) 낮은 돌출형 (Low Crest Type)

(g) 윗빗장형 (Bar Type)

(h) 직선형(Flush Type)

(i) 2중 안전형 (Twin Comfotable)

그림 4-5 연결부(Bridge)의 여러형상

엔드피스(Endpiece)

안경테 전면부(Frame Front)의 귀방향 끝부분에서 다리쪽으로 휘어져 다리를 연결하는 부분을 엔드피스(Endpiece)라고 한다. 엔드피스 양끝에는 [그림 4-6]과 같이 경첩(Hinge)과 이 경첩을 안경테에 고정시키는 리벳(Rivet)과 리벳의 끝부분에는 장석(裝錫, Shield) 또는 장식이라고도 불리는 꾸밈 금속부분이 있다. 전면부 귀방향 끝부분과 다리부의 끝부분이 수직으로 만나 펴질 수 있게 전면부의 경첩 안 쪽에 다리의 경첩을 납작하게 부착한 버트(Butt)형, 다리와 전면의 두 경첩을 각각 끝자리에 부착하여 양끝을 폈을 때 45°로 만나는 연귀(Mitre)형 그리고 전면부 귀 끝부분을 다리부 쪽으로 휘어 두 경첩을 폈을 때 평행하게 위치하도록 배치한 평행(Turn-Back)형이 있다. 메탈테는 모두 이 평행형(Turn-Back)이다. 경첩(Hinge)은 플라스틱테에는 리벳(Rivet)으로, 메탈테는 용접하여 다리와 전면부에 고정한다. 플라스틱테에서는 리벳을 앞 쪽의 표면까지 돌출시켜 여러 모양으로 꾸민 장석(Shield)으로 마무리한다.

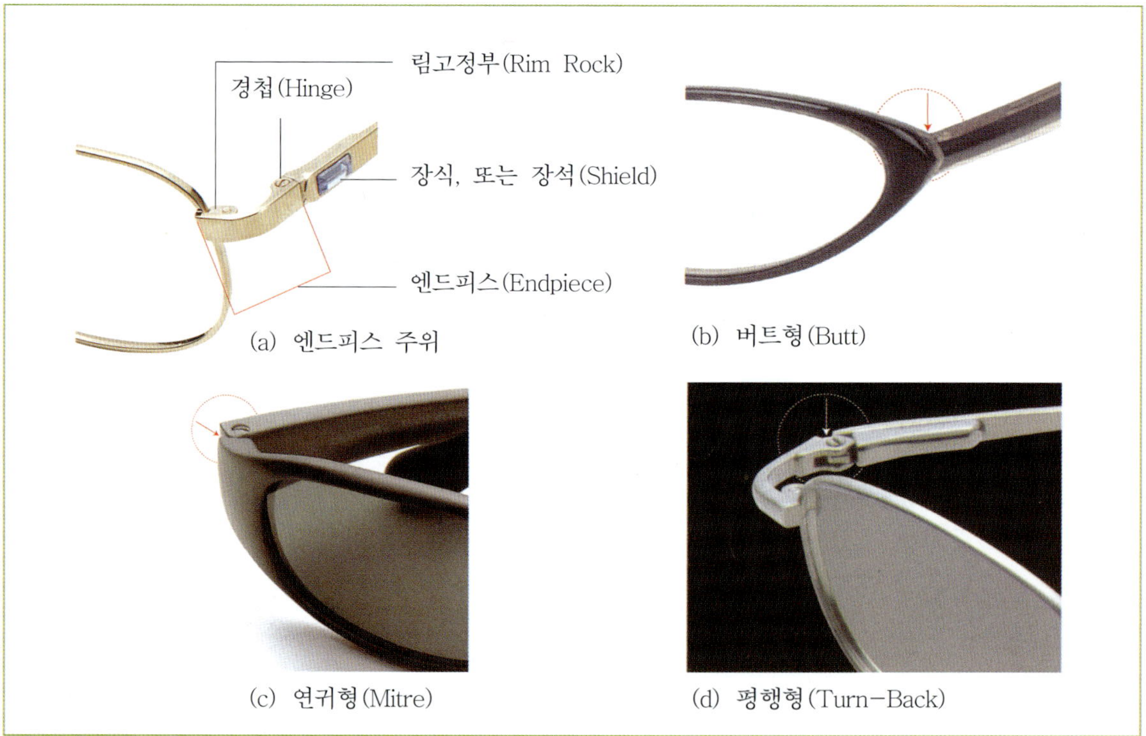

그림 4-6 엔드피스(Endpiece)와 여러 형상

안경다리(Temple)

연결부(Bridge)의 코받침(Nose Pad)과 함께 피팅에서 중요한 것이 안경다리(Temple)이다.

그 종류는 [그림 4-7]의 (a)와 같은 반걸개식(Skull Temple)이 가장 일반적이다. 다리의 귀받침부(Modern, Temple Tip, Earpiece)에 꺾임부(Bend)가 있어 귀바퀴 뒤의 두개골 부위능선을 따라 귀바퀴 길이의 반 정도가 접촉되도록 설계되어 있다.

[그림 4-7]의 (b)는 **케이블식**(Cable Temple, Riding Bow Temple)으로 반걸개식 보다 **귀받침부**의 길이가 길어 귀바퀴 전체를 둘러 쌓아 접촉하도록 되어 있고 재료는 실리콘 등과 같이 탄력성이 있는 부드러운 소재이다. 유소아용, 운동선수용으로 적합하여 심한 움직임이 있어도 잘 벗겨지지 않는다. 케이블식의 최초 형태는 귀받침부(Earpiece)가 실리콘 또는 수지 등의 모던(Mordern, Temple Tip)이 아니고 금속나선의 스프링 형식으로 만든 **나선케이블식**(Comfort Cable Temple)이였다.

[그림 4-7]의 (c)는 **곧은 다리식**(Straight-Back Temple)으로 선글라스, 고글 등 아웃도어용의 안경에 사용한다. 귀부분의 두개골 부위 안쪽으로 압력을 가해서 안경을 고정시킨다.

[그림 4-7]의 (d)는 **변형 곧은 다리식**(Convertable Temple)으로 반걸개식과 곧은 다리의 절충형이다. 반걸개식으로 꺾을수도 있고 다시 펴서 곧은 다리로도 사용할 수 있다.

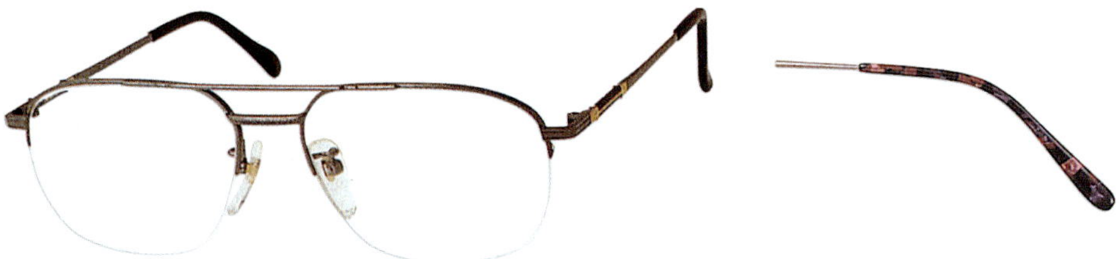

(a) 반걸개식(Skull Temple)

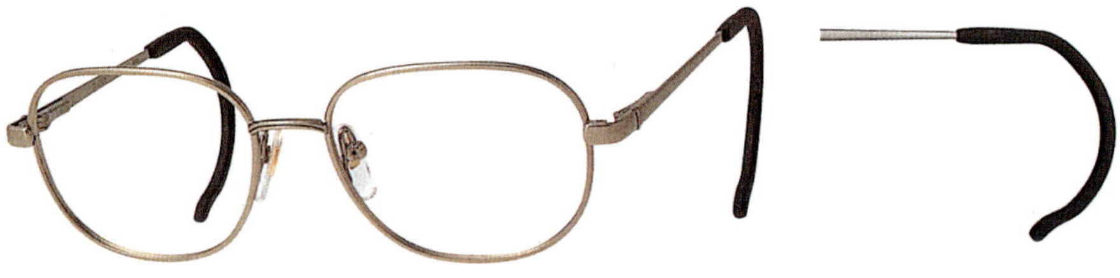

(b) 케이블식(Cable Temple, Riding Bow Temple)

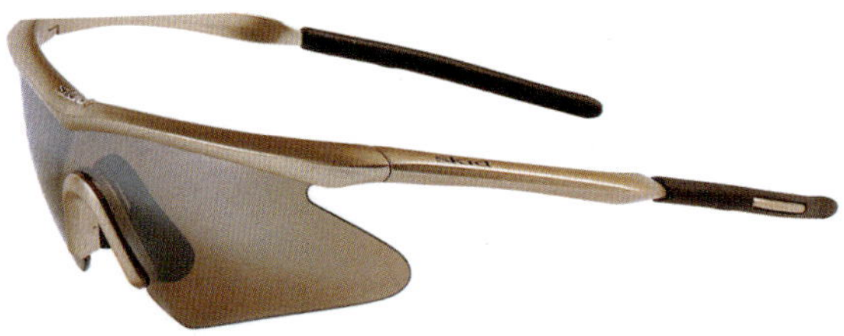

(c) 곧은다리식
(Library Temples, Straight-Back Temple)

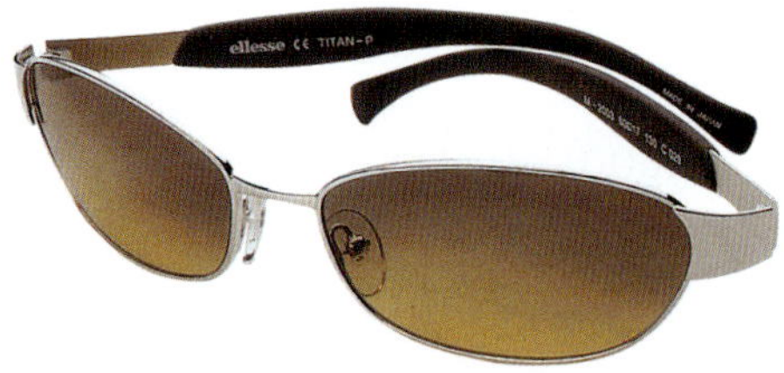

(d) 변형 곧은다리식
(Convertable Temple)

그림 4-7 안경다리(Temple)의 종류

요즈음은 메탈테 가운데 속칭 무테(무틀테라고 하여야 옳다.)로 불리는 **포인트테**(Point Frame, Rimless Mounting Frame)의 조제가공을 많이 한다. 이 테는 렌즈둘레를 고정할 전면부(Front)의 렌즈삽입부(Rim)가 없어 렌즈 가장자리가 노출되어 있다. 따라서 렌즈 고정은 [그림 4-8]과 같이 주로 좌우 렌즈의 코방향 및 귀방향에 **구멍**[Point]을 뚫고 여기에 일반 안경테의 엔드피스(Endpiece)에 해당되는 **고정금대**(固定金帶, Strap)를 부착하여 고정시켜야 한다. 고정금대(Strap)는 렌즈의 가장자리 절삭 부위를 감싸는 **측엽**(側葉, Shoe) 또는 **깃**(Collar)과 측엽에서 나사구멍의 포인트까지의 금속대인 **지엽**(枝葉, Ear) 또는 **혀**(Tongue)로 되어 있다. 지엽(Ear)은 렌즈의 앞뒷면 양면에 금속대가 있는 **쌍지엽**과 한 면에만 있는 **단지엽**이 있다. 영어 Strap는 흔히 지엽을 뜻하는 것으로 쓰이기도 한다. 포인트테가 처음 나왔을 때는 코방향에만 한 개 구멍을 뚫어 고정시킨 **원포인트테**(One Point Frame)가 많았으나 지금은 대부분 코방향과 귀방향 양쪽에 구멍을 뚫는 **투포인트테**(Two Point Frame)가 주류를 이루고 있다. 그 외 구멍이 3개인 **쓰리포인트테**(Three Point Frame)도 있다.

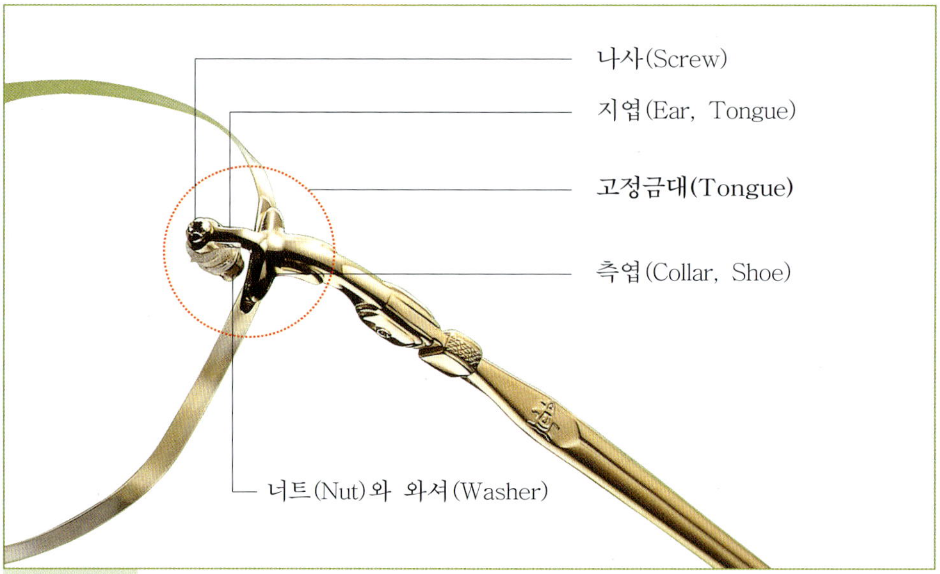

그림 4-8 포인트테(Point Frame)의 귀방향 고정금대(Strap)의 각부분 이름

피팅(Fitting) 기구와 부속품

메탈테는 [그림 4-9]와 같은 여러 가지 플라이어(Pliers)와 손으로 피팅(Fitting)을 한다. 플라스틱테는 히터(Heater)로 연화시킨 다음 손으로 조정한다. 메탈테를 비롯하여 포인트테(Point Frame), 컴비네이션테등에 자주 사용하는 **조정플라이어**와 가공부품인 나사(Screw)와, 너트(Nut), 코받침(Nose Pad) 그리고 메탈테의 귀받침(Temple Tip) 등의 부품을 [그림 4-9]에서 [그림 4-18]에 걸쳐 실었다.

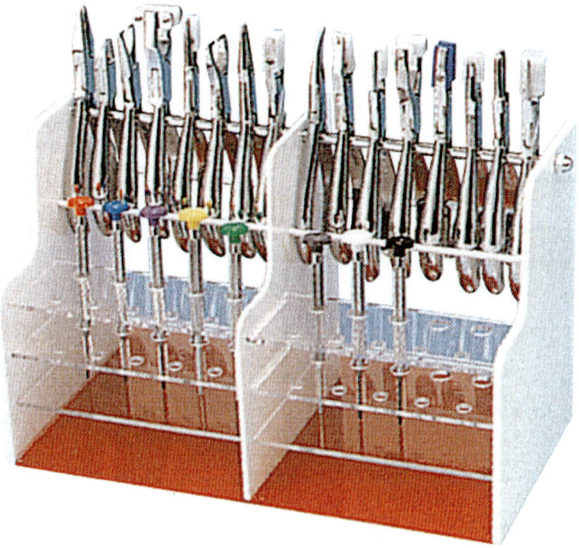

그림 4-9 메탈테의 피팅용 플라이어세트(Plier Set) 예

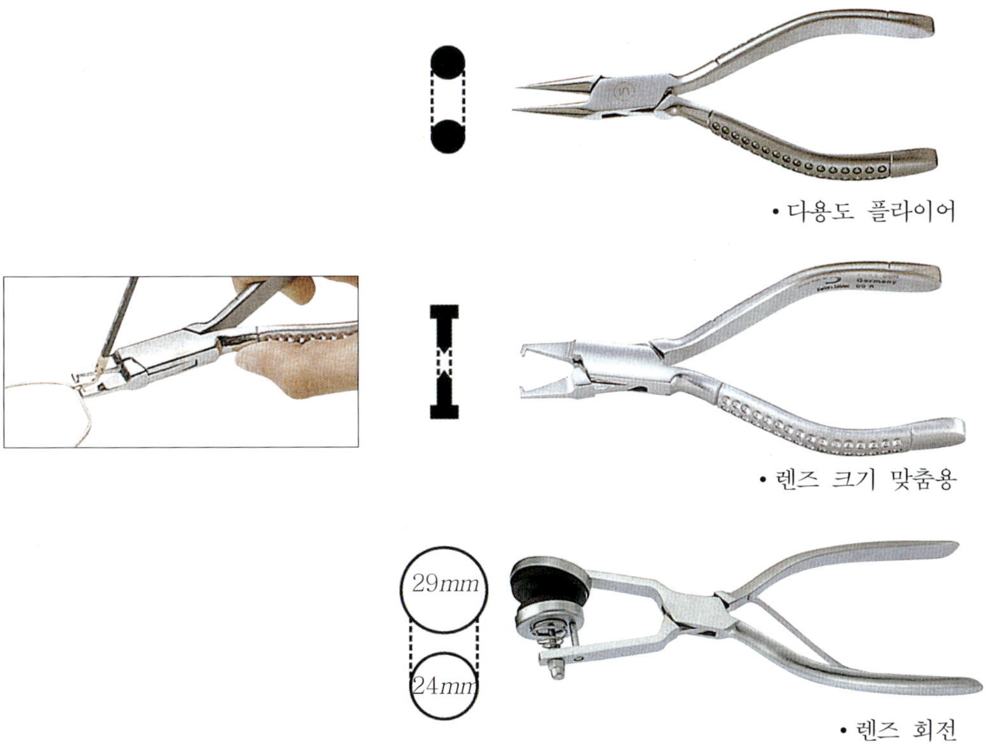

그림 4-10 일반 플라이어

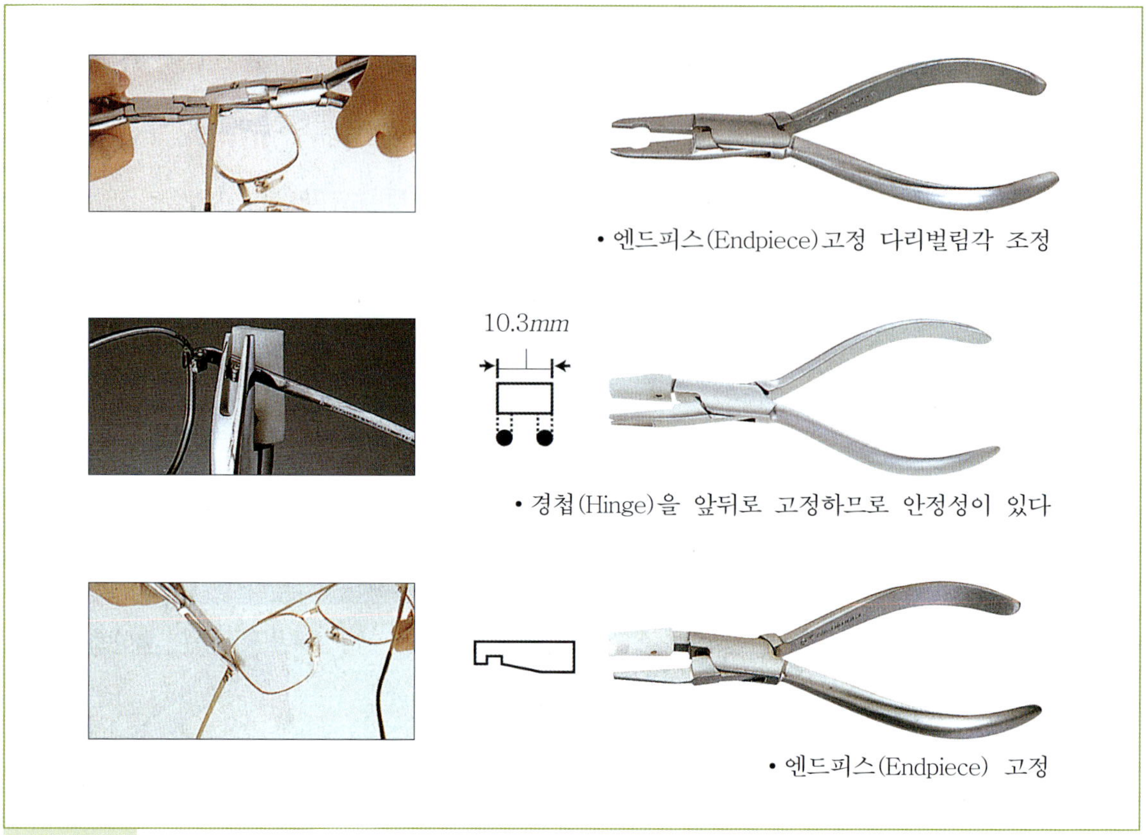

그림 4-11 다리벌림각(Temple Spread) 조정 플라이어

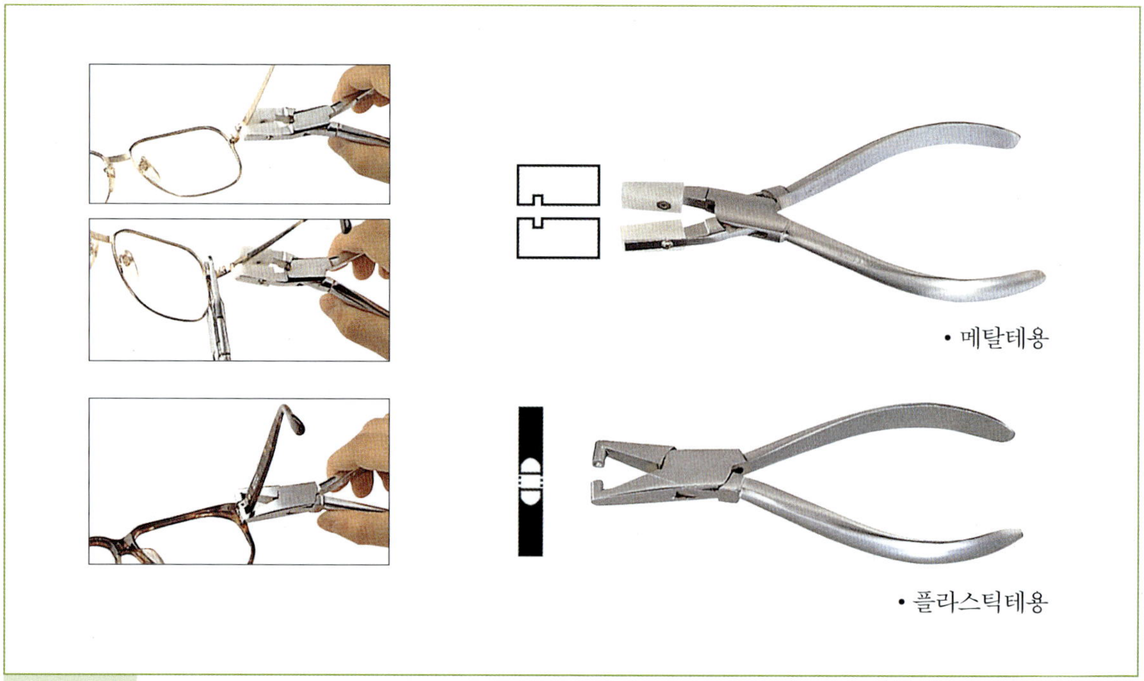

그림 4-12 경사각(Pantoscope Angle) 조정 플라이어

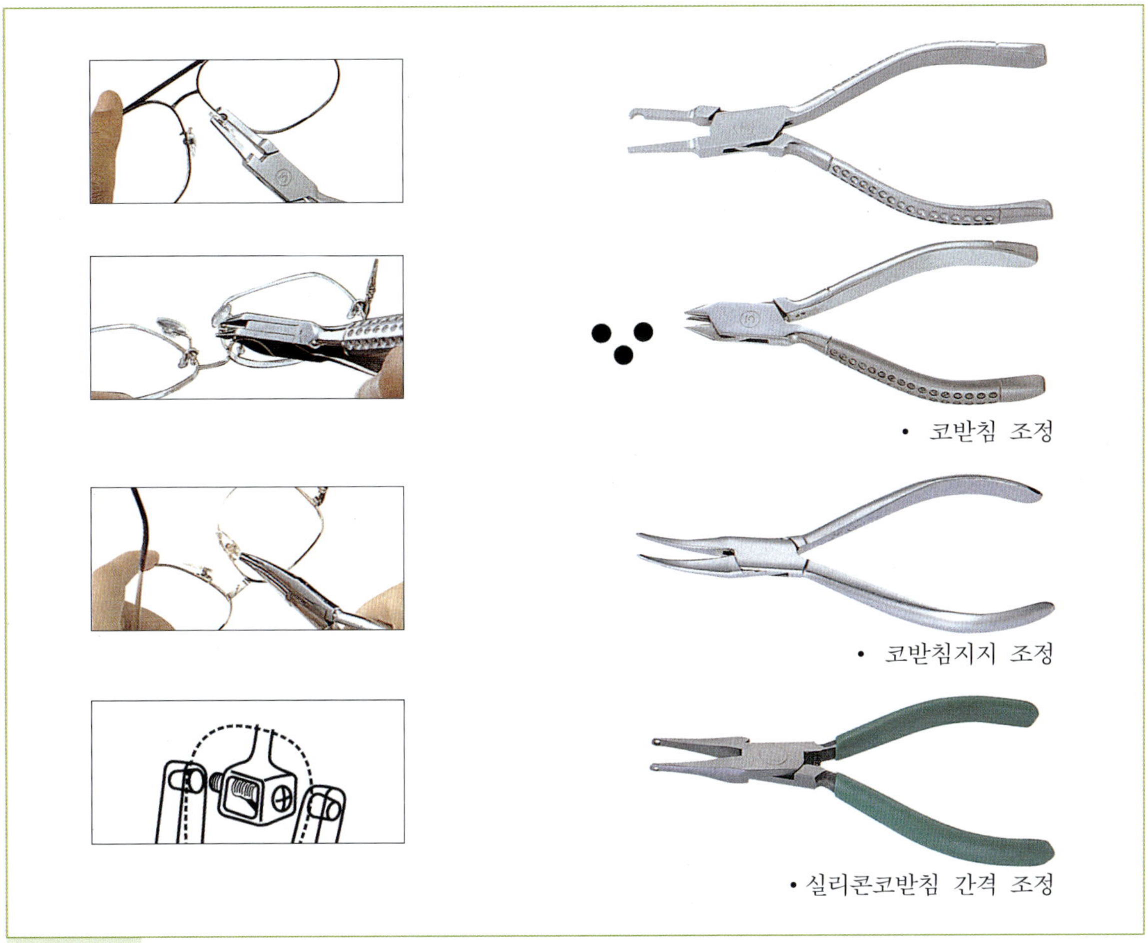

그림 4-13 코받침(Pad)과 코받침지지(Clings) 조정 플라이어

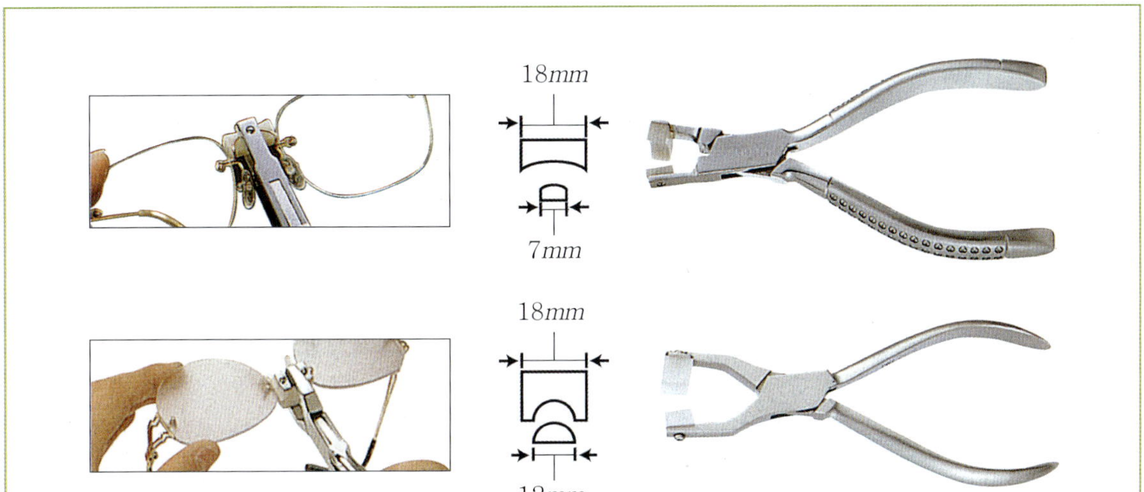

그림 4-14 연결부(Bridge) 휨 조정 플라이어

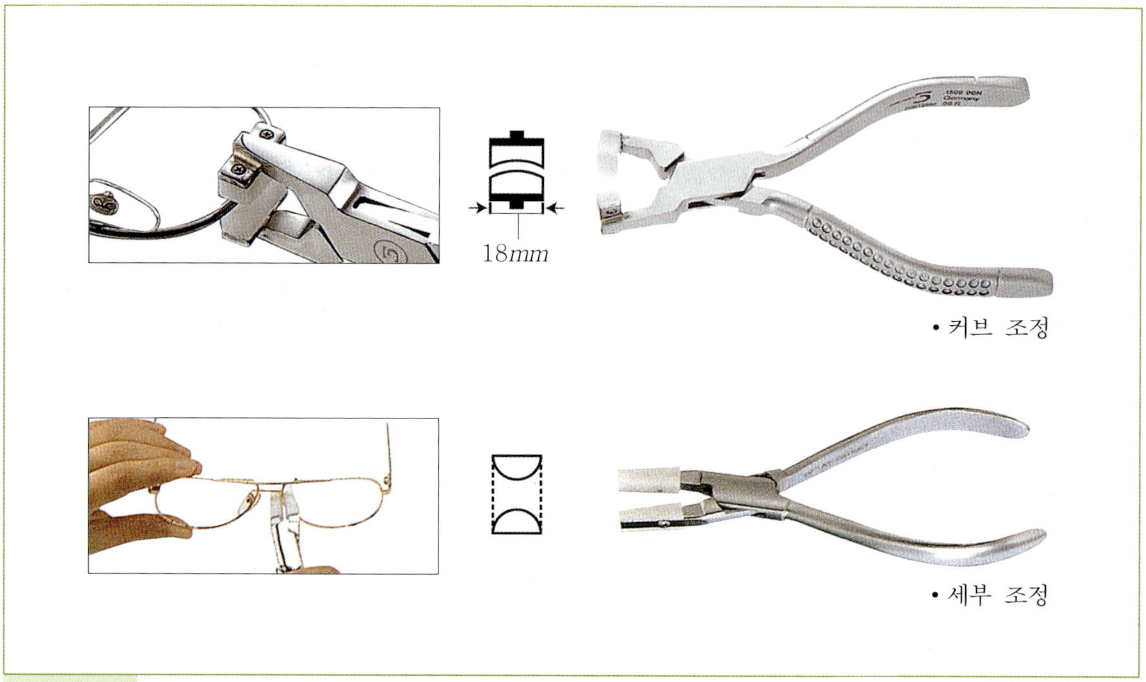

그림 4-15 림(Rim)커브 조정 플라이어

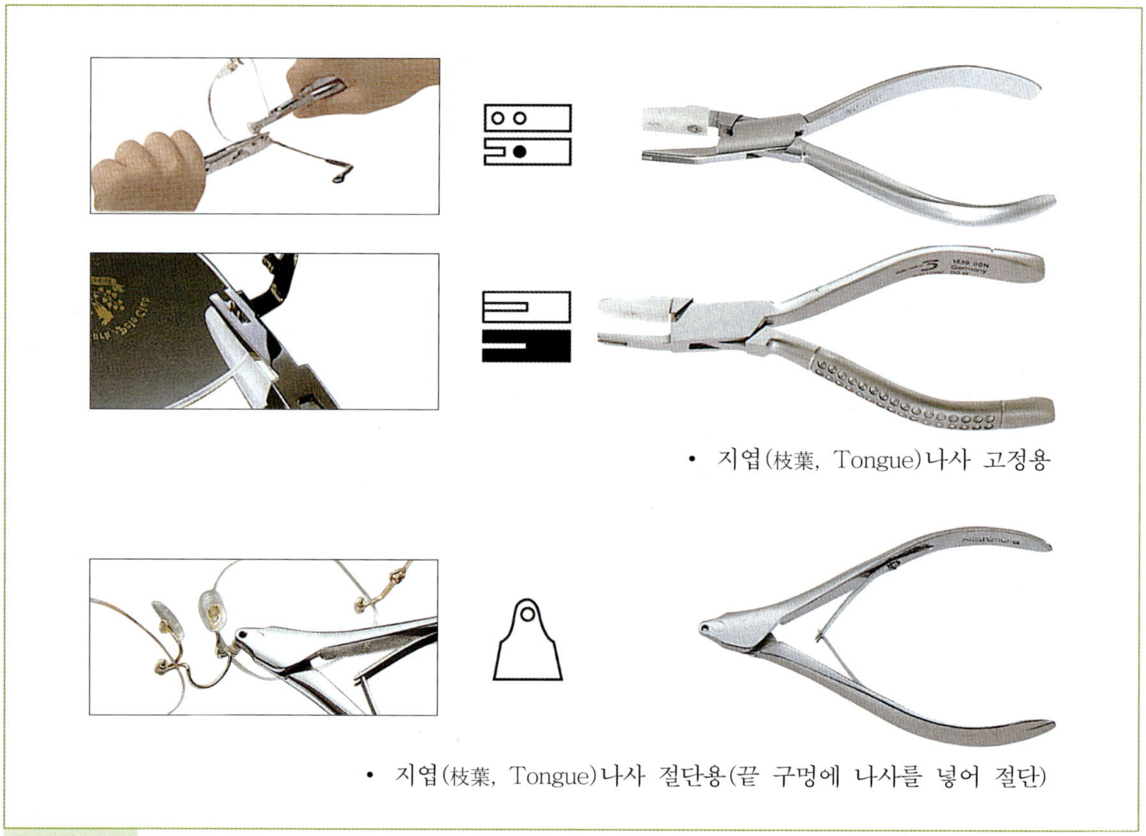

그림 4-16 포인트테(Point Frame) 전용 플라이어

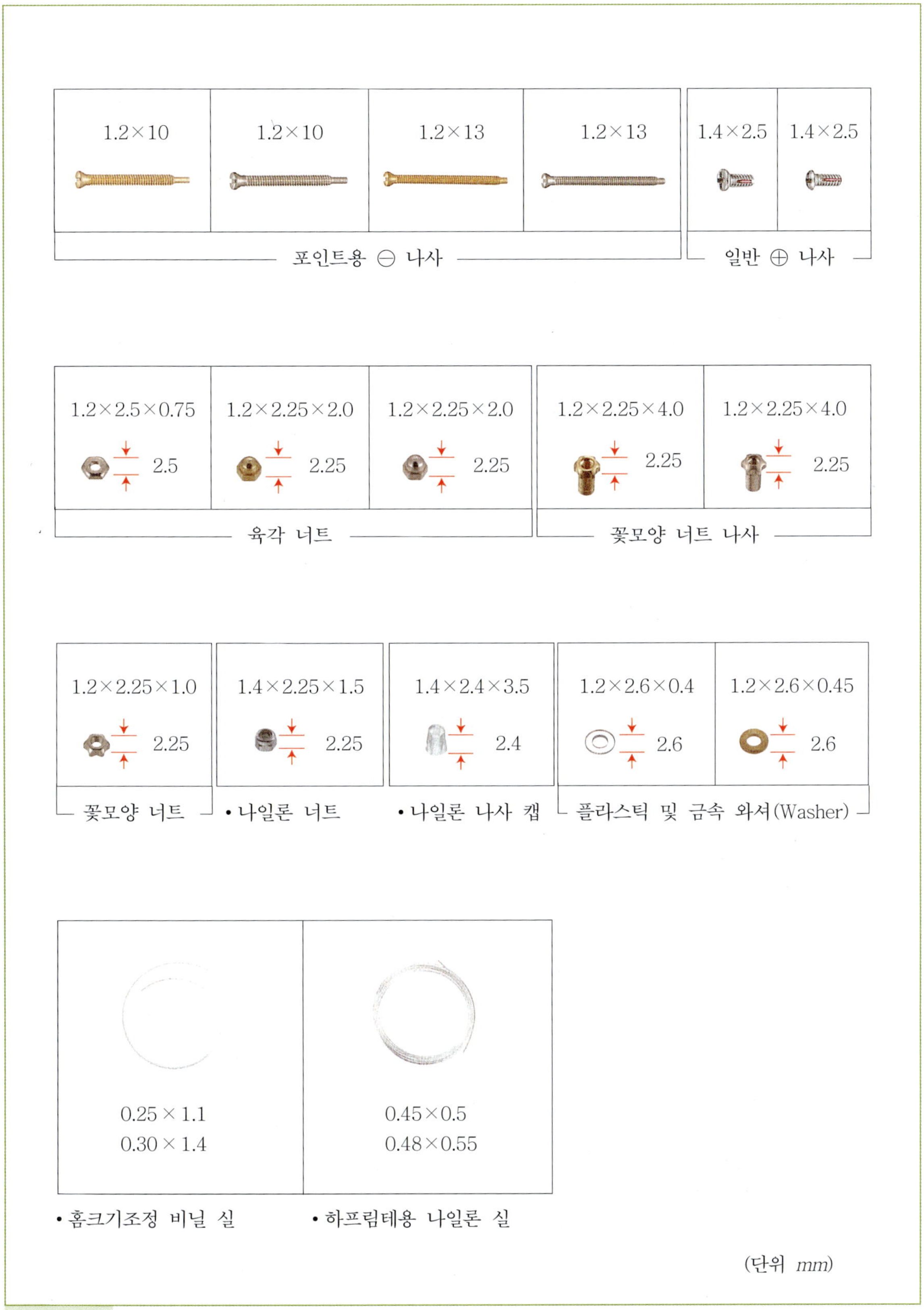

그림 4-17 포인트테용 고정용 나사(Screw), 너트(Nut), 와셔(Washer)와 하프림테(Half Rim Frame)용 나일론실

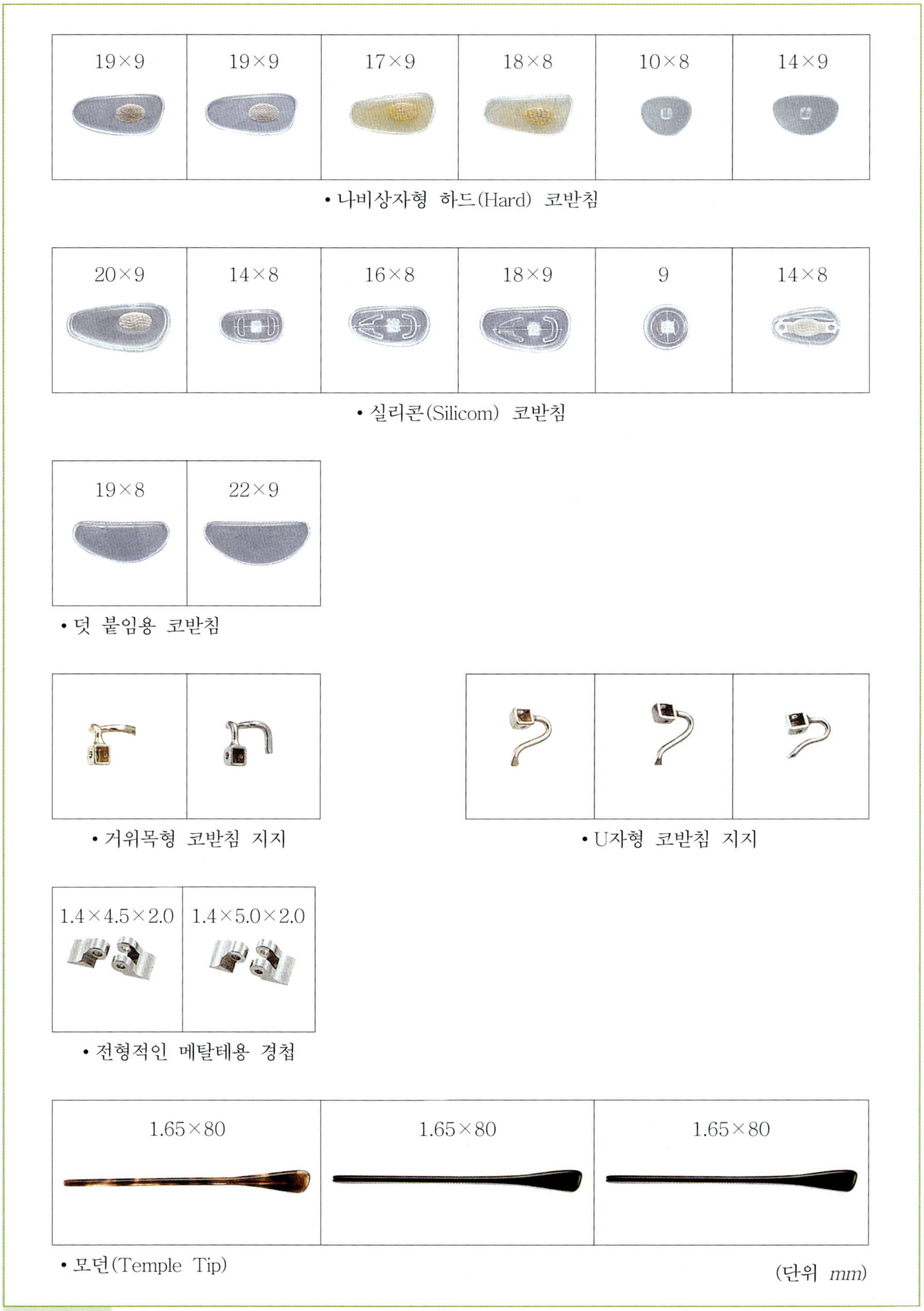

그림 4-18 코받침(Nose Pad), 코받침지지(Pad Arm, Clings), 경첩(Hinge)과 다리의 귀바퀴받침 (Earpiece, Mordern, Temple Tip)

플라스틱 안경테의 피팅(Fitting)과 렌즈끼우기에 사용되는 히터(Heater)는 [그림 4-19]와 같이 열선이 노출되지 않은 안경피팅용 히터를 사용하여야 한다. 히터(Heater)로 플라스틱테의 모든 부분과 메탈테의 귀받침(Temple Tip)등을 가열한다. 플라스틱테를 피팅하기 위해서는 집열커버(Cone Attachment)를 이용하여 [그림 4-19]의 (b)와같이 부분가열을 하고, 렌즈끼우기를 할 때는 [그림 4-19]의 (a)와 같이 전면가열을 한다. 대부분의 히터는 온도 조절장치가 있으므로 적정 온도(60℃~80℃)로 가열한다. 적당한 온도로 가열된 안경테는 지체없이 렌즈 끼워넣기를 하거나 조정하여야 한다. 공기 중에서 시간이 지나면 식어 딱딱해지므로 끼워 넣을 수 없거나 조정하기 어렵게 된다.

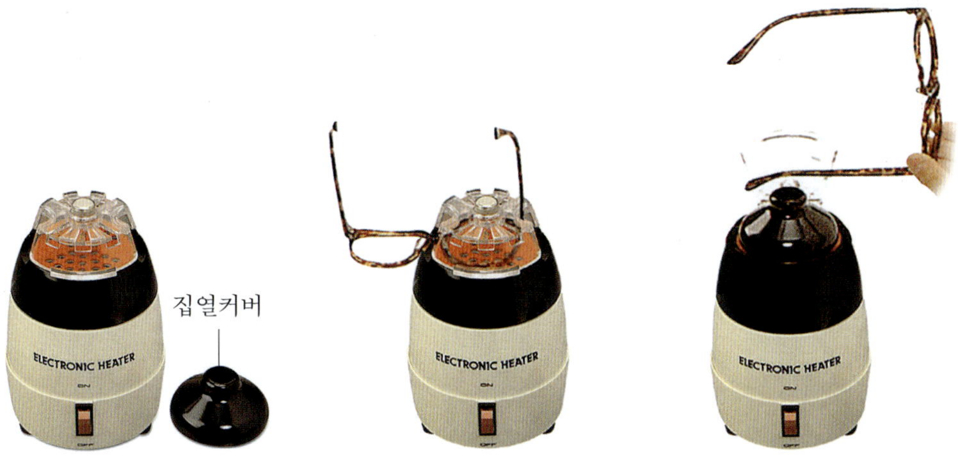

(a) 전면가열 (b) 집열커버사용 부분가열

그림 4-19 가열기(Heater)

4.3 안경테 크기의 표시 규약

안경렌즈에 광학중심점(Optical Center), 기하학중심점(Geometrical Center), 직경(65 φ, 65/75), 굴절력(D), 타보방향각(T.A.B.O.) 등 계측 약속이 있는 것처럼 안경테도 크기, 길이 등에 통일된 규약이 있다. 통일된 규약이 있어야 메이커에서 안경사에 이르는 모든 유통단계에서 관리, 커뮤니케이션 등의 효율을 높힐 수 있다.

안경테 크기의 규약에는 박싱시스템(Boxing System), 데이텀라인시스템(Datum Line System) 그리고 상공련시스템(商工聯 System)이 있다. 그러나 현재는 거의 모든 나라에서 박싱시스템(Boxing System)을 사용하고 있다. 박싱시스템(Boxing System)은 데이텀라인시스템(Datum Line System)이 발전된 규약형태이다. 상공련시스템은 일본에서 제안된 것으로 지금은 거의 사용하고 있지 않다.

박싱시스템(Boxing System)

박싱시스템(Boxing System)은 [그림 4-20]에 표시한것처럼 렌즈삽입부(Eyeware, Rim)에 들어갈 렌즈의 가장자리 상하, 좌우에서 가장 돌출된 네점의 접선이 만드는 직사각형 □ABCD의 좌우 수평길이 AB를 '아이사이즈' 또는 렌즈삽입부 길이(Eye Size, Lens Size)라고 하고, E.S. 또는 L.S.로 표기한다. 우측의 □ABCD와 □ABCD와 똑같이 만든 좌측의 직사각형에서 코방향쪽 수직선의 2등분점 F와 L점을 잇는 수평거리 FL이 브릿지사이즈 또는 **연결부길이**(Bridge Size, Distance Between Lenes)라고 하고 B.S. 또는 D.B.L로 표기한다. □ABCD의 수직선분 AD 또는 BC를 **렌즈삽입부높이**(Vertical Boxing Length)라고 한다.

또, 직사각형 □ABCD의 수직 선분 AD와 BC의 2등분점을 잇는 수평선분 EF를 **수평기준선**, 즉 데이텀라인(Datum Line)이라고 한다. 수평기준선(Datum Line)과 수평선분 AB와 CD의 2등분점을 잇는 **수직기준선** GH가 만나는 교점 [G.C.]은 □ABCD의 기하중심점(Geometric Center)이다. [G.C.] 점은 설계를 위한 **기준점**(Reference Point of System)이 된다. 기준점 [G.C.]에서 렌즈삽입부 둘레까지 직선거리가 가장 긴 I점까지의 길이 2배인 IJ를 **렌즈삽입부 최장길이**(Effective Diameter) E.D.라고 한다. 최장길이 E.D.는 조제 및 가공에 필요한 렌즈의 최소직경을 구하는 공식에 쓰였다.

P.D.와 Oh 값으로 **설계점**(Major Reference Point) 설정시 형판(Pattern) 완성을 위한 설계과정에서 유용한 것은 렌즈삽입부길이 E.S.와 연결부길이 B.S.이다. 이 두 길이를 합한 'E.S. + B.S.' 값은 좌우 기하중심점 [G.C.] 간의 수평길이(Distance Betwwen Center, D.B.C.)가 된다. 이는 앞장에서 언급한 테의 P.D., 곧 F.P.D.이다.

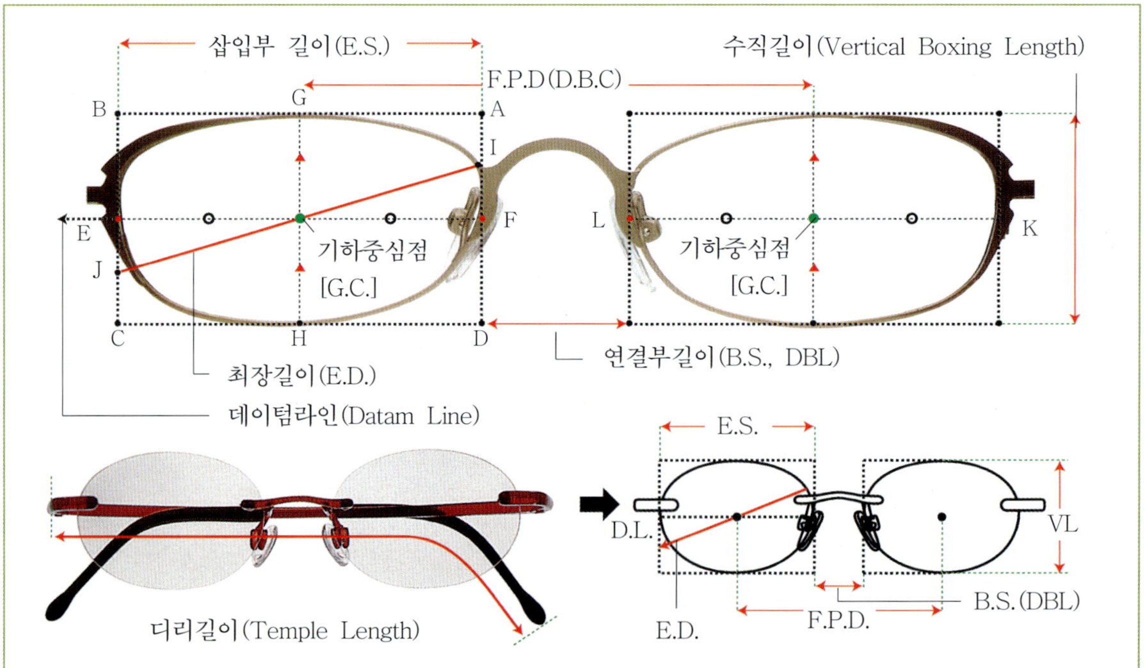

그림 4-20 박싱시스템(Boxing System)의 크기 규약

데이텀라인시스템(Datum Line System)

데이텀라인시스템(Datum Line System)은 영국과 프랑스에서 사용한 가장 역사가 오래된 규약으로 안경테를 수평으로 위치시킨 상태에서 [그림 4-21]에서와 같이 삽입될 렌즈의 모양의 상부곡선과 하부곡선의 최고돌출부에 수평접선을 긋고, 이 두 수평접선간 높이의 이등분선, 즉 **수평기준선**(Datum Line)이 렌즈삽입부분의 좌우 가장자리와(안경테의 홈선) 만나는 교점 E와 F간의 거리 EF를 **렌즈삽입부길이**(Eye Size) E.S.로 했다. **연결부길이**(Bridge Size) B.S.는 수평기준선(Datum Line)과 좌우 렌즈의 가장자리 교점 중 코방향(Nasal Direction) 교점 F점과 L점간의 거리 FL을 취한다. 이 시스템에서 수직길이(Mid · Datum Depth)는 수평기준선(Datum Line)의 이등분점에서 세운 수직선이 렌즈삽입부 가장자리와 만나는 G점과 H점간의 거리 GH이다. '데이텀라인 시스템'의 **기준점**(Reference Point of System)은 수평 기준선(Datum Line)의 이등분점이다. 데이텀센터(Datum Center)라고도 한다.

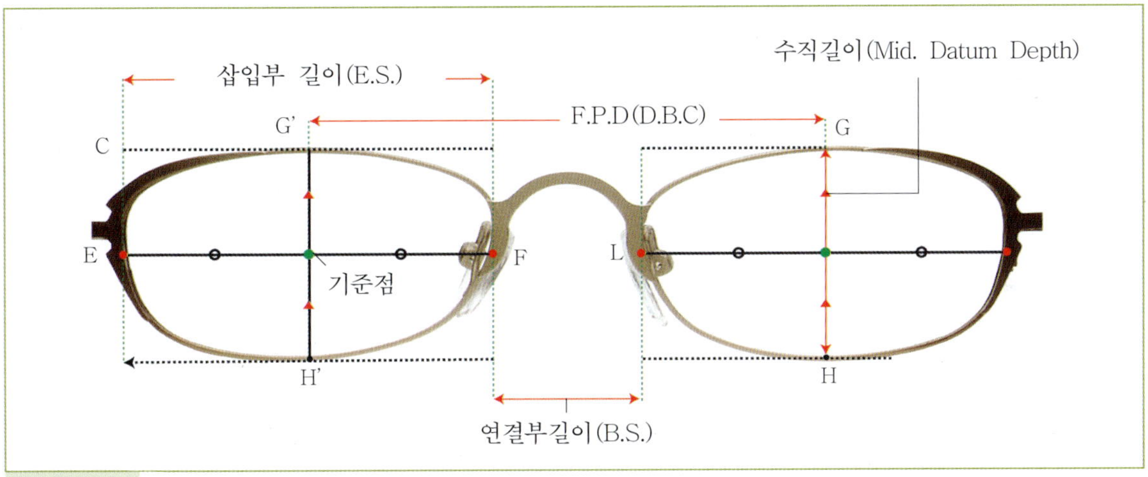

그림 4-21 데이텀라인 시스템(Datum Line System)의 크기 규약

독일과 미국에서 데이텀시스템(Datum System)을 개량하여 **박싱시스템**(Boxing System)을 만들었다. 이 '박싱시스템'은 여러 모양의 안경테에 일관되게 적용할 수 있어 국제적인 규약이 됐다. 국제표준규격기구(I.S.O.)에서도 '박싱시스템'을 통일된 규약으로 취하고 있다.

그러니까 '박싱시스템'과 '데이텀라인시스템'은 거의 같은 형식이다. 같은 안경테에서 두 시스템을 비교하면 **렌즈삽입부길이**(Eye Size) E.S.는 '박싱시스템'으로 취한 길이가 길고 **연결부길이**(Bridge Size) B.S.는 '데이터시스템'으로 취한 길이가 길다.

참고로 상공련시스템은 일본이 제안한 계측방법으로 렌즈삽입부의 실질적 면적중심점에 설계를 위한 **기준점**(Reference Point of System)이 오도록 한 규약이다.

상공련시스템은 [그림 4-22] (c)와 같이 기준점에서 그은 수평, 수직선이 안경테의 상하, 좌우의 렌즈 가장자리와 만나는 교점과 만드는 수평선분과 수직선분의 이등분점이 바로

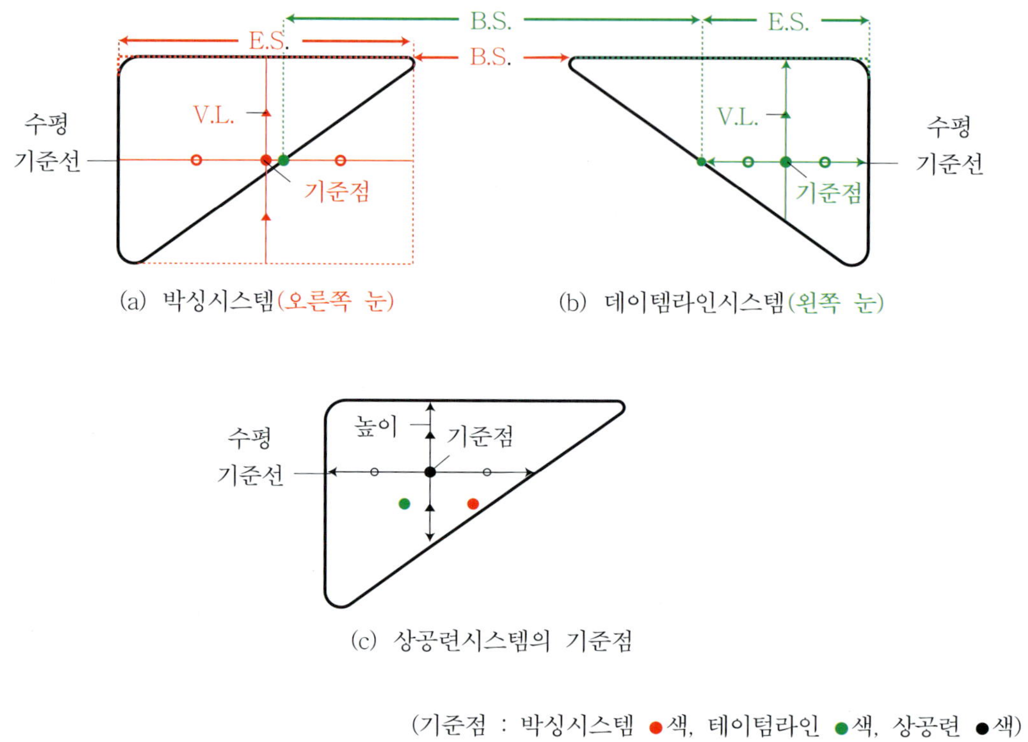

그림 4-22 여러 계측 시스템의 기준점 위치

기준점이 된다.

삽입부길이 E.S., 연결부길이 B.S.는 주로 다리의 뒷면에 [그림4-23]의 (a)와 같이 52□16-140의 배열로 써 넣는다. 52는 삽입부길이 E.S.가 52 *mm* 이고 연결부길이 B.S.는 16 *mm* 임을 뜻한다. 이들 사이의 정사각형 표시 □는 '박싱시스템' 으로 계측하였다는 것이지만 대부분의 안경테 메이커가 박싱시스템(Boxing System)을 취하고 있으므로 별로 큰 뜻이 없다. 그보다는 E.S. 숫자 52와 B.S. 숫자 16의 사이를 이 표시로 띄어놓아 구분하기 쉽도록 하는데 의미를 두고 있다. 가끔 지난 데이텀라인시스템(Datumline System)에 쓰였던 표기를 사용하여 53-16과 같이 표시하기도 한다.

140은 **다리길이**(Temple Length)가 140 *mm*임을 나타내고 다리 경첩나사 구멍을 기준으로 다리 끝까지의 길이를 *mm* 단위로 측정한 값이다.

조제할 안경테가 결정되면 다리(Temple)에 표시된 연결부크기(Eye Size) E.S.와 삽입부크기(Bridge Size) B.S.의 길이를 안경자로 측정하여 맞는지 확인하여야 한다. E.S.와 B.S.가 지워진 오래 쓴 안경테의 E.S.와 B.S의 크기를 안경자로 확인할 때 주의할 것은 좌우 렌즈삽입부의 귀 방향과 코 방향의 가장 돌출된 곳의 사이 길이를 재어 그 길이에 좌우 0.5 *mm*의 홈깊이를 감안하여 모두 1 *mm* 크기를 더해야 한다는 점이다.

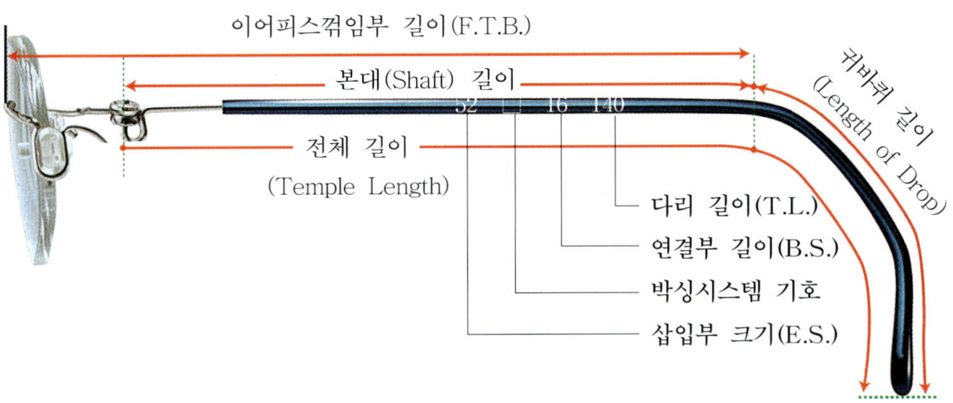

(a) 다리의 각부분의 길이와 표시

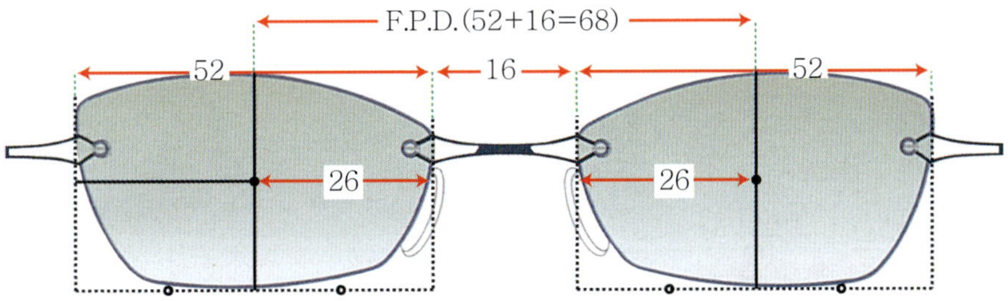

(b) F.P.D 값

그림 4-23 안경테에 표시된 수치와 기호

5장

피팅(Fitting)

조제가공의 전체 과정 가운데 가장 중요한 손기능이 피팅(Fitting)이다.

표준상태점검과 조정(Truing or Standard Alignment)은 앞장에서 설명한 것처럼 예비과정피팅(Prefitting), 즉 기본피팅(Main Fitting)을 하기에 앞서 쇼윈도우 등 보관장소에서 이동시 또는 메이커에서 발생한 안경테의 뒤틀림 등의 불균형을 교정하여 좌우 대칭이 되게 정리하는 것이다.

예비과정피팅(Prefitting), 즉 기본피팅(Main Fitting)은 인점에 의한 방법(Dotting Method)으로 설계점을 구할 때 행하여야 하는 아주 중요한 손기능이다. 특히 다초점렌즈(Mutifocal Lens)와 심한 비정시와 굴절부등시(屈折不等視, Anisometropia)[1)]의 처방이면 더욱 세심하게 피팅을 하여야 한다.

기본피팅(Main Fitting)은 렌즈를 넣기전 안경테로만 조정하므로 코받침(Pad), 코받침지지(Pad Arm), 연결부(Bridge) 그리고 엔드피스(Endpiece) 등의 조정작업이 쉽다.

기본피팅을 할 때 부수적으로 불만족스러운 안경테의 상태, 즉 용접 및 재질의 불량, 좌우 코받침 및 다리 위치의 불균형과 그 외 좋지 못한 내용을 렌즈를 넣기전에 알 수 있다.

'기본피팅(Maing Fitting)'과 '표준상태점검과 조정(Truing)'을 할때 가장 중요한 곳은 안경을 썼을 때 테의 무게를 받치는 접촉부위인 코받침(Nose Pad)과 안경다리의 귀받침(Earpiece)이다.

좌우 림(Rim)의 수평불균형상태, 안경테 전면부가 위쪽 또는 아래로 쏠리는 수직상태 불균형 그리고 전후 돌출의 불균형 상태로 역학적, 미적조건에 맞지 않는 것은 대부분 이 2개 부위를 이루는 연결부(Bridge)및 코받침(Nose Pad)과 다리(Temple) 및 다리(Temple)의 귀받침(Earpiece)의 조정이 잘못되어 있기 때문이다.

5.1 피팅(Fitting)의 기본

코받침(Nose Pad)의 피팅(Fitting)

안경테를 알맞게 피팅하는데는 중력이 직접 걸리는 부분인 안경테의 연결부(Bridge)의

1) 굴절부등시(Anisometropia) : 옵토메트리개론 213쪽 참조

코받침(Nose Pad)의 조정이 중요하다.

[그림 5-1]에서 [그림 5-2]에 코부위의 여러 기울기 각의 이름과 이에 대응하는 안경테 코받침의 여러 기울기의 이름을 정리하였다.

[그림 5-1]에서 **코끝의** 콧등에서 코날개 끝을 잇는 직선의 기울기 즉, 위에서 봤을때 전후을 잇는 축선AB와 코능선AC가 이루는 각 a를 **코능각**(Splay, Tranverse Angle)이라고 한다. 여기에 대응하는 안경테 코받침(Noge Pad)의 기울기는 [그림 5-2]의 (a)에 있는 a로 표시된 **코받침능각**(Splay or Tranverse Angle of Pad)이고 25~30°를 유지한다. 옆에서 본 연직선 DB와 콧등 능선DA가 이루는 각 b를 **콧등돌출각**(Crest Angle)이라고 하고 안경테의 코받침(Nose Pad)에서는 [그림 5-2]의 (b)에서 **코받침경사각**(Vertical Angle of Pad) b가 이에 대응한다. 이 각의 평균은 10~15°사이 이다.

정면에서 봐서 양미간 중앙점에서 세운 연직선DB와 양미간의 중앙점에서 한쪽 코날개[鼻翼]의 아래 끝을 잇는 직선 DC가 이루는 각 c를 **코옆퍼짐각**(Frontal Angle) 이라고 하고 이에 대응하는 [그림 5-2]의 (c)에서 안경테의 코받침(Nose Pad)의 각 c를 **코받침옆퍼짐각**(Frontal Angle of Pad)라고 한다. 평균 20°를 가진다.

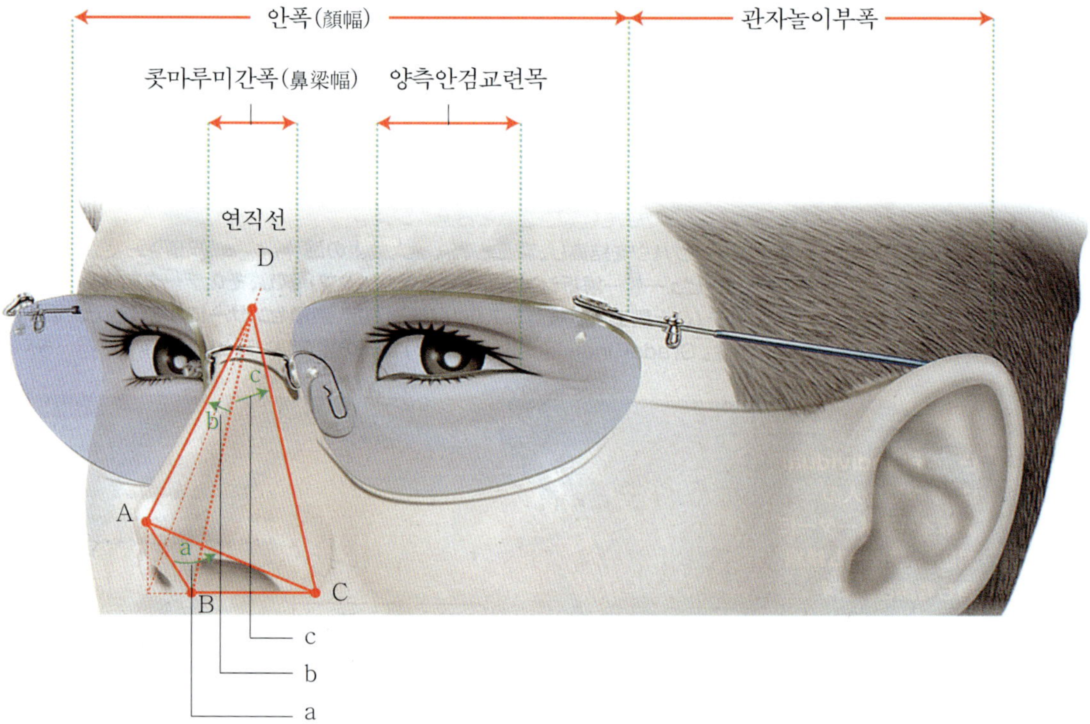

a : 코능각(Splay or Tranverse Angle) : 25~30°
b : 콧등돌출각(Crest Angle) : 10~15°
c : 코옆퍼짐각(Frontal Angle) : 20°

그림 5-1 코부위의 여러각(Nose Angles)

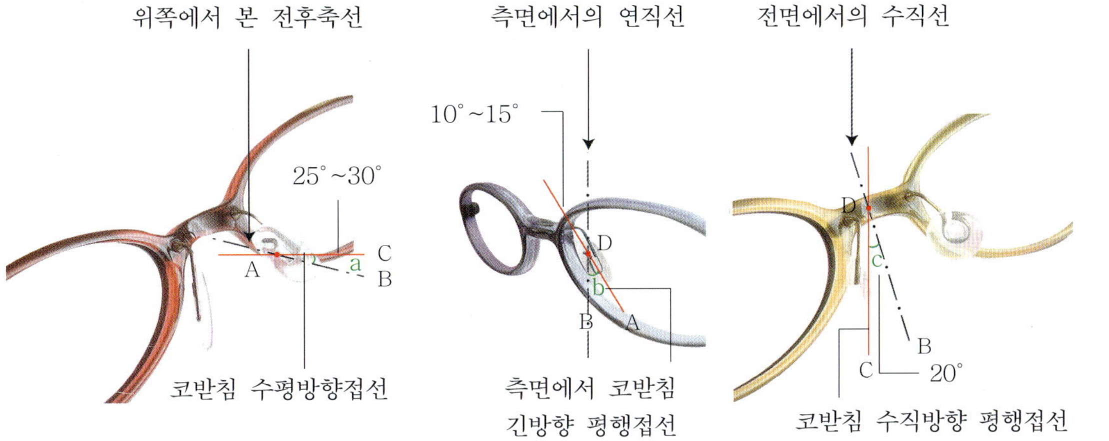

(a) 코받침 능각 (Splay Angle of Pad)

(b) 코받침 경사각 (Vertical Angle of Pad))

(c) 코받침 옆퍼짐각 (Frontal Angle of Pad))

그림 5-2 코받침의 3차공간의 여러 각(Nose Pad Angles)

이 각들을 잘 조정하여야한다. 예를들어 [그림 5-3] 에서와 같이 **코받침옆퍼짐각**(Frontal Angle of pad)과 코옆퍼짐각 그리고 **코받침능각**(Splay Angle of pad)과 코능각이 맞지 않으면 특정부위에만 안경테의 중력이 쏠려 눌리고 자극이 날 뿐 아니라 전체 균형이 위아래로 이동된 상태가 되어 광학적 요소를 만족시키지 못하게 된다.

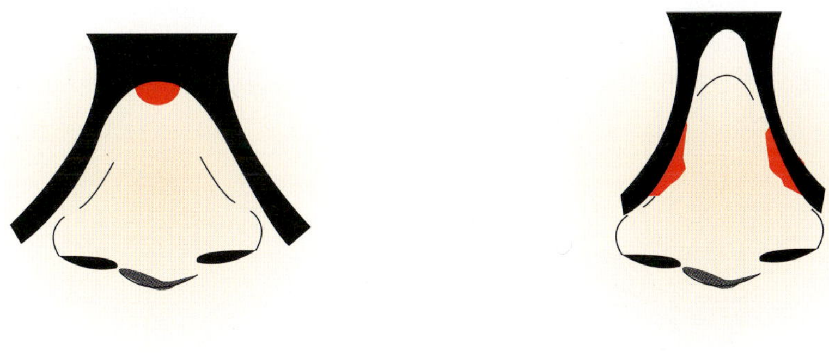

(a) 클 때 : 상부콧마루에만 접촉

(b) 작을 때 : 아래부분 능선부위에 접촉

그림 5-3 안경테의 코받침옆퍼짐각(Frontal Angle)이 맞지 않을 때

비골능선(鼻骨稜線)에 접촉되는 코받침(Nose Pad)의 접촉상태는 위 세가지 각을 잘 조정하여 안경테의 코받침이 코의 접촉부위에 평행하게 놓여 최대한 넓은 범위에 같은 힘이 닿도록 하여야 한다. 한 부분에만 힘이 쏠려 눌리거나 자극이 나지 않도록 하여야 한다. 또, 외관상 보기 좋은 높이에 있도록 한다.

연결부(Bridge)의 코받침(Nose Pad)은 정점간거리 V.D.와 광학중심점높이 Oh를 변동시키는데 아주 중요하다. 일부 플라스틱테와 메탈테에는 **코받침지지**(Clings or Pad Arm)가 있어 쉽게 조정할 수 있다. '코받침지지(Pad Arm)'가 붙어있는 것을 **조정 코받침**(Adjustable Pad)이라고도 한다. 그러나 대부분의 플라스틱테는 **고정된 코받침**(Fixed Pad)이어서 조정이 쉽지 않으므로 테를 선택할 때는 되도록 연결부에 **코받침지지**가 있는 안경테를 택하는 것이 좋다. 고정된 코받침(Fixed Pad)이라도 '코받침능각(Splay Angle of Pad)'은 [그림 5-4]와 같이 히터(Heater)와 나무젓가락 또는 줄(File)과 버퍼(Buffer)로 어느 정도 조정할 수 있다. 손님의 눈높이 위치의 콧등, 즉 비량(鼻梁)간격은 좁은데 안경테의 좌우 코받침간격이 넓을 때는 [그림 5-6]과 같은 **덧붙임패드**(Build-Up Pad)를 붙여 좁힐 수 있다. 전면에서 봤을때 코부위 림(Rim)과 코받침간 거리는 [그림 5-7]과 같이 약 1 *mm*정도가 좋다.

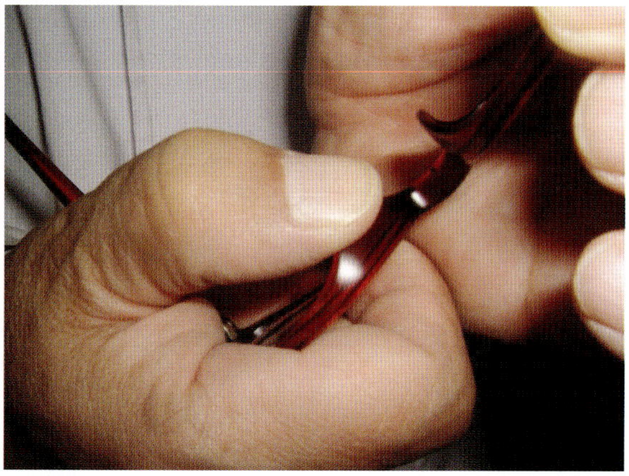

그림 5-4 고정된 코받침의 코받침능각(Splay Angle of Pad) 조정예

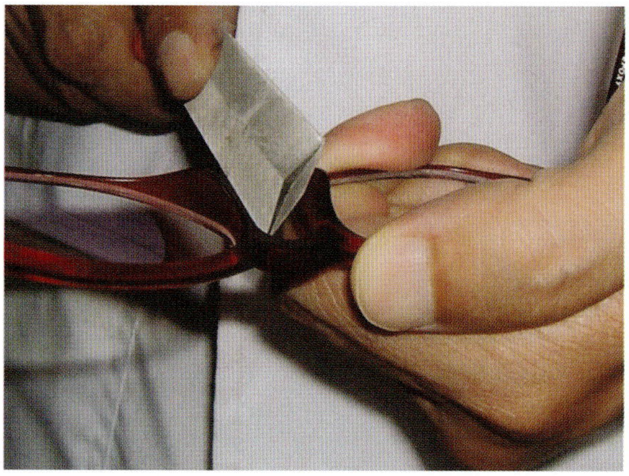

그림 5-5 줄작업과 버퍼(Buffer)로 코받침능각 넓히기

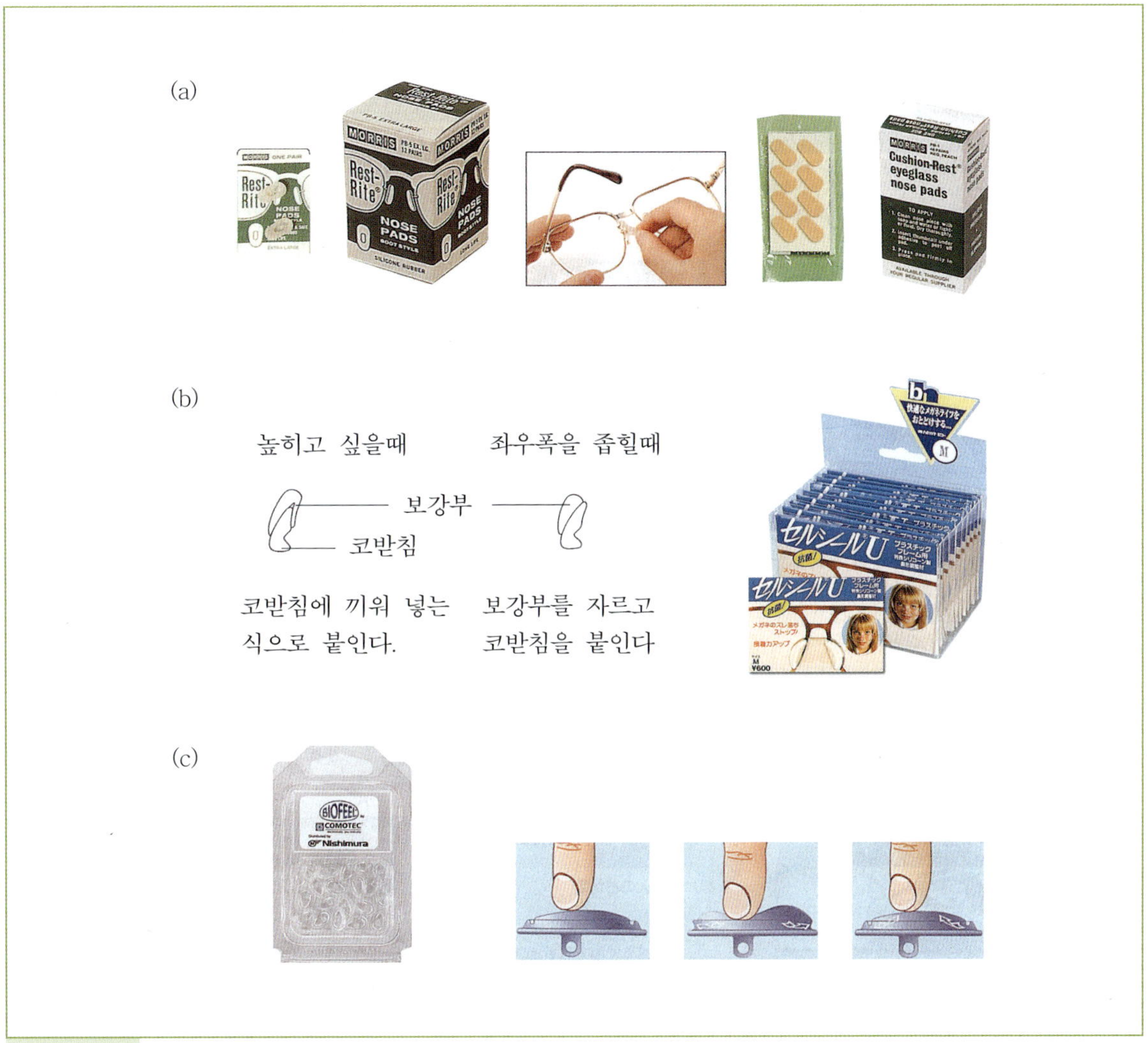
(a)
(b)
높히고 싶을때
좌우폭을 좁힐때
보강부
코받침
코받침에 끼워 넣는 식으로 붙인다.
보강부를 자르고 코받침을 붙인다
(c)

그림 5-6 여러 덧붙임패드(Build-Up Pads)

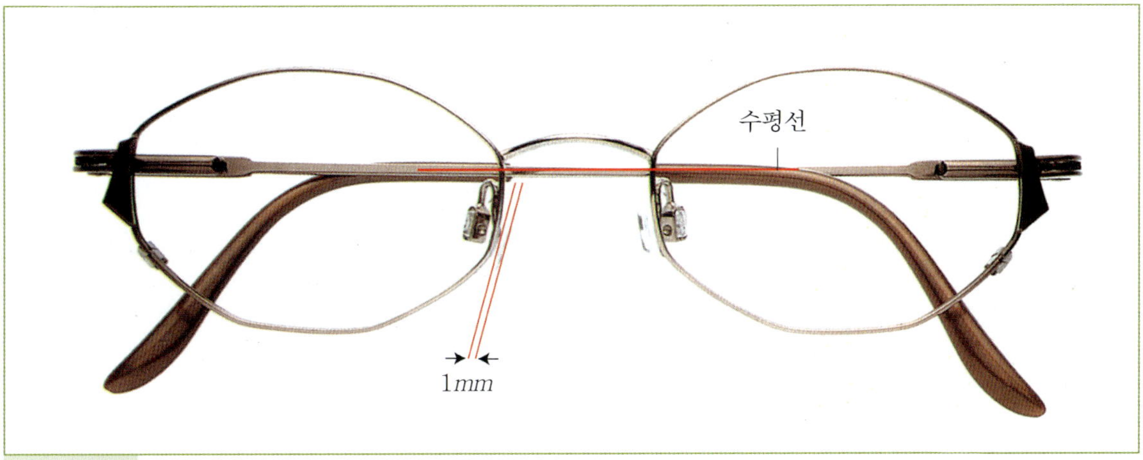

그림 5-7 코방향 림(Rim)과 코받침 간격이 좋은상태

안경테를 썼을 때 '코받침(Nose Pad)' 위치는 [그림 5-8]과 같이 '코받침상자(Clings Box)'의 중앙이 좌우동공중심을 잇는 수평선 아래쪽으로 약 10*mm*, 그리고 비량(鼻梁)의 콧마루 중앙선에서 좌우로 약 7*mm* 정도에 위치하는 것이 보기에 좋다.

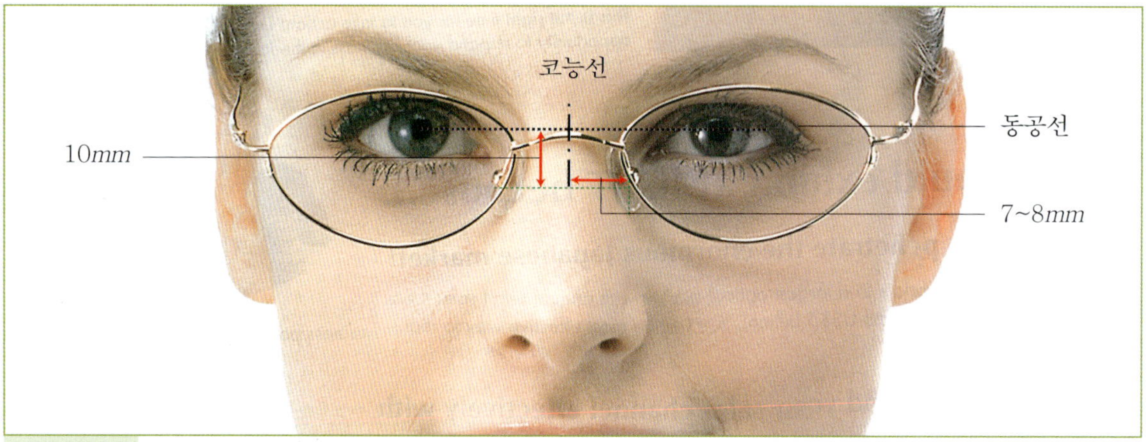

그림 5-8 외관상 좋은 코받침의 위치

안경테 좌우 코받침이 비골능선 부위를 누르는 힘이 서로 다르거나 어느 한쪽 코받침이 위로 떠올라 비골능선에 닿지 않는 것은 대부분 좌우 코받침의 높이가 같지 않거나 좌우의 코받침의 여러 각의 좌우 균형이 잡히지 않았을 때 그리고 좌우 안경다리의 다리벌림각(Temple Spread)이 올바르게 조정되지 않았기 때문이다.

[그림 5-9]처럼 '다리벌림각(Temple Spread)'이 큰 쪽의 코받침이 코능선부에 강하게 닿게 되고 '다리벌림각(Temple Spread)'이 작은 쪽은 닿는 힘이 약하게 된다. 좌우 다리벌림각(Temple Spread) 크기의 차가 많으면 벌림각이 작은 쪽 코받침(Nose Pad)이 접촉부위에서 뜨게 된다. 전체적으로 안경테의 각 부분에 미치는 힘의 이동방향을 [그림 5-10]에 실었다.

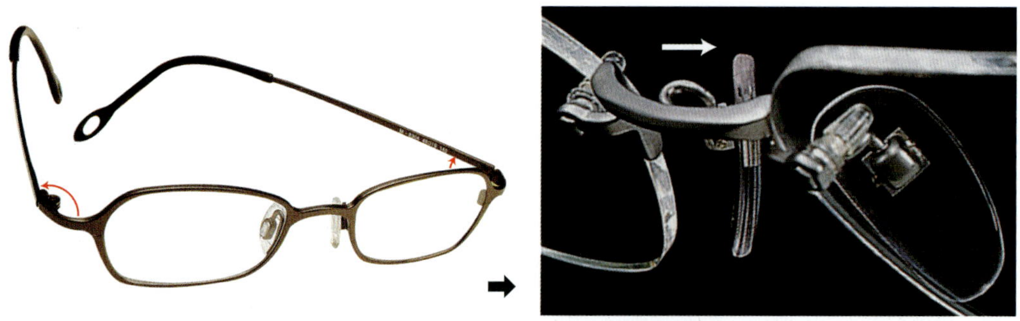

(a) 오른쪽 벌림각이 크면 (b) 오른쪽 코받침의 코에 닿는 힘이 세다.

그림 5-9 좌우 다리벌림각 차에 의한 코받침 압력차

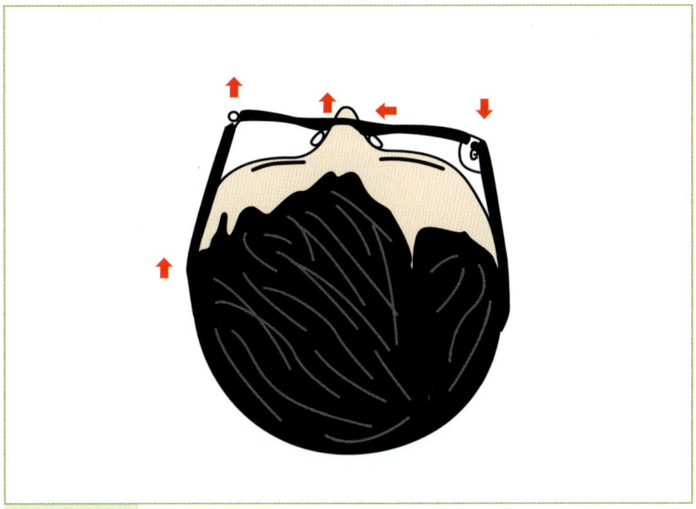

그림 5-10 좌우다리 벌림각 차이로 코받침의 접촉불균형

'고정코받침(Fixed Nose Pad)'으로 된 플라스틱테는 연결부의 정중앙이 비량(鼻梁)의 거의 중심에 오도록 위치시키고 좌우 코받침은 코능선부에 보다 넓고 균등하게 닿도록 한다. 위에서 설명한 바와 같이 '고정코받침(Fixed Nose Pad)'은 크게 변형을 할 수 없어 큰 폭의 수정은 곤란하므로 비량이 낮거나 또는 이마가 많이 튀어나온 손님에게는 '고정코받침(Fixed Nose Pad)'을 가진 플라스틱테는 권하지 않아야 한다.

'조정코받침(Adjustable Pad)'을 '코받침지지(Pad Arm)' 끝의 '코받침상자(Clings Box)'에 넣어 고정시키는 고정나사의 위치는 코능각(Splay Angle)의 크기에 따라 약간씩 다르지만 중앙의 면적 중심에 있으면 좋지 않다. [그림 5-11]과 같이 전체 코받침 길이의 1/3 또는 1/4지점에 위쪽에 오도록 만들어져 있다.

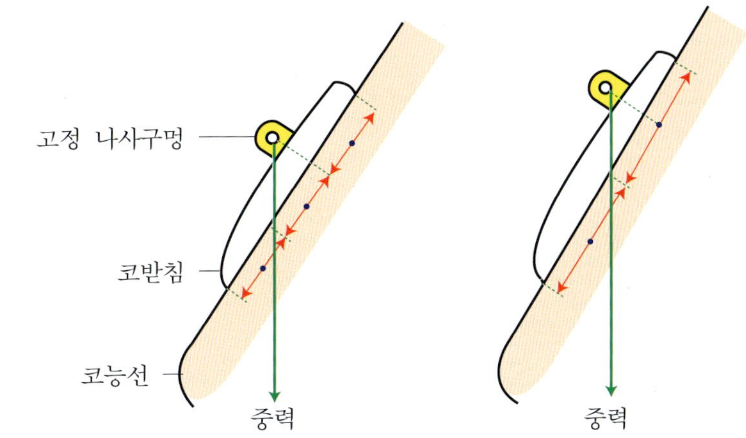

그림 5-11 코받침의 고정나사의 위치

코받침의 면적은 코능선을 적당한 넓이로 덮을 수 있어야 한다. 보다 안정되게 접촉되려면 기울기가 완만하여야 하므로 '코능각(Splay Angle)'이 클수록 좋다. 따라서 미관상 그리고 해부학적으로 크게 해가 없으면 코능선에서 코능각이 큰 곳, 그러니까 피팅포인트(Fitting Point)범위 가운데 가장 평평한 곳에 코받침을 위치시켜야 안경이 아래로 흘러내리지 아니한다.

다리(Temple)의 피팅(Fitting)

안경테의 다리(Temple)는 테를 벗었을 때는[그림 5-12]의 (a)와 같이 양쪽이 균등하게 약간 안쪽으로 휘어져 있다가 쓰게 되면 [그림 5-12]의 (b)와 같이 탄력성으로 좌우 평행한 직선상태로 펴지는 것이 좋다.

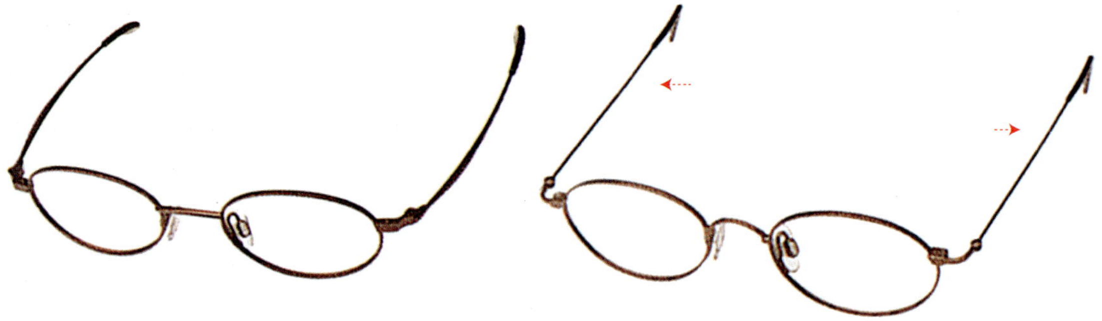

(a) 벗었을 때 (b) 썼을 때

그림 5-12 안경다리(Temple)의 상태

얼굴크기, 즉 안폭(眼幅)과 크게 차이가 나지 않는 크기의 안경테를 선택하여 관자놀이 부위에 안경다리(Temple)가 닿을듯 말듯한 상태로 조정한다. 눈에서 귀바퀴 뒷부분[耳介部]의 중간 지점에 있는 관자놀이(Temporal Part)에는 동맥과 정맥이 지나고 있기 때문에 안경다리가 이곳을 강하게 누르게 되면 두통을 일으키므로 이곳의 피팅(Fitting)은 얇은 종이를 끼울 정도의 사이를 두어 거의 닿지 않도록 하여야 한다.

처음 안경다리를 조정할 때 엄지와 집게손으로 다리를 잡고 1~2회 바깥쪽으로 쓸어 훑터서 [그림 5-12]의 (a)와 같이 약간 밖으로 휘여진 궁형(弓形)상태로 하는 것이 좋다.

이 조정을 할 때 티탄(Titan)으로된 다리는 힘을 너무 가하면 필요 이상으로 휘여지므로 주의해야 한다.

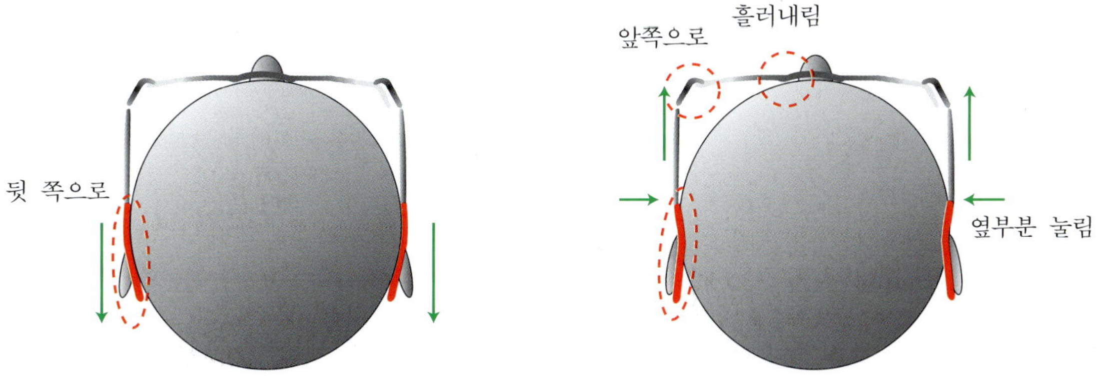

(b) 올바른 피팅상태　　　(a) 좌우 다리폭이 좁게 되었을 때

그림 5-13 위에 본 안경다리의 상태

[그림 5-14] 에서와 같이 관자놀이에 안경다리가 접촉하게되면 이 접촉 압력을 밀어내는 반작용이 '엔드피스(Endpiece)' 쪽으로 전달되어 테의 전면부를 앞쪽으로 밀어내게 된다. 심하게 접촉되면 완성된 안경에서는 렌즈삽입부의 림(Rim)이 뒤틀려져 렌즈가 빠질 수도 있다. 이를 방지하기 위해서는 앞에서 설명한대로 사전에 양쪽의 다리를 1~2회 바깥쪽으로 쓸어내어 궁형으로 만든다.

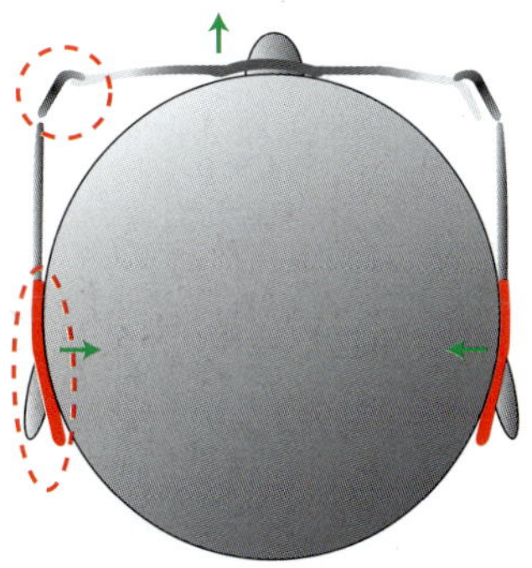

그림 5-14 귀부분에서 다리가 강하게 머리에 밀착될 경우

안경테의 다리가 관자놀이 또는 귀부분을 누르면 아프거나 압박감이 있고 안경테는 앞으로 밀려나와 흘러내리게 된다. 관자놀이와 안경다리사이에 종이 한 장이 들어갈 정도로 떨어져 있고 좌우다리로 머리를 감싸듯 궁형(弓形)으로 피팅된 상태에서는 안경다리(Temple)가 휘여진 궁형이기 때문에 앞으로 밀려 나가는 힘이 흡수되고 안경다리의 탄력성으로 뒤로 안경테를 감아 당기는 힘이 가해져서 흘러내리지 않는다.

특히 양 옆면이 동글동글한 원형의 얼굴에는 궁형으로 쓸어내는 사전 조작을 하지 않으면 앞으로 돌출되어 흘러내리기 쉽다. 따라서 안경다리의 중간쯤에서 밖으로 휘여놓고 피팅을 하여야 한다. 귀바퀴(Earpiece)부분의 피팅은 귀바퀴[耳介部] 뒤쪽의 모양에 맞게 안경다리의 귀받침(Earpiece), 즉 메탈테의 모던부(Modern or Temple Tip)가 같은 힘으로 접촉되어 있어야 한다.

다리본대(Shaft) 길이는 적당하여야 한다. 귀바퀴 제일 윗부분에 접촉되는 다리걸개 꺾임부(Bend)에 유성싸인펜 등으로 표시한 다음 안경테를 벗겨 히터(heater)로 연화시켜 손으로 꺾는다.

왼쪽 다리의 꺾임위치를 정하고 꺾는 조정은 오른쪽과 같지만 안경사의 오른손과 왼손의 역할만 바꾼다.

'꺾임부' 위치가 귀바퀴 제일 윗점보다 앞에 위치하고 있어 다리본대(Shaft)가 짧으면 안경 전체가 뒤쪽으로 당겨져 전면에서는 안경테가 위로 올라가게 되고 반대로 길면 안경테의 코받침이 앞으로 떠올라 흘러내리게 된다.

귀바퀴 뒷부분의 머리쪽을 보면 [그림 5-15]와 같이 약간 튀어나온 곳에서 아래로 내려오면서 오목하게 들어간 후 다시 돌출되는 형태를 가지는 것이 대부분이다. 안경테의 다리에서 귀받침부(Earpiece, Mordern, Temple Tip)는 이 오목 볼록한 머리쪽과 귀바퀴의 형태에 같은 힘으로 접촉이 되도록 귀바퀴의 굴곡에 따라 맞추어 피팅(Fitting) 한다.

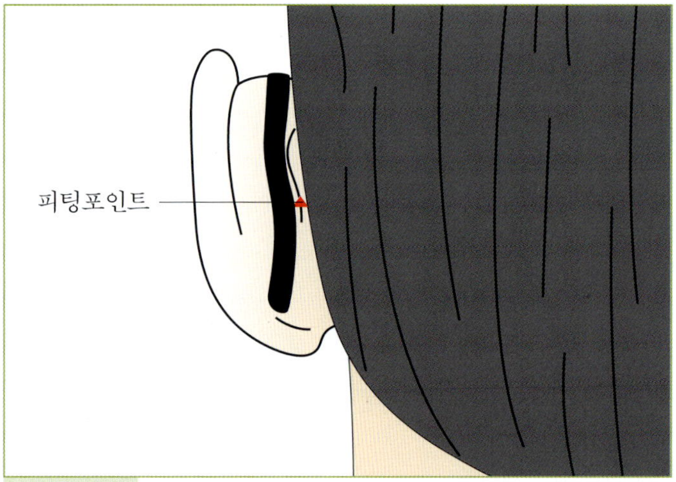

그림 5-15 귀바퀴 부분에서 잘 된 피팅

다리걸개부위, 즉 귀받침부(Earpiece)를 잘 피팅하는 요체는 귀바퀴 뒤의 돌출부 중간에 있는 약간 오목한 부분에 고루 접촉되도록 하는 것이다. 그 방법은 다리걸개부위(Earpeace)의 꺾임위치 이후 중간부분을 약간 머리 안쪽으로 밀어 오목하게 하는 것이다. 이 부분은 역학적으로 안경테를 안정성 있게 유지할 뿐 아니라 해부학적으로도 혈관과 근육이 주행하지 않는 귀바퀴의 피팅포인트(Fitting Point)이다.

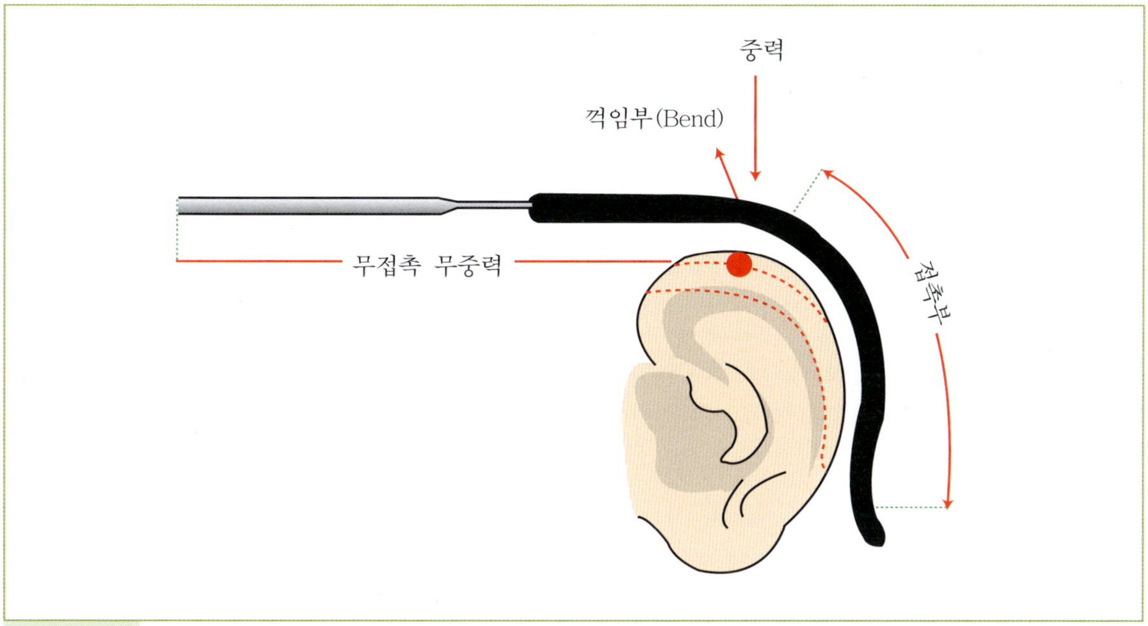

그림 5-16 귀바퀴의 피팅 접촉부

5.2 표준상태 피팅(Truing, Standard Alignment)

선택한 테를 쓰기 전에 표준상태를 점검하고 이상이 있으면 조정한다. 표준상태피팅(Truing)은 테의 뒤틀림, 좌우의 불균형 등을 바로 잡는 것이다. 표준상태조정(Truing)의 순서는 안경테의 중앙, 즉 연결부(Bridge)로부터 점검하여 림(Rim)과 엔드피스(Endpiece)를 거쳐 다리(Temple)에서 끝마친다. 왜냐하면 어느 한 곳을 수정하여 변화가 생기면 다른 곳의 정돈 상태에 영향을 미치게 되는데 연결부(Bridge)로 부터 정리해 가면 재정돈하기 쉽기 때문이다.

피팅의 기본적인 도구는 안경사의 손이다. 보조기구로 플라스틱테는 히터(Heater)를, 메탈테는 앞장 [그림 4-9]~[그림 4-16]에 실은 플라이어(Plier)를 사용한다. 플라스틱테에 히터 사용시 가열 온도가 높으면 고급 플라스틱테가 아니면 기포(氣胞)가 생기고, 가열 온도가 낮으면 피팅할 때 부러지기 쉽다. 피팅할 부위에만 열이 가해지도록 히터로 부분가열(Spot Heating)을 하여야 한다. 국내에서는 간편성 때문에 많이 사용하는 유리알식히터(Salt Pan Heater)는 피팅시에는 가급적 사용하지 않는 것이 좋다. 메탈테는 플라이어를 사용하여 힘을 가하면 테의 금속표면에 자국이 나므로 보호 플라스틱으로 된 플라이어를 사용하거나 보호 플라스틱이 없으면 헝겊 등으로 테의 접촉부위를 에워 싼 다음 수정하도록 한다.

플라스틱테의 가열에 쓰이는 '유리알식히터(Salt Pan Heater)'는 옛날에는 많이 사용되었지만 지금은 전자식 열풍기(Electronic Heater)가 주종을 이루고 있다.

그러나 국내에서는 가격이 저렴하다는 것과 가열된 상태를 항상 유지할 수 있어 바로 사용할 수 있다는 점과 무엇보다도 오랜 관습으로 대다수의 안경사가 유리알식히터(Salt Pan Heater)를 아직도 사용하고 있다. 유리알 히터를 사용할 때는 다음과 같은 점을 유념한다.

㉮ 유리알(Salt, Glass beads)에 테를 넣기 전에 나무 숟가락 등으로 충분하게 저어서 모든 유리알의 온도가 균등하도록 하여야 한다.

㉯ 가열기(Heater)의 바닥에 테의 한쪽 끝이 닿지 않도록 경사지게 유리알 속으로 넣지 않는다.

㉰ 좌우 또는 상하로 반복하여 천천히 움직이거나 회전 운동을 하면서 가열한다. 이점은 '열풍기식 가열기(The Forced Air Heater)'을 이용할 때도 같다.

㉱ 활석가루(Talcum Powder)등을 넣어 안경테에 플라스틱으로 된 유리알 알갱이가 붙거나 박히지 않도록 한다.

㉲ 부분가열(Spot heating)을 할 때는 [그림 5-7]과 같이 나무스푼 등을 이용하여 가열부분에만 플라스틱 유리알갱이를 쌓아 덮도록 하여 가열한다.

㉳ 급냉시키려고 일단 물에 넣어 젖은 안경테를 다시 가열할 때는 '열풍식가열기'를 사용한다.

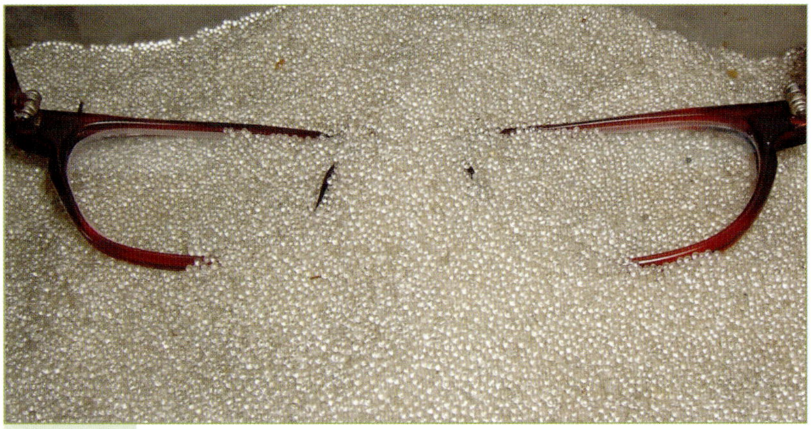

그림 5-17 유리알식히터(Salt Pan Heater)의 연결부 부분가열

전면 수평균형상태(Horizontal Alignment of Front)

먼저 [그림 5-18]과 같이 전면관측으로 좌우 렌즈삽입부(Rim, Eyeware)의 높낮이가 같아 수평을 유지하는지를 살펴서 수평균형상태(Horizontal Alignment)를 점검한다. 더미렌즈(Dummy Lens)에 수평선을 긋거나 렌즈미터로 수평인점을 찍은 다음에 안경테의 다리를 펴고 [그림 5-18]과 같이 좌우 다리 위쪽 또는 아래쪽, 경우에 따라서는 코받침지지 용접부에 바로 앞쪽에 안경자를 대거나 또는 수평인점으로 좌우 균형이 잡혀 있는지를 본다. 설계차트(Box-O-Gragh, Alignment Measure)를 이용하면 더욱 좋다.

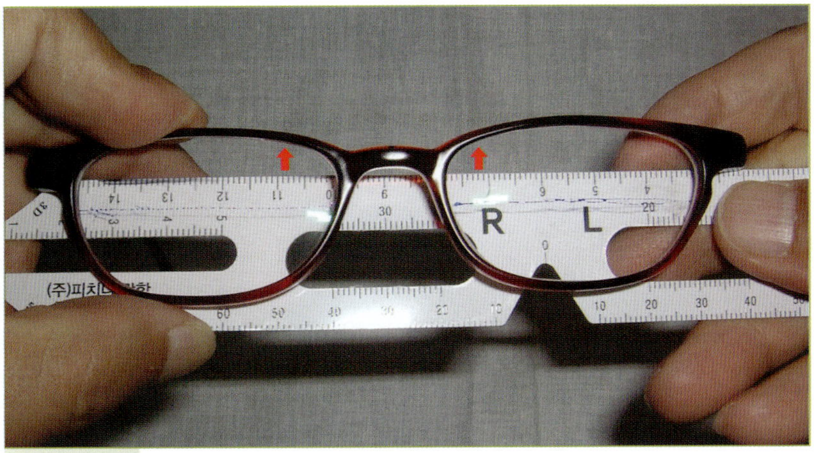

그림 5-18 전면의 수평균형상태(Horizontal Alignment)점검

안경자를 대는 위치는 테 좌우의 '엔드피스(Endpiece)' 또는 '연결부(Bridge)' 용접부위에 대본다. '설계차트(Box-O-Graph)'를 이용할 때는 이 차트의 같은 수평선 위에 안경테의 좌우 '엔드피스'나 '연결부의 용접부위'를 대어 본다. 이때 주의할 것은 안경테의 렌즈삽입부가 휘어져 있으므로 옆 쪽 방향에서 보면 좌우 수평이 맞지 않게 보일 수 있으므로 정면에서 관측 점검하여야 한다.

안경테가 메이커에서 나온 직후에는 대부분 전면 '수평균형상태(Horizontal Alignment)'는 바르게 되어 있다. 가공이 끝난후 안경을 쓴 상태를 점검하는 가공후피팅(After Fitting)에서 전면 수평균형이 어그러지는 주된 원인은 렌즈끼우기(Insertation)가 잘못된 때문이다. 렌즈가 회전된 상태로 잘못 끼여지면 좌우 '렌즈삽입부'의 높낮이가 같지 않게 된다. 좌우 수평균형상태가 심하게 어그러져 연결부(Bridge)가 휘어진 것이다. 이를 수정하는 요령은 [그림 5-19]와 같이 연결부(Bridge)를 고정용 플라이어로 고정한 다음 림(Rim)을 손으로 잡고 틀어진 반대 방향으로 돌려서 수정한다.

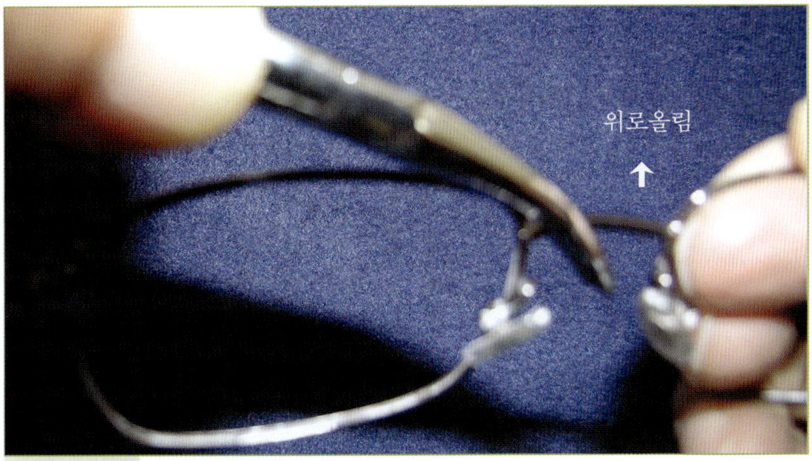

그림 5-19 전면 수평균형잡기의 한예

측면에서 좌우 높낮이

뒤의 [그림 5-45]에서와 같이 측면에서 본 측면 림(Rim)선과 안경테 다리선이 이루는 각인 다리경사각(Vertical Angle of Temple)과 '코받침(Nose Pad)' 이 바로 되어 있는데도 측면관측에서 좌우 다리 높낮이에 불균형이 있어 좌우 어느 한쪽으로 기울여져 있으면 전면의 앤드피스(Endpiece)가 뒤틀려 있을 때이다. 메탈테는 '앤드피스'의 구조에 따라 바로 잡기가 다르지만 가장 일반적인 것은 [그림 5-20]과 같이 '앤드피스 고정플라이어'와 '다리고정 플라이어' 2개를 사용하여 엔드피스(Endpiece)의 뒤틀림을 펴서 바로 잡는다. 플라스틱테는 앤드피스(Endiece)를 가열한 후 손으로 바로 잡는다.

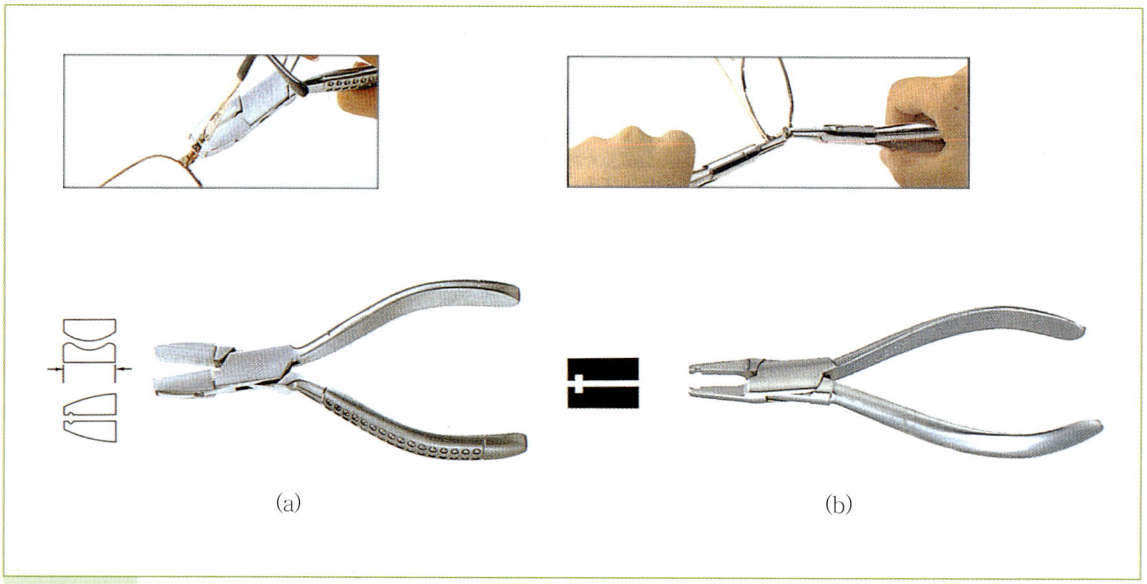

그림 5-20 메탈테 앤드피스(Endpiece) 바로잡기

클링그스형 코받침(Clings Type Nose Pad)

'코받침점검'은 전면(Front)의 모든 '표준상태점검과 수정(Standard Alignment)' 이 끝난 후 실시한다.

좌우 코받침의 높낮이, 전후 돌출상태, 간격 그리고 코능선에 닿는 여러방향의 기울기, 즉 여러 각 모두가 좌우 대칭인지 확인한다.

수정할 때는 코받침지지(Cling, Pad Arm)와 렌즈삽입부의 림(Rim) 용접한 곳을 플라이어로 고정하여야 한다.

코받침지지(Clings, Pad Arm)를 오므리고 펴는 횟수가 많으면 부러질 염려가 있으니 적은 회수의 수정으로 끝마쳐야 한다. [그림 5-21]에서 [그림 5-23]에 여러 좌우 불균형 상태를 실었다.

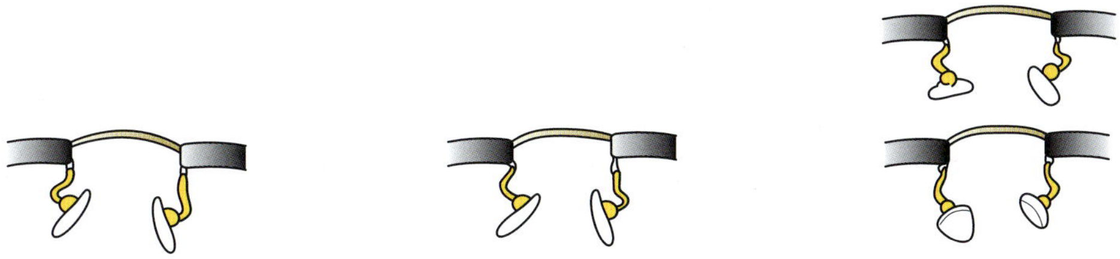

(a) 코받침지지의 길이가 다름　　(b) 코받침위치가 다름　　(c) 코받침의 기울기각이 다름

그림 5-21 위에서 본 코받침과 코받침지지의 불균형

(a) 높이가 다름　　(b) 각도가 다름

그림 5-22 앞에서 본 코받침과 코받침지지의 불균형

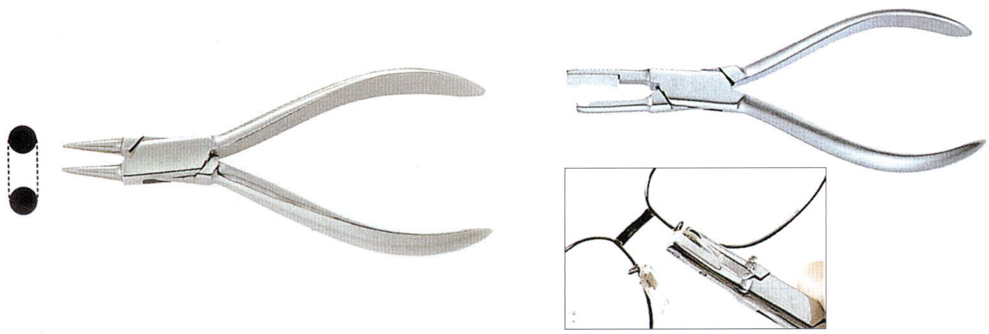

(a) 코받침지지 조정용　　(b) 여러 코받침 각 조정용

그림 5-23 코받침 및 코받침지지 조정용 플라이어

위의 여러 경우의 불균형을 바로 잡는 방법과 순서를 [그림 5-24]와 [그림 5-25]에 실었다.

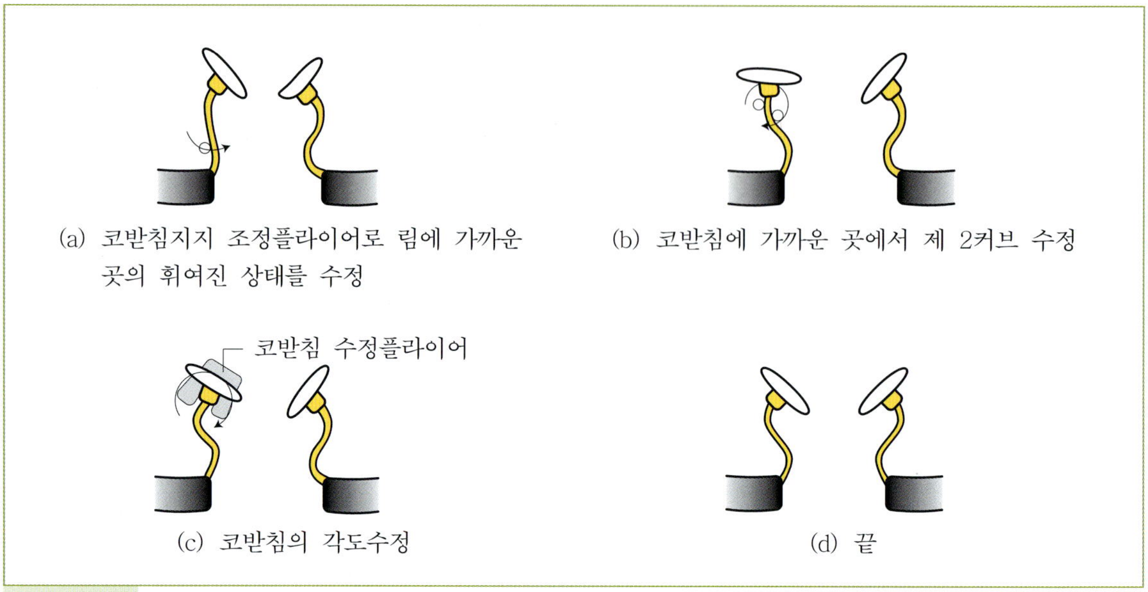

그림 5-24 한쪽 코받침지지가 길 때의 수정

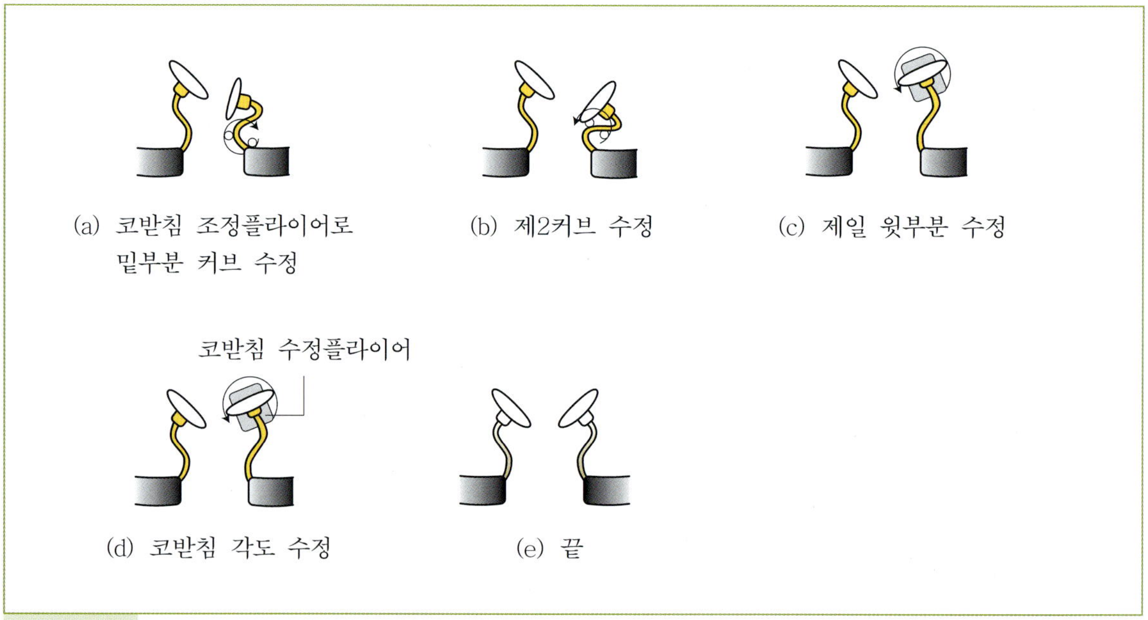

그림 5-25 한쪽 코받침지지가 짧은 때의 수정

'코받침지지 조정플라이어' 사용시 주의할 것은 코받침지지(Clings)를 집을 때 가볍게 물고 [그림 5-26]의 (a)와 같이 힘을 배분하여 수정하려는 방향으로 돌려야 한다. 너무 힘주어 물어 돌리면 림과의 용접부분이 떨어진다.

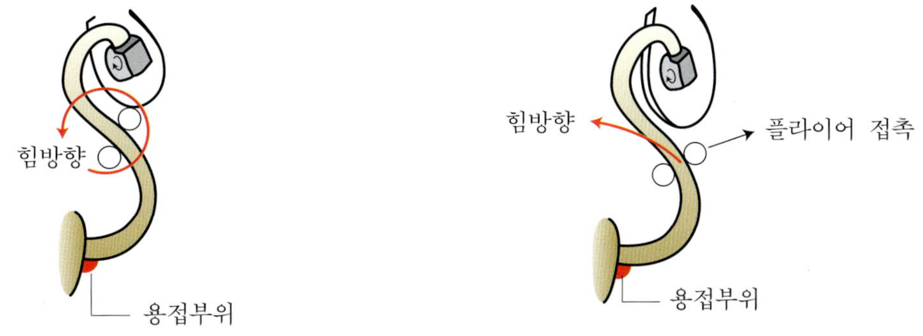

(a) 좋은 예(돌리는 곳에만 힘이 쏠린다)　　(b) 좋지 않은 힘 배분(힘이 용접부위에 미친다)

그림 5-26 코받침지지 수정시 플라이어의 힘 배분

변형이 크게 생긴 것을 바로잡기 위해서 힘을 많이 주어야 하거나 오래 사용한 안경테에서는 [그림 5-27]과 같이 고정플라이어로 림과의 용접부위를 찝어 고정한 다음 수정한다.

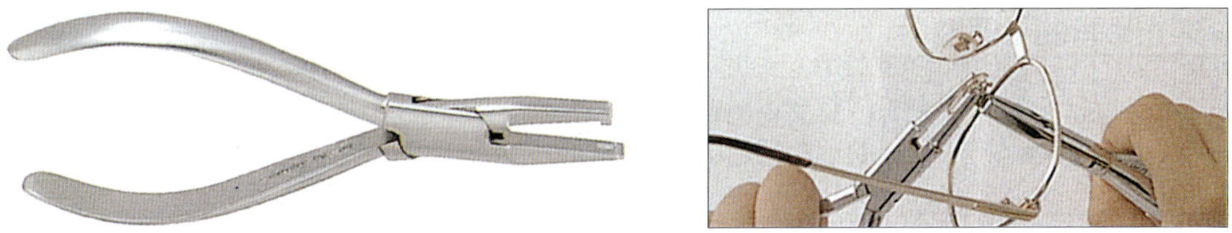

그림 5-27 코받침 용접부위 보호플라이어

플라스틱테의 연결부 휨과 림(Rim) 뒤틀림은 가열하여 연화후에 위 메탈테의 바로잡기를 참고하여 수정한다.

전면 돌출상태(Four Point Touch Check)

전면 수평균형상태의 점검이 끝나면 테의 상부관측으로 좌우 렌즈삽입부(Rim)의 전면으로 돌출상태가 같은지를 살펴본다. 연결부(Bridge) 부근의 좌우 렌즈삽입부(Rim)가 뒤틀렸을 때 전후의 돌출 균형이 어그러진다. 좌우 다리(Temple)의 불균형으로 돌출균형이 틀어지는 것은 안경다리(Temple) 상태 점검에서 설명한다. 작은 뒤틀림은 형광등의 불빛으로 알 수 있다. [그림 5-28]의 (b)와 같이 더미(Dummy) 렌즈위에 비친 형광등의 반사상이 좌우 일직선상에 있으면 정상이다. 일반적으로는 [그림 5-28]의 (a)와 같이 안경자를 대어 검사한다. 이를 전후돌출상태점검 또는 4개접점검사(Four-Point Touch Check)라고 한다. 안경테의 형상에 따라서는 '4개접점검사'을 할 때 좌우 엔드피스(Endpiece)에만 안경자가 닿고 좌우 연결부(Bridge)는 닿지 않을 수 있다. 이 때는 연결부로부터 안경자까지 간격이 좌우가 같은지 점검한다.

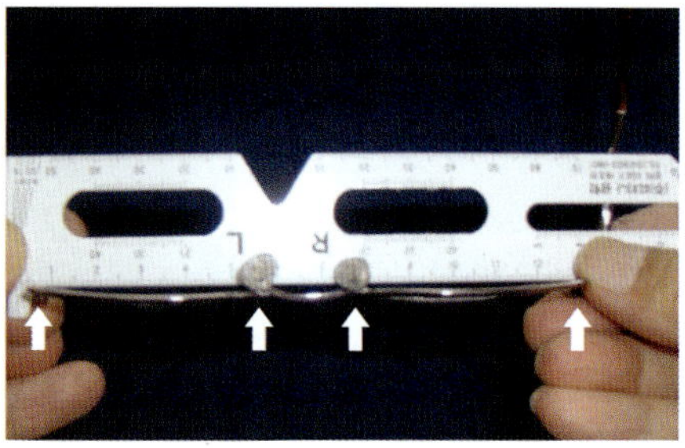

(a) 4개 접점검사(Four-Point Touch Check)

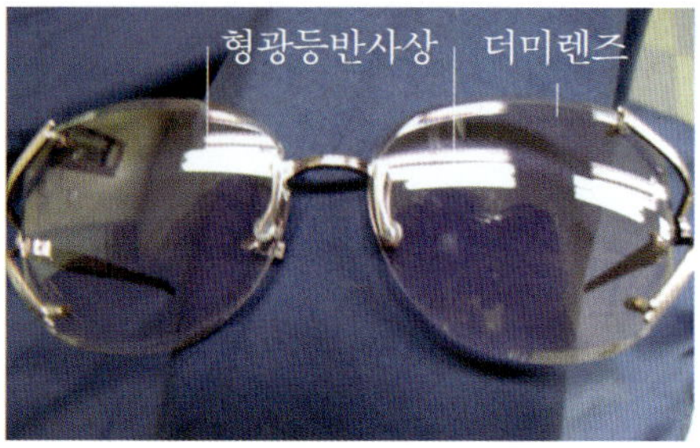

(b) 형광등 반사상검사

그림 5-28 좌우의 앞 뒤 돌출균형점검

8자형과 X자형 뒤틀림(8 Twisting & X-ing Error)

렌즈가 들어 있지 않은 안경테, 특히 메탈테는 [그림 5-29]의 (a)와 같이 상부관측에서 한쪽 림(Rim)이 8자형으로 뒤틀려 있을 때가 있다. 이를 표준상태로 수정하지 않고 가공하여 렌즈를 넣고 가공후 피팅(After Fitting)에서 고치려면 림고정나사(Rimrock Screw)를 풀고 렌즈를 뺀 다음 표준상태점검과 수정(Truing)을 다시 하는 번거로움이 있으므로 처음 표준상태점검과 수정(Truing)에서 발견하여 수정하여야 한다.

수정방법은 메탈테는 [그림 5-29]와 같이 손으로 뒤틀림 반대 방향으로 돌려 잡는다. 플라스틱테는 가열기(Heater)로 가열한 후 메탈테와 같은 요령으로 바로 잡는다.

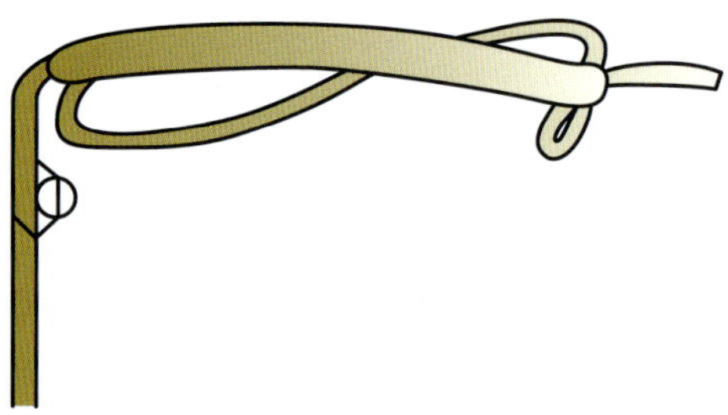

(a) 위에서 본 뒤틀림

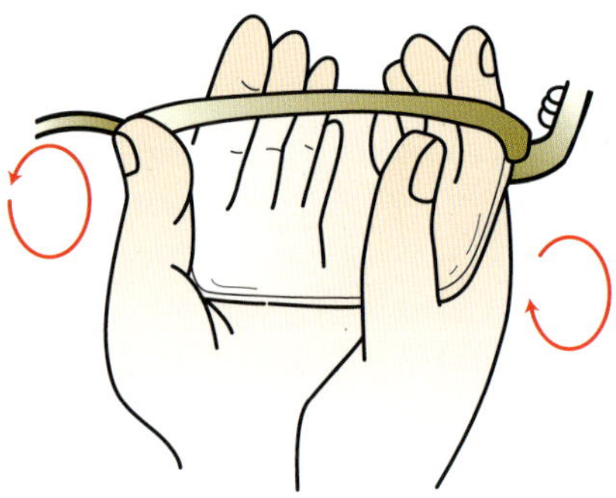

(b) 뒤틀린 반대방향으로 튼다

그림 5-29 림(Rim)의 8자형 뒤틀림

좌우 렌즈면(Planes of Lenses)의 수직방향 X자 뒤틀림(X-ing Error)은 [그림 5-30]과 같이 안경테의 측면에서 관측하여 오른 쪽과 왼쪽의 '렌즈삽입부(Rim)의 렌즈면(Plane of Lens)이 평행하지 않고 좌우림(Rim)이 서로 어긋나 영문자 X자 모양으로 보이는 상태로 안경테 윗 쪽에서 보면 좌우 림(rim)커브가 다르게 보인다.

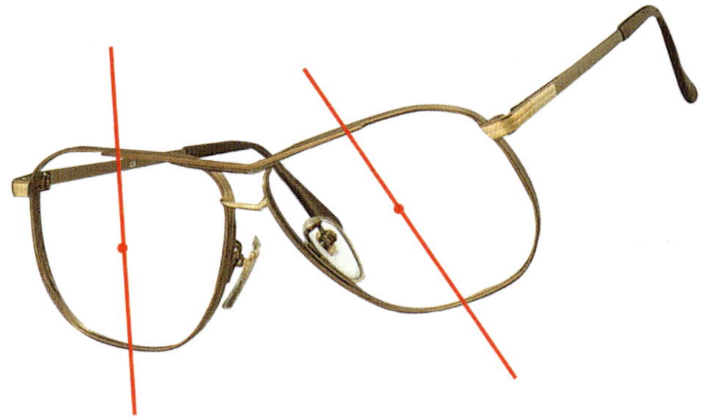

그림 5-30 좌우 렌즈면(Planes of Lenses)의 X자형 뒤틀림[X-ing Error]

뒤틀림의 원인이 림(Rim) 자체에서 연유된 것인지 아니면 연결부(Bridge) 때문인지를 구별하여 수정한다. 메탈테는 [그림 5-31]과 같이 플라이어(Plier)를 가지고 뒤틀린 역방향으로 바로 잡는다.

연결부(Bridge)의 수정은 [그림 5-31]의 (a)와 같이 두 개의 플라이어로하고, 림(Rim)의 수정은 [그림 5-31]의 (b)와 같이 '고정용 플라이어'로 연결부(Bridge) 부분의 림(Rim)을 고정한 다음 손으로 뒤틀린 역방향으로 돌려 바로 잡는다.

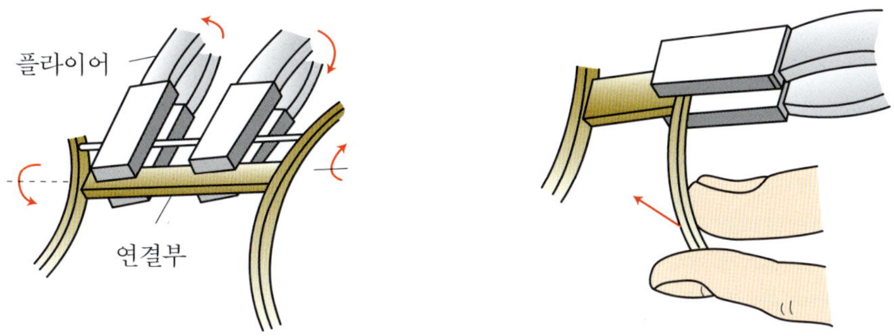

(a) 연결부(Bridge) (b) 림(Rim)

그림 5-31 [그림 5-31] 메탈테의 좌우 렌즈면 뒤틀림(X-ing) 바로잡기

플라스틱테는 원인 부위를 히터(Heater) 로 부분가열(Spot Heating)후 [그림 5-32]와 같이 손으로 뒤틀린 방향의 반대쪽으로 돌려 잡는다. 부분가열할 부위 이외의 곳을 가열하면 정상적인 위치로 있던 부위가 뒤틀리므로 주의한다.

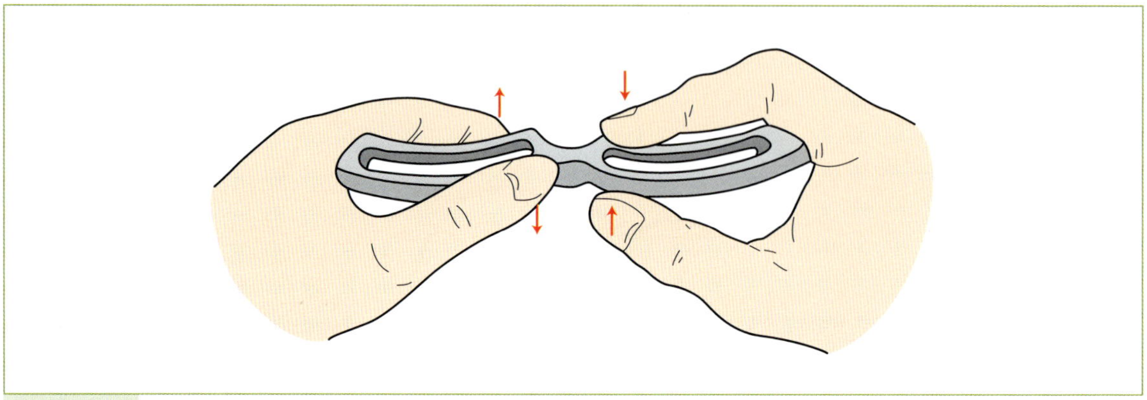

그림 5-32 플라스틱테 렌즈면 바로잡기

연결부(Bridge)

연결부(Bridge)가 뒤틀려 불균형 상태에 있으면 좌우 정점간거리(V.D.)와 경사각(Panoscopic Angle)이 변하고 그에 따라 양쪽 귀바퀴와 코능선의 접촉부위의 압박감 또한 다르게 된다.

[그림 5-33]의 (a)는 연결부의 뒤틀림으로 생긴 좌우 림의 불균형을 바로 잡지 않고 코받침만 대칭이 되도록 조정하여 썼을 때로 좌우 정점간거리 V.D.가 다르게 된다. 이와는 반대로 [그림 5-33]의 (b)와 같이 정점간거리 V.D.만을 바로 잡았을 때는 좌우 코능선부에 가하는 코받침의 압력이 다르게 된다.

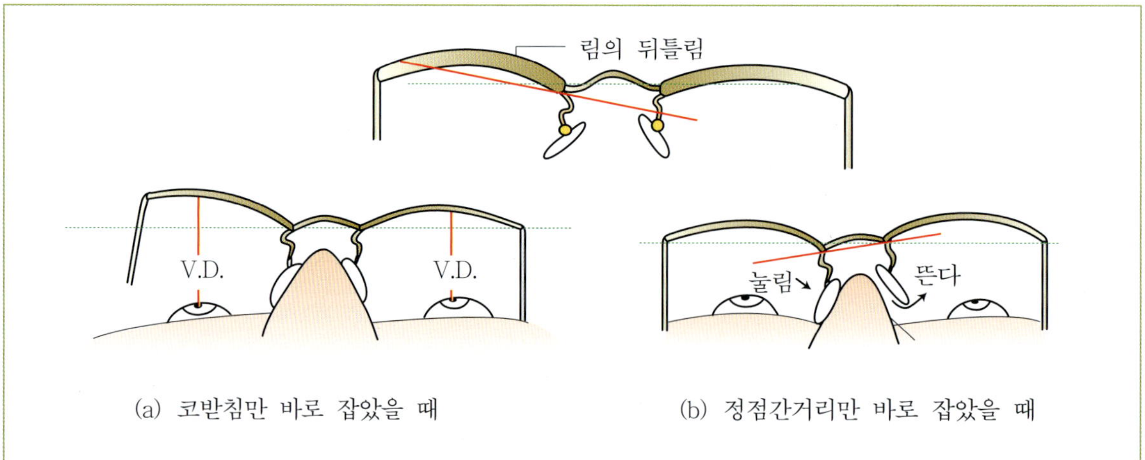

그림 5-33 정점간거리와 코받침의 수정

점검방법은 안경테의 전면을 앞으로 향하게 하여 양 손으로 잡고 가슴 높이로 든 다음, 위에서 내려보아 균형이 잡혀 있는지 본다. 먼저 연결부(Bridge)가 휘어져 있는지 또는 어느 한 쪽의 렌즈삽입부의 림(Rim)이 뒤틀려 있는지, 아니면 양쪽이 모두 어긋난 상태인지를 살핀다.

연결부(Bridge)가 휘어졌다면 메탈테는 앞서 [그림 5-31]과 같이 또는 [그림 5-34]와 같이 플라스틱 보호집게가 붙은 플라이어 두 개를 가지고 휘어진 반대 방향으로 돌려 바로 잡고, 림(Rim)이 뒤틀려 있으면 [그림 5-35]와 같이 림(Rim)수정용 플라이어를 사용하여 바로 잡는다.

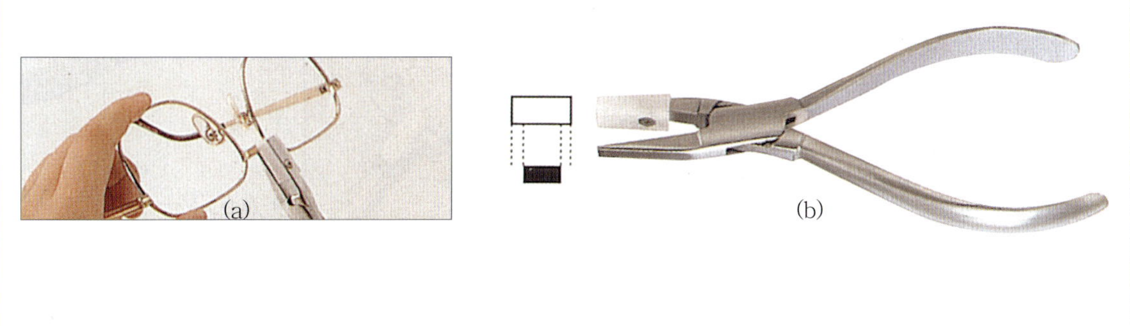

그림 5-34 연결부(Bridge) 휨 바로 잡기

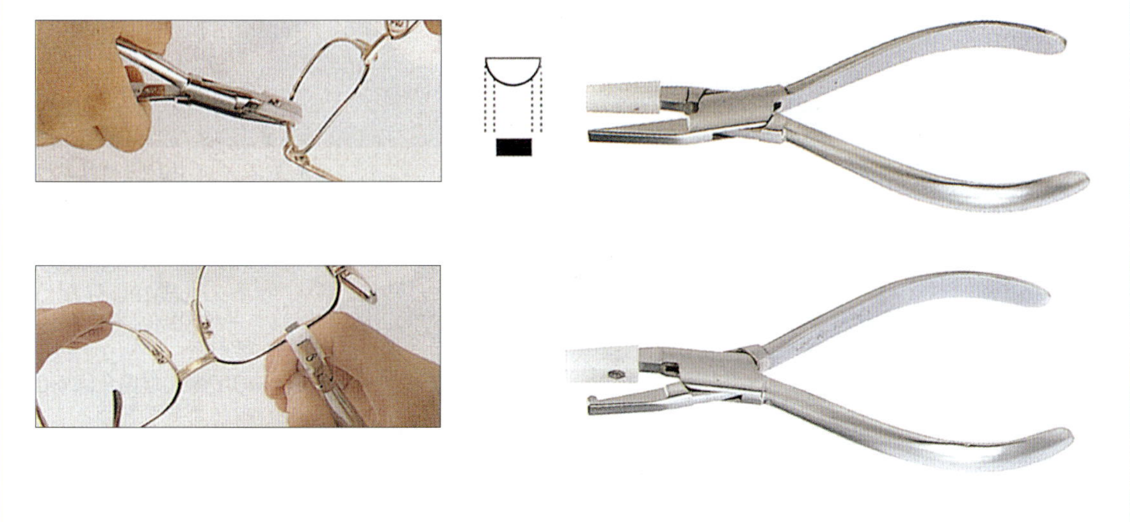

그림 5-35 림(Rim) 뒤틀림 바로잡기

플라스틱테는 다른 부분을 바로 잡을 때와 마찬가지로 먼저 히터(Heater)로 부분가열(Spot Heating)하고 연화(軟化)되면 [그림 5-36]과 같이 손으로 수정한다.

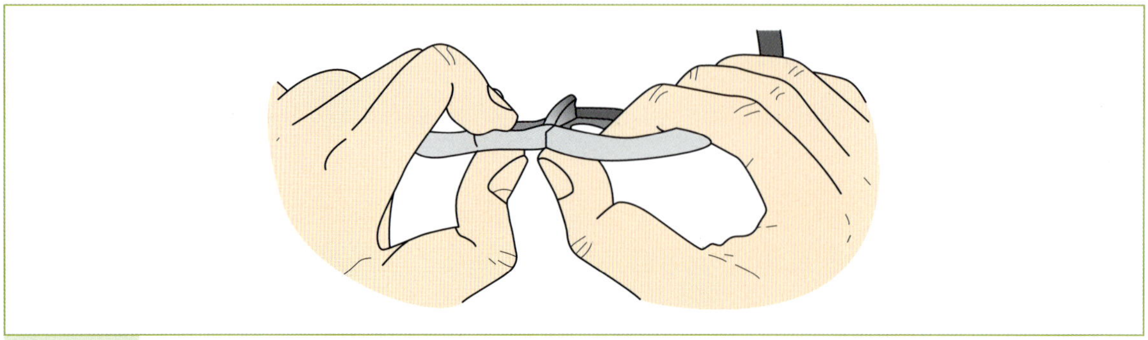

그림 5-36 플라스틱테의 연결부 휨과 림(Rim) 뒤틀림 바로잡기

안면각(Face Form)

안면각(Face Form)은 [그림 5-37]에서와 같이 안면각이 상부에서 관측해서 안경테의 좌우 '렌즈삽입부'의 상부 림(Rim)의 가장 돌출된 곳의 두 접선이 이루는 앞쪽 각이다. 4개 접점검사(Four-Point Touch Check)에서 정상이면 각이 180°를 이루어 평평하다.

이 각이 180°보다 크면 '뒷 쏠림상태(Positive Face Form)'라고 하고 180°보다 작으면 '앞 쏠림상태(Negative Face Form)'라고 한다.

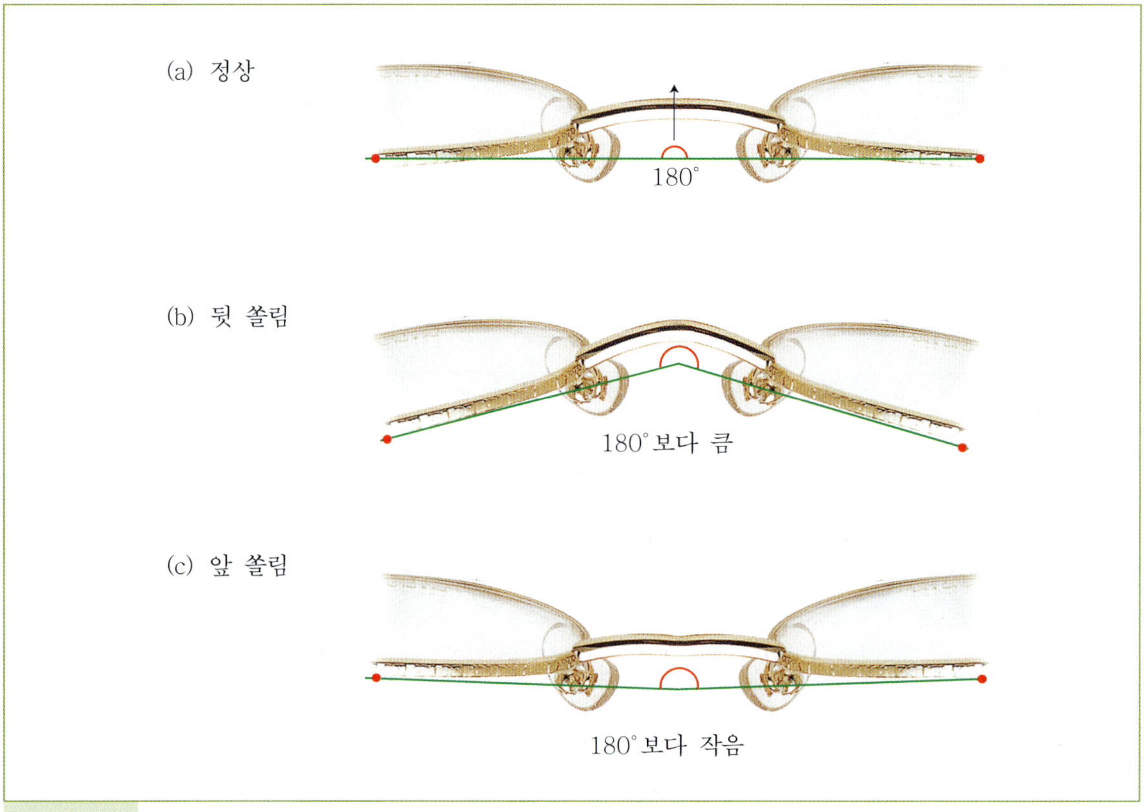

그림 5-37 안면각(Face Form Alignment)과 앞, 뒤 쏠림(Face Form)

'안면각' 의 조정은 주시점을 두눈으로 보게하여 행한다. 양안주시(Bincoular Fiaxtion)하여 두눈의 조준선(Line of Sight)이 렌즈면과 직교되도록 한다. 쏠림각은 손님의 시생활 습관을 고려하여 손님이 어느 거리를 주로 보고, 머리 자세가 어떠한지를 살펴 가장 빈도수가 높은 자세에서 조준선이 렌즈면과 직교되도록 경사각(Pantoscopic Angle)과 함께 조정하여야 한다. 안면각 조정(Face Form Alignment)은 일반적으로 원용에서 180°이고, 근용에서는 170°이다.

근용은 물론이거니와 원용안경을 사용할 때도 작은 양이나마 폭주는 하게 되어 있어 약간 앞 쏠림상태(Negative Face Form)로 피팅하여야 광학적으로는 이상적이지만 [그림 5-38]의 (a)에서와 같이 '앞 쏠림상태' 로 피팅하면 좌우 귀방향의 안경테의 엔드피스(Endpiece)가 아래로 처져 안정감이 없어 보이므로 굴절력이 아주 큰 특별한 때를 제외하고는 외관을 고려하여 수평상태 또는 약간 뒷 쏠림상태(Positive Face Form)으로 한다. 그러나 안정감이 있다고 너무 뒷 쏠림상태(Positive Face Form)로 피팅하면 안경테의 상하 림(Rim)이 얼굴에 접촉되어 불쾌감이 있을 뿐 아니라 얼굴 표정이 변화되어 보인다.

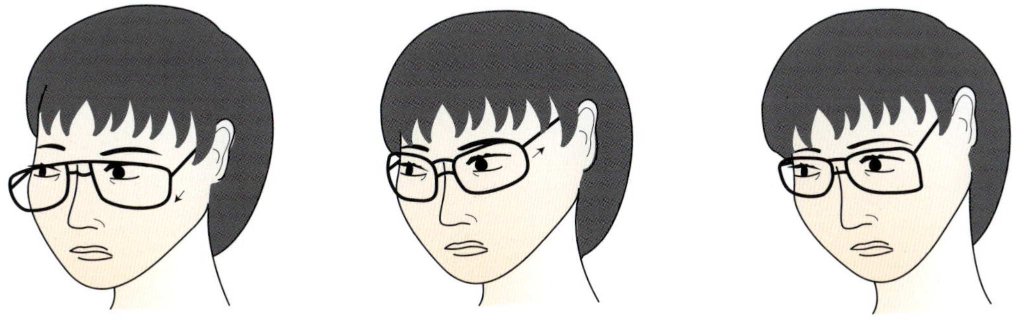

그림 5-38 안면각(Face Form)에 따른 외관

안경테의 상부림을 위에서 보면 안면각(Face Form)의 대략적인 크기를 알 수 있다. 약간의 조정은 양손으로 하고 큰 수정을 할 때는 앞의 [그림 5-34]의 '연결부(Bridge)휨 바로잡기' 와 [그림 5-35]의 '림(Rim) 뒤틀림 바로잡기' 에서와 같은 요령으로, 플라스틱테는 손으로 바로 잡는다.

좌우 안경다리의 평행성(Temple Parallel)

안경을 평평한 면에 놓고 윗 쪽에서 보아 좌우 다리벌림각(Temple Spread)이 같은지를 확인한다. 이 각의 좌우크기가 같으면 좌우의 안경다리가 평행하거나 대칭으로 균형 잡혀 있게 된다. '조제 및 가공대' 한 면의 끝에 [그림 5-39]와 같이 수평대를 만들어 폭 135~140*mm* 간격의 양 끝에 수평대와 수직방향으로 90°선과 95°선을 135~150*mm* 정도의 길이로 그려 놓으면 '다리벌림각'을 점검하는데 편리하다.

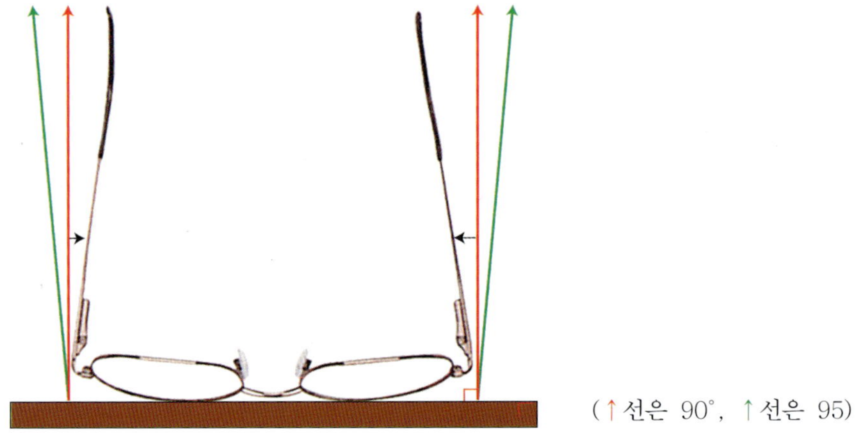

그림 5-39 다리벌림각(Temple Spread)의 불균형상태 확인

벌림각은 양쪽 안경다리를 폈을 때 각각의 앞쪽 좌우 렌즈면과 좌우 안경다리가 이루는 각으로 최초 표준상태에서는 90~95° 사이에 있어야 한다. 손님이 썼을 때는 95°가 좋다. 좌우 벌림각이 같지 않으면 [그림 5-40]과 같이 벌림각이 큰 쪽의 정점간거리가 짧아지고, 그에 따라 벌림각이 작은 쪽의 렌즈삽입부는 앞으로 돌출된다. 또, 벌림각이 큰 쪽의 코받침부가 코능선에 강하게 압력을 가하고, 반대로 작은 쪽은 코능선과 닿지 않고 약간 뜰 수도 있다. 다리의 귀바퀴받침부(Earpiece)는 다리벌림각이 작은 쪽의 다리가 앞 쪽으로 쏠려 귀를 당기게 되고 너무 작을 때는 위로 떠오른다.

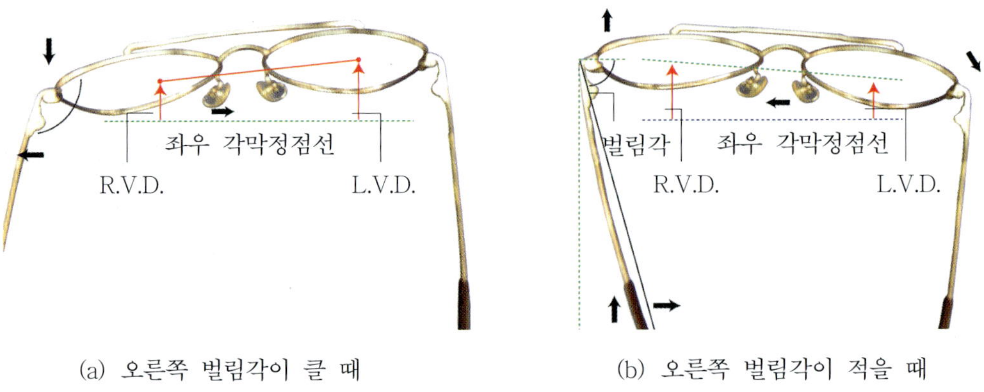

그림 5-40 벌림각의 불균형으로 생기는 좌우 정점간거리와 코받침 압력의 변화

바로 잡는 요령은 메탈테는 [그림 5-41]의 (a)와 같이 '다리벌림각조정용 플라이어'로 좌우다리가 90~95° 사이에서 대칭이 되도록 안 쪽 또는 바깥쪽으로 휜다. 포인트테(Point Frame)의 조정은 [그림 5-41]의 (b)와 같이 렌즈 고정금대(Strap)의 지엽(Toungue)을 플라이어로 잡고 난 다음 또 다른 플라이어로 다리벌림각을 조정하여야 한다.

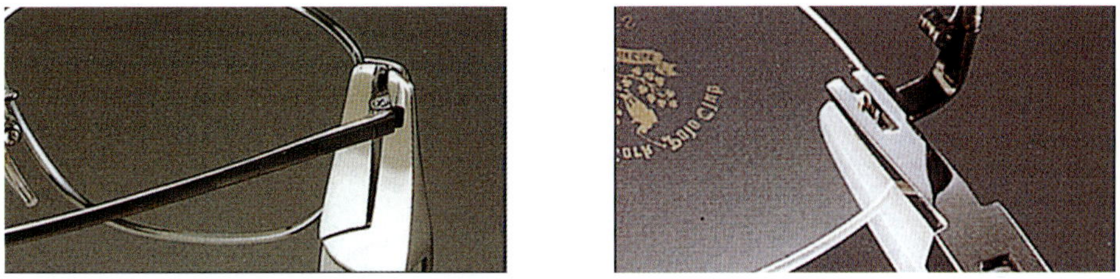

(a) 메탈테　　(b) 포인트테

그림 5-41 메탈테의 좌우의 다리벌림각(Temple Spread) 균형잡기

플라스틱테는 조정할 쪽의 엔드피스(Endpiece)를 [그림 5-42]과 같이 부분가열(Spot Heating)한 뒤 손을 사용하거나, 작업대 모서리 면을 이용하여(Using Flat Surface) 바로 잡는다. 플라스틱 다리에 매설(埋設)된 금속의 경첩(Hinge)과 장식(Shield) 등이 부분가열되면 주위의 플라스틱에 비하여 온도가 높게되므로 조정후에 바로 물에 넣어 냉각시켜야 경첩 등이 이탈되거나 위치변화가 생기지 않는다. 플라스틱테의 다리벌림각(Temple Spread)을 크게 하려고 바깥쪽으로 밀 때는 [그림 5-42]의 (c)와 같이 엄지손과 집게 손으로 앤드피스를 집어 집게 손의 힘을 바깥쪽으로 주면서 휜다.

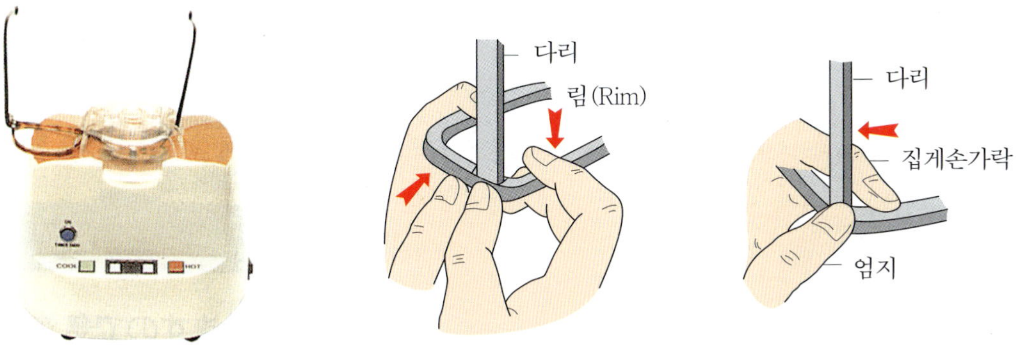

(a) 부분가열　　(b) 벌림각을 줄일 때　　(c) 벌림각을 늘릴때

그림 5-42 플라스틱테의 다리벌림각(Temple Spread) 바로잡기

드물기는 하지만 다리벌림각(Temple Spread)이 아주 작아서 위의 조작으로는 넓히기가 안되는 경우가 있다. 특히 플라스틱테에 커브가 심한 렌즈를 끼우면 렌즈 전면 림커브가 렌즈 커브에 따라 맞춰지면서 좌우 다리가 안쪽으로 오므러들어 다리벌림각(Temple Spread)이 좁아진다. 이 때는 다리를 접고 '엔드피스' 부분에 닿는 다리 끝부분을 [그림 5-43]와 같이 전용작업대 끝 모서리 부분에 대고 줄(File)로 쓸어 접촉 각도를 조정하여 넓힌다.

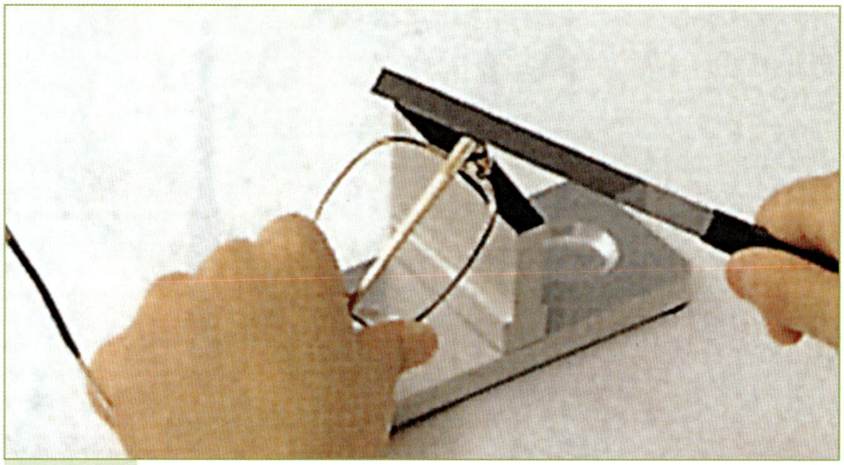

그림 5-43 줄작업(Filing)으로 다리 벌림각 넓히기

좌우 안경다리의 높낮이가 다른 안경을 쓰게 되면 전면에서 봤을 때 다리 귀바퀴부분(Earpiece) 높이가 낮은 쪽의 렌즈삽입부가 위로, 다리귀바퀴 부분 높이가 높은 쪽의 렌즈삽입부는 아래로 기울어 보이게 된다. [그림 5-44]에서는 왼쪽다리가 낮아 전면에서 보면 왼쪽의 렌즈삽입부가 올라간 상태로 된다. 따라서 앞에서 봐서 왼쪽 또는 오른쪽의 렌즈삽입부를 올리거나 내려서 수평상태로 조정하려면 올리려는 쪽의 다리를 아래로 내리고, 내리려는 쪽의 다리는 올린다.

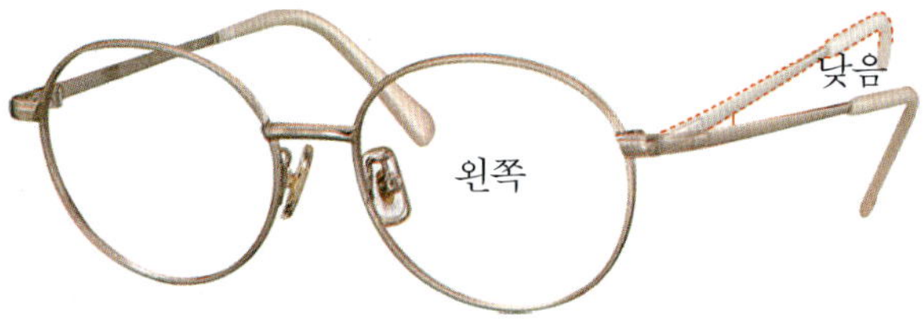

(a) 왼쪽다리 낮으면

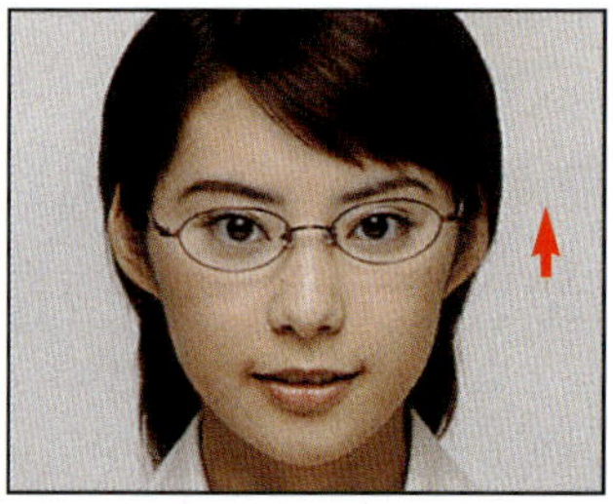

(b) 정면관측에서 왼쪽 삽입부높음

그림 5-44 다리 높낮이의 불균형과 정면관측

다리경사각(Vertical Angle of Temple)

안경테만으로 점검하는 '표준상태점검과 조정(Truing)' 에서는 아직 림(Rim)의 경사각(Pantoscopic Angle)을 알 수가 없다.

왜냐하면 같은 안경테라 하더라도 안경테를 쓰는 사람의 사용시 자세, 귀바퀴의 위치와 머리모양 그리고 원용인지 근용인지의 사용용도에 따라 달라지기 때문이다.

따라서 '표준상태점검' 에서는 [그림 5-45]에서와 같이 옆에서 보아 측면 림(Rim)과 안경다리(Temple)가 이루는 각인 다리경사각(Vertical Angle of Temple)의 좌우크기가 같은지를 점검한다. 안경테에 형상에 따라 이 '다리경사각' 은 약간씩 다르다.

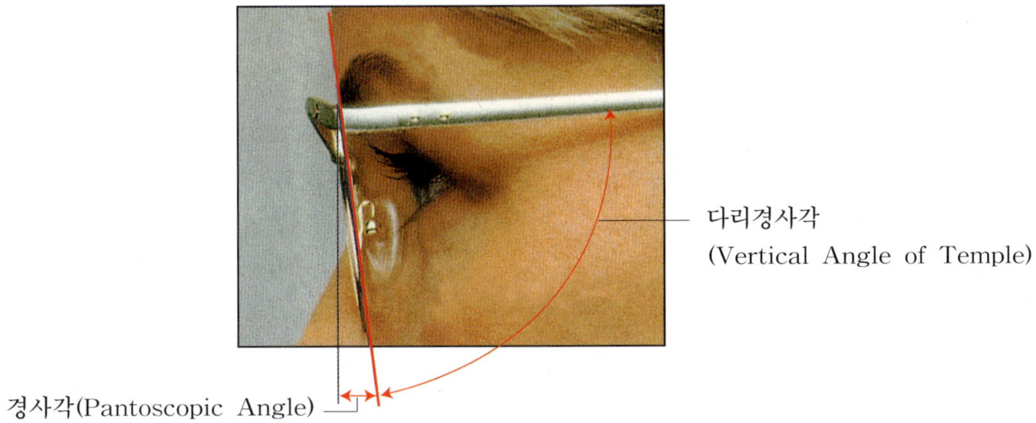

그림 5-45 다리경사각(Vertical Angle of Temple)

[그림 5-46]에서와 같이 엔드피스(Endpiece)의 위치, 즉 다리부착 위치가 윗끝에 있으면 '다리경사각' 이 75~80°가 되고 측면 림(Rim)의 중앙에서 상단까지 3등분 했을 때 윗쪽 1/3 위치에 있으면 80~85°이며, 림의 중앙이면 85°~90°, 중앙 보다 아래쪽에 있으면 90° 이상이 된다.

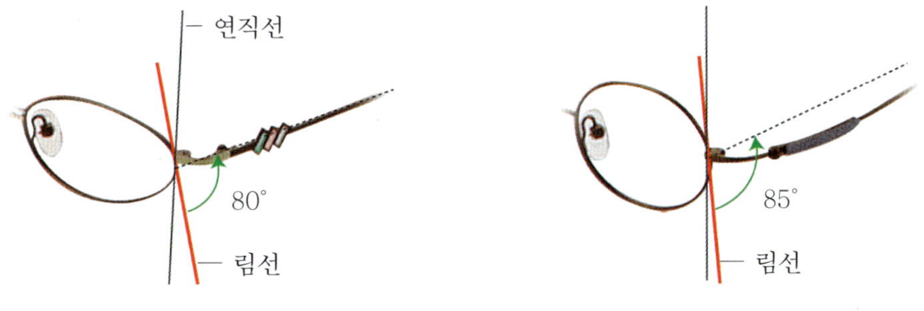

그림 5-46 엔드피스(Endpiece)위치와 다리경사각(Vertical Angle)

좌우의 다리경사각이 같아야 옆에서 봤을 때 좌우 다리가 상하로 어긋나지 않고 평행하게 된다.

옆에서 보는 것만으로 좌우 안경다리가 평행한지 아닌지를 알 수 없을 때는 평평한 지면에 [그림5-47]과 같이 놓고 좌우 다리의 귀받침부분을 집게손으로 가볍게 눌러 움직임이 있으면 평행하지 않은 것이다. 앞서의 '전면의 수평상태'와 '다리의 벌림각'의 '표준상태 점검과 수정'이 이상없이 끝난 상태에서 눌러보아 움직임이 있으면 좌우 **다리경사각**(Vertical Angle of Temple)이 서로 다른 것이므로 아래와 같이 조정한다.

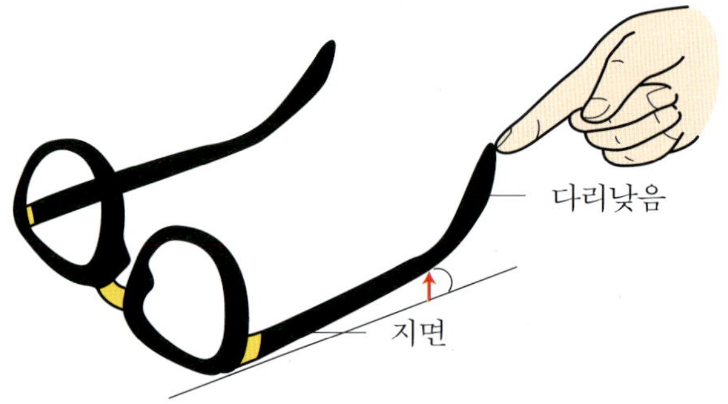

그림 5-47 좌우 다리경사각(Vertical Angle of Temple)이 다를 때 점검 방법

즉, 테의 좌우 다리본대(Shift) 윗 쪽을 평평한 면에 향하도록 놓고 다리가 지면에서 뜨는지 살펴본다. 좌우 다리를 번갈아 손가락으로 가볍게 눌러 보아서 움직이면 다리의 높낮이가 다른 것이다. 움직임이 있는 쪽 다리가 낮은 것이다. 조정은 어느 쪽의 다리경사각(Vertical Angle of Temple)이 바른 것인지를 알아서 그 쪽의 다리 높이에 다른 쪽 다리의 높이를 맞춘다. 다리(Temple)와 엔드피스(Endpiece)의 경첩이 휘어져 경첩의 짝맞춤이 반듯하지 않으면 높낮이가 다르므로 경첩상태를 살펴 볼 필요가 있다. 경첩의 짝맞춤 위치가 잘못된 플라스틱테의 '다리경사각'은 부분가열을 하지 말고 구부러진 다리의 경첩을 편다.

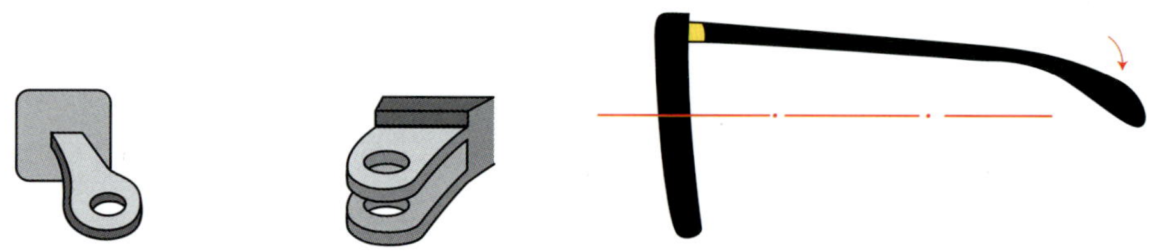

(a) 엔드피스쪽 경첩 (b) 다리쪽 경첩

그림 5-48 경첩이 휘어졌을 때 다리 높이의 변화

좌우 다리의 높낮이의 작은 불균형은 [그림 5-49]와 같이 손으로 바로 잡고,

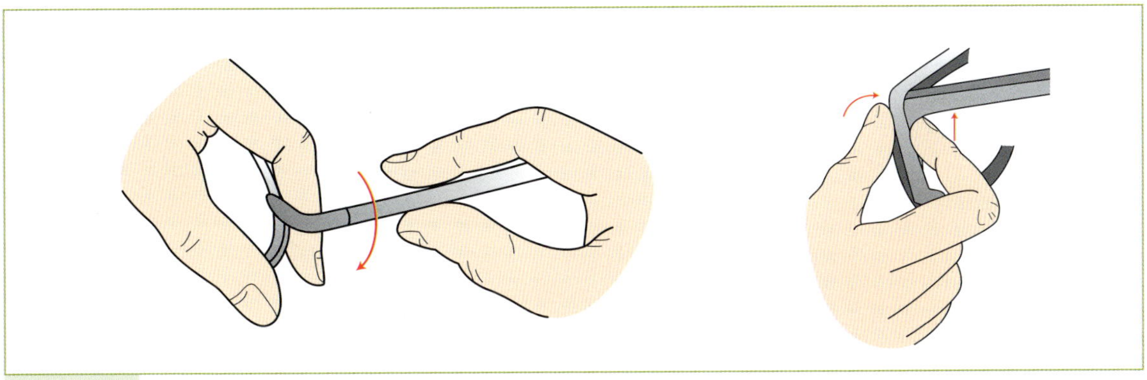

그림 5-49 다리 높이를 손으로 조정하는 자세

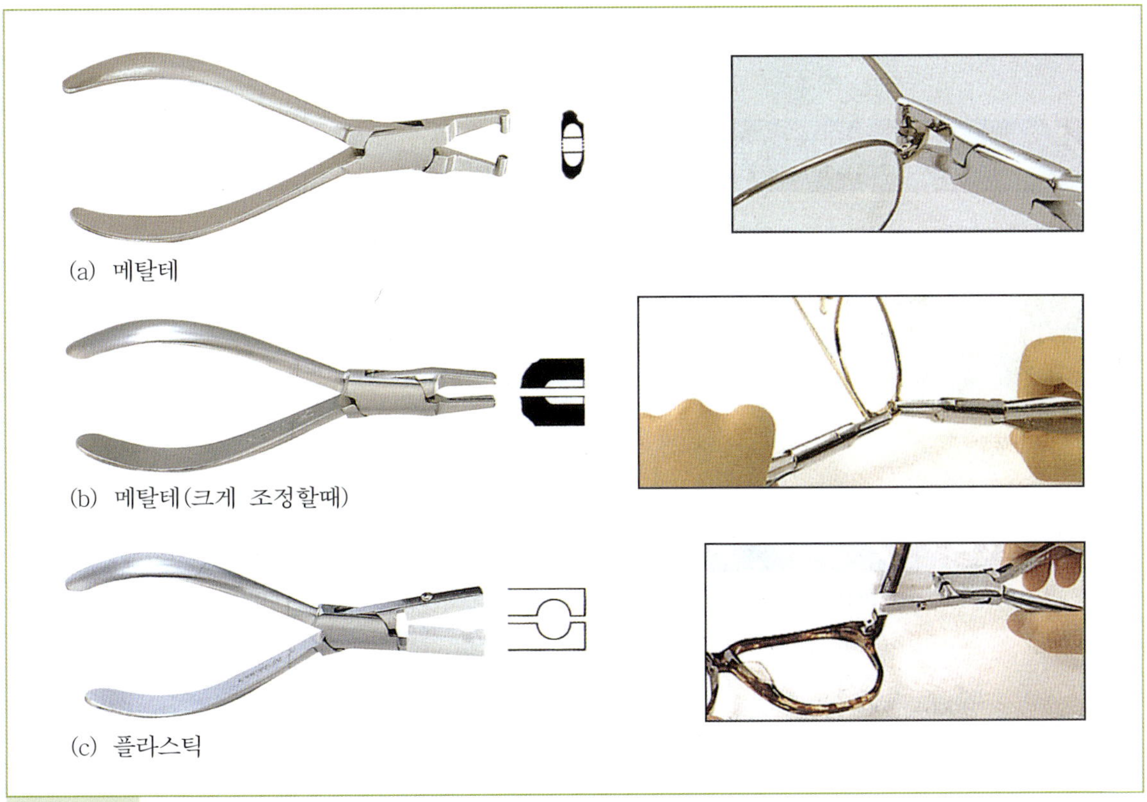

그림 5-50 플라이어를 이용한 다리 경사각 조정

다리경사각(Vertical Angle of Temple)을 크게 변화시켜야 할 때는 '다리본대(Shaft)' 자체를 휘어야 하는데 전면부의 엔드피스(Endpiece)에 가까운 곳을 조정하여야 조금의 변화로 경사각 크기를 많이 변화시킬 수 있다. 메탈테는 [그림 5-51]과 같이 조정 플라이어를 사용하든가 또는 손으로, 플라스틱테는 손으로 수정한다.

수정한 후에는 수정한 쪽 다리의 벌림각(Temple Spread)도 다시 살펴 바르게 한다.

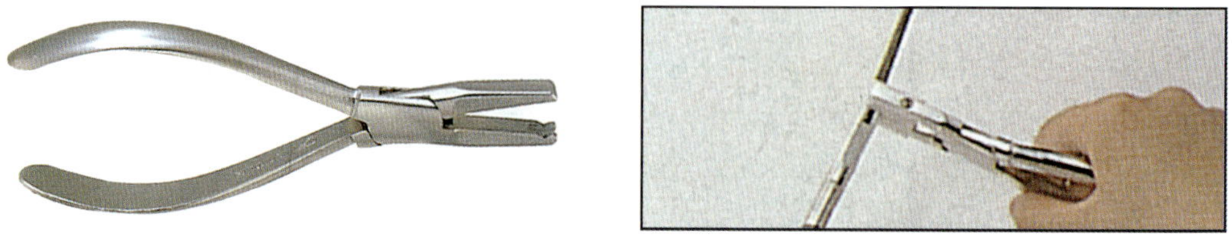

그림 5-51 '다리본대(shaft)' 의 조정

다리 접은 상태(Temple Fold Angle)

안경테의 좌우 다리를 폈을 때는 높낮이의 차가 없이 평행하지만, 접었을 때는 [그림 5-52] (b), (c)와 같이 휘어지거나 경첩위치 보다 위 아래에서 엇갈리게 교차되는 때가 있다.

좌우 양다리를 접었을 때 평행하게 겹치어져 있는 것이 정상이다. 그리고 접었을 때 두 다리의 교차점에서 이루는 윗 방향의 각을 양다리 접은각(Temple Fold Angle)이라고 한다. 이 접은각이 약 180°가 되면 정상인 것이다. 180°보다 작으면 양다리가 경첩(hinge) 및 엔드피스(Endpiece) 아래 쪽으로 교차되는 것이고 180°보다 크면 경첩(Hinge)이나 엔드피스(Endpiece) 윗 쪽에서 교차되는 상태이다. 안경다리를 접으면 보통 오른 쪽 다리가 왼쪽다리 위로 겹쳐진다. 그러나 드물게는 기본피팅 또는 렌즈넣기 가공시 왼 쪽 다리를 위로 겹치게 하는 편이 좋을 때도 있다.

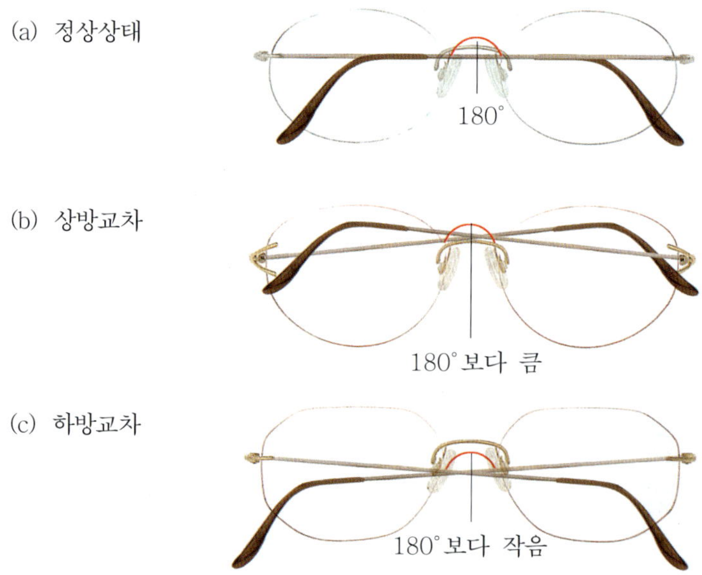
(a) 정상상태
180°
(b) 상방교차
180°보다 큼
(c) 하방교차
180°보다 작음

그림 5-52 양다리 접은각(Temple Fold Angle)

'표준상태점검' 에서 뿐만아니라 가공 후 나타나는 점은 좌우 다리가 평행하게 겹치지 않게 되는 것은 [그림 5-53]에서와 같이 주로 다리 부분 '엔드피스(Endpiece)의 뒤틀림 때문이다.

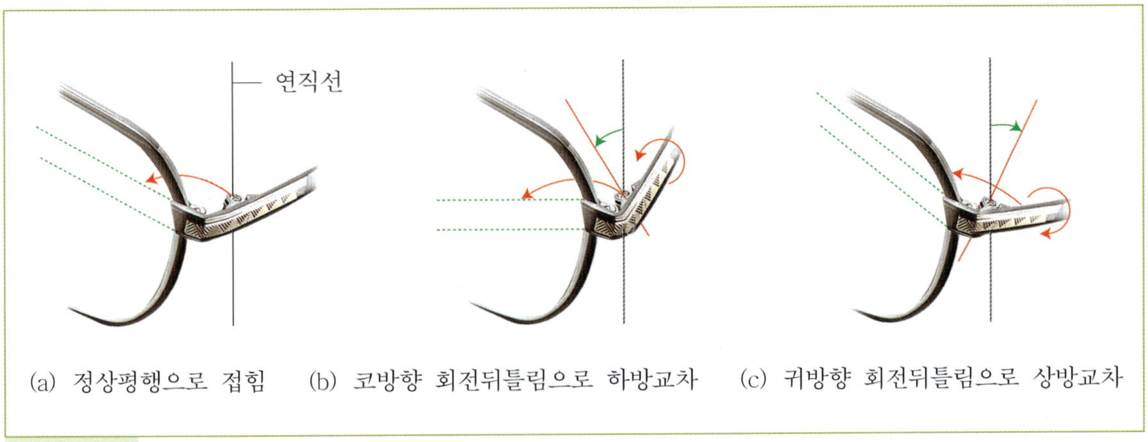

그림 5-53 다리부 엔드피스 및 경첩의 회전 뒤틀림

다리부의 '엔드피스'가 [그림 5-53]의 (b)와 같이 코방향으로 회전된 뒤틀림이 있으면 다리를 접었을 때 하방교차상태가 되고, [그림 5-53]의 (c)와 같이 귀방향 회전 뒤틀림이 있으면 상방교차상태가 된다.

'표준상태점검' 시에 나타나는 것은 아니지만 렌즈가 너무 작게 갈렸거나 모양이 다르게 되었는데 무리하게 끼우면 가장자리가 변형이 생겨 [그림 5-54]와 같이 '엔드피스'가 뒤틀린다.

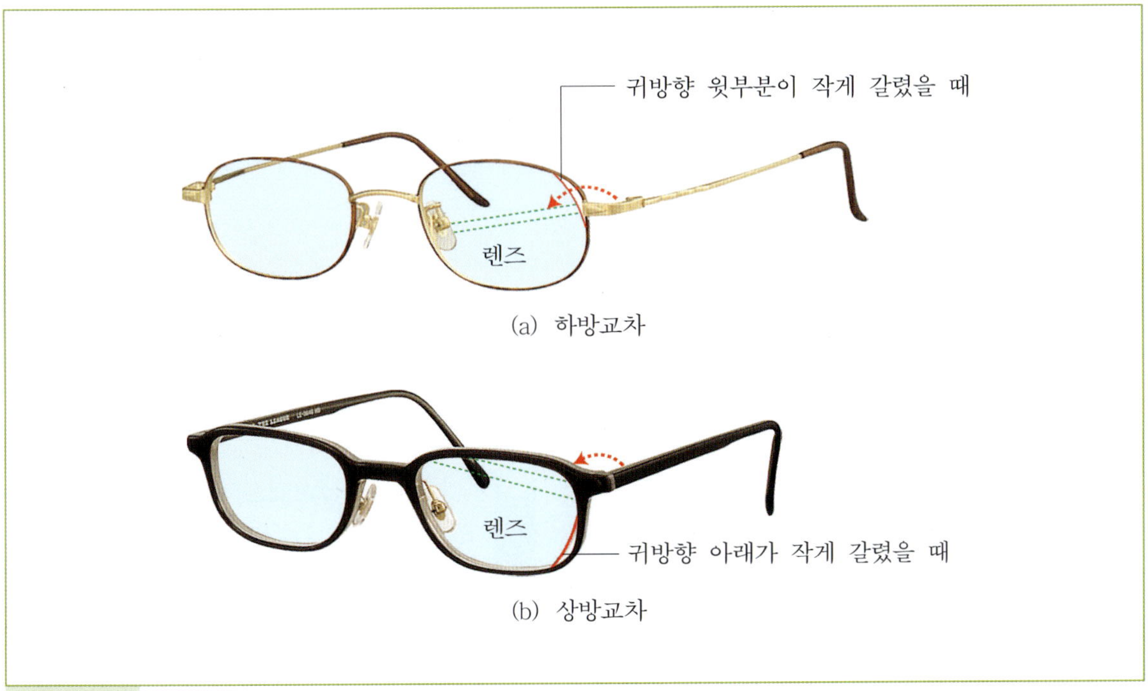

그림 5-54 형판과 다른 모양의 렌즈를 끼웠을 때

렌즈가 형판보다 작게 되었을 때 렌즈가 림(Rim)의 홈으로부터 이탈되는 것을 막기 위하여 쓰이는 [그림 5-55]와 같은 홈라이너(Lens Liner)를 넣었을 때도 접은 다리 상태의 양다리 접은각(Temple Fold Angle)에 불균형이 생길 수 있다.

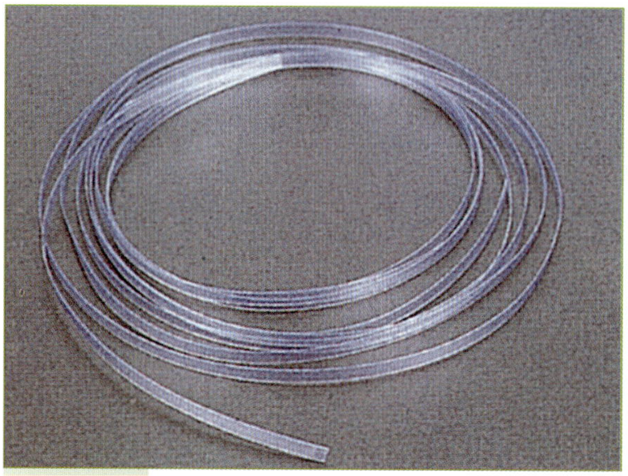

그림 5-55 이탈방지 홈라이너(Lens Liner)

양다리를 접어 상방 또는 하방교차가 있으면 다시 다리를 펴서 '다리부 엔드피스'에 회전 뒤틀림이 있는지 확인한다. 메탈테의 수정은 앞의 [그림 5-20]의 (b)와 같이 '전면부 엔드피스'를 플라이어로 고정하고 경첩 또는 '다리부 엔드피스'를 또다른 플라이어로 찝어 반대 방향으로 돌린다. 플라이어의 끝부분은 플라스틱으로 된 것을 사용하거나, 끝부분이 쇠붙이면 헝겊 등으로 접촉부위 쌓아 안경테에 흠과 자국이 생기지 않도록 한다. 플라스틱테는 '엔드피스'와 경첩부위를 약하게 가열하여 [그림 5-56]과 같이 플라이어로 경첩을 고정하고 손으로 뒤틀렸던 반대 방향으로 돌린다. 엔드피스의 수정이 끝났으면 다리벌림각(Temple Spread)을 재점검하여야 한다.

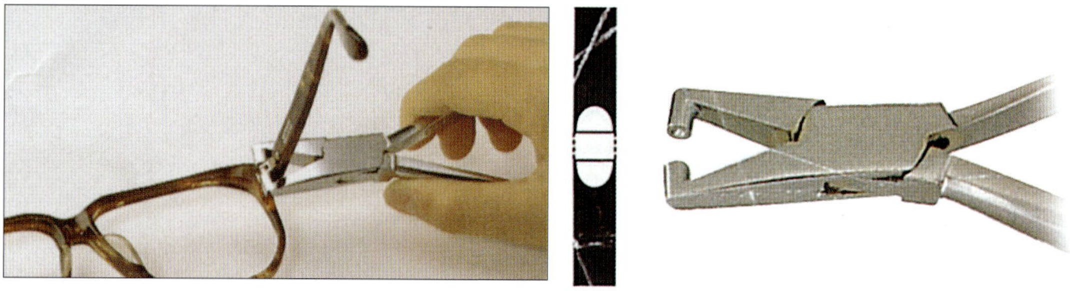

그림 5-56 플라스틱테 엔드피스(Endpiece) 회전뒤틀림의 수정

5.3 기본피팅(Main Fitting)

표준상태점검(Truing) 후 잘 정렬, 정돈된 안경테의 투명형판 또 더미렌즈(Dummy Lens)에 설계점(M.R.P, Major Reference Point)을 인점을 하기 위하여 손님의 얼굴 형태에 맞추어 조정하는 것을 기본피팅(Main Fitting)이라고 한다.

안경을 썼을 때 손님이 느끼는 불쾌감은

- 가 흘러내린다
- 나 누르거나 조여서 아프다
- 다 좌우가 불균형 상태로 틀어져 있다
- 라 불안정한 느낌이 든다
- 마 윗 눈썹 또는 속눈썹이 안경테에 닿는다.
- 바 아래쪽 림(Rim)이 뺨에 닿는다.

등이다.

이와 같은 불쾌감이 없는 상태로 조정하고 그 상태에서 설계점(M.R.P)을 정확하게 구하여 광학적요소와 미적요소를 만족시키는 기본피팅(Main Fitting)은 안경조제의 핵심 작업이다.

표준상태로 정돈된 안경테를 손님의 얼굴에 씌우면 대체로 위의 여러 가지 불쾌감과 좌우 불균형 상태가 나타나게 된다. 그 까닭은 대부분 사람의 얼굴형태는 좌우 대칭이 아니기 때문이다.

그러나 기본피팅이 중요하다고 해서 안경테를 씌워 점검, 조정하는 횟수가 많으면 손님에게 심리적 부담을 주어 신뢰를 잃기 쉽고, 조정 중에 안경테를 부러뜨리거나 용접부위가 떨어지기도 하므로 처음 관찰을 신중히 하여 신속하게 끝내도록 하여야 한다.

'기본피팅(Main Fitting)' 에서는 다리벌림각(Temple Spread), 다리경사각(Vertical Angle of Temple), 코받침(Nose Pad)의 좌우 균등접촉 그리고 안경테 전체의 좌우 평행성과 대칭성을 살펴서 바르게 조정한다. 연결부(Bridge)의 조정 및 수정은 하지 않는다.

다리벌림각(Temple Spread)

기본피팅(Main Fitting)은 손님 얼굴에 안경테를 씌워야 조정할 내용을 알 수 있다.

처음 씌울 때 [그림 5-57]과 같이 양손으로 좌우 안경다리를 약간 밖으로 벌려서 밀어 넣어 손님의 귀바퀴에 테의 귀바퀴받침부(Earpiece)가 가볍게 닿도록 한다.

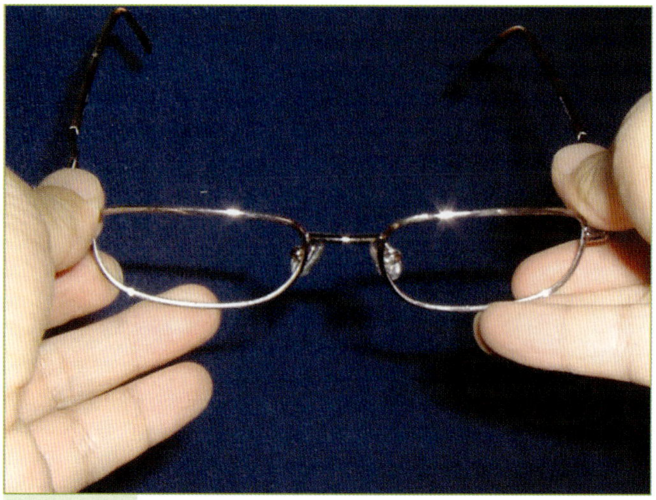

그림 5-57 안경테를 씌우는 자세

익숙해지면 양 손에 오는 느낌으로 손님에게 알맞은 다리벌림각(Temple Spread)의 정도를 알 수 있다. 손님의 안폭(顔幅)에 딱 맞는 테를 쓰면 양쪽 귀로 벌려진 머리부위의 형상에 비하여 테의 벌림각이 작다. '다리 벌림각'이 작으면 좌우 두경부(頭頸部)를 누르는 힘이 강해져 귀바퀴 뒷부분과 관자놀이에 압박을 가하게 되고 테는 앞으로 튀어나오고, 그결과 아래로 약간 흘러 내린다. 또 안경테의 귀받침부(Earpiece)가 귀바퀴를 앞 쪽으로 당기게 된다.

'반대로 벌림각'이 크면 좌우 귀바퀴 상부에 접촉하는 힘이 약해서 아래로 많이 흘러내린다. 사용 중에 이러한 상태가 되어 흘러내리는 때가 많다. 벌림각이 적거나 클 때 조정기준은 [그림 5-58]와 같이 관자놀이에서 귀바퀴 윗부분까지의 다리 안쪽에 얇은 종이가 통할 수 있는 간격을 유지하고 다리의 귀받침(Earpiece)이 귀바퀴에 가볍게 접촉되게 하는 것이다.

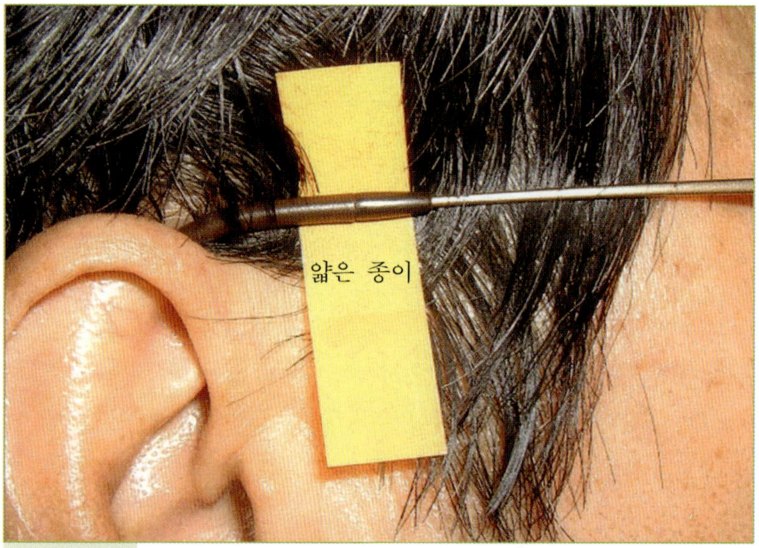

그림 5-58 다리벌림각이 맞게 피팅한 상태

좌우 '다리벌림각(Temple Spreacl)' 이 균형잡혀 있지 않으면 좌우정점간거리가 같지 않게 된다.

좌우 정점간거리가 같지 않을 때의 수정방법은 '다리벌림각(Temple Spread)' 을 줄이거나 반대 쪽 '다리벌림각(Temple Spread)' 을 크게 하거나 또는 이 두 방법을 혼용한다.

좌우 다리벌림각중 어느 쪽을 수정할 것인가 아니면 혼용으로 수정할 것인가는 안경전체의 좌우 균형이 잡히고 좌우 정점간거리(V.D.)를 맞추는 관점에서 판단한다.

좌우 정점간거리의 차이는 다음과 같은 경우에서도 생긴다. '표준상태점검과 수정(Truing)이 바르게 됐다 하여도 다리의 탄력성이 없거나, 받침부의 '꺾임위치(Bend)' 까지의 본대(Shaft) 길이가 짧거나 또는 본대길이는 같지만 좌우 귀바퀴의 위치가 다르면 다리의 꺾임부 보다 귀바퀴가 있는 다리의 전면부가 뒤로 끌려 정점간거리가 짧아진다.

다리경사각(Vertical Angle of Temple)

좌우 다리경사각(Vertical Angle of Temple)이 조정되어 안경테 전면의 수평상태와 수직상태가 정돈되면,

- ㉮ 좌우 눈썹선과 안경테 전면이 조화를 이루어 균형미가 있다.
- ㉯ 좌우 코받침(Nose Pad)의 안정적인 접촉을 꾀할 수 있다.
- ㉰ 좌우 아이포인트선(Eye Point Line)을 정돈할 수 있다.

테의 경사각(Pantoscopic Angle)은 손님의 귀높이, 이마에서 눈까지 거리 자세, 안경의 사용목적 그리고 교정렌즈의 크기의 영향을 받는다.

안경테가 뺨 또는 이마 눈썹에 닿지 않으면서 광학적요소를 만족시켜야 한다. 경사각(Pantoscopic Angle)의 수정은 '다리경사각(Vertical Angle of Temple)' 의 크기를 변화시키게 되고 '다리경사각' 이 변하면 전면에서 본 좌우수평도 다르게 된다.

대부분 손님의 좌우 귀높이는 약간 다르다. 표준상태로 정돈된 안경테를 씌우고 앞에서 보면 좌우 어느 한쪽으로 기울게 된다. 조정방법은 앞에서 설명한대로 내려간 쪽의 다리경사각(Vertical Angle of Temple)을 작게, 즉 다리를 내리거나, 반대 쪽 다리를 올려서 반대쪽의 다리경사각을 크게 한다. 또는 좌우 양쪽의 다리를 조정하는 혼합방식을 취한다.

안경렌즈의 광학중심점을 위로 옮기는 미조정을 하려면 좌우 안경의 '다리경사각' 을 작게 하면 된다.

'코받침지지(Clings, Nose Pad Arm)' 가 눌리어 있거나 경사각(Pantoscopic Angle)이 커서, 다리경사각(Vertical Angle of Temple)이 작으면 전면의 하부림이 뺨에 닿게 된다. 하부림이 뺨에 닿지 않게 하려면 안경의 경사각(Patoscopic Angle)을 작게, 즉 다리경사각(Vertical Angle of Temple)을 크게 한다.

귀받침부(Earpiece Modern, Temple Tip)의 꺾임위치(Bend)의 수정은 반드시 다리경사각(Vertical Angle of Temple) 조정 후에 하여야 한다. 왜냐하면 경사각조정을 하면 테의 앤드피스(Endpiece)에서 귀바퀴까지의 거리가 변하게 되기 때문이다.

테의 엔드피스(Endpiece)에서 귀받침부(Earpiece)의 꺾임위치(Bend)까지 거리가 짧거나, 귀의 위치가 후방으로 너무 멀리 있으면 같은 쪽의 렌즈삽입부(Rim, Lenswire)가 위로 올라가 전면의 좌우 수평상태가 어긋난다. 따라서 초기에 다리본대(Shaft)를 길게 하여 여유를 두고 꺾임위치를 정한다.

2중 또는 3중초점렌즈에서는 좌우 수평을 맞출 때 좌우 자렌즈(Segment)의 상부경계선이 같은 높이에 와서 수평이 되도록 조정한다.

코받침(Nose Pad)

안경테 전면부(Front) 피팅에서 마지막으로 좌우 코받침(Nosepads)의 상하 위치와 좌우간격 그리고 코받침능각(Splay)을 비롯 코받침옆퍼짐각(Frontal Angle) 그리고 코받침경사각(Vertical Angle)을 미조정(微調整)하여 전면부의 수직 방향의 높낮이와 정점간 거리를 정돈한다.

플라스틱테의 고정식 코받침은 좌우 코받침 간격을 줄로 썰어 넓히거나, 덧붙임패드(Buildup Pad)를 붙여 좁힐 수 있다.

'다리경사각(Vertical Angle of Temple)'의 조정으로 안경테의 전면을 이마선과 수평으로 평행하게 맞추었다고 해도 연결부(Bridge)를 중심축으로 좌우림(Rim)이 전후로 비틀어져 어느 한쪽 림(Rim)이 앞으로 돌출되면 전면의 좌우 수평은 바르지만 수직방향의 균형, 즉 좌우 높낮이가 맞지 않게 된다.

코받침의 조정으로 이를 바로 잡을 수 있다.

㉮ 전면부 전체를 올리려면 양 코받침(Nose Pad)을 같은 정도로 내리거나 또는 폭을 좁힌다. 크게 내리거나 올리려면 구부러진 '코받침지지(Clings, Pad Arm)'를 완전히 편 다음 구부릴 위치를 새로 잡아서 내리고 코받침의 여러 각을 코에 맞도록 한다. 전면부의 높낮이가 변하면 다리의 귀받침(Earpiece)의 꺾임위치(Bend)에서 아주 적은 크기로 경사각(Pantoscopic Angle)이 변하므로 경사각을 재조정하여야 한다.

㉯ 정점간거리(V.D.)를 조정한다.
정점간거리(V.D.)는 이론적으로는 12*mm*로 되어 있지만 실제는 여기서 2~3*mm* 정도 변화가 있다.

정점간거리(V.D.)를 짧게 하려면 좌우코받침 간격을 넓히거나, 코받침지지를 림(Rim)쪽으로 눌러 낮게 한다.

반대로 정점간거리(V.D.)를 길게 하려면 좌우코받침 간격을 좁히거나, 코받침지지(Clings)를 코쪽으로 길게 뻗친다. 위와같이 코받침 간격을 변화시키든가 길이를 조정을 하여도 코받침의 여러 각, 즉 코받침옆퍼짐각(Frontal Angle of Nose Pad), 코받침능각(Splay Angle of Nose Pad), 그리고 코받침경사각(Vertical Angle of Nose Pad)은 그대로 유지되고 있으므로 이를 재조정 한다. 예를들면 정점간거리를 짧게 하기 위해 코받침 간격을 넓히면 코능선 하단부의 평평한 곳에 닿게 되므로 코받침 역시 평평하게 뉘여 코받침능각(Splay Angle)을 크게 하여야 한다.

'코받침옆퍼짐각', '코받침능각' 그리고 '코받침경사각'이 정상인지를 점검하는 방법은 손님에게 안경테를 씌운 다음 전면(Front)의 연결부(Bridge)를 엄지와 집게손가락으로 가볍게 앞으로 당겨 들어 올린 다음, 연결부(Bridge)를 잡았던 손을 놓았을 때의 코능선부 위에 접촉한 상태로 알 수 있다.

코받침 전체가 균일하게 피부에 닿아 있으면 정상이다. 좌우 코받침이 닿지 않고 떠있거나 균일하게 접촉되어 있지 않으면 위의 세 코받침각을 수정한다. 메탈의 코받침의 여러 각 조정은 앞의 [그림 5-23] (b)의 코받침 조정용 플라이어가 아주 유용하다.

굴절력이 강한 안경과 굴절부등시(Anisometropia) 교정용 안경은 가능한한 정점간거리를 짧게 해야 프리즘 작용으로 생기는 색수차, 공간의 위화감 그리고 부등사위(Anisophoria) 등이 작아진다.

코받침(Nose Pad)의 피팅에서 가장 중요한 것은 코받침이 코능선부의 눈살근[鼻根筋]과 코근[鼻翼筋]사이의 근육 주행이 없는 곳인 피팅포인트(Fitting Point)에 접촉되어야 한다는 것이다.

다리의 귀받침부(Earpiece, Modern, Temple Tip)

'다리의 귀받침부(Earpiece)'는 기본피팅(Main Fitting)에서 마지막으로 손을 대어야 하는 곳이다. 이 귀받침부의 꺾임위치(Bending Position)를 귀바퀴의 피팅포인트(Fitting Point)에 정확하게 닿도록 하면 안경테 전체가 아래로 흘러내리지 않는다.

꺾은 후의 다리 모양도 귀바퀴 뒷부분[耳介部]의 해부학적 돌출에 따라맞추어 약간의 간격을 두고 감싸듯 조정한다.

꺾임위치(Bend) 찾기는 [그림 5-59] (a)와 같이 '귀받침부(Earpiece)'를 일단 곧바로 펴서 손님 얼굴에 쓰게 하여 코받침 등 모두가 좌우 대칭이되고, 코부위에 알맞게 접촉되는가를 확인한 다음 귀바퀴 상부의 '피팅포인트(Fitting Point)'에 닿는 안경테 다리의 귀받침부에 유성사인펜 등으로 위치를 표식한다. 그리고 [그림 5-59] (b)와 같이 표식 아래쪽에 집게손가락을 대어 이 손가락을 받침대로 하여 엄지로 서서히 구부린다.

꺾임위치(Bending Position)에서 엔드피스(Endpiece)까지의 거리가 짧으면 꺾임위치(Bending Position)에서 다리 끝까지의 길이가 길어져 안경케이스에 넣지 못할 수 있다.

다리길이가 길 때 메탈테는 [그림 5-60]과 같이 '귀받침부(Mordern, Temple Tip)'를 약간 가열한 후 손으로 빼어 내어 다리 금속부와 분리시키고 금속부의 심(芯)끝을 적당한 길이로 잘라 다리 길이를 조정하여야 한다. 절단된 부분은 줄(File)로 밀어 정리한다.

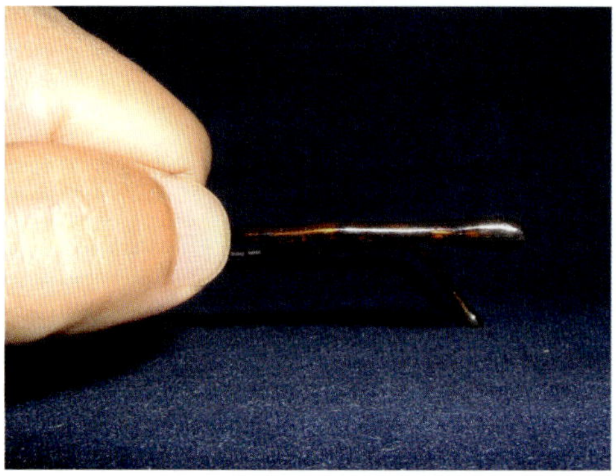

(a) 곧바로 펴서 꺽임 위치 확인

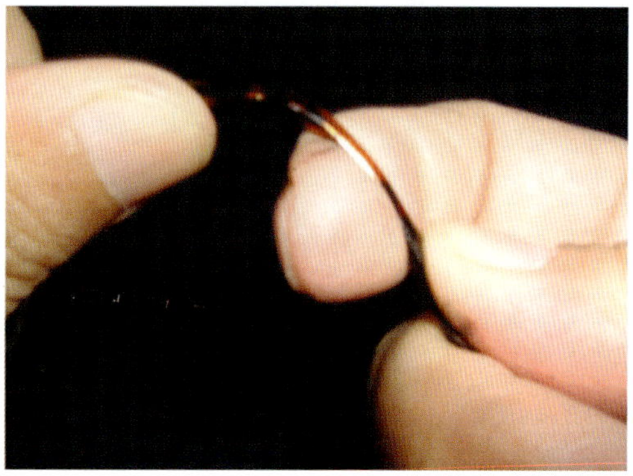

(b) 꺾는 자세

그림 5-59 다리 귀받침부 꺾임위치(Bending Position) 확인 후 꺾는 자세

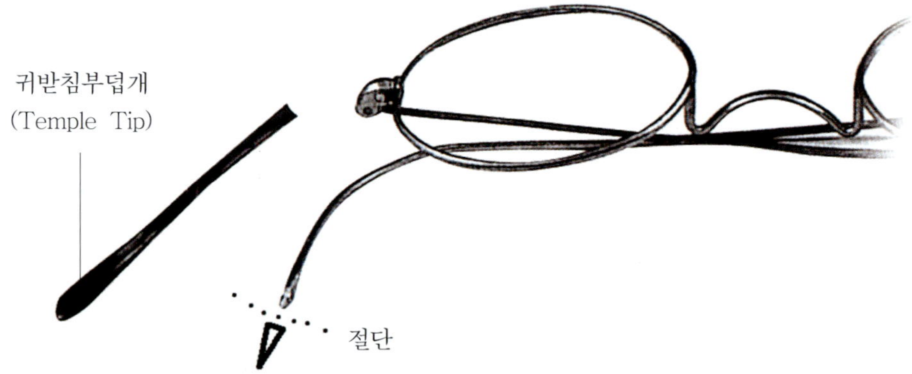

그림 5-60 메탈테의 긴 다리 조정

유아소용 '케이블(Cable)식 다리'는 귀바퀴 뒷부분 전체를 균일한 압력으로 감싸도록 피팅한다.

5.4 가공후 피팅(After Fitting)과 사용중 피팅(Maintenance Fitting)

기본피팅(Main Fitting)을 정확히 하였어도 렌즈를 안경테에 넣는 중에 뒤틀림이 생길 수 있어 가공완료 후에는 손님에게 안경을 씌워 다시 피팅상태를 점검한다. 이를 가공후 피팅(After Fitting)이라고 한다. 가공후 피팅(After Fitting)은 가공전 기본피팅(Main Fitting)된 위치로 되돌리는 미조정이다. 큰 뒤틀림은 대부분 손님이 사용 중에 생겨 안경원에 잡으러 오게 된다. 이를 수정하는 것을 사용중 피팅(Maintenance Fitting) 이라고 하자.

사용중 피팅(Maintenance Fitting)은 '기본피팅(Main Fitting)'의 조정요령과 같다. 다만 안경렌즈가 들어 있는 것만 다르다.

벌림각, 경사각 등은 '기본피팅(Main Fitting)'할 때의 데이터를 알면 그 상태로 조정하면 된다. 그러나 다른 안경원 등에서 구입하였을 경우처럼 기본 피팅상태를 모를 때는 다음과 같은 내용을 점검한다.

- 가 정면관측에서 얼굴 이마선에 대한 안경테의 좌우로의 기울림, 전면의 흘러내림 그리고 좌우 돌출의 불균형이 없는지를 살핀다.
- 나 다리꺾임위치(Bend)와 코받침(Nose Pad)의 접촉상태가 좌우 균등한지를 살핀다.
- 다 다리벌림각(Temple Spread)의 좌우 균형을 살핀다.

순서는 '표준상태점검 및 조정'(Standard Alignment) 때와 같이 연결부(Bridge)에서 코받침(Nose Pad), 렌즈삽입부(Rim) 그리고 엔드피스(Endpiece)의 순으로 점검, 수정한다.

다리벌림각(Temple Spread)

가장 많은 재피팅이 사용하다가 다리벌림각(Temple Spread)이 커지는 것으로, 좌우 한 쪽 다리가 밖으로 벌려져 흘러내리는 것이다. 주로 두 손을 사용하지 않고 한 손으로 안경을 쓰고 벗기 때문에 생기고, 드물게 어딘가에 안경이 부딪쳤을 때 생긴다.

오른손으로 안경테의 오른쪽 다리를 잡고 안경을 쓰고 벗으면 반대쪽인 '왼쪽 다리의 벌림각'이 커져, 왼쪽다리가 바깥쪽으로 벌려진다. 이런 상태가 되면 벌림각이 작은 오른쪽 다리의 압력이 커지고 왼쪽은 약해지면서 힘의 균형을 잡으려고 벌림각이 작은 오른쪽의 전면부가 앞으로 튀어 나온다.

이 결과 오른쪽 귀바퀴가 안경다리에 의해 앞으로 당겨지고 반대 쪽 왼쪽의 코받침이 코능선을 누르게 된다. 즉, 한 손으로 쓰고 벗으면 잡은 쪽 다리의 반대쪽 다리벌림각이 벌어지고, 잡은 쪽의 전면이 앞쪽으로 튀어나오고, 반대쪽의 코받침이 코능선을 누르게 된다. 이를 고치려고 손님 스스로 안면각(Face-Form)을 심하게 '앞쏠림상태(Negative Face Form)'로 만들면 안경테 전체가 흘러 내린다.

또, 기본피팅(Main Fitting)이 잘못되었거나 렌즈의 커브가 심하여 림(Rim)을 렌즈에 맞추어 끼운 후에는 가공후 피팅(After Fitting)으로 수정을 하지 않으면 다리벌림각이 작아진다.

경사각(Pantoscopic Angle)

안경 사용중에 경사각이 변하는 일은 극히 드물다.

부주의로 안경을 밟거나, 깔고 앉거나 하였을 때에 일어나는 경우다. 이때는 경첩(Hinge)이 휘어져 있을 경우가 많다. 경첩(Hinge)을 바로 잡으려고 힘을 너무 주면 종종 경첩이 부러진다. 다리가 가는 슬림형 안경테는 더욱 부러질 확률이 높으므로 사용하고 있는 손님에게 수정하기 전에 부러질 수도 있다는 사실을 말해 두는 것이 좋다. 다리를 벌리거나 오므리는 조정보다는 경사각 조정에서 상하로 움직이는 것이 힘이 들고 부러지기 쉽기 때문이다.

코받침(Nose Pad)

사용중에 메탈테 안경의 좌우 코받침 간격이 넓어지거나, 코받침능각(Splay)이 커지면, 안경이 아래로 흘러내린다.

이때는 코받침지지(Clings, Pad Arm)를 조정하여 '코받침(Nose Pad)'의 위치와 각도를 수정한다. '코받침지지(Clings)'의 수정은 용접부위가 떨어지지 않도록 짧은 시간에 끝낸다. [그림 5-61]과 같이 용접 부위를 고정플라이어로 잡고 다른 플라이어로 구부리거나 펴야 한다.

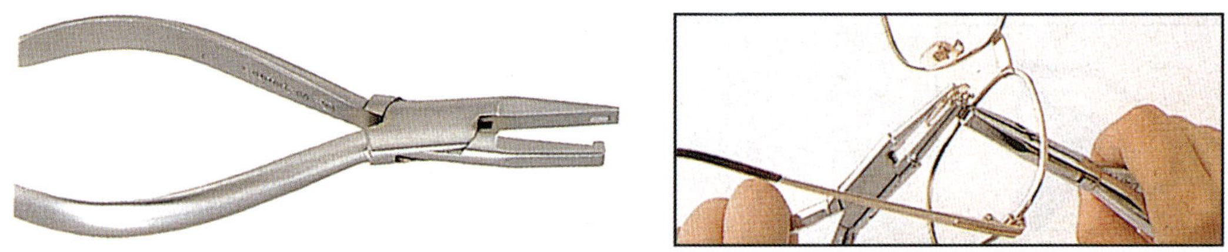

그림 5-61 코받침지지 조정시 용접부위 고정

좌우 코받침(Nose Pad)의 피팅이 잘못되어 있으면 한쪽 코받침의 누름이 강해서 접촉부위가 아프다.

아픔을 느끼지 못하고 막연하게 불편함을 느낄 때는 안경을 벗기고 [그림 5-62]과 같이 코받침이 접촉하고 있었던 코부위의 눌린 자국의 모양을 보고 수정한다.

(···→ 화살표는 수정방향)

(a) 아래쪽 눌림자국

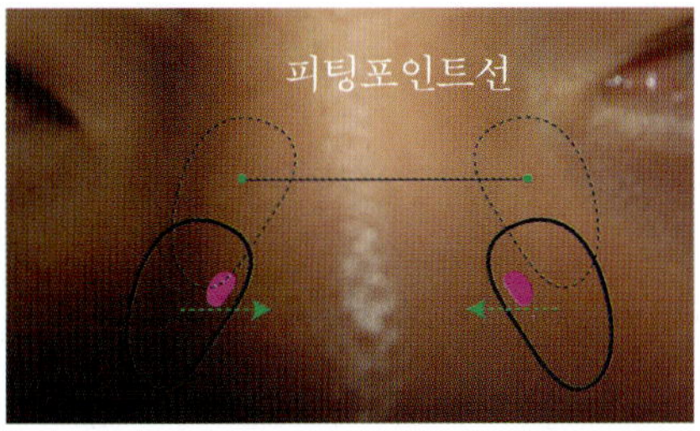

1. 좌우 코받침간격이 넓을 때

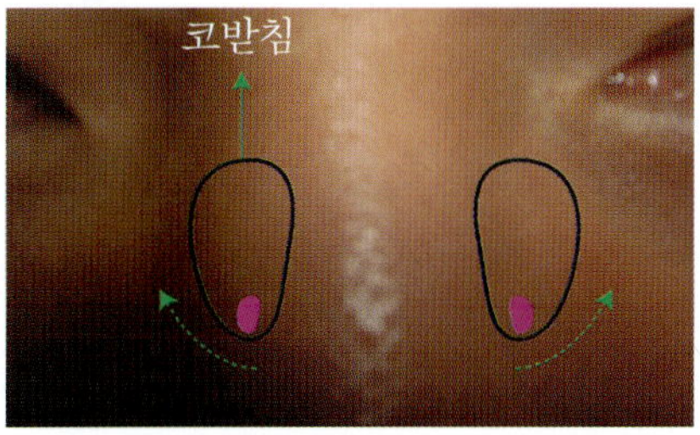

2. 코받침옆퍼짐각(Frontal Angle of Pad)이 작을 때

(b) 위쪽 눌림자국

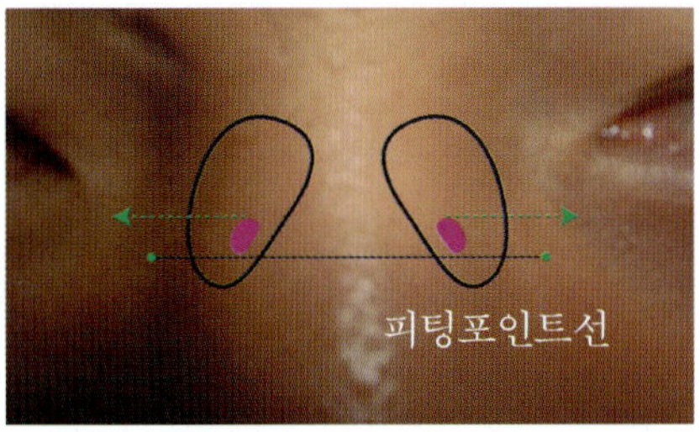

1. 코받침간격이 좁을 때

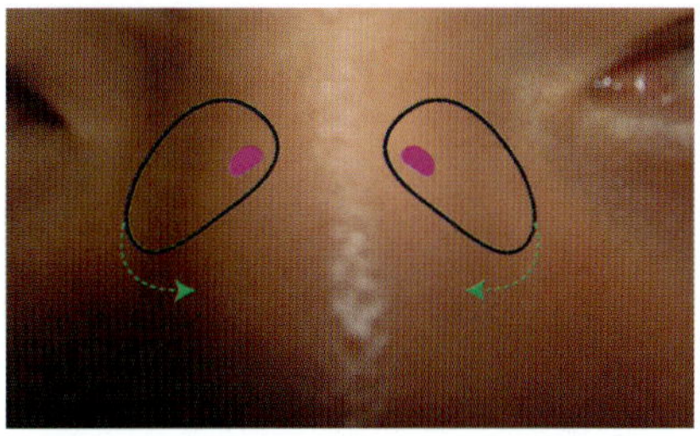

2. 코받침옆퍼짐각(Frontal Angle of Pad)이 클 때

그림 5-62 정면관측에서 눌림자국의 위치로 코받침 수정

(···→ 화살표는 수정방향)

(a) 아래쪽 길숙이 낮은 눌림자국

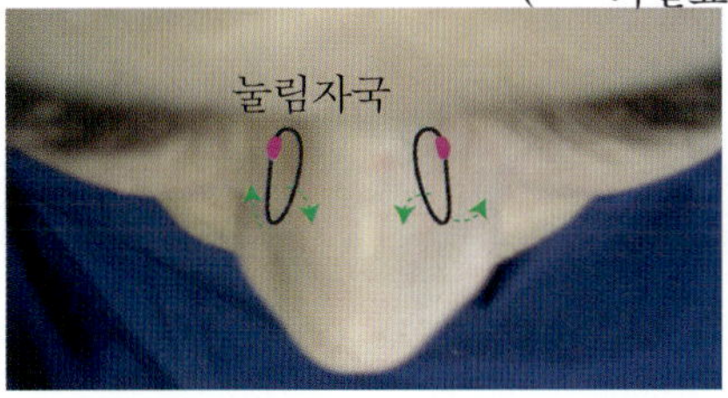

1. 코받침능각(Splay)이 너무 작을때, 즉 너무세웠을 때

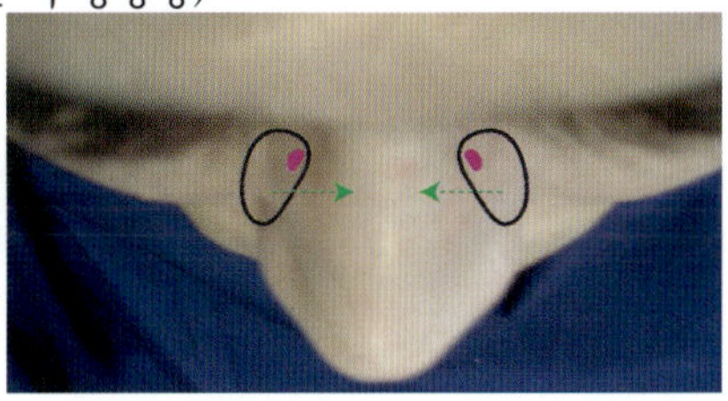

2. 좌우 코받침 간격이 너무 넓을 때

(b) 콧마루 가깝게 높은 눌림자국

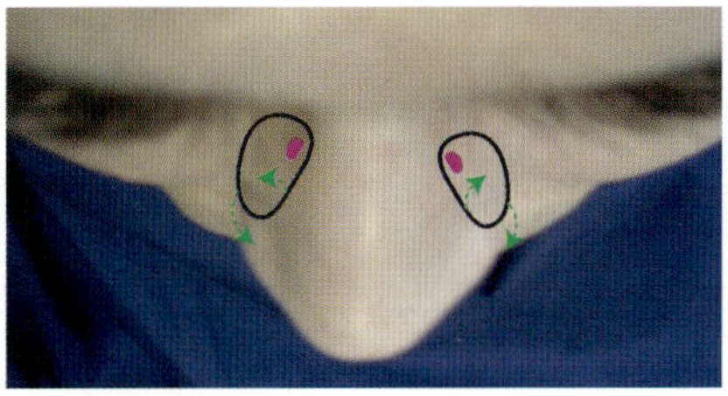

1. 코받침능각(Splay)이 너무 클때, 즉 너무 눕혔을 때

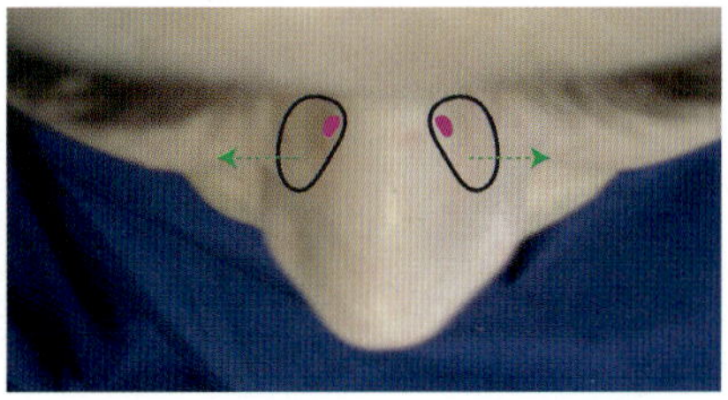

2. 좌우 코받침간격이 너무 좁을 때

그림 5-63 상부관측에서 눌림자국의 위치로 코받침 수정

다리의 귀받침부(Earpiece, Modern)

귀받침부(Earpiece)는 귀바퀴 부분을 감싸는 형태로 피팅되어 있는데 안경을 자주 쓰고 벗으면 바깥으로 미는 회전압력이 가해진다.

그 결과 감싸는 접촉력이 느슨해진다. 이러한 현상은 꺾임위치(Bend)에서 앞쪽 길이가 길수록, 꺾은 크기가 클수록 그리고 쓰고 벗는 회수가 많은 근용안경이 심하다. 또 동시에 다리벌림각(Temple Spread)도 커져 안경테가 흘러 내린다. 따라서 귀받침부(Earpiece)를 수정할 때는 벌림각 수정도 함께 하여야 한다.

6장 P.D와 Oh 측정

P.D.측정은 안경자사용법(Using P.D. Ruler), P.D.미터사용법(Using P.D. Meter), 촬영기법(Photocentric Method) 그리고 인점에 의한 방법(Dotting Method)이 있다.

실무에서는 P.D. 와 Oh를 동시에 구할 수 있는 인점에 의한 방법(Dotting Metheod)으로 설계점(M.R.P.)을 잡고 P.D.미터(P.D.meter)로 P.D.를, 안경자나 삽입스케일로 Oh를 확인하는 것이 좋다.

6.1 안경자 사용법(Using P.D. ruler)

안경자(Ruler)는 [그림 6-1]과 같이 11cm~13cm 길이의 밀리미터의 눈금을 가진 자로서 사용하기 편리하게 여러 가지 모양으로 구성되어 있다. 양안 P.D.(B.P.D.)를 재기 위하여 왼쪽 끝을 기준점 0눈금으로 하여 오른쪽으로 갈수록 큰 눈금 수치가 새겨져 있고, 좌우안의 단안 P.D.(M.P.D.)를 측정하기 위하여 전체 길이의 중앙을 0눈금으로 하고 좌우 양쪽으로 같은 숫자 눈금이 새겨져 있다. 그외 부수적으로 여러 길이를 측정할 수 있다. [그림 6-1]에 안경자의 형태와 안경자의 사용요령을 실었다.

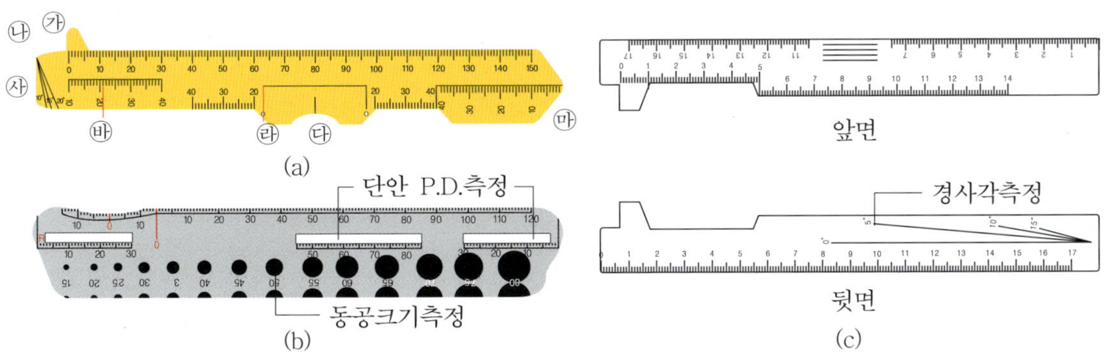

(a)의 ㉮ : 테의 렌즈삽입부 끝에 대고 E.S.와 B.S.(=D.B.L) 및 F.P.D.(=D.B.C) 측정

㉰ : 콧등 중앙선에 대고 R.P.D.와 L.P.D.의 단안 P.D. 측정

㉱ : 같은 간격(18mm)으로 뚫린 구멍을 이용하여 '누진렌즈' 숨긴마크 찾기에 이용

㉲, ㉳ : 설계점(M.R.P), 즉 아이포인트(Eye Point) 측정

㉶ : ㉯의 라인을 안경테의 다리선에 일치시켜 경사각(Pantoscopic Angle) 측정

그림 6-1 안경자(Ruler)

안경자(Ruler)로 조준선 P.D.의 측정

기준 P.D.를 그대로 원용P.D.로 사용하는데 이를 원용의 조준선 P.D.라고 한다. 그 순서는 다음과 같다.

㉮ 안경사는 손님 바로 앞 40~50 ㎝에 서서 눈높이를 맞추어 마주본다.

㉯ 한 손으로 안경자를 들고 또다른 손에는 트랜스일루미네이터(Transilluminater) 또는 펜라이트(Penlight)를 손님 눈높이 직전방 30~40 ㎝에 들고 전원을 켠다. '트랜스일루미네이터' 또는 '펜라이트'의 불빛을 보도록 하여 [그림 6-2]의 (a)와 (b)와 같이 피검사자의 조준선(Line of Sight), 즉 주시선이 불빛을 향하도록 한다.

㉰ 단안 P.D. 측정은 안경자의 중앙에 있는 기준눈금값 0수치를 [그림 6-2]의 (a)와 같이 코부위의 정중앙 인중선에 댄다. 안경자를 수평이 되도록 잡고 눈금이 새겨진 곳을 좌우 상안검, 즉 윗 쪽 눈꺼풀에 가깝게 대거나, 좌우 하안검, 즉 아래 눈꺼풀에 댄다.

㉱ 오른쪽 단안기준 P.D.(D.R.P.D.)를 먼저 측정한다. 피측정자의 오른쪽 직전방 30~40 ㎝에 트랜스일루미네이터의 불빛을 보게 하여 피측정자의 동공에 비치는 불빛의 각막반사상(Corneal Reflex)과 일치하는 안경자의 눈금수치를 읽는다. 주의할 것은 시차(視差, Parallax)[1]를 없애기 위하여 손님의 오른쪽 P.D.를 측정할 때는 안경사 오른쪽 눈을 감고 왼쪽 눈으로 눈금을 읽어야 한다.

㉲ 왼쪽 단안기준 P.D.(D.L.P.D)는 '트랜스일루미네이터'를 피측정자의 왼쪽 눈 직전방으로 옮기는 것만 다르다. 이때 안경사는 왼쪽 눈을 감고 손님 왼쪽눈 직전방에 있는 안경사의 오른쪽 눈으로 측정한다.

㉳ 양안기준 P.D.(D.B.P.D.)측정은 [그림 6-2]의 (b)와 같이 손님의 오른쪽 눈 직전방 20~30 ㎝에 트랜스일루미네이터를 위치시킨 다음 불빛을 보게 하고, 안경사의 왼쪽 눈만을 사용하여 안경자의 좌측 끝에 있는 기준눈금 0을 손님 동공의 각막반사상에 일치시켜 안경자를 고정시킨다. '트랜스일루미네이터'를 손님의 왼쪽 눈 직전방으로 옮긴다. 이때 나타나는 왼쪽 눈의 각막반사상 빛과 일치하는 안경자 눈금의 수치를 안경사의 오른쪽 눈만으로 읽어 양안 P.D.값으로 한다. 처음 기준눈금 0을 오른쪽에 고정시킨 후에는 손님의 오른쪽 눈이 움직여도 안경자를 움직여서는 안된다.

'트랜스일루미네이터' 또는 '펜라이트'가 없으면 차선책으로 측정기준점을 위 조준선 P.D.의 '각막반사상'에서 동공중심점으로 바꾸어 동공중심선 P.D., 즉 해부학적 P.D.를 측정한다. 손님의 오른쪽 눈의 직전방의 안경사의 왼쪽 눈의 동공중심을 보도록 하여 손님의 동공중심점에 안경자 좌측의 기준눈금 0을 맞춘다. 다시 손님에게 안경사의 오른쪽 눈을 보게하여 이 때 손님의 왼쪽 동공중심점까지의 길이를 측정한다. 단안기준 P.D.의 측정은 위 조준선 P.D.를 측정할 때와 같이 눈높이의 코능선[鼻梁] 중앙에 안경자의 중앙에 있는

1) 시차(Parallax) : 눈금자의 눈금 등을 읽을 때 시선을 비스듬하게 둠으로서 생기는 오차

기준눈금 0을 맞추고 손님으로 하여금 안경사의 왼쪽과 오른쪽을 보게 하였을 때 손님의 동공중심까지의 거리를 읽어 각각 해부학적 **오른쪽 단안기준 P.D.와 왼쪽 단안기준 P.D.**로 한다. 손님의 좌우 동공중심점을 측정점으로 하는 '동공중심선 P.D.'의 **양안기준 P.D.**를 잴 때 측정점은 동공중심점보다는 **동공연(瞳孔緣)**, 즉 왼쪽(또는 오른쪽) 동공가장자리에서 왼쪽(또는 오른쪽)동공가장자리로 잡으면 보다 정확하다.

안경자를 사용하여 '오른쪽 단안기준 P.D.'를 측정할 때 안경사의 오른쪽 눈을 감고 왼쪽 눈으로, '왼쪽 단안기준 P.D.'를 잴 때는 왼쪽 눈은 감고 오른쪽 눈을 사용하는 것은 양안을 모두 뜨고 목측하게 되면 피측정안의 직전방에 있는 안경사의 눈이 **우위안(優位眼, Dominant Eye)**이 아닐 때는 반대쪽의 우위안으로 비스듬히 목측하게 되어 시차(Parallax)가 생기기 때문이다.

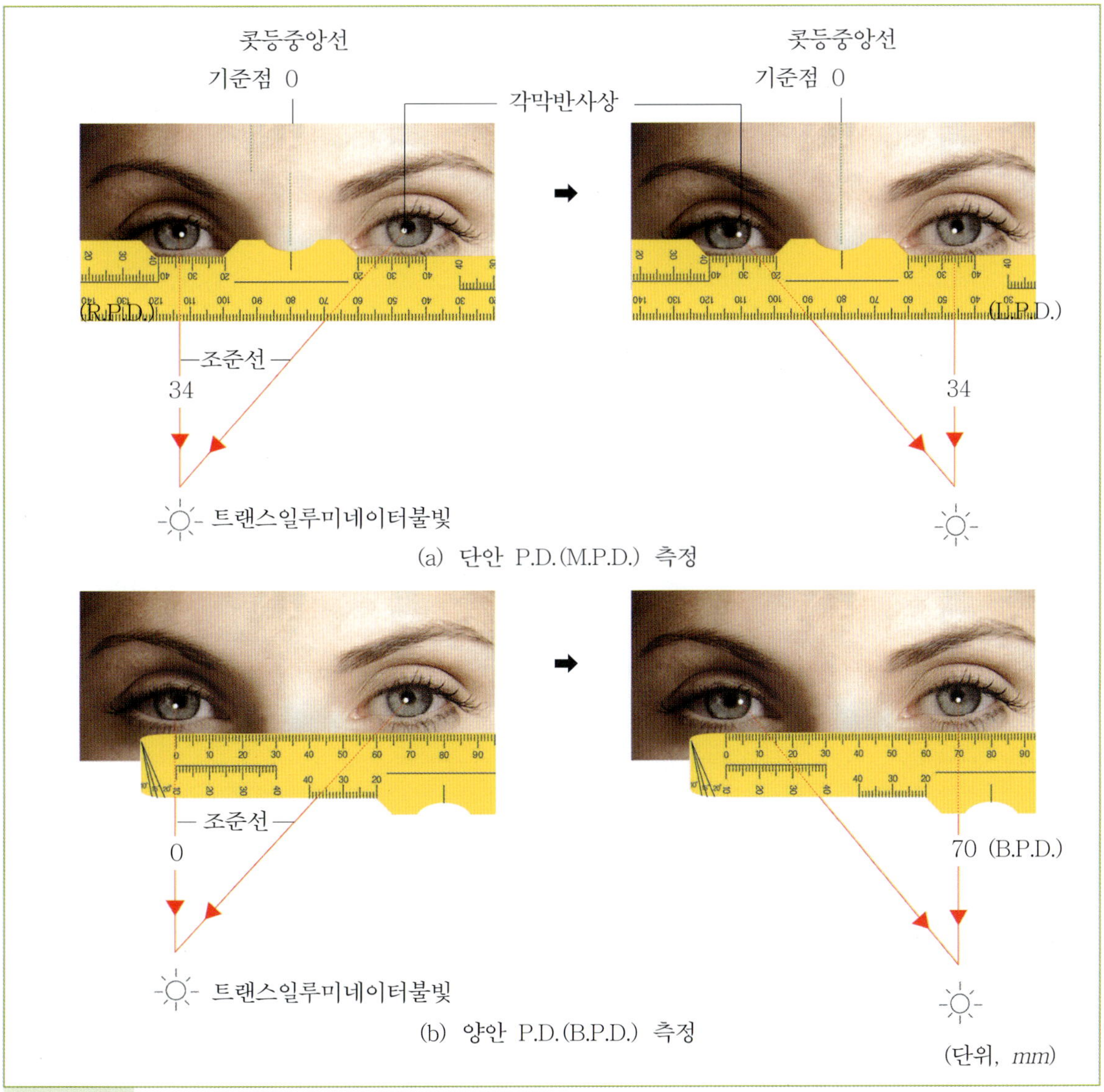

그림 6-2 안경자로 기준 P.D. 측정의 실제

기준 P.D.를 원용 P.D.값으로 해도 좋은 이유

원용안경을 쓰고 보려는 원거리는 3~6 *m*의 범위이다. 5 *m*를 원용주시거리로 두어 양안 기준 P.D. 65 *mm* 일 때, 5 m 주시거리 P.D.와 기준 P.D.와의 차를 2장 3절의 공식으로 구하면

$$\text{기준 P.D.와 원용 P.D.}(5m)\text{의 차이값} = \frac{65 \times 25}{(5000+13)} = 0.32$$

즉, 주시거리 5 *m*에서의 '원용 양안 P.D.'는 '기준 P.D.'보다 약 0.3 *mm*가 줄어든다. P.D. 수치는 첫째 자리까지 유효하므로 소수점 이하 숫자 0.3 *mm*를 무시할 수 있다. 따라서 기준 P.D. 값을 원용 P.D.로 취하여도 좋다. 굳이 '기준 P.D.'와 '원용 P.D.'의 관계를 정확하게 적용하려면 (+)렌즈로 교정하는 '원시성 교정원용안경'은 '기준 P.D.' 수치로, (-)렌즈로 교정할 '근시성 교정원용안경'은 기준 P.D.보다 0.5~1.0 *mm* 정도 작게 하여 원거리 주시물체를 양안단일시(兩眼單一視, Single Binocular Vision)[2]하기 위하여 융합(融合, Fusion)[3]을 할 때 개산부담[4]을 주는 베이스인(Base In. B.I.)의 영향을 받지 않도록 한다. 그러나 실제 현장에서는 이러한 구별없이 어느 경우나 기준 P.D.를 원용 P.D.로 사용한다.

근용 P.D.와 주시거리 P.D. 의 측정

가까운 곳을 볼 때의 주시거리 P.D., 즉 근용 P.D.를 '기준 P.D.' 로 부터 계산식으로 구하지 않고 직접 안경자로 측정하려면 20~40 *cm* 범위안에 있는 손님의 작업거리(作業距離, Working Distance)의 정중전면(正中前面, Medial Plane)에 '트랜스일루미네이터' 또는 '펜라이트'를 양안을 뜬 상태에서 손님이 직접 들고 자연스러운 자세로 보도록 한다. 코중앙에서 좌우 각 각막반사상까지의 길이를 안경자로 재어 근용 조준선 P.D.로 한다. '트랜스일루미네이터' 등이 없을 때는 볼펜 및 연필 끝을 보게하고 좌우 동공중심점을 측정점으로 하여 근용 동공중심선 P.D.를 잰다. 근용 P.D.를 측정할 때는 안경자는 손님의 각막정점에서 10~12 *mm*, 즉 정점간거리(Vertex Distance) 만큼 떨어진 위치에 둔다.

유소아들의 P.D.측정도 지금까지 설명한 것과 같은 방법으로 한다. 다만 이들은 주의력이 산만하여 조준선을 자주 움직이므로 안정된 측정값을 기대할 수 없으므로 '트랜스일루미네이트' 끝에 작은 동물 모양의 캐릭터를 부착하거나, 펜라이트 등을 사용하지 말고

2) 양안단일시(Binocular Vision) : 옵토메트리개론 181~182쪽. 두눈으로 주시물체를 보지만 한 개 상으로 보이는 것
3) 융합(Fusion) : 옵토메트리개론 181~182쪽. 양안단일시를 위한 핵심기능으로 시중추에서 일어나는 고도의 시감각기능
4) 개산부담 : 옵토메트리개론 202쪽. 양안단일시를 위하여 양 눈의 조준선이 개산되는것

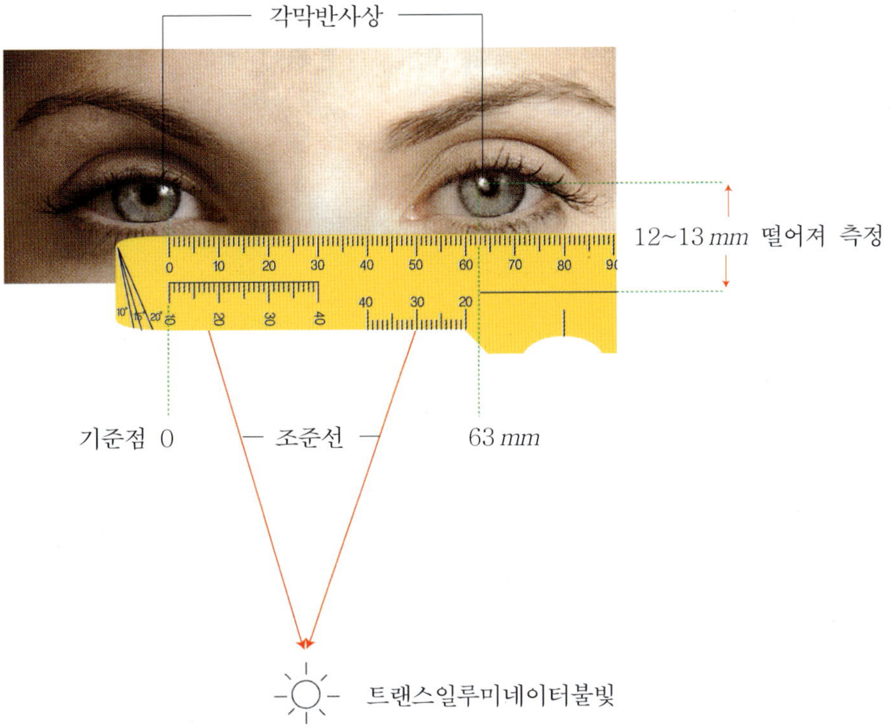

그림 6-3 주시거리 P.D., 즉 근용양안 P.D.의 측정

안경사 위치를 측정거리, 즉 주시점 위치로 하여 '아저씨 눈 속에 뭐가 있지?' 등 흥미를 유발시키는 질문을 하여 주의를 집중하도록 한다. 근용 P.D. 측정에서 손님의 좌우동공중심간 길이가 측정하는 안경사의 좌우동공간 길이 보다 약 7 mm이상 현저하게 짧으면 측정한 손님의 양안 P.D.에서 1 mm정도 짧게 하여 시차를 보정한다.

사시사위와 간헐성사시, 교대성사시등의 '단안 P.D.' 측정은 관찰하지 않는 손님의 눈은 안경사의 손 또는 P.D.미터안에 설치된 가리개 등으로 가린후, 관찰하는 손님 눈의 각막반사상 또는 동공중심점까지의 길이를 재어야 한다. 그러나 사위와 사시는 가림검사(Cover Test)[5]가 끝나야 그 유무를 알 수 있고 사위 및 사시 유무를 알기 전인 예비검사 단계에서 P.D.를 측정하게 되므로 단안 P.D. 측정시는 누구나 손님의 비관찰안은 가리고 측정하는 습관을 들이는 것이 좋다.

안경자로 P.D.를 재는 방법은 간단하지만, P.D. 측정은 조제가공의 기본적 요소로 아주 중요하다. 따라서 정확하게 재도록 세심하게 배려하고 안경자를 안정성 있게 유지하도록 반복 실습해야 한다.

5) 가림검사(Cover Test) : 안경광학(Optometry) 270~277쪽. 사위 및 사시의 유무를 가리기 위한 검사로 한쪽 눈을 가렸다가 떼면서 동공의 움직임을 살피는 검사이다.

6.2 인점에 의한 방법(Dotting Method)

현장에서 가장 많이 이용하고 있고 권장할 방법이다. 숙달되면 다음과 같은 장점이 있다.

㉮ 형판(Pattern)또는 더미렌즈(Dummy Lens)에 직접 인점(Dotting)하여 설계점(M.R.P)을 만들기 때문에 시간이 절약된다.

㉯ 기준 광학중심점높이(Oh_F, Optical Height for Distance)를 따로 잴 필요가 없이 광학적 요소의 핵심인 수평요소의 P.D.와 동시에 수직요소인 Oh가 결정된다.

㉰ 투명형판의 인점(Dotting)이, 곧 설계점이 되므로 곧 바로 안경렌즈의 중앙인점과 일치시킬 수 있어 자르기 및 가장자리갈기의 오차가 작다.

㉱ 거울검사(Mirror Test)로 근용의 광학중심점높이 Oh_N(Optical Heigh for Near Distance)도 알 수 있다.

그러나 위의 장점을 살리려면 다음과 같은 점에 유념하여야 한다.

㉮ 안경테의 예비과정피팅(Prefitting), 즉 기본피팅(Main Fitting)이 정확하여야 한다.

㉯ 인점시 손님의 머리 자세와 눈높이가 바르게 유지되어야 한다.

㉰ 안경자로 측정할 때와 같이 '트랜스일루미네이터(Transilluminater) 또는 펜라이트(Penlight)등을 정확한 위치에 고정, 유지시켜야 한다.

안경테의 모양을 유지하기 위하여 테의 렌즈삽입부에 끼워져 있는 투명 더미렌즈(Dummy Lens)를 형판으로 이용하여 인점작업을 한다. 더미렌즈(Dummy Lens)가 없으면 형판만들기(Pattern Making)를 하여 만든 좌우 형판(Pattern)으로 사용한다.

원용 설계점 인점

㉮ 기본피팅(Main Fitting)이 끝난 안경테의 더미렌즈 또는 좌우 투명형판을 테에넣고 렌즈미터(Lensmeter)[6]의 렌즈 및 테 수평받침대(Lens & Frame Positioning Table)[7]위에 안경테의 좌우 림(Rim)이 모두 이 받침대에 닿도록 하여 렌즈미터의 인점카트리지(Marking Ink Cartridge)[8]로 수평인점을 찍고 손님에게 올바로 쓰게 한다.

6) 렌즈미터(Lensmeter) : 이 교재 8장
7) 렌즈 및 테 수평받침대(Lens Posining Rule) : 이 교재 178쪽 [그림 8-4]
8) 인점카트리지(Markig Ink Cartridge) : : 이 교재 189쪽 [그림 8-18]

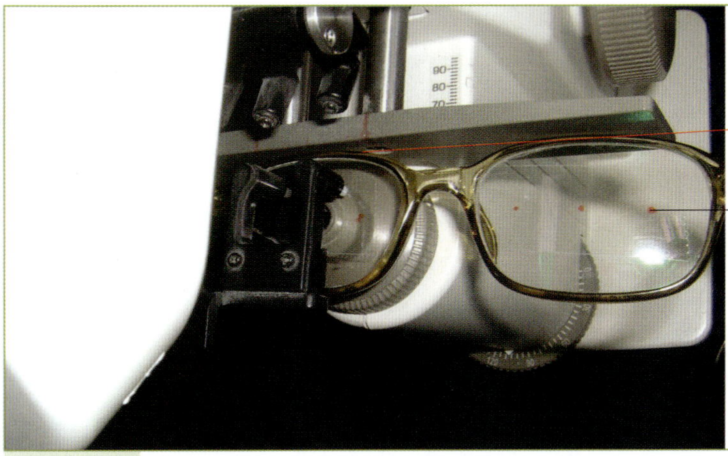

그림 6-4 렌즈미터의 렌즈 및 테 받침대(Lens & Frame Table)의 수평상태를 이용한 더미렌즈의 수평인점

㉯ '트랜스일루미네이터' 또는 '펜라이트'를 들고 기준 P.D. 또는 근용의 주시거리 P.D.를 측정할 일상적인 머리자세를 취한다. 다른 손에는 끝이 가는 마킹펜(Marking Pen)을 들고 좌우 투명형판에 나타난 각막반사상의 대략적 위치의 1~2 *mm* 정도 아래에 [그림 6-5]와 같이 점을 찍는다. 이 점을 가설계점(假設計点, Premajor Reference Point)이라고 한다. 가설계점을 찍은 다음 안경테를 벗긴다.

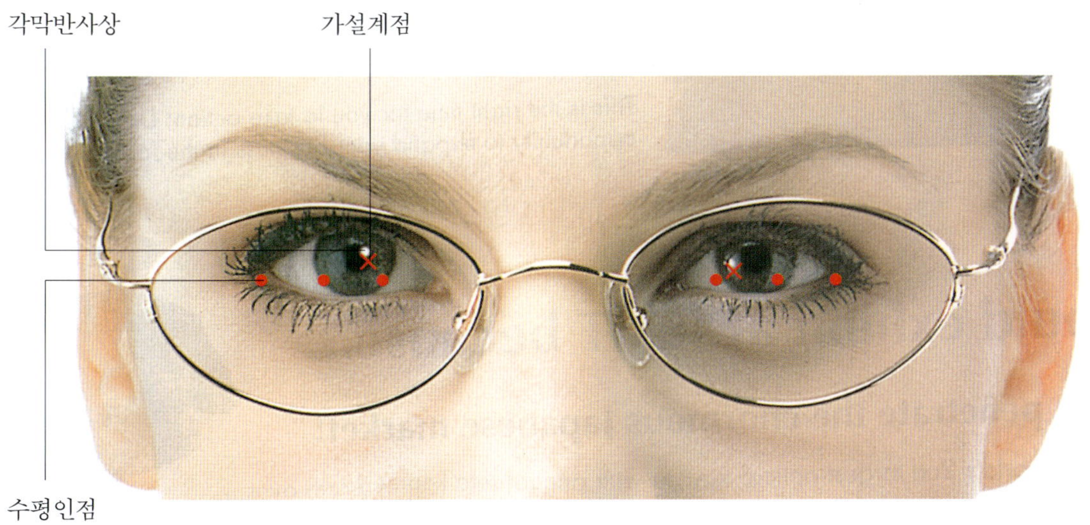

그림 6-5 가설계점(Premajor Reference Point) 인점

㉰ 투명형판에 대략적으로 찍은 가설계점(Premajor Reference Point)은 마킹펜을 든 손의 떨림과 자세의 불안정 그리고 시차(視差)로 대부분 눈의 각막반사상(Corneal Reflection

Light)과 정확하게 일치하지 않는다. [그림 6-6]과 같이 약 2 *mm* 간격으로가설계점 직상방, 아래 쪽 좌우에 삼각형 꼭지점 형식으로 작은 보조점을 찍는다.

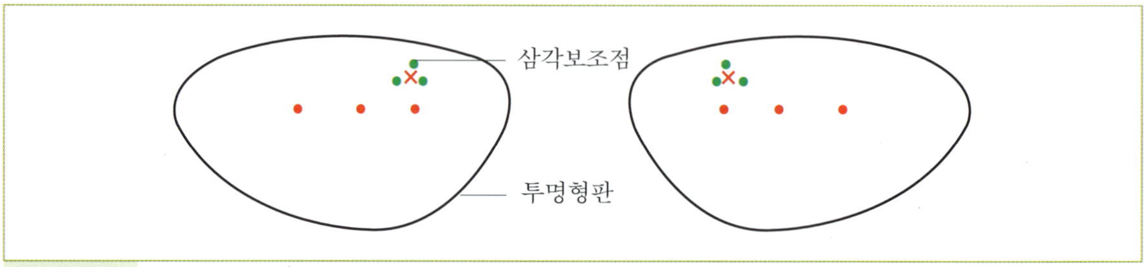

그림 6-6 가설계점 주위의 삼각보조점

㉣ 손님에게 안경을 다시 씌워 정확하게 피팅(Fitting)한 다음 안경사가 손님의 옆 쪽에 서서 측정실내의 창문틀, 건물 기둥 그리고 기물등의 수직선과 안경테의 측면 림(Rim)이 평행하게 될 때까지 손님에게 턱을 서서히 올리게 한다. 이를 **경사각 0°자세**라고 하자.

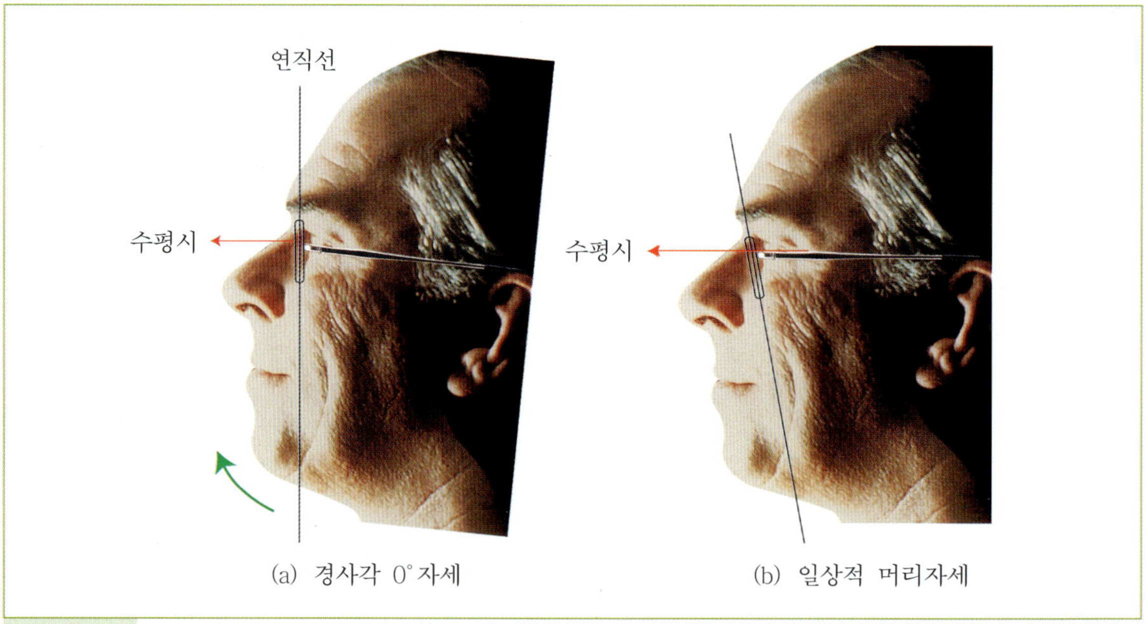

그림 6-7 경사각(Pantoscopic Angle) 0° 자세 취하기

㉤ 턱을 위로 올려 '경사각 0°자세'를 유지하도록 하고 손님 직전방의 눈높이에 있는 '트랜스일루미네이터'의 불빛을 보게한다. 형판에 찍어 놓은 세 개의 보조점을 이용하여 각막반사상(또는 동공중앙)의 위치를 목측으로 확인하고 이 각막반사상과 일치하는 형판상의 정확한 위치를 **진설계점(M.R.P.)**으로 한다. 예를 들어 [그림 6-8]의

왼쪽에서와 같이 각막반사상이 '왼쪽 삼각 보조점 가설계점 바로 아래가 진설계점' 위치가 된다.

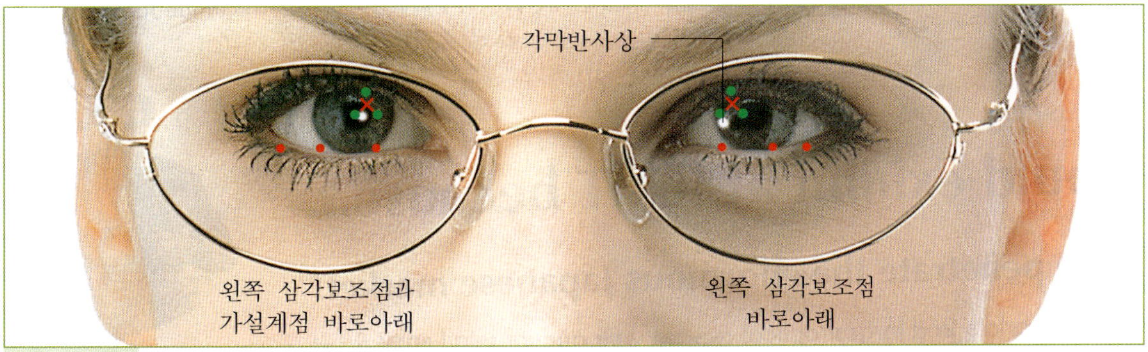

그림 6-8 진설계점(M.R.P.)의 목측확인

㉥ ㉤에서 확인된 위치를 기억해 두고 형판을 꺼내어 기억해 둔 위치에 끝이 뾰족한 송곳등으로 점을 찍어 진설계점(M.R.P.)표시를 만든다.

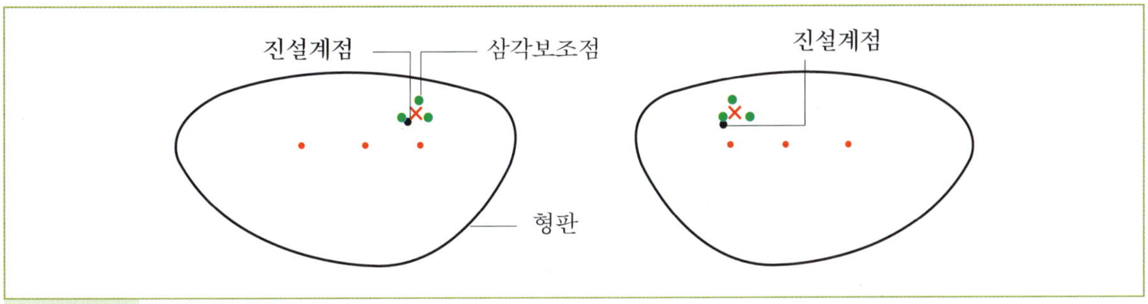

그림 6-9 진설계점(M.R.P) 완성

㉦ 기준 P.D., 곧 원용 P.D. 와 광학중심점높이 Oh_F의 값은 설계차트(Box-O-Graph)[9] 를 사용하여 안경테의 연결부(Bridge)의 중앙점으로부터 송곳 등으로 표시한 진설계점까지 거리를 재어 단안 P.D. 값으로 하고 진설계점에서 안경테 하부림(Rim) 제일 낮은 곳 또는 동공중심 바로 아래 림(Rim)까지 거리를 측정하여 원용 광학중심점높이 Oh 값으로 취한다.

근용 설계점 인점

P.D.는 안경자를 이용하는 방법과 같은 요령으로 구할 수 있다. 근용 Oh_N은 누진굴절력 측정의 장에서 구체적으로 설명할 거울검사법(Mini Mirror Table Test)으로 구할 수 있다.

9) 설계차트(Box-O-Graph) : 형판에 설계점 잡기, 가공에 필요한 최소직경구하기, 등 조제 가공에서 중요한 설계기구

6.3 P.D.미터사용법(Using P.D. meter)

안경자를 사용하는 것보다 P.D.미터(P.D. Meter)를 사용하는 것이 보다 안전하고 정확하게 측정할 수 있다. 동공중심을 측정점으로 하여 동공중심선 P.D.(Anatomcal P.D.)를 측정하는 초기 피디미터(P.D. Meter)와 각막반사상을 측정점으로 하여 조준선 P.D.(Physiological P.D.)를 재는 각막반사식 P.D.미터(Corneal Reflex P.D. Meter)가 있다. 대부분의 안경사들은 '각막반사식 P.D미터기'를 사용하고 있다.

[그림 6-10]에 'P.D.미터' 각 부분의 명칭을 밝혀 놓았다.

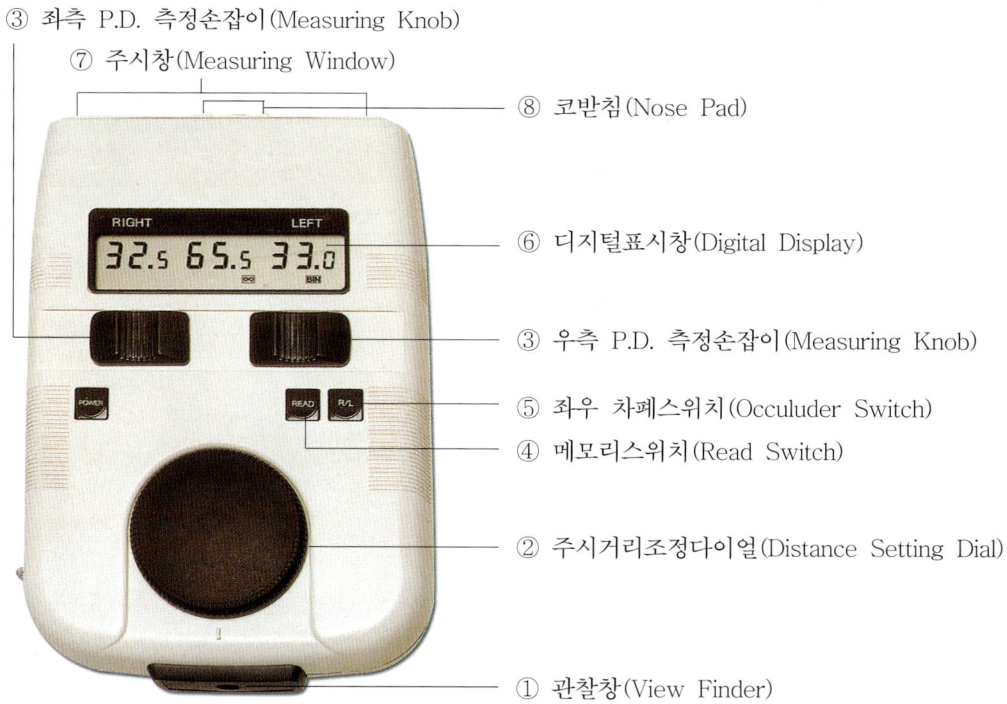

그림 6-10 M사 각막반사식 피디미터기(P.D. meter)

[그림 6-10]에서

①의 관찰창(View Finder)은 측정시 안경사가 눈으로 들여다 보는 검사창으로 손님 두 눈의 각막반사상을 볼 수 있다.

②는 주시거리조정다이얼(Distance Setting Dial)이다. 이 다이얼을 돌려 30 *cm*, 35 *cm*, 40 *cm*, 50 *cm*, 65 *cm*, 100 *cm*, 200 *cm* 그리고 무한대에 표시 맞추어 각 주시거리 P.D.와 기준 P.D.를 잴 수 있다.

③은 좌우 측정손잡이(PD Adjustment Lever or Measuring Knob)이다.

④는 메모리스위치(Read Switch)로 이를 누르면 기억해 둘 측정값을 지정 모드(Mode)에 저장해둔다.

⑤의 차폐스위치(Occuluder Switch)는 사위, 사시등의 단안 P.D.를 측정할 때 가리개를 작동시킨다.

사위 와 사시는 차폐스위치를 눌러 왼쪽을 가리고 오른쪽 단안기준 P.D.를 측정한 다음, 차폐스위치를 다시 눌러 오른쪽을 가린 후 왼 쪽 단안기준 P.D.를 측정한다.

앞서 설명한 대로 모든 단안 P.D. 측정시 이 가리개를 사용하는 것이 좋다.

⑥은 디지털표시창(Digital Display)으로 양안 및 단안 P.D.값, 주시거리, 밧데리 방전 경고 그리고 '단안 P.D.' 와 '양안 P.D.' 의 측정구분 모드(Mode)가 나타난다.

⑦은 손님이 양안으로 주시점인 광원을 들여다보는 주시창(Measuring Window)이다.

⑧은 좌우 코능선에 댈 코받침(Nose Pad)이다.

M사의 P.D. 미터를 이용한 측정순서

㉮ 전원스위치(Power Switch)를 눌러 전원을 켜고 디지털표시창(LCD Display)에 여러 숫자가 나타나는가를 확인한다.

㉯ 이마받침(Forehead Arm)을 펴고 양손으로 본체를 잡고 들어 올려 코받침(Nose Rest)을 손님의 눈 높이의 콧잔등[鼻梁] 중앙에 댄다.

㉰ 관찰창(View Finder)를 통하여 손님의 동공을 확인하고 손님에게는 P.D.미터 안의 중앙에 보이는 주시점 광원을 보도록 한다.

㉱ 좌우 측정손잡이(P.D. Adjustment Lever)를 집게손가락으로 움직여 [그림 6-11]과 같이 검은 수직지표선(Index Hair Line)을 좌우 동공에 나타난 각막반사상(Corneal Reflection Light)에 맞춘다.

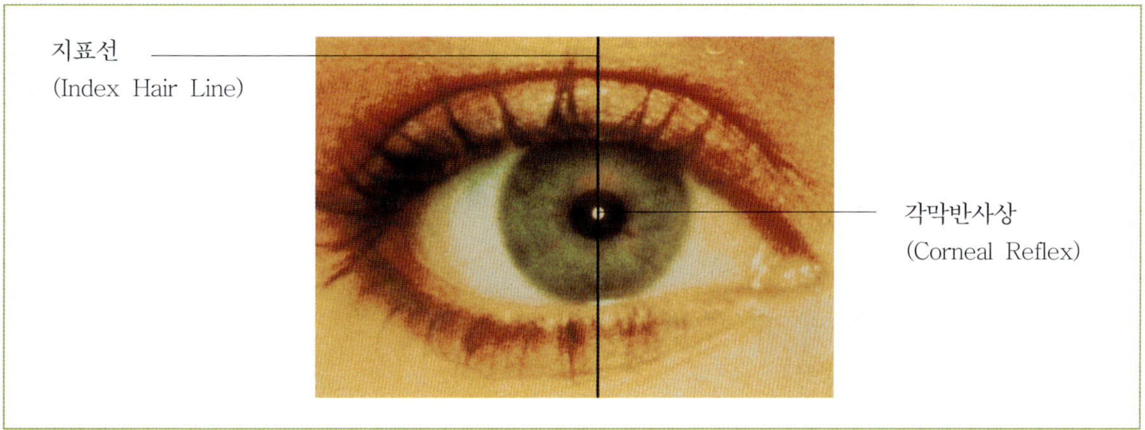

그림 6-11 각막반사상에 지표선 맞추기

㉮ 메모리스위치를 눌러 현재 디지털표시창에 나타난 기준 P.D.값을 저장해 둔다. 저장 상태에서는 '측정손잡이'를 좌우로 이동하여도 '디지털표시창'의 수치는 변하지 않는다.

㉯ 기준 P.D., 즉 원용 P.D.가 아닌 근용 P.D.를 비롯한 각 주시거리 P.D.를 알려면, 주시거리조정다이얼(Distance Setting Dial)을 돌려 구하려는 P.D.의 주시거리에 지표를 맞추면 디지털표시창에 자동으로 계산되어 나타난다.

㉰ 또 다른 손님의 기준 P.D.를 측정하려거나, 처음부터 다시 P.D.를 측정하려면 메모리스위치를 또 한번 누르면 저장모드가 해제되면서 기본 작동상태로 된다.

T사의 P.D. 미터를 이용한 측정순서

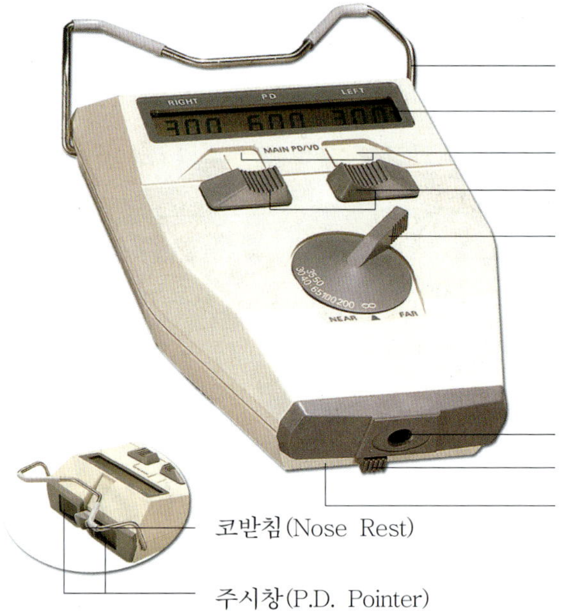

그림 6-12 T사 P.D. 미터

㉮ 주시거리조정다이얼(Target Distance Set Lever)를 원하는 거리에 맞춘다. 대체로 기준 P.D.를 먼저 재는 것이 일반적이지만 근용 P.D.만 측정하여야 하거나 특정 주시거리를 우선하려면 구하려는 주시거리 수치에 맞춘다.

㉯ 전원스윗치(Main Switch)를 켜고 안경사는 [그림 6-13]과 같이 양손으로 P.D미터기를 평행하게 들어 이마받침대(Forehead Rest)와 코받침(Nose Rest)을 손님의 이마와 코중앙부[鼻梁]에 가볍게 댄다.

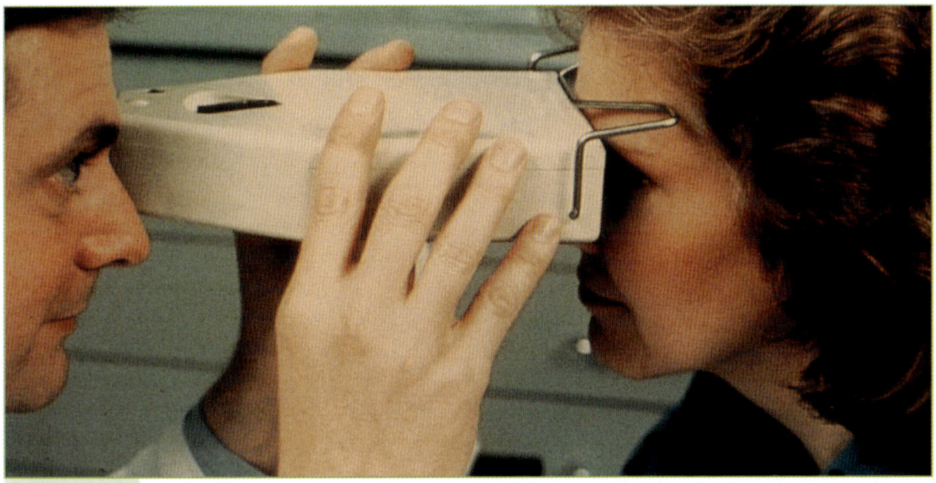

그림 6-13 측정자세

㉰ 손님에게 주시창(P.D. Pointer)을 통하여 P.D.미터기 안쪽에 보이는 [그림 6-14]와 같은 초록색 원형점으로 된 주시점을 먼 곳을 본다는 기분으로 자연스럽게 보도록 한다.

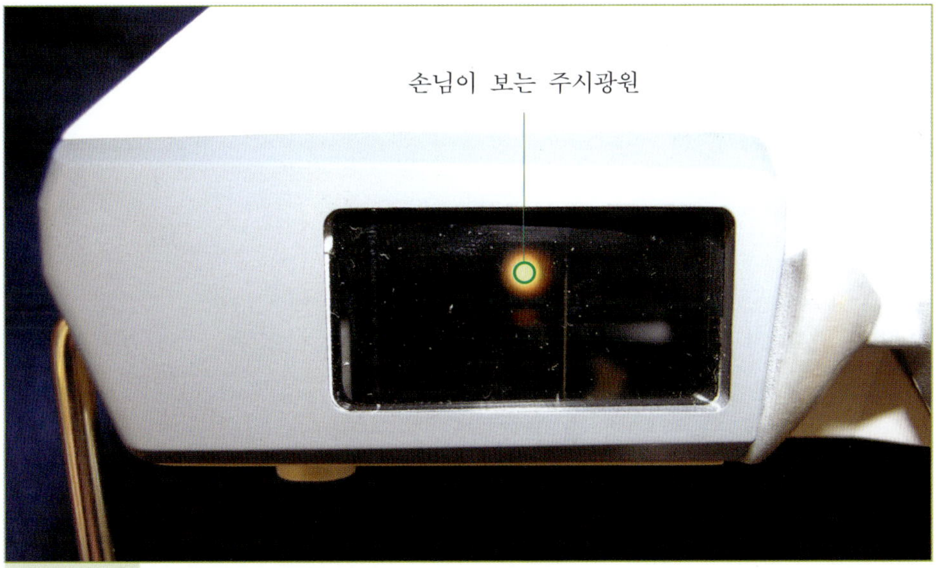

그림 6-14 원형 주시광원

㉱ 관찰창(Finder)을 통해 보면 손님의 좌우 동공에 각막반사상(Corneal Reflection Light)이 보인다. 좌우 집게손가락을 이용하여 좌우 측정손잡이(PD Adjustment Lever)를 수평방향으로 이동시켜 [그림 6-11]와 같이 검은 수직지표선(Index Hair Line)을 각막반사상에 맞춘다. 안경사의 눈이 노안이어서 수직지표선이 잘 안보이면 노안보정기(Diopter Selecter)를 이용한다.

마 이때 디지털표시창(LCD)에 우안 P.D와 좌안 P.D 값이 나타나고 중앙에는 양안 P.D. 값이 나타난다. 단위는 *mm*이다. 측정범위는 양안 P.D 값으로 45~80 *mm*이다.

바 사위 또는 사시등과 같은 눈의 P.D 측정에서 측정하지 않는 눈을 가리려면 [그림 6-15]과 같이 P.D미터기 뒷면에 있는 가리개 전환레버(Screen Lever)를 사용한다.

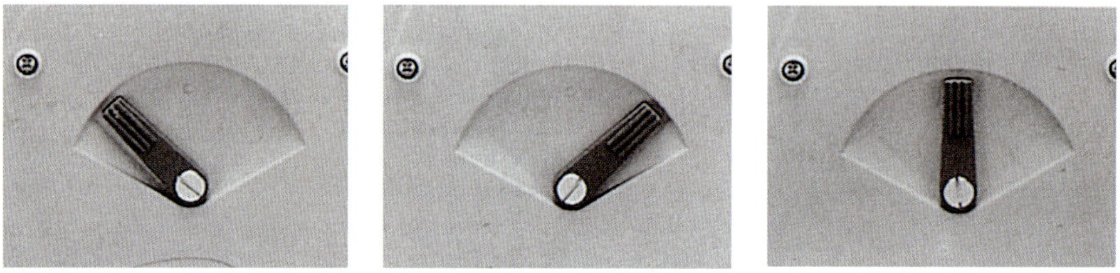

(a) 우안가림　(b) 좌안가림　(c) 양안개방

그림 6-15　단안P.D. 측정시 가리개 전환레버 위치

6.4 기준 Oh 측정

기준 Oh 측정

경사각이 결정되고 기본피팅이 잘 된 안경테의 하부 림에서 동공중심까지의 높이인 기준 광학중심점높이(Optical Center Height), 즉 기준 Oh를 측정하는 방법은 아래의 두가지가 있다.

첫째, [그림 6-16]의 (a)와 같이 머리 자세는 자연스럽게 취하고 눈높이에 있는 전방의 시표를 볼 때 측정한 값에서 계산식으로 보정값을 빼는 방법

둘째, P.D.구하기에서 '인점에 의한 방법(Dotting Method)'과 같이 [그림 6-16]의 (b)의 경사각 0° 자세의 시점(View Point)[10]에 인점한 곳까지 높이를 직접 측정하는 방법이 있다.

인점을 할 때 손떨림으로 정확한 측정을 할 수 없으므로 이를 방지하기 위하여 앞의 P.D. 측정과 같이 가설계점(Premajor Reference Point)을 먼저 구하여 삼각보조점으로 진설계점을 구한다. 이 진설계점까지 높이를 잰다.

10) 시점(View Point) : 안경광학 152쪽, 조준선이 렌즈와 만나는 지점

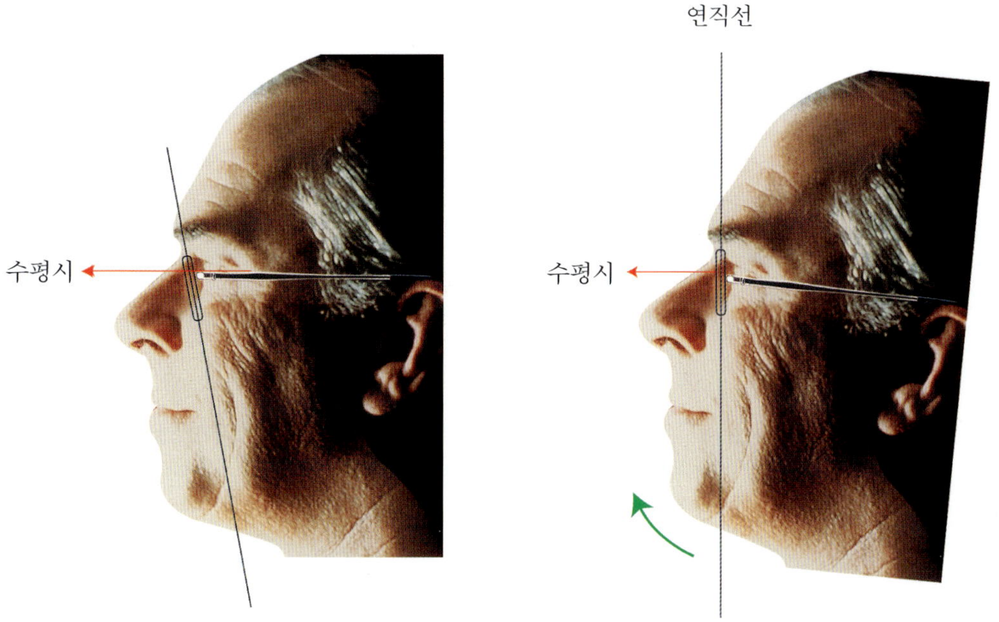

(a) 일상적인 자세에서 수평시　　(b) 경사각 0° 자세에서 수평시

그림 6-16 기준 Oh 측정방법

눈금 측정은 안경자, 삽입스케일로 하고 설계점 인점은 **더미렌즈(Dummy Lens)**[11] 또는 자동 및 수동형판(Pattern), 투명테잎 위에 끝이 가는 유성사인펜을 사용하여 점을 찍는다.

[그림 6-19]에서 보는 바와 같이 일상적인 머리자세로 눈높이 직전방을 수평으로 보게 하여 안경자(Ruler)나 스케일로 안경테의 하부림(Rim)에서 동공중심점(적색점)까지 수직으로 측정한 높이는 녹색으로 표시한 설계점, 즉 시점(視点, View Point or Eye Point)까지의 거리가 아니다. 이 인점보다 아래쪽에 실제의 설계점(Major Reference Point)이 있게 된다. 아래쪽으로 보정할 거리를 d를 구해본다. [그림 6-19]에서 $\triangle AOC \backsim \triangle ABC$이므로

11) 더미렌즈(Dummy Lens) : 안경테 메이커에서 테의 전면 렌즈삽입부의 형태를 유지하기 위하여 만들어 끼워 놓은 투명플라스틱

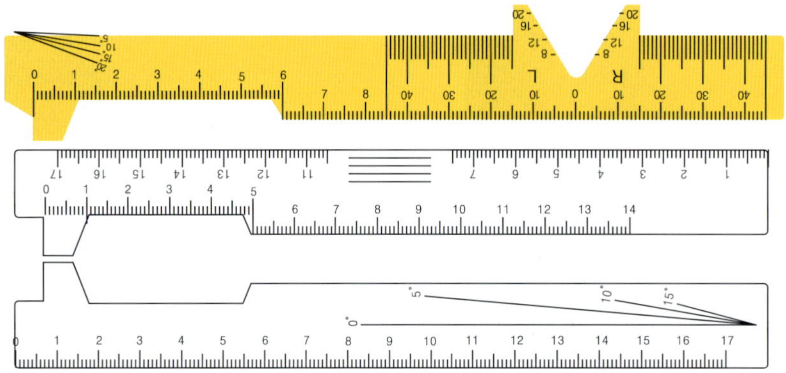

(a) 안경자

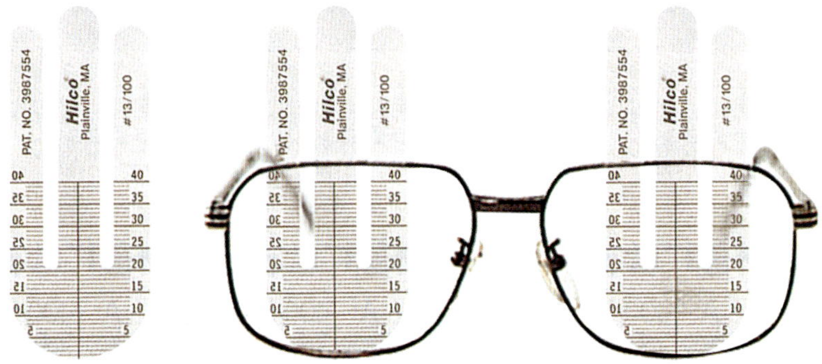

(b) 삽입스케일

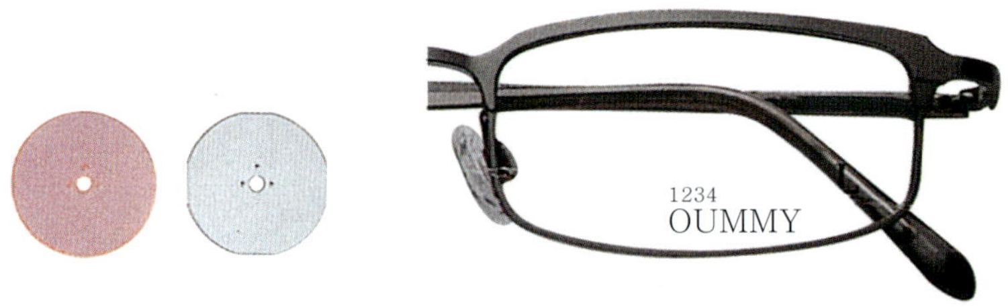

(c) 투명형판과 더미렌즈

그림 6-17 Oh 측정용 도구들

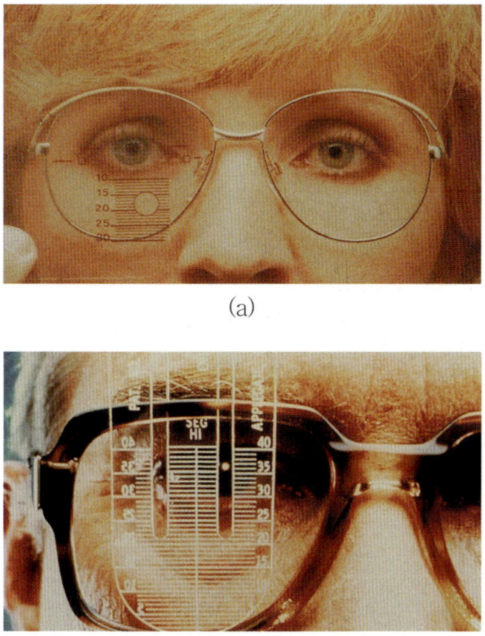

(a)

(b)

그림 6-18 삽입스케일로 기준 Oh 측정

$$tan\theta = \frac{AC}{AO} = \frac{AC}{(12+13)} = \frac{AC}{25}$$

여기서 12 *mm*는 정점간거리이고, 13 *mm*는 각막정점에서 회전점까지 거리이다.

$$\therefore \ AC = 25 \times tan\theta$$

△ABC에서 $cos\theta = \frac{AB}{AC}$ 이므로 $AB(d) = cos\theta \cdot AC$ 이다. 이를 위 식에 대입하면

$$\therefore \ \text{보정거리} \ d = cos\theta \cdot (25 \times tan\theta) = 25sin\theta$$

경사각 θ 의 크기를 극히 작은 각으로 보고 단위를 래디안(rad)으로 두면 $\theta \doteqdot sin\theta$ 가 된다. 또 $\theta°$를 θ 래디안으로 환산하면 $\theta = (\theta° \times \frac{\pi}{180}) =$ 이다. 이를 위 식에 대입하면

$$\therefore \ d = 25 \times (\theta° \times \frac{\pi}{180}) = 0.44\theta°$$

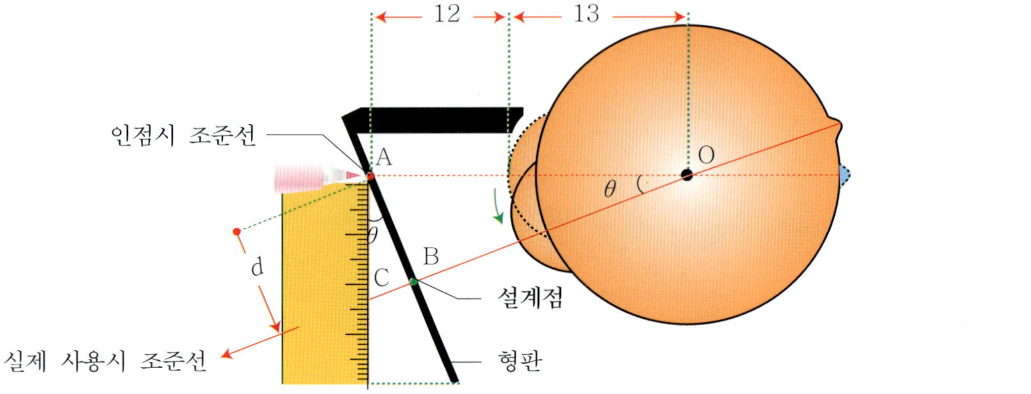

그림 6-19 인점위치와 설계점위치의 차이

$$\therefore\ d = 0.44\theta^{\circ}$$

이다. 그러므로 내릴거리 d는 '0.44 × (경사각크기)'로 간략하게 구할 수 있다.

[표 6-1]에 경사각의 크기에 따른 보정거리 d값을 실었다.

'일상적 수평시 머리자세'에서 인점된 또는 측정된 위치로부터 수직 아랫방향으로 [표 6-1]의 보정거리만큼 내린 위치가 설계점 위치가 된다. 하부림에서 인점된 또는 측정된 위치까지의 높이에서 보정거리를 빼면 기준 Oh값이 된다. 실무에서는 일반적으로 10~15°사이의 경사각을 가지므로 4~5 *mm* 정도 내리면 된다.

표 6-1 경사각 크기에 따른 인점된 위치에서 아래로 내릴 보정거리 d

경사각	*mm*	경사각	*mm*
1°	0.4	11°	4.8
2°	0.9	12°	5.2
3°	1.3	13°	5.6
4°	1.7	14°	6.0
5°	2.2	15°	6.5
6°	2.6	16°	6.9
7°	3.0	17°	7.3
8°	3.5	18°	7.7
9°	3.9	19°	8.1
10°	4.4	20°	8.8

이 방법은 계산을 하거나 보정표를 봐야하는 번거로움이 있어 현장에서는 '경사각 0° 자세방법' 을 사용한다. '경사각 0°자세방법' 에 따른 설계점 인점 순서는 다음과 같다.

㉮ 기본피팅(Main Fitting)을 정확히 한다. 더미렌즈(Dummy Lens)가 없는 테는 형판을 만들어 넣거나 또는 투명테이프를 붙인다.

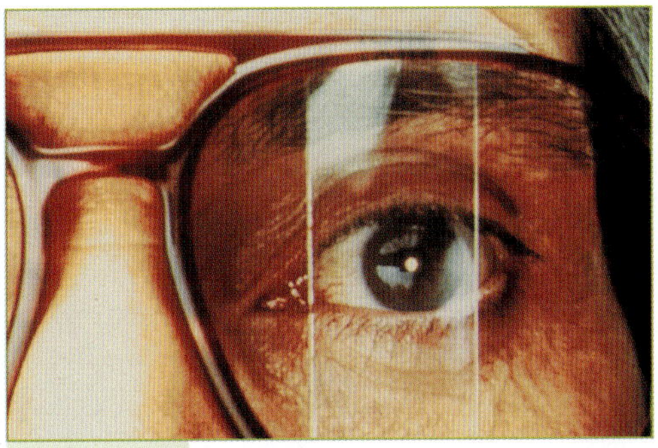

그림 6-20 인점을 위한 투명테잎 부착

㉯ 안경사는 손님의 옆쪽에서 검사실내의 기둥, 창 등의 수직선을 배경으로 하여 손님에게 턱을 서서히 앞으로 올려 안경테의 측면림(Rim)이 기둥선과 평행하게 된 위치에서 멈추도록 하여 '경사각 0°자세' 를 취하도록 한다.

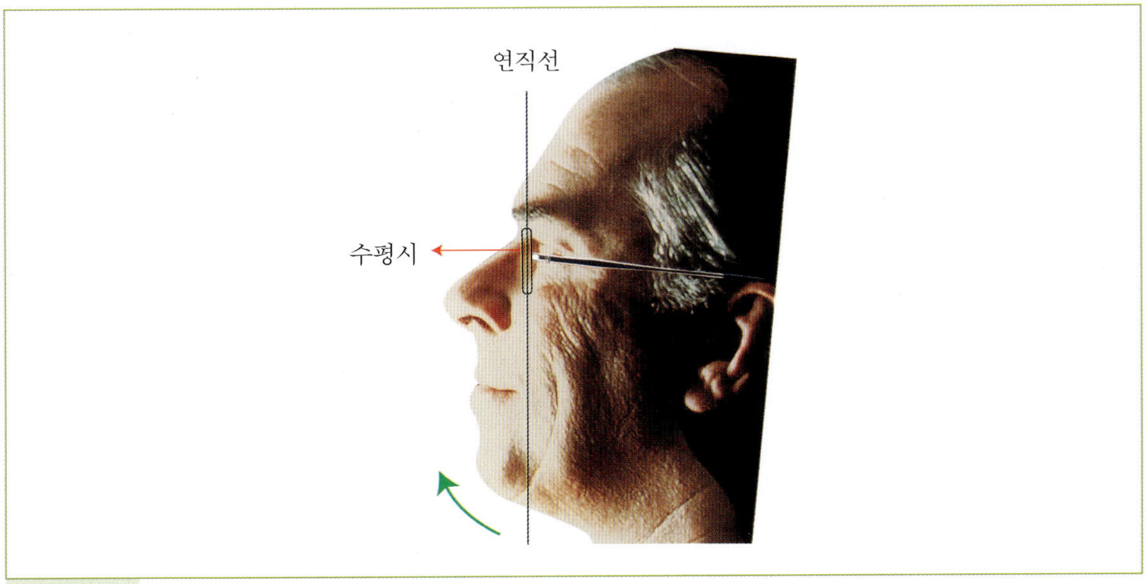

그림 6-21 경사각 0°자세 유지

㉰ 안경사는 앞쪽으로 이동하여 손님과 눈높이를 맞추고 30~40 *cm* 떨어져 마주 본다.

㉱ 인점에 의한 P.D. 측정 때와 같이 손님의 오른쪽 눈의 가설계점은 안경사의 왼쪽 눈에 위치하는 펜라이트 불빛을 보게 하여 동공의 각막반사점(Corncal Reflex)에 인점하고 왼쪽 눈은 안경사의 오른쪽 눈에 있는 펜라이트를 보게 했을 때 각막에 비치는 반사점에 인점하여 구한다.

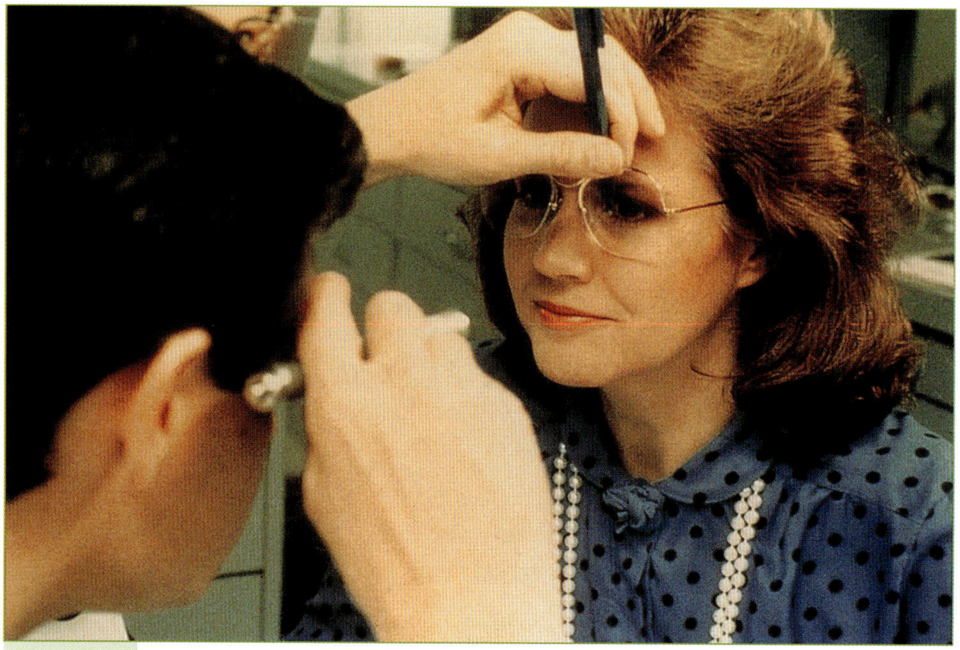

그림 6-22 펜라이트와 사인펜으로 인점하는 자세

㉲ '인점에 의한 P.D. 측정방법(Dotting Method)' 에서와 같이 삼각보조점을 찍어 진설계점을 구하고 설계차트(Box-O-Graph)를 이용하여 기준 Oh 값을 구한다. '인점에 의한 방법(Dotting Method)' 으로 구한 기준 P.D.와 기준 Oh값은 각각 피디미터(P.D. Meter)와 삽입스케일로 재측정하여 확인한다.

경사각(Pantoscopic Angle)

눈의 조준선(Line of Sight)이 렌즈면에 수직으로 지나기 위해서, 즉 조제 및 가공시 광학적 회전점조건을 충족하기 위해서는 경사각(Pantoscopic Angle)을 잘 조정하여야 한다. 경사각은 정확하게 피팅된 안경테의 측면에서 관측하여 [그림 6-23]와 같이 연직선과 안경테의 측면 림(Rim)이 이루는 각이므로 원용, 중간거리용, 근용안경 순으로 주시거리가 짧아지면 조준선이 아래로 향하게 되어 경사각의 크기는 커진다.

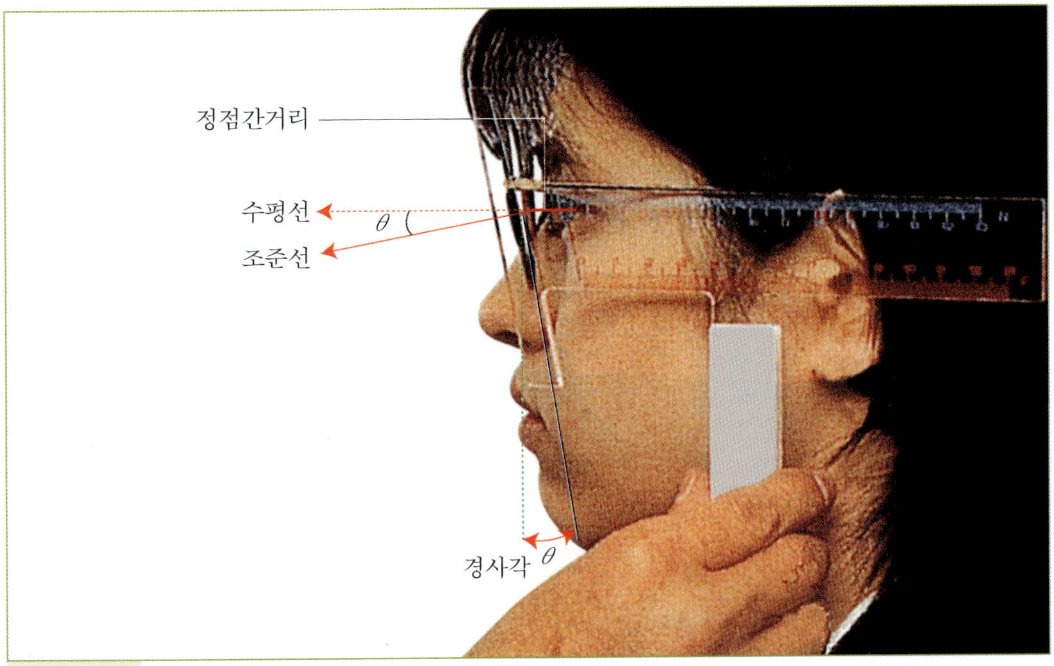

그림 6-23 경사각(Pantoscopic Angle)과 정점간거리

일상 시생활에서는 조준선(Line of Sight)은 눈높이 직전방으로 향하지 않는다. 눈높이의 직전방을 향한 수평방향보다 약간 아래로 내려보게된다. 즉, 5~6 m 전방의 지면을 보게되어 조준선(Line of Sight)은 약간 아래 쪽으로 기울어 렌즈의 시점(View Point)을 지난다. 또 주시거리가 가까우면 조준선은 더욱 아래를 향하게 되므로 수직으로 안경렌즈의 시점(View Point)을 통하려면 당연히 경사각이 커져야 한다.

일반적으로는 얼굴 전체를 아래로 약 5°정도 숙이고 주시점을 보게 되므로 이것이 안경테의 경사각 크기에 영향을 미친다. [그림 6-24]와 [그림 6-25]에서 눈높이의 평행선 OB와 조준선 OA가 안구회전점 O에서 이루는 경사각 θ 는 지면선 AF와 조준선 OA가 지면에서 이루는 각 ψ 와 같다.

주시거리를 s로, 눈 높이를 y로 두면

$$\tan\theta = \tan\psi = \frac{y}{s}$$

이다.

윗 식에서 주시거리 s가 짧을수록, 또 신장 y가 큰 사람일수록 경사각 θ는 커진다. 이 식으로 구한 θ값에서 얼굴의 기울기 5°를 감한 이론적 경사각을 [표 6-2]에 실었다. 근용의 기준 Oh은 너무 아래로 보게 될 뿐만 아니라 머리를 숙이는 정도가 개인별로 차이가 많아 이 식을 적용시키기 어렵다. 근용의 기준 Oh_N은 뒤에 설명하는 거울검사법(Mirror Table Test)으로 구한다.

일반적으로 원용안경의 경사각은 10°~15° 사이이고, 근용안경은 15°~20°이다.

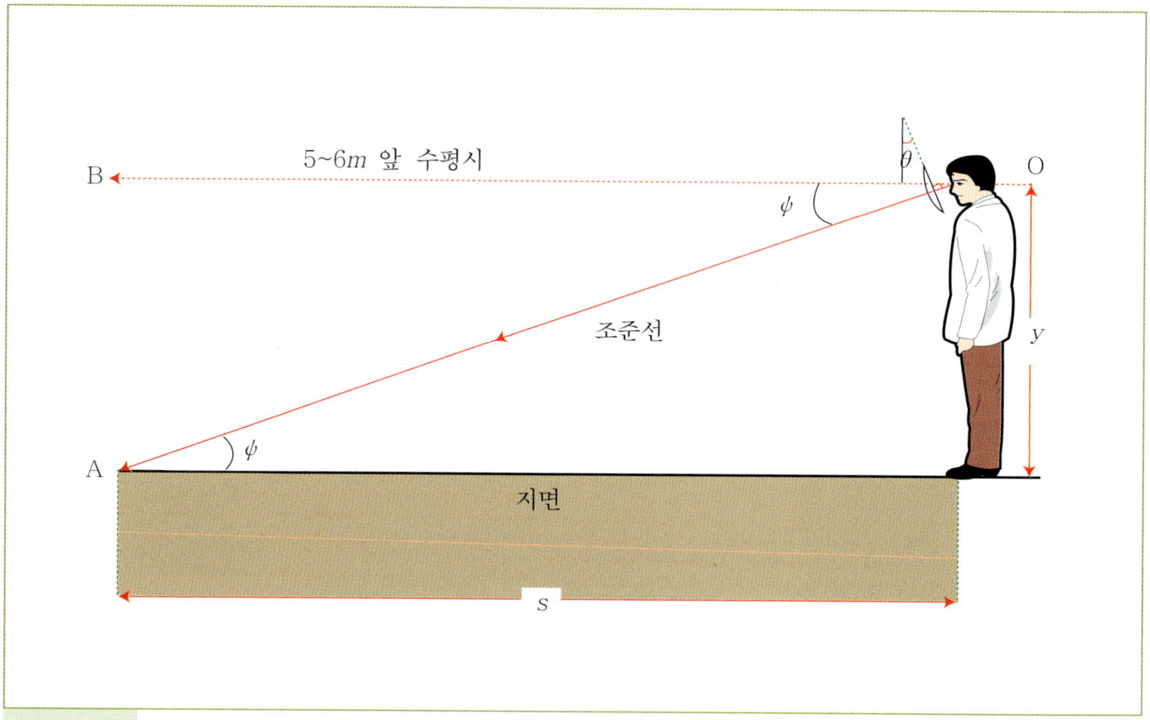

그림 6-24 경사각 계산

표 6-2 주시거리에 따른 경사각의 근사치(얼굴기울기 5° 보정)

주시거리 / 신장	20m	7m	5m	3m
1m 20cm	0°	5·5°	9.6°	18.4°
1m 50cm	0°	7·1°	11.7°	21.6°
1m 70cm	0°	8·8°	13.8°	24.5°

바르지 않은 경사각(Pantoscopic Angle)으로 안경을 쓰게 되면 비점수차가 발생되어 구면렌즈가 토릭렌즈처럼 되어 시야내 전체의 상이 왜곡되고 흐려 보이게 된다. 안경렌즈를 앞으로 기울여 경사지게 하여 보거나, 렌즈미터에서 구면렌즈를 기울여 렌즈받침대에 대어 측정하면 흐리고 변형되어 보이는 것을 알 수 있다. 예를 들면 (−)렌즈를 기울려 보면 좌우로 늘어난 형태로, (+)렌즈는 상하로 길어진 형태로 흐려 보이게 된다. 경사각 측정은 [그림 6-25]과 같은 경사각측정기(Frame Angle Measure) 또는 각도기로 잴 수 있다.

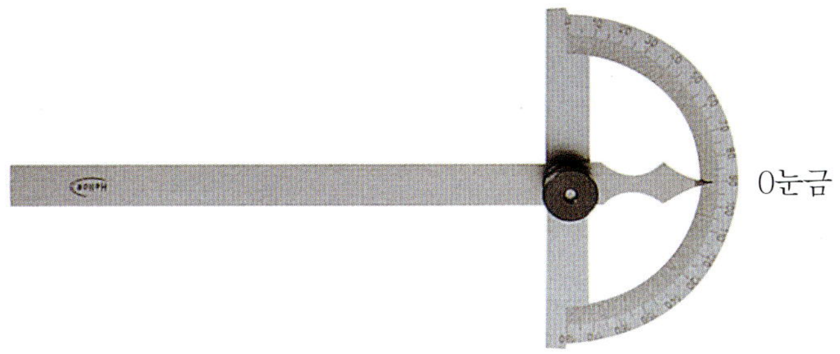

(a) 0°의 기준위치

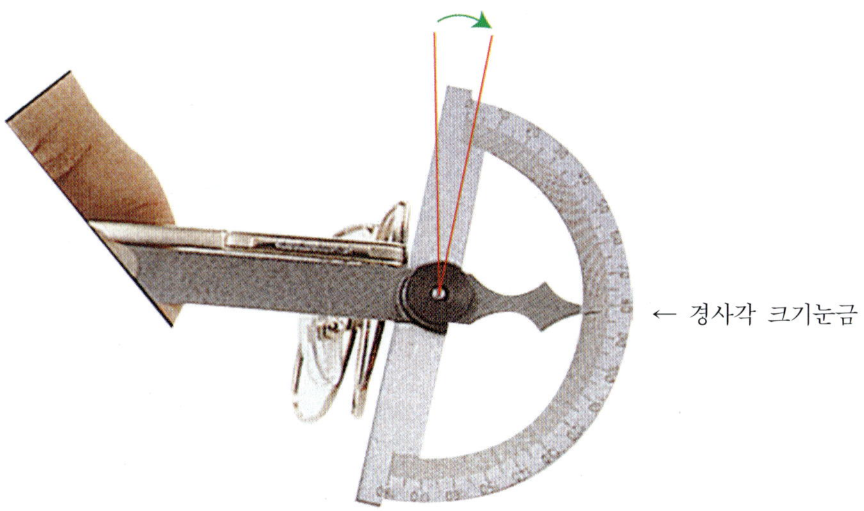

(b) 측정

그림 6-25 경사각 측정기(Pantoscoplc Angle Measure)

사진촬영법(Photocentric Method)[12)]

전피팅(Prefitting)을 마친 안경테를 쓴 손님이 [그림 6-26]과 같이 거울 앞에 먼거리를 보는 자연스러운 자세로 서서 촬영한 사진을 모니터 화면에서 설계점을 조정하면 컴퓨터 프로그램에 입력 처리되어 자동으로 앞에서 설명한 조제 가공의 모든 데이터, 즉 좌우안 P.D., 정점간거리 V.D., 광학중심점 높이 Oh, 경사각 P.A., 또는 PT(Pantoscopic Tilt), 안면각 또는 안면각 F.F.A.(Face Form Angle) 이외에 고개의 기울어짐과 회전, 시습관 등을 측정할 수 있는 장비이다. 여러 메이커에서 발매하고 있다.

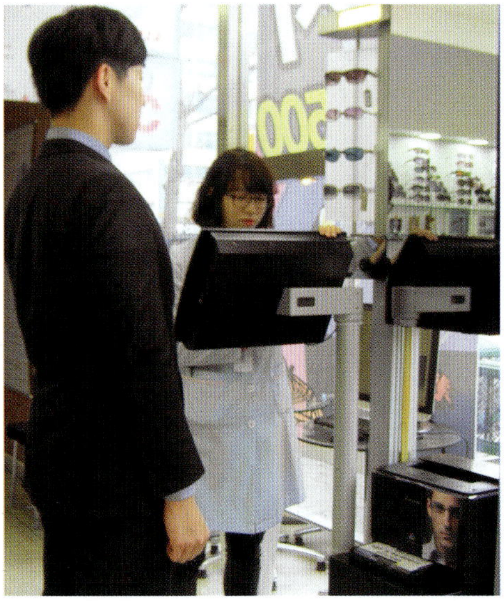

(a) 정면자세

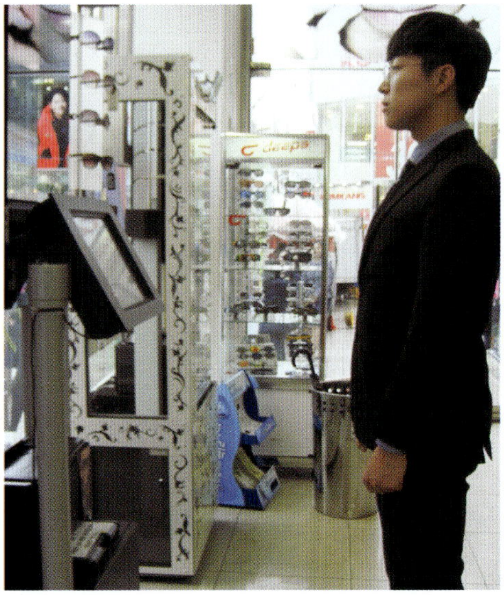

(b) 측면자세

그림 6-26 측정시 손님의 자세

12) 이 삽입부는 이승우 안경사 제공의 '로덴스톡 임프레션 IST' 설명서를 참고하였고, 실제 사진자료는 대전 이안경원과 김성조 안경사의 협조로 작성된 것임.

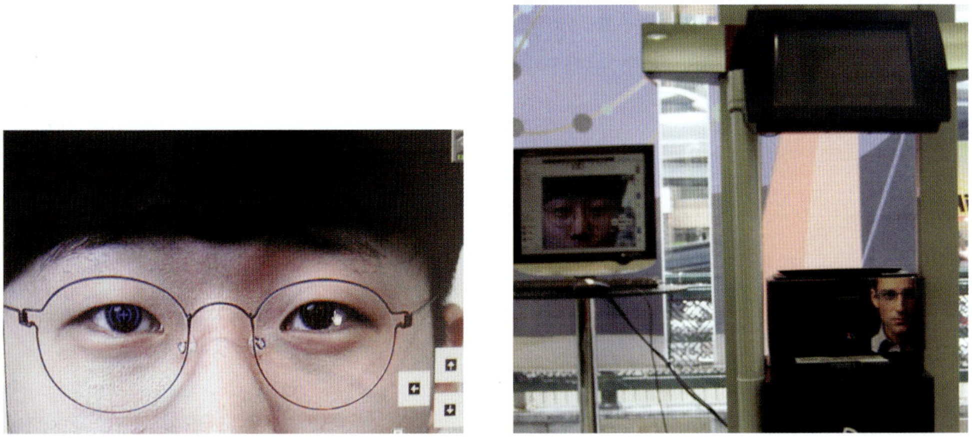

그림 6-27 모니터상에서 설계

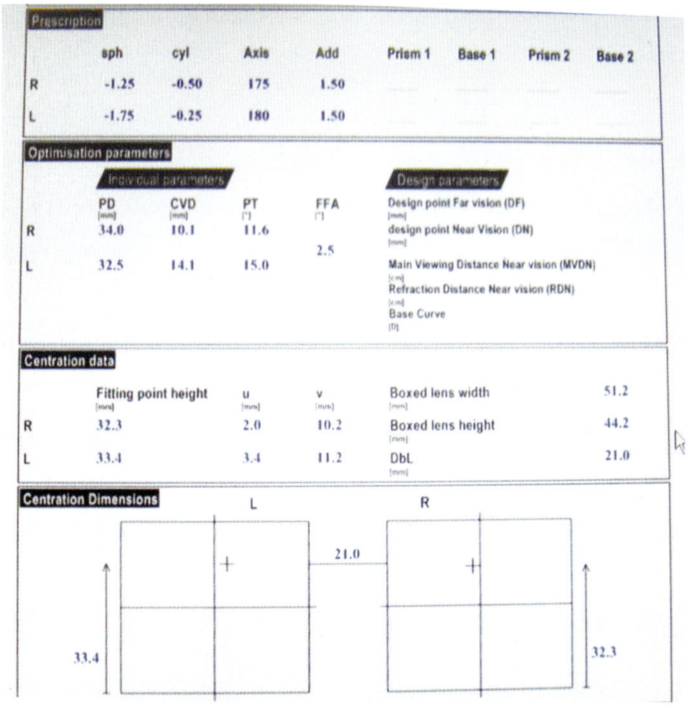

그림 6-28 화면상에 나타난 조제가공 데이터

7장 형판 만들기

7.1 형판 만들기(Pattern Making)

박싱시스템(Boxing System)을 기준으로 하는 전통적인 수동형판 만들기는 형판의 중심점에 수직 및 수평기준선을 그어 그 교점에 형판의 **기준점**(Reference Point)을 만든다. 기준점으로 구한 F.P.D.(Frame P.D.)와 수평기준선 높이에서 따로 측정한 '조가 P.D.와 Oh'와의 차이값을 구하여 형판위에 **설계점**(M.R.P. Major Reference Point)을 설정한다.

그러나 실제는 **인점에 의한 방법**(Dotting Method)으로 바로 설계점(M.R.P.)을 설정하고 있다. 고급테는 렌즈삽입부(Rim) 틀에 맞게 투명 플라스틱으로 만든 **더미렌즈**(Dummy Lens)가 부착되어 있다. 특히 **포인트테**(Point Frame)와 **하프림테**(Half Rim Frame)는 디자인을 유지하기 위하여 모두 '더미렌즈'가 끼워져 있다. '인점에 의한방법(Dotting Method)'으로 설계점 설정시에는 이 더미렌즈(Dummy Lens)를 일차적 형판(Pattern)으로 이용한다. 더미렌즈가 없을 때는 안경테의 렌즈삽입부(Lenswire)의 모양과 같은 형판(Pattern)을 만들어야 한다. 형판 만들기에는 송곳 또는 끝이 가는 유성사인펜 등을 사용하여 손으로 만드는 수동형판과 자동취형기(Pattern Former)를 사용하여 만드는 자동형판이 있다. 형판을 만드는 재료, 즉 **형판재**(Plastice Plate for Pattern)는 1~1.5*mm* 두께의 투명한 플라스틱이어야 한다. 형판재로는 수동용과 자동용이 있다.

[그림 7-1]의 (b)와 같이 **자동옥습기**(Auto Edger)[1]용 형판재는 수평기준선과 수직기준선이 있고 자동옥습기에 부착하도록 수직 및 수평기준선의 교점인 중심에 큰 원형구멍이 뚫려 있다. 이 구멍에서 수평기준선에 따라 좌우에 대칭으로 여러기기의 축핀(Axis Pin)에 끼우도록 작은 구멍이 뚫려 있다.

형판의 **수평기준선**은 수평위치를 유지시켜 토릭렌즈의 기준 주경선과 프리즘처방렌즈의 기저방향을 잡는데 중요하다.

피디미터(P.D. meter)와 안경자에 의한 방법으로 계산하여 설계점을 만들 때는 박싱시스템으로 정확하게 수평 수직선을 긋고 이 두직선의 교점이 좌우 상하 길이의 이등분점이 되도록 한다. 그러나 '인점에의한 방법'은 형판에 바로 설계점(Major Reference Point)을 설정하므로 렌즈미터로 형판에 수평인점을 찍고, 형판의 귀방향에 좌우를 구별하는 표시(일반적으로 R자)만 하면 된다. 자동옥습기용 형판에 인점을 할 때는 형판의 중앙 구멍에 동공이 위치하게 되면 인점을 할 수 없으므로 [그림 7-2]의 (a)와같이 중앙구멍이 렌즈

1) 자동옥습기(Auto Edger) : 이 교재 12장 4절

삽입부의 중심에서 귀방향으로 3 *mm* 아래 방향으로 약 2 *mm* 정도 이동된 위치에 오도록 형판을 만든다.

(a) 수동형판재(두께 1 *mm*)　　(b) 자동형판재(두께 1.5 *mm*)

그림 7-1 형판재(Plastics Plate for Pattern)

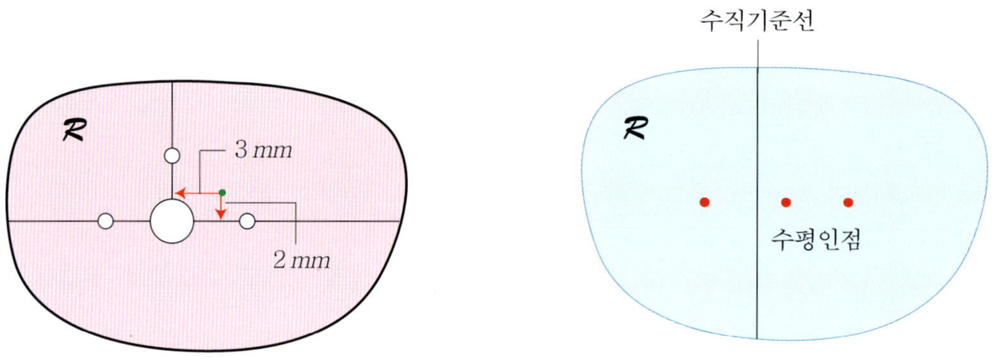

(a) 자동형판(● 점 기하중심점)　　(b) 수동형판(● 수평인점)

그림 7-2 '인점에 의한 방법'에서 사용할 형판

자동형판 만들기

[그림 7-3]과 같은 **자동취형기**(Pattern Former)로 만든다. 취형기의 종류는 '자동취형기'의 '설계기준판(Centering Scale Mount)'에 달린 고정봉의 고정 방향에 따라 수직으로 조여서 안경테를 고정하는 '수직누름고정형'과 세 수평 방향에서 수평으로 누름판을 조여서 안경테를 고정하는 '수평누름고정형'의 두 타입이 있다. 박싱시스템(Boxing System) 계측으로 설계점(M.R.P)을 만들기 위해서는 안경테를 움직일 때는 수동에서와 마찬가지로 [그림 7-4]와 같이 형판재 중앙의 큰 구멍, 즉 수직기준선과 수평기준선의 교점이 안경테 렌즈삽입부(Lenswire)의 기하중심점, 즉 수직기준선과 수평기준선의 2등분점에 오도록 셋팅한다.

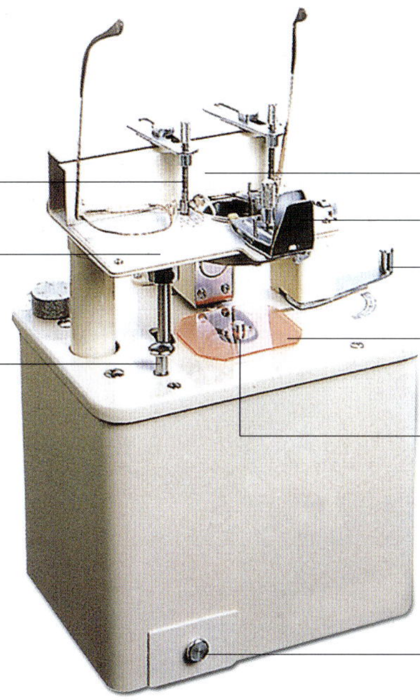

(a) 수직누름 고정형

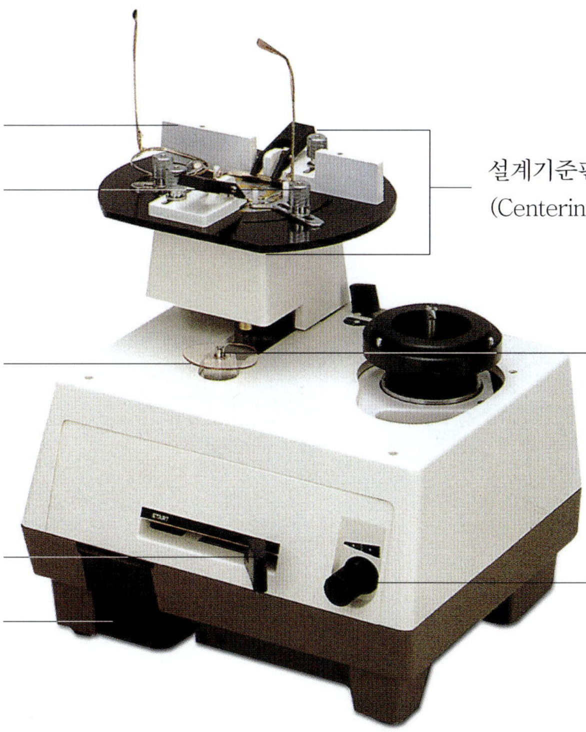

(b) 수평누름 고정형

그림 7-3 자동취형기(Pattern Former)의 종류

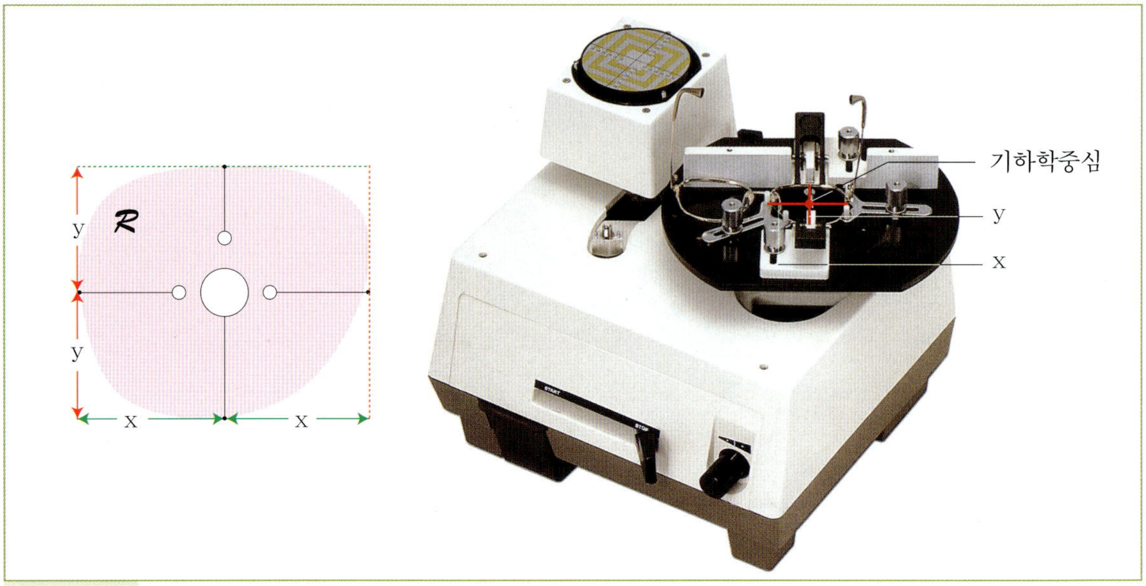

그림 7-4 박싱시스템(Boxing System)으로 세팅

그러나 앞서 설명한대로 '인점에 의한 방법'으로 설계점(Major Reference Point)을 잡을 때는 형판 중앙구멍이 동공 근처에 오지 않도록 [그림 7-5]와 같이 기하중심점에서 귀방향과 아래로 2~3 *mm* 정도 위치에 구멍이 오도록 안경테를 이동시켜 셋팅하여야 한다.

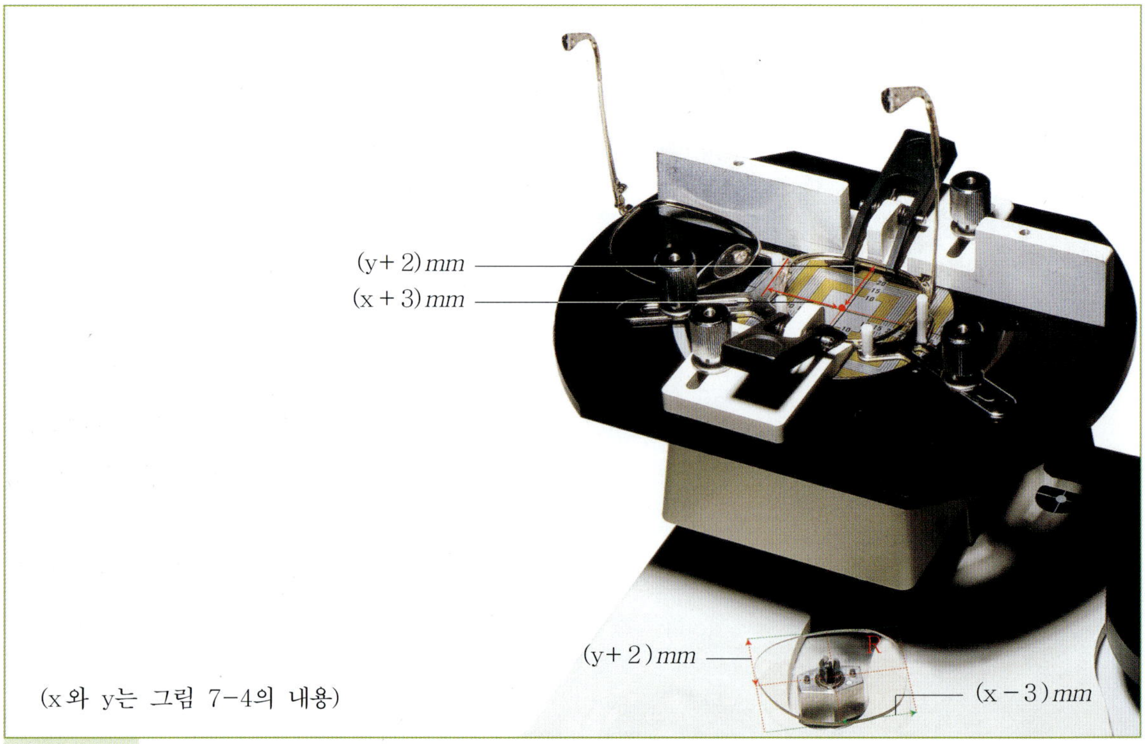

그림 7-5 인점용 편위형판의 세팅

취형기의 '설계기준판(Centering Scale Mount)'에 안경테를 셋팅할 때 림(Rim)의 앞면이 '설계기준판'에 향하도록 놓고 테를 움직인다. 오른쪽 림(Rim) 형태로 형판이 만들어지도록 되어 있으므로 [그림 7-6]과 같이 '안내핀(Guide Pin, Stylus)설치봉'이 있는 쪽에 안경테의 오른쪽 렌즈삽입부(Eyeware)를 고정시킨다.

안내핀(Guide Pin)을 본체 '안내핀설치봉'에 처음 꽂을 때는 '전원 및 형판절단레버(Cutting Lever)'를 당겨보아 안내핀(Stylus) 끝이 중심봉의 이동 방향, 즉 안경테 림(Rim)의 홈으로 향하도록 꽂는다.

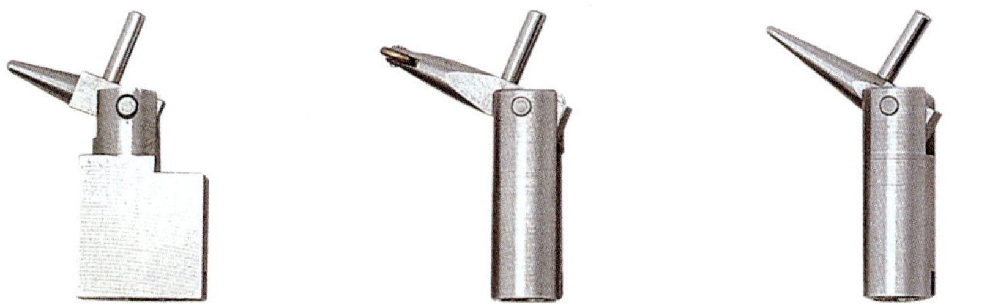

(a) 플라스틱테용 (b) 홈쿠션메탈테용 (c) 메탈테용

그림 7-6 안내핀(Stylus, Guide Pin)

자동취형기(Pattern Former)의 조작 순서와 주의할 점은 다음과 같다.

㉮ 취형기의 '테상부수평 받침대(Frame Table)'에 테의 좌우 림(Rim)의 윗부분이 모두 밀착되도록 하여 수평상태를 유지한다.

㉯ '인점에 의한 방법'으로 설계점을 설정할 때는 안경테의 렌즈삽입부중심에서 귀방향 3*mm*, 아래로 2*mm* 정도에 형판의 중앙구멍이 위치되도록 테를 상하 좌우로 이동시켜 세팅한다.

㉰ 박싱시스템(Boxing System)으로 셋팅할 때는 '설계기준판'의 중앙기준점에서 좌우 상하에 같은 간격으로 그어진 눈금을 이용하여 안경테를 좌우 상하로 평행이동하여 렌즈삽입부의 중심에 형판의 중앙구멍이 오도록 한다.

㉱ '수직누름고정형'은 '테고정봉'으로 안경테의 연결부 중앙과 귀방향 상부의 엔드피스(Endpiece)를 눌러 고정시키고 '테고정집게'를 이용하여 안경테 하부림(Rim)을 찝어 고정시킨다.

㉲ 안경테를 고정했으면 '설계기준판(Centering Scale Mount)'을 본체의 '기준판받침대' 위에 올려놓고 본체 상부 전체를 돌려 안경테의 상하 좌우가 제대로 된 위치에 오도록 한다.

㉳ 본체의 '형판재 고정핀'에 형판의 'R'자 표시가 [그림 7-5]와 같이 귀방향 위쪽에 오도록 꽂는다.

㉳ 한손의 엄지와 집게손가락으로 안내핀을 잡고 다른 손으로는 '전원 및 형판절단 레버(Cutting Lever)'를 잡고 서서히 두단계를 거쳐 잡아당긴다. 동시에 '안내핀(Guide Pin, Stylus)'을 안경테의 홈으로 이동시켜 넣는다.

㉴ 안내핀 끝이 안경테의 홈에 따라 회전하기 시작하면 손을 떼고 안내핀이 한 바퀴 돌아 형판재 둘레가 안경테의 렌즈삽입부(Rim) 모양과 같게 잘라졌으면 '전원 및 형판 절단 레버'를 서서히 밀어 원위치 시킨다.
절단레버를 1단, 2단의 두단계로 천천히 밀거나 당겨야 한다. 그렇게 하지 않으면 형판 절단기구내의 회전절단칼이 상하거나 부러진다.

㉵ '형판밀기단추'를 눌러 형판을 고정봉으로부터 분리시킨후 안경테에 넣고 만들어진 형판의 크기와 모양 그리고 설계차트를 이용하여 형판의 수평상태를 살펴 어긋남이 있으면 줄(File)로 가장자리를 밀어 다듬는다.

㉶ 다듬어진 형판을 피팅된 안경테에 넣고 손님에게 씌워서 설계점을 인점한다.

수동형판 만들기(Pattern Making)

약 1 *mm* 정도 두께의 투명 플라스틱판으로 된 형판재 위에 안경테를 전면부가 지면을 향하도록 놓는다. 끝이 가는 송곳을 [그림 7-7]과 같이 안경테의 림(Rim) 안쪽으로 밀착시켜 가장자리를 따라 형판의 바깥 테두리선을 긋는다. 선을 그을 때 주의할 점은 안경테의 림(Rim)이 지면에 가깝게 닿도록 하고 송곳은 곧바로 세워야 한다는 점이다.

안경테 림(Rim)은 메니스커스형 렌즈(Meniscus Type Lens)[2]의 형상에 맞도록 휘어져 있다. 따라서 지면 쪽으로 가장 돌출된 림의 상하 부분은 지면과 밀착되지만 코방향과 귀방향의 림(Rim) 부위는 지면에 닿지 않으므로 특히 이곳에 송곳 등을 댈 때는 곧추세워야 한다. 그렇지 않으면 형판의 수평 길이가 길어지거나 짧아진다. '인점에 의한 방법(Dotting Method)'으로 설계점을 설정 할 때는 좌우 형판을 모두 만든다.

렌즈 가장자리 산각(山角, Bevel)[3]을 감싸는 안경테 림(Rim)의 홈깊이가 약 0.5 *mm*가 되므로 상기 요령대로 그으면 약 0.5 *mm* 적게 그려진다는 것을 염두에 두고 형판의 가장자리 '테두리선 자르기'를 할 때는 선 밖 0.5 *mm*에 따라 절단하여야 한다.

테두리선의 0.5 *mm* 정도 밖을 따라 대강 자른 후 자른 둘레를 줄(File)로 다듬어 테의 렌즈삽입부분에 꼭 맞게 만든다. 만든 형판을 안경테에 넣어 모양과 크기를 살핀다.

만든 형판의 모양과 크기가 렌즈삽입부에 맞지 않으면 줄(File)로 다시 수정을 한다. 형판재는 0.5~1 *mm* 두께의 투명 플라스틱을 사용한다. 간혹 간편성, 경제성을 생각해서 두꺼운 종이를 사용 하기도 하지만 이는 편법이다. 수정후 형판의 크기가 안경테 '렌즈삽입

2) 메니스커스형렌즈(Meniscus Lens) : 옵토메트리개론 65~68쪽
3) 산각(山角, Bevel) : 이 교재 12장 2절, 안경테 림(Rim)의 홈부분에 넣을 렌즈가장자리의 모양, 대부분은 ^ 자 모양을 하고 있다.

부(Eyeware)' 의 모양과 크기가 맞으면 형판 전면 귀방향 위쪽에 영문 R. 또는 L. 등으로 좌우 구분표시를 하여 작업도중에 렌즈가 뒤바뀌지 않도록 한다. 안경사가 작업중 흔히 범하기 쉬운 실수가 좌우 렌즈를 바꾸어 끼우는 것이다.

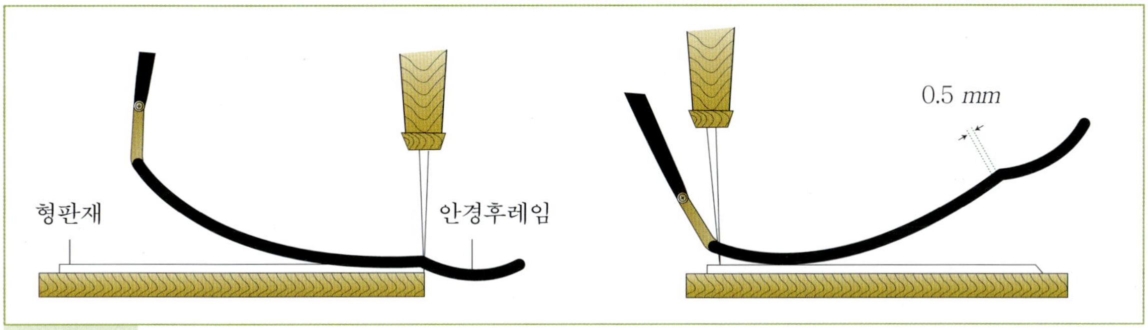

그림 7-7 수동형판의 선긋기 요령

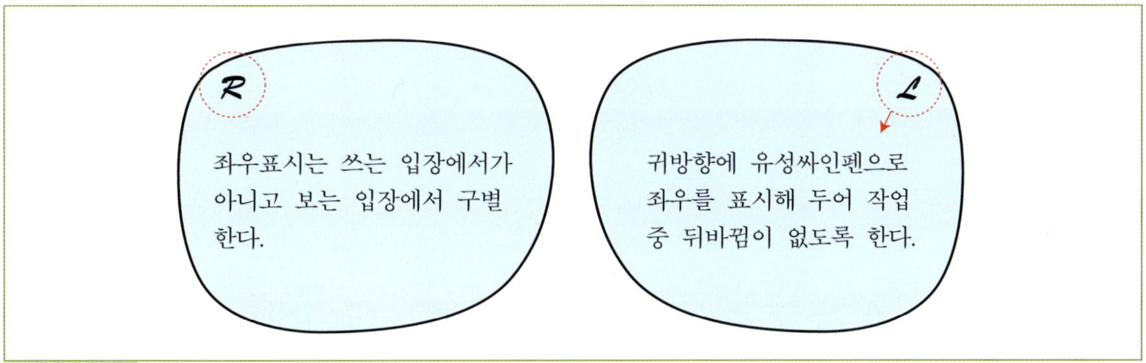

그림 7-8 형판의 좌우 구별

7.2 설계점(M.R.P. Major Reference Point) 설정

줄(File)로 잘 다듬어 테의 안경삽입부에 딱 맞게 만든 좌우 두 개의 자동 및 수동 투명형판을 안경테 삽입부에 넣고 **렌즈미터**(Lensmeter)[4]의 **렌즈 및 테받침대**(Lens & Frame Table)[5]에 안경테 렌즈삽입부(Eyeware) 윗부분의 좌우 림(Rim)이 모두 밀착되도록 세팅한다. 좌우림(Rim)의 밀착된 상태가 계속 유지되도록 한 손으로 하부림(Rim)을 누르면서 '테 및 렌즈받침대' 의 **높낮이 조정핸들**(Lens Table Adjusting Lever)[7]을 돌려서 상하로 이동시킨다. 누르고 있는 손으로 안경테를 좌우로 움직여 대략적으로 **렌즈받침부**(Lens

4) 렌즈미터(Lensmeter) : 이 교재 8장 1절, 렌즈미터(Lens meter)의 각 부분 명칭 참조
5) 렌즈 및 테받침대(Lens & Frame Table) : 이 교재 8장 1절, 렌즈미터(Lens meter)의 각 부분 명칭 참조
7) 높낮이 조정핸들(Lens Table Adjusting Table) : 이 교재 8장 1절, 렌즈미터(Lens meter)의 각 부분 명칭 참조

Support)에 형판의 중앙이 오도록하여 인점(Dotting)을 한다. 인점은 세점이 수평으로 찍히는데 조제가공시에 수평을 유지하기 위한 것으로 형판의 수평인점(Horizontal Reference Dots)이라고 한다. 형판에 직접 인점을 하지 않고, 계산으로 설계점을 구할 때는 렌즈미터로 수평인점을 찍은후 형판을 안경테에서 빼내어 [그림 7-10]의 설계차트(Box-O-Graph)에서 형판에 수평 및 수직기준선을 만든다.

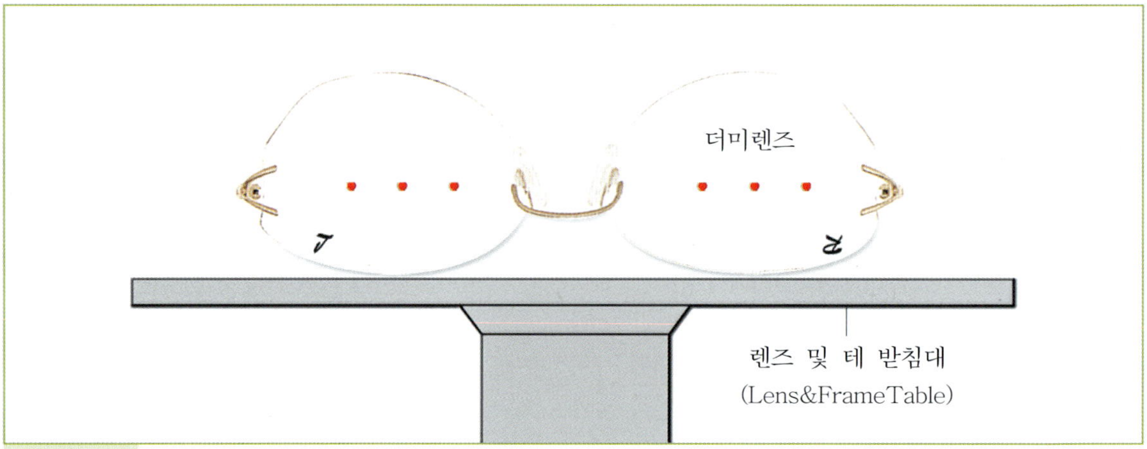

그림 7-9 더미렌즈에 수평인점 찍기

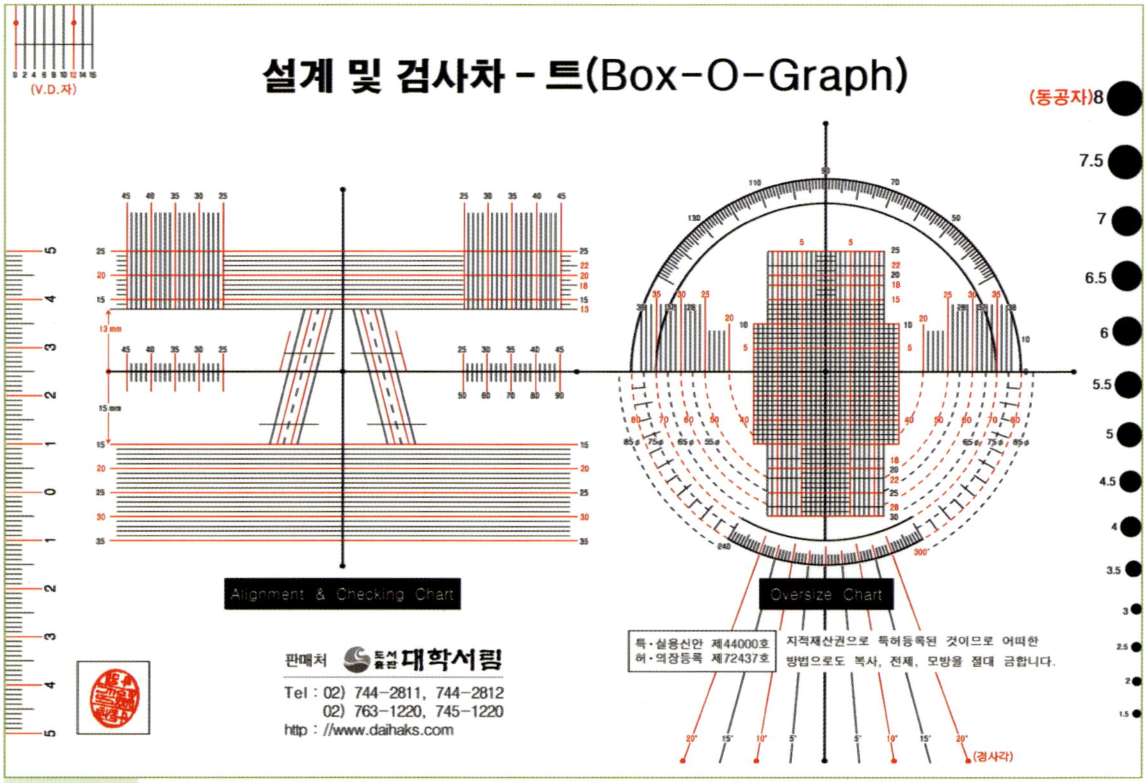

그림 7-10 설계차트(Box-O-Graph)

형판의 수평과 수직기준선의 교점을 설계를 위한 기준점(R.P.S., Reference Point of System)이라고 한다. 원칙적으로는 박싱시스템(Boxing System)의 계측규약에 따라 기준점(Reference Point of System)을 설정 하여야 한다. 그러나 실무에서는 간이속결식 형태로 구한다. 간이속결식은 '기준점'을 정식계측에 따라 설정하는 것이 아니라 렌즈미터로 대략적으로 중앙 위치에 수평인점하고 가운데 점을 그대로 형판의 기준점으로 하여 작업시간을 단축하는 설계형식을 말한다. 좌우 간이기준점간 수평거리를 조제가공을 위한 간이양안 F.P.D., 또는 좌우형판의 간이기준점에서 테의 연결부(Bridge) 중앙점까지 거리를 좌우안의 간이단안 F.P.D.라고 한다.

기준점을 설정한 형판은 안경사가 보는 위치에서 형판의 귀방향 상방에 좌우 구별표식인 R 또는 L의 영문자를 유성싸인펜으로 써넣고, 다시 테에 넣어 '설계차트(Box-O-Graph)'를 이용하여 좌우 형판의 균형을 잡고 간이 F.P.D. 값을 구한다.

투명플라스틱이 아닌 두꺼운 종이 형판재는 불투명하므로 '설계차트'의 눈금을 형판을 통해서 읽을 수 없다. 그러나 7장 3절의 [그림 7-15]처럼 형판의 수평인점의 양끝단에 2∼3*mm*의 수평기준선분을 만들어 이것을 이용하여 수직기준선을 만든 다음 설계차트(Box-O-Graph)를 이용하면 간이 F.P.D.를 구할 수 있다. 설계차트(Box-O-Graph)는 설계, 검사 등 조제가공시에 없어서 안될 중요한 기구이다. 각 메이커별로 그 디자인과 이름은 달리하고 있지만 기준점(R.P.)과 설계점(M.R.P.)의 설정, 조제된 P.D.의 확인, 설계점 높이 Oh의 측정 등 조제가공의 필수적이고 기본적인 기구이다. 안경자로 이 설계차트를 대신하는 것은 처음부터 정밀한 조제가공을 하지 않으려는 것과 같다.

동공중심과 일치되는 형판의 한 점을 설계점(Major Reference Point, M.R.P)이라고 했다. 누진굴절력렌즈(Progressive Addition Lens)에서는 이를 아이포인트(Eye Point)라고 한다. 설계점과 렌즈미터의 인점작업(Dotting Centering)[8]으로 만든 렌즈의 중앙인점을 수평으로 일치시키고 형판의 바깥테두리선 따라 렌즈에 선을 그어 자르기 및 가장자리갈기(Edging & Beveling)를 한다. 인점에 의한 방법(Dotting Method)에서는 인점위치가 곧 설계점(M.R.P)이 된다.

안경처방서의 내용에 맞도록 하기 위하여 안경테 '렌즈삽입부'의 어느 위치에 안경렌즈의 설계점 높이(M.R.P.)를 오게 할 것인가, 난시교정용 토릭렌즈(Toric Lens)의 기준경선[9]의 방향과 프리즘처방의 베이스 방향의 위치는 어느 방향으로 할 것인가를 결정하는 것이 설계과정(Lay out)의 내용이 된다. 설계방법은 두 가지가 있다. 하나는 메이커(Maker)에서 안경테에 표기한 '렌즈삽입부크기(Eye Size, E.S.)'와 '연결부크기(Bridge Size, B.S.)'의 수치가 정확하다는 전제하에 그 계측방법에 따른 형판의 기준점(R.P.)을 기준으로 하여 설계점(M.R.P.)을 정하는 정식계측 설계방법과 앞서 설명한대로 작업시간의 단축을 위하여 안경테에 표기된 수치를 무시하고 임의로 만든 수평인점의 중앙점을 '간이기준점'으로 하여 측정한 간이 F.P.D로 설계점(M.R.P)을 구하는 간이속결식이 있다.

8) 렌즈미터 인점작업(Dotting, Centering) : 이 교재 8장 4절 9) 기준경선 : 옵토메트리개론 96쪽

안경테의 좌우 기준점간거리 F.P.D를 D.B.C.(Distance Between Center)로 표기하기도 한다. 좌우 렌즈의 코방향 가장자리간거리, 즉 연결부길이 B.S를 D.B.L(Distance Between Lens)를 표기하기도 한다. 안경테에 표기된 '렌즈삽입부크기(Eye Size)' E.S.와 '연결부크기(Bridge Size)' B.S.와 F.P.D.는 아래와 같은 관계가 있다.

좌우 기준점간거리 = 렌즈삽입부크기 + 연결부크기
(F.P.D.) (E.S.) (B.S.)

따라서 안경테에 표기된 '렌즈삽입부크기' E.S.의 수치와 '연결부크기(Bridge Size)' B.S.의 수치를 더하면 곧바로 테의 P.D.(Frame P.D.), 즉 F.P.D.를 구할 수가 있다.

형판의 '기준점(R.P.)'으로부터 수평방향으로 어느 정도로 이동시켜서 '설계점(M.R.P.)'으로 정할 것인가는 아래 식으로 구한다.

F.P.D. - P.D. = 설계점 양안총이동량

예를 들면 양안 조가 P.D. 64 *mm*인 사람이 '54 □ 16' 크기의 안경테를 선택했을 때 기준점으로부터 설계점까지 이동량을 계산해보자. 이 테의 F.P.D.는 '54 + 16=70' 이고 양안 조가 P.D.가 64이므로 좌우 안경테의 렌즈삽입부분의 기준점으로부터 손님의 동공중심까지의 양안총이동량은 (70 - 64) = 6이므로 좌우 각각 3 *mm* 씩 코방향(Nasalward)으로 이동하면 된다.

좌우 단안 P.D.가 다를 때를 생각하여 좌우 한 쪽 형판에서의 이동량을 구하는 식을 정리하면

$$\text{설계점 단안이동량} = \frac{\text{F.P.D.}}{2} - \text{단안 P.D.}$$

이다.

이동량의 부호가 (+)이면 설계점(M.R.P)이 기준점(R.P.)으로부터 코방향(Nasalward)으로 이동된 위치에 있고 (-)이면 귀방향(Temporalward)에 있다.

수평방향의 설계점 위치의 예를 [그림 7-11]에 실었다.

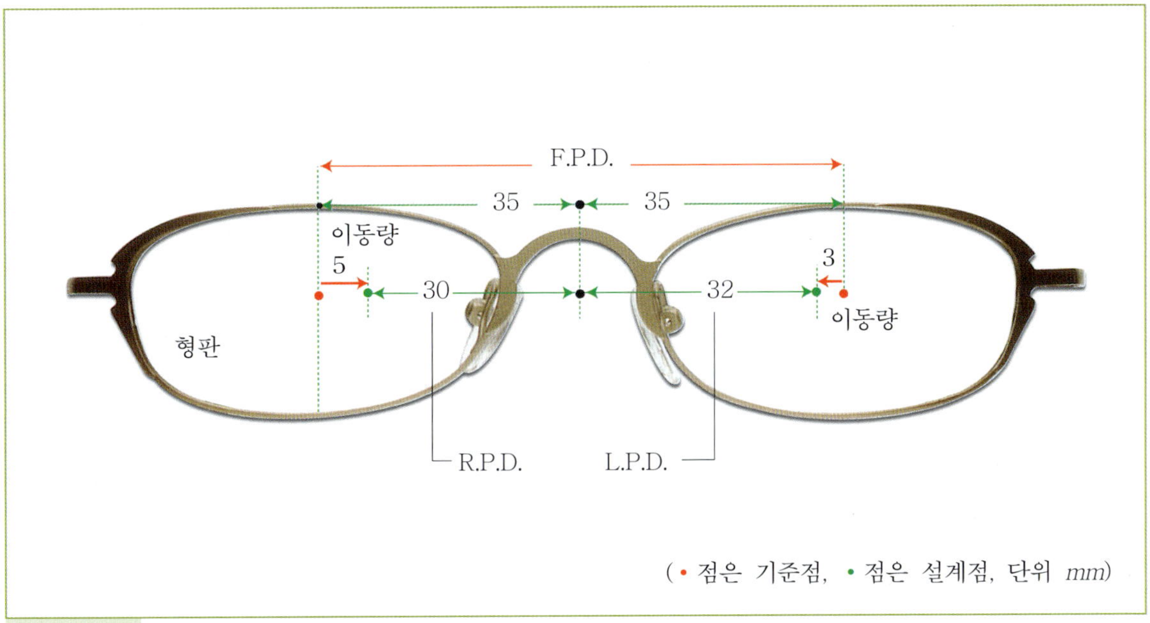

그림 7-11 설계점 이동량 구하기

박싱시스템(Boxing System)으로 기준점을 정한 투명 플라스틱 형판은 설계차트(Box-O-Graph)의 우측에 있는 원형그래프(Oversize Chart)의 중심점에 형판의 기준점(R.P.)을 일치시킨다. 동시에 형판에 찍힌 세점의 수평인점을 원형그래프(Oversize Chart)의 수평선과 평행되도록 하여 수평이동량의 수평눈금과 Oh값의 눈금의 교점에 송곳으로 설계점을 표시한다. [그림 7-12]는 광학중심점높이 Oh_1 22 *mm*, Oh_2 21 *mm*와 코방향 수평이동량 6 *mm* 눈금에 찍힌 녹색점(• 점)이 설계점이다. 좌우 두장의 형판에 설계점을 표시했으면 [그림 7-13]과 같이 다시 테에 형판을 넣고 설계차트(Box-O-Graph) 좌측의 검사차트(Alignment & Checking Chart)를 이용하여 형판의 좌우 설계점간 거리가 지정된 '조가 P.D.와 Oh' 값에 맞는지 재점검한다.

추후 동일한 안경테를 사용할 때 다시 형판을 만들지 않고 재사용하기 위하여 완성된 형판에 유성싸인펜으로 안경테의 메이커명, 상품명과 상품번호, 간이 F.P.D., 렌즈삽입부와 연결부 크기를 기입하여 보관하도록 한다.

참고로 선진국의 일류 메이커들은 안경테 하나 하나에 [그림 7-14]와 같은 '표준형판'을 공급하고 보관용 기입사항을 각인해 놓기 때문에 '형판만들기' 과정 없이 정확 신속하게 작업을 할 수가 있다.

종이형판을 사용하는 '간이속결식'은 좌우 형판을 각각 따로 만들지 않고 형판을 한 개만 만들어 이 형판의 앞 뒷면을 이용하여 좌우형판으로 사용한다.

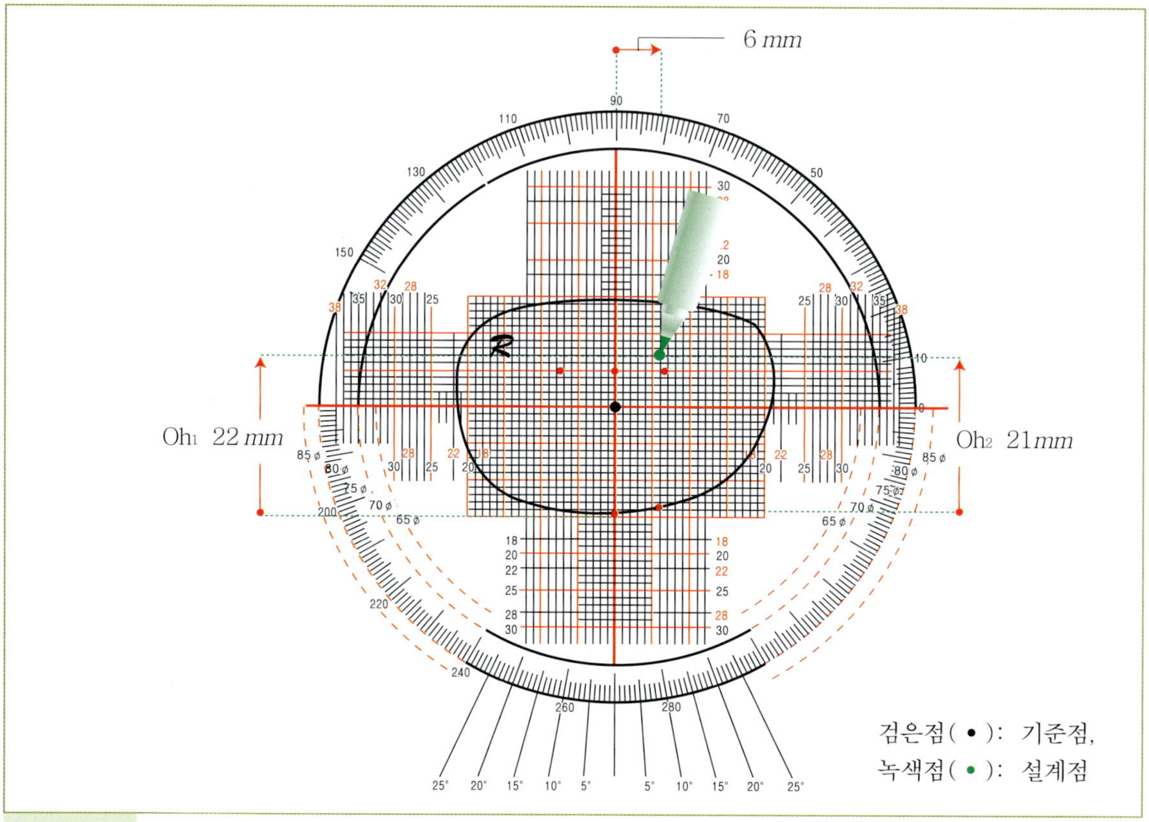

그림 7-12 투명플라스틱 형판에서 설계점 설정

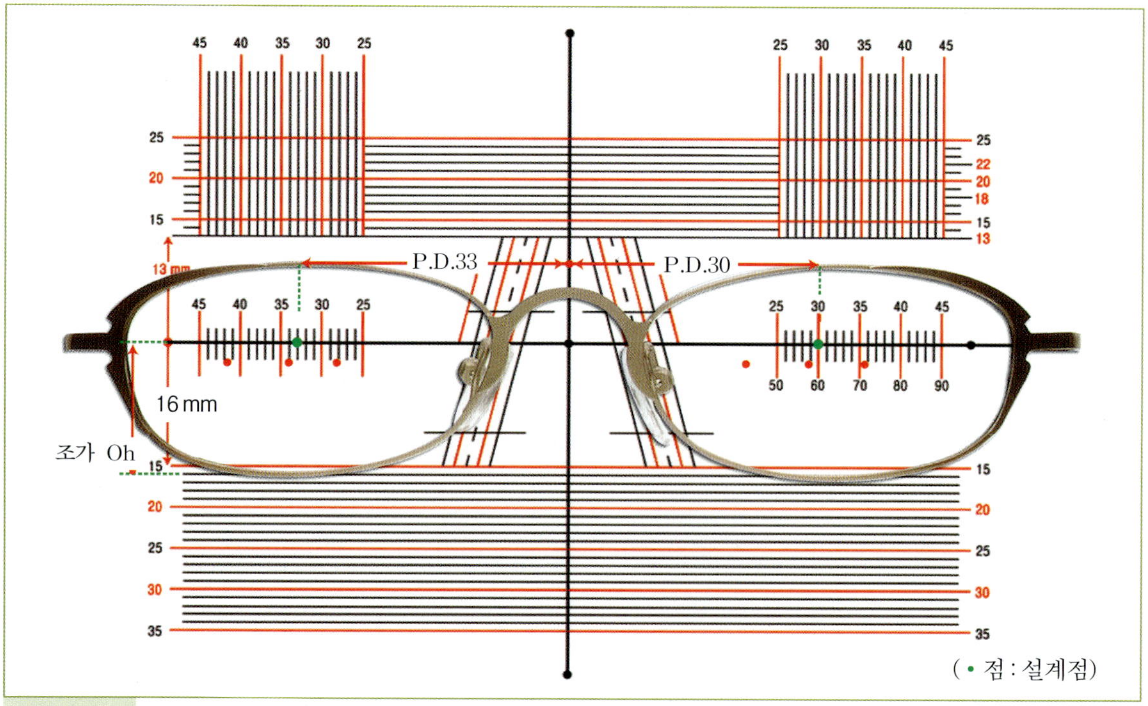

그림 7-13 투명 플라스틱 형판의 설계점으로 조가 P.D.와 Oh 확인

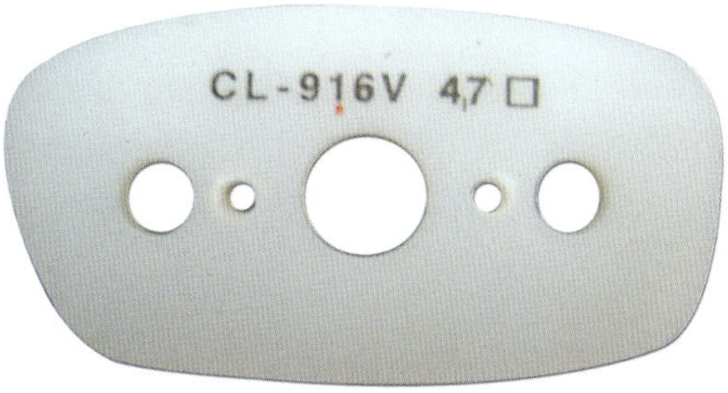

(a) 메이커 제공 형판의 예

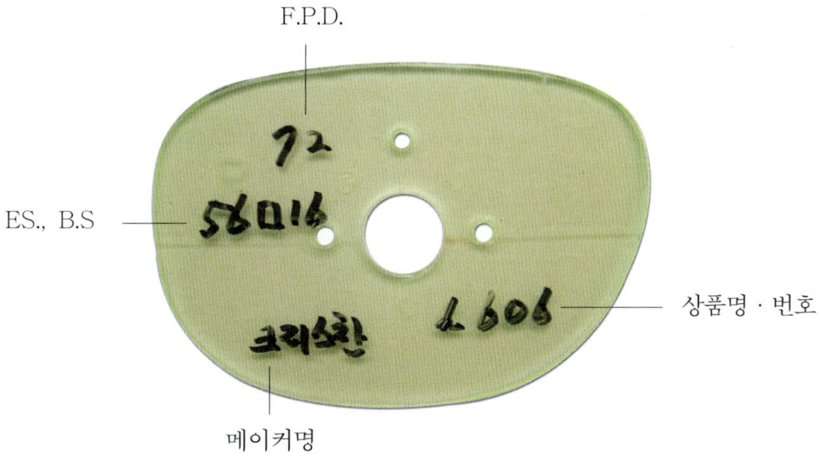

(b) 보관형판

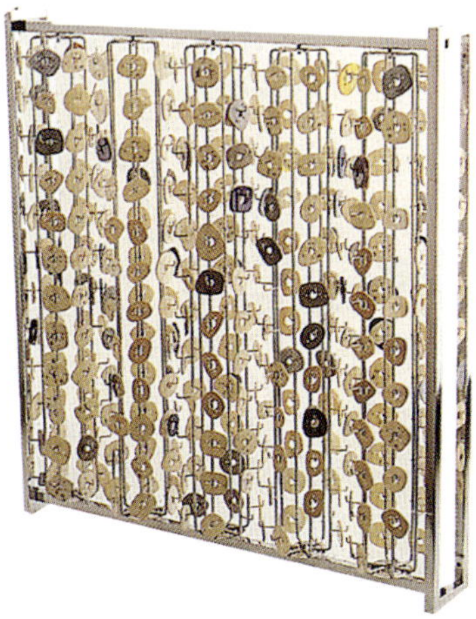

(c) 보관형판 걸이

그림 7-14 재사용을 위한 보관형판의 기입과 보관장치

7.3 종이형판의 설계점 설정

종이 형판재를 사용하게 되면 형판재가 투명하지 않아 설계차트(Box-O-Graph)의 원형 그래프(Oversize Chart)의 눈금을 형판을 통해 직접 읽을 수 없어 기준점 설치가 약간 번거롭다. 참고로 종이 형판재를 이용한 간이속결식에 대하여 알아보자.

㉮ 한쪽의 형판만을 만들어 한면에 중앙점이 대략 형판의 중심에 오도록 하여 렌즈미터에서 수평인점을 찍는다. 정식계측에 따른 수직 및 수평기준선의 교점인 '정식계측 기준점'을 사용하지 않고 [그림 7-15]과 같이 수평인점에 안경자를 평행하게 대고 형판의 좌우 가장자리에 볼펜 등으로 길이 3~4 *mm* 정도의 **수평기준선분**을 긋는다.

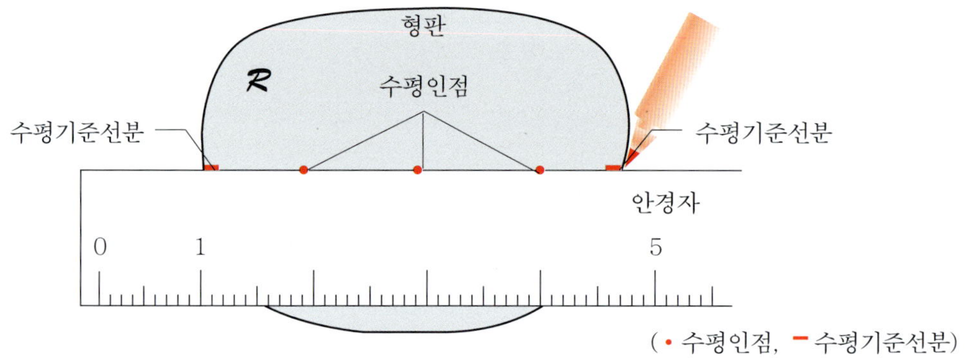

그림 7-15 종이형판에 수평기준선분의 설치

㉯ [그림 7-16]과 같이 형판의 '수평기준선분'을 설계차트의 원형그래프의 한 수평선 눈금상에 일치시켜 형판이 수평되게 한 다음 좌우로 형판을 움직여 중앙인점이 대략적으로 '원형그래프(Oversize Chart)'의 수직기준선근처에 오도록 하여 '원형그래프'의 수직기준선따라 형판의 상하 가장자리에 볼펜 또는 송곳으로 표시를 하여 이 두점을 연결하여 **수직기준선**을 긋는다.

㉰ 뒷면의 수직기준선은 [그림 7-17]과 같이 앞면의 수직기준선을 복사한다. 즉, 설치된 앞면의 수직기준선 끝단에 맞추어 안경자를 뒷면에서 수직으로 일치시키고 형판을 뒤집어 안경자를 따라 뒷면에 수직선을 긋는다.

㉱ 만들어진 형판을 안경테에 끼워넣는다. 설계차트의 좌측 검사차트(Alignment & Checking Chart)에서 [그림 7-18]과 같이 연결부(Bridge) 중앙으로부터 수직기준선까지 눈금수치를 읽어 **단안간이 F.P.D.**를 구한다.

이때 안경테의 렌즈삽입부 전면이 설계차트(Box-O-Graph)에 면하고 있어 쓰는

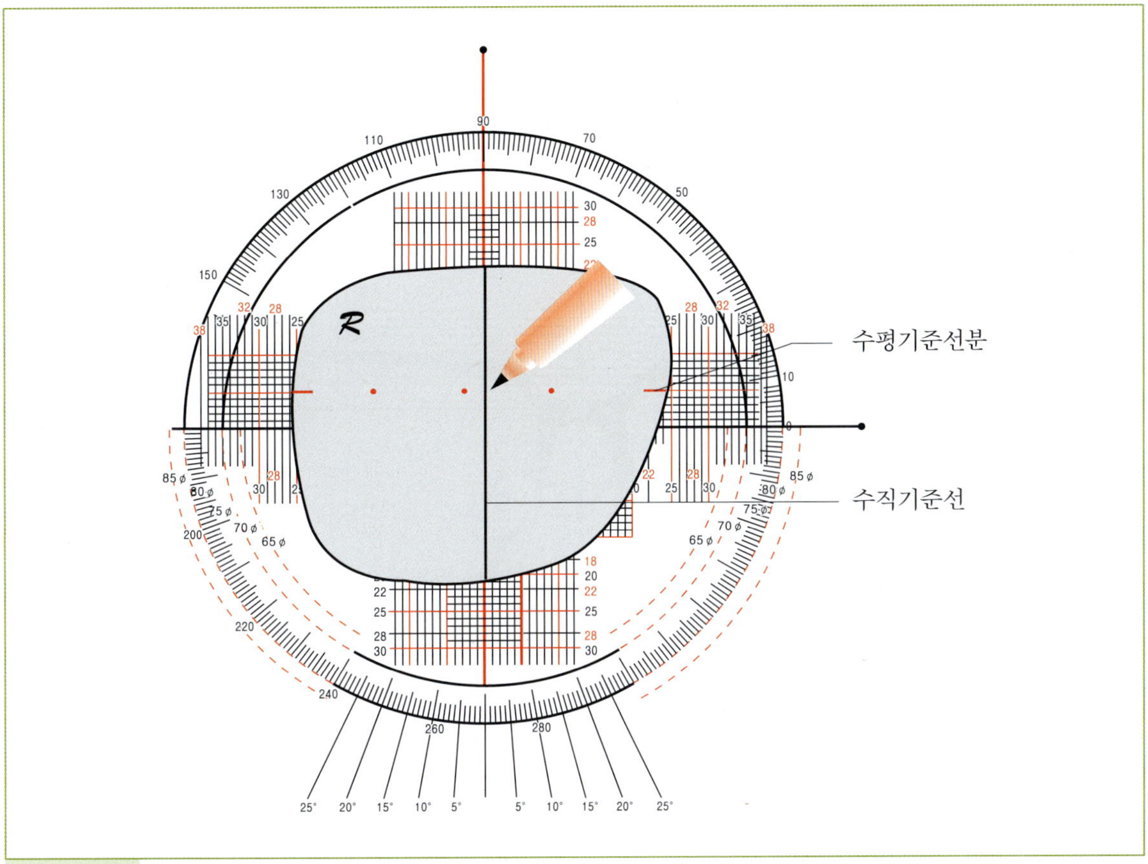

그림 7-16 종이형판의 앞면에 수평기준선분의 설치

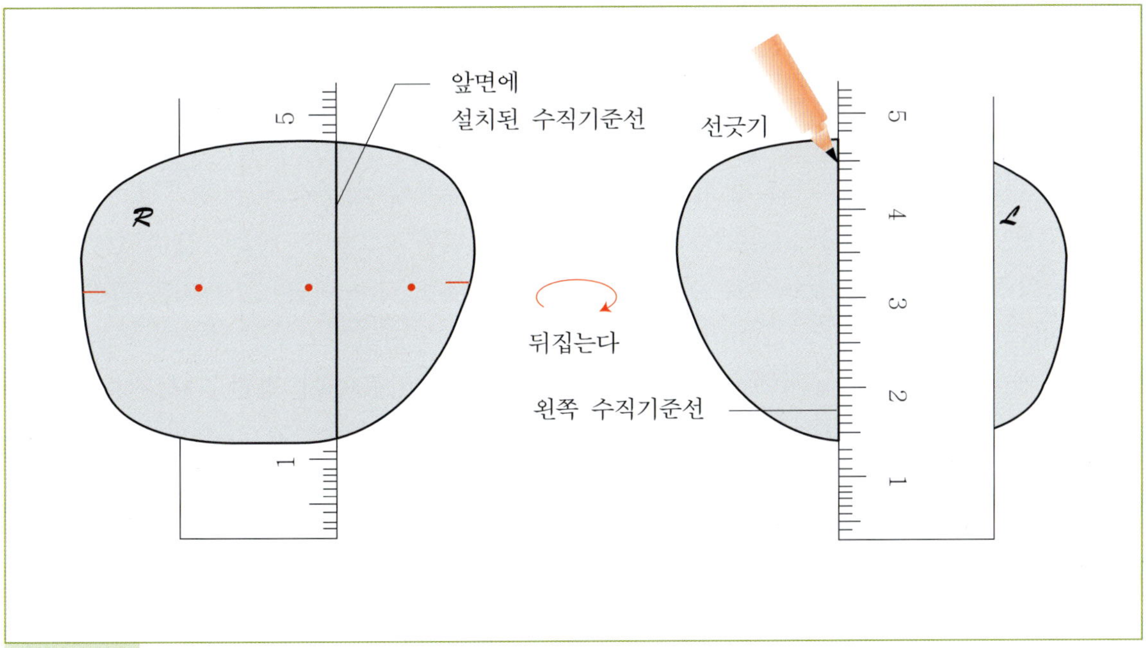

그림 7-17 종이형판의 뒷면에 수평기준선분의 설치

사람의 방향에서 좌우를 정하게 되므로 [그림 7-18]에서는 오른쪽용 형판으로 왼쪽 간이F.P.D를 측정하는 것이다.

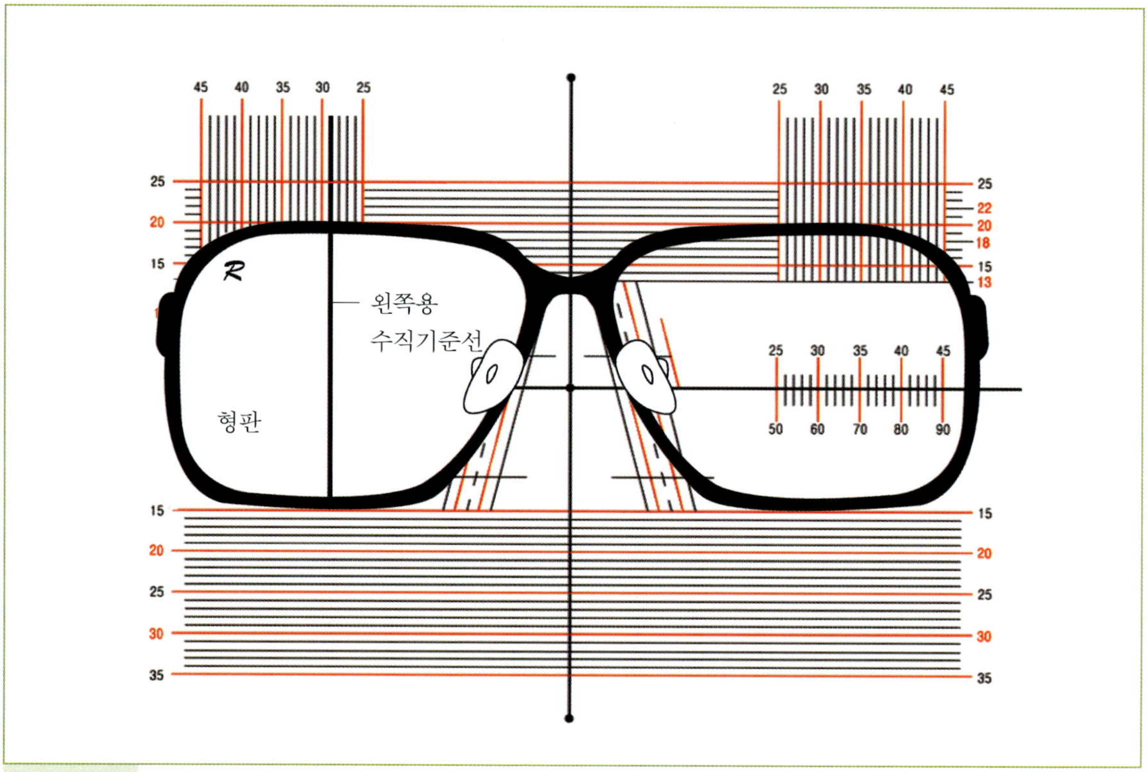

그림 7-18 왼쪽 단안간이F.P.D. 29 *mm*

마 측정한 F.P.D에서 처방에 쓰인 P.D를 감하여 수직기준선에서 설계점 위치까지의 수평이동량을 구한다.

바 '형판의 수직기준선'의 상하 끝부분과 설계차트 우측에 있는 '원형그래프(Oversize Chart)'의 수직기준선과 일치시켜 수평을 유지하면서 이동량의 부호가 (+), 즉 기준선보다 코방향(Nasal Direction)에 설계점을 만들려면 [그림 7-19]와 같이 형판을 귀방향(Temporal Direction)으로 이동시키고(그림에서는 5*mm*만큼), (−)이면 코방향으로 이동시킨다.

사 수평이동을 마친 상태에서 형판을 상하로만 평행이동하여 형판 가장 낮은 아래 부분의 가장자리 또는 설계차트의 원형그래프의 수직기준선과 형판의 가장자리가 만나는 높이 눈금이 [그림 7-19]와 같이 광학중심점높이 Oh값이 21 *mm*가 되도록 맞춘다. 그림에서는 Oh_2값 21 *mm*로 맞추어 있다.

아 이렇게 위치를 잡은 형판위에 [그림 7-19]와 같이 각도기의 90° 수직선과 원형그래프의 수직중심선을 일치시키고 각도기 아래 끝부분의 수평선을 원형그래프의 수평중심선과 일치시켜 각도기의 90° 수직선이 각도기 아래 부분과 만나는 점(원형그래프의 중심점)에 볼펜으로 점을 찍으면 이 점이 설계점이 되고 각도기의 아래부분 수평선을 따라 설계점 좌우에 적당한 간격으로 점을 찍어서 렌즈의 수평인점과 수평으로 일치시킬 수 있게 한다.

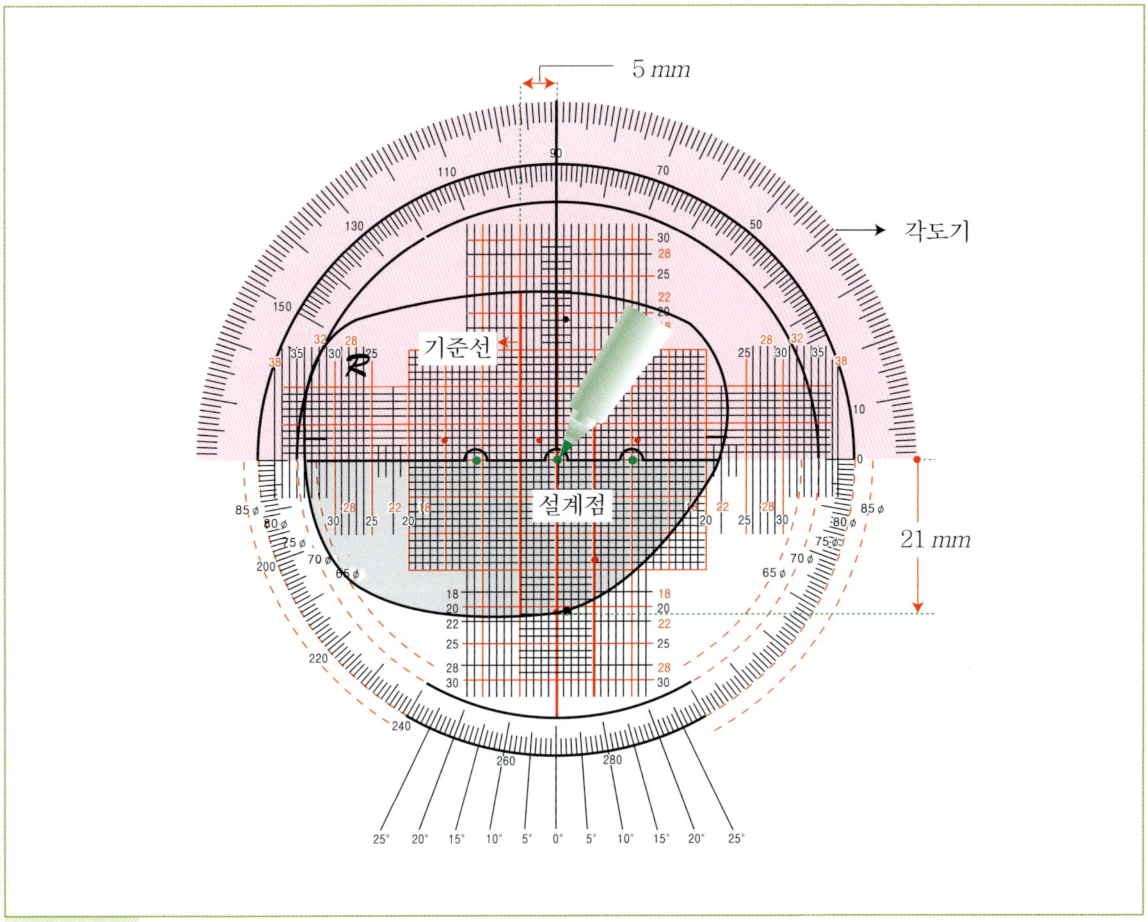

그림 7-19 각도기를 이용한 종이형판의 설계점 구하기(오른쪽 수평 이동량 +5 *mm*, Oh_2 21 *mm* 일때)

8장 렌즈미터사용법(Lensometry)

8.1 개요와 명칭

렌즈미터(Lensmeter)는 안경렌즈 및 콘택트렌즈의 상측정점굴절력(Back Vertex Power)을 측정하는 조제 및 가공에서 필수불가결한 광학기기이다. 이 기기의 명칭은 메이커에 따라서 렌즈미터(Lensmeter), 렌소미터(Lensometer), 포시미터(Focimeter) 그리고 정점굴절력계(頂点屈折力計)로 각기 다른 이름을 붙이고 있지만 렌즈미터(Lensmeter)로 가장 많이 불리고 있다. '렌즈미터'는 독일의 칼차이츠(Carl Zeiss)사의 광학기사 오토헨커(Otto Henker, 1874~1926)에 의해 최초로 설계되었다.

렌즈미터로

첫째, 구면안경렌즈(Spherical Lens)의 상측정점굴절력(Back vertex Refractive Power)[1]을 0.125D 또는 0.25D 단위로 알 수 있고, 광학중심점(Optical Center)을 찾아 인점할 수 있다.

둘째, 토릭렌즈(Toric Lens)의 강주경선과 약주경선[2]의 상측정점굴절력을 알 수 있고 양주경선(Principal Meridians)의 위치를 결정하고 광학중심점을 찾아 인점할 수 있다.

셋째, 안경렌즈의 임의의 한점에서 프리즘굴절력(Prismatic Power)을 알 수 있으며 그 베이스(Base), 즉 기저의 위치를 정할 수 있다.

요즈음 나오는 반자동식의 오토렌즈미터(Autolensmeter)에는 부차적으로 자외선 차단율, 누진렌즈의 누진대 범위 등을 알 수 있다.

디옵터표시, 타깃상(Target Image) 등이 나타나는 스크린(Screen)이 렌즈미터 내부에 있는가 외부로 노출되었는가에 따라 내부에 있으면 망원경식(Telescopic Type) 렌즈미터, 외부에 있으면 투영식(Projector Type) 렌즈미터로 나눈다.

망원경식 렌즈미터의 원리는 접안부가 망원경 구조를 가지고 있고 거기에 측정 안경렌즈와 함께 집광렌즈(Condenser Lens)의 역작용을 하는 콜리메이터(Collimator)를 합한 형식으로 만들어져 있다. [그림 8-1]에서 측정할 안경렌즈 L_2와 콜리메이터부 안에 있는 표준렌즈 L_1이 합쳐져 콜리메이터(Collimator)가 되어 타깃 T에서 나온 빛을 평행광선속으로 만들어 무한원에 그상을 만든다. 타깃 T의 무한원에 있는 상을 다시 물점으로 하여 망원경의 초점면 P에 그 선명상을 관측하도록 되어 있다. 표준렌즈 L_1의 상측초점 F'_1과 측정할 안경렌즈 L_2의 상측정점 V'_2이 일치되도록 렌즈받침부(Lens Support)의 길이가 조정되어져 있다.

1) 상측정점굴절력(Back Vertex Power) : 옵토메트리개론 66쪽
2) 강주경선, 약주경선(Principal Meridian) : 옵토메트리개론 90쪽

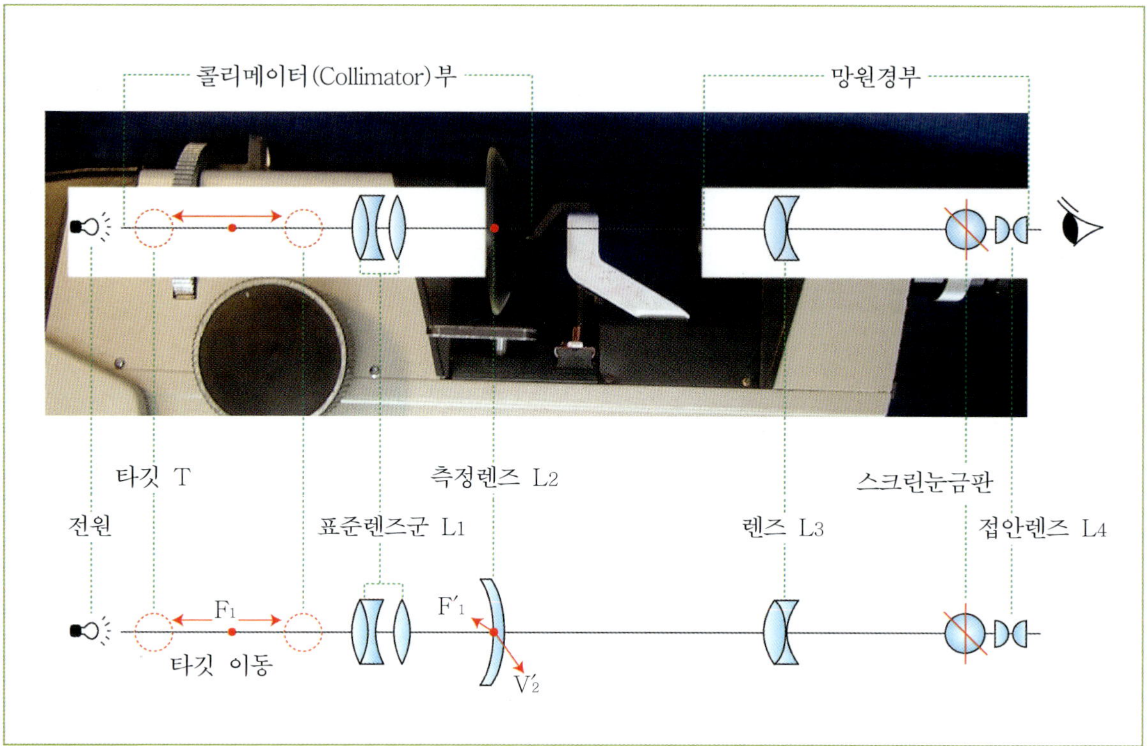

그림 8-1 망원경식 렌즈미터의 광학적 구성

표준렌즈 L_1의 초점거리는 일정하기 때문에 측정할 안경렌즈 L_2의 초점거리 변동에 따라서 타깃 T를 이동시켜 두 렌즈 L_1과 L_2의 합성렌즈계의 상거리가 무한대로 되어야 망원경의 초점면인 핀트글래스 P에 선명상이 맺힌다.

타깃 T가 이동된 거리가 디옵터로 환산되어 '디옵터 눈금표시창'에 나타난다. [그림 8-2]의 (a)는 측정렌즈가 없을 때로 타깃 T가 기준위치에 있게 된다. 이 때 타깃의 위치가 표준렌즈의 물측초점이 된다. 따라서 타깃에서 나온 빛은 표준렌즈 L_1을 지나면 평행광선속이 되어 '렌즈받침부(Lens Suport)' R을 지나 망원경부의 렌즈계에 수렴되어 망원경의 상측초점 위치인 핀트글래스 P에 선명상을 맺게 된다. 이 핀트글래스 P에는 프리즘 디옵터 눈금선, 각도눈금 그리고 디옵터 눈금값을 읽을 지시표 등이 그려져 있다.

[그림 8-2]의 (b)는 (+)측정렌즈를 렌즈받침부에 올려놓았을 때로 (+)렌즈는 평행광선을 수렴시키므로 이를 (a)와 같이 평행광선으로 만들려면 타깃 T의 위치를 이동시켜야 한다. (a)에서 보다 (b)에서 T의 광선속이 표준렌즈를 통과한 후에 더 퍼져나가게 하여야 (+)측정렌즈로 수렴되는 양을 상쇄시켜 망원경부에 평행하게 들어가게 된다. 따라서 기준위치에 있는 타깃의 이동방향은 표준렌즈 L_1 쪽이 된다. 측정렌즈가 (-)렌즈이면 반대로 타깃 T를 표준렌즈 L_1에서 보다 멀리 떨어지도록 움직여야 한다. 타깃 이동거리를 x, 표준렌즈의 주점굴절력을 D'_o 디옵터, 측정안경렌즈의 상측정점굴절력을 D'_V 디옵터로 두고 각 주점초점거리를 f_o', f_V'로 하여 뉴튼(Newton)의 결상식[3] $xx'=-f_o'^2$을 적용하면 여기서는 뉴튼의

결상식은 $xf_V' = -f_O'^2$ 가 된다. 이를 버전스형으로 바꾸면 구하려는 측정렌즈의 상측정점굴절력 D'_V은 식

$$D'_V = xD_O'^2$$

으로 구할 수 있다. 대부분 표준렌즈는 +25D 이므로 타깃 T가 1.6mm의 이동하면 1D의 변화가 생긴다.

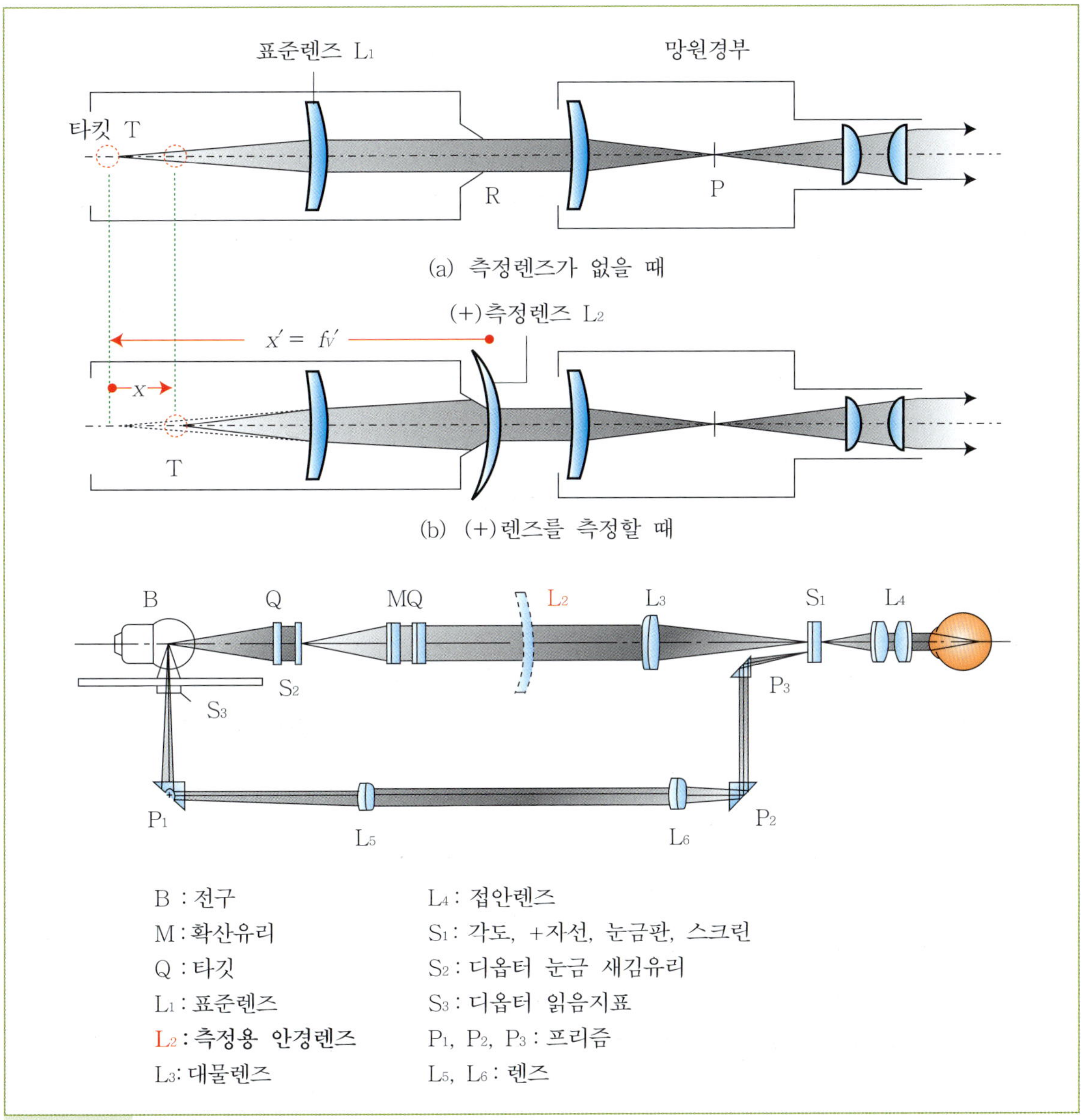

그림 8-2 망원경식 렌즈미터 (+)방향으로 돌려야 할 때와 내부 광로도

3) 뉴튼의 결상식 : 안경사 기하광학 119쪽

[그림 8-3]은 타깃 T의 상을 접안렌즈에 눈을 대고 관측하지 않고 대형 스크린에 투영시켜 관측하는 **투영식 렌즈미터(Projector Lensmeter)**의 광로도다.

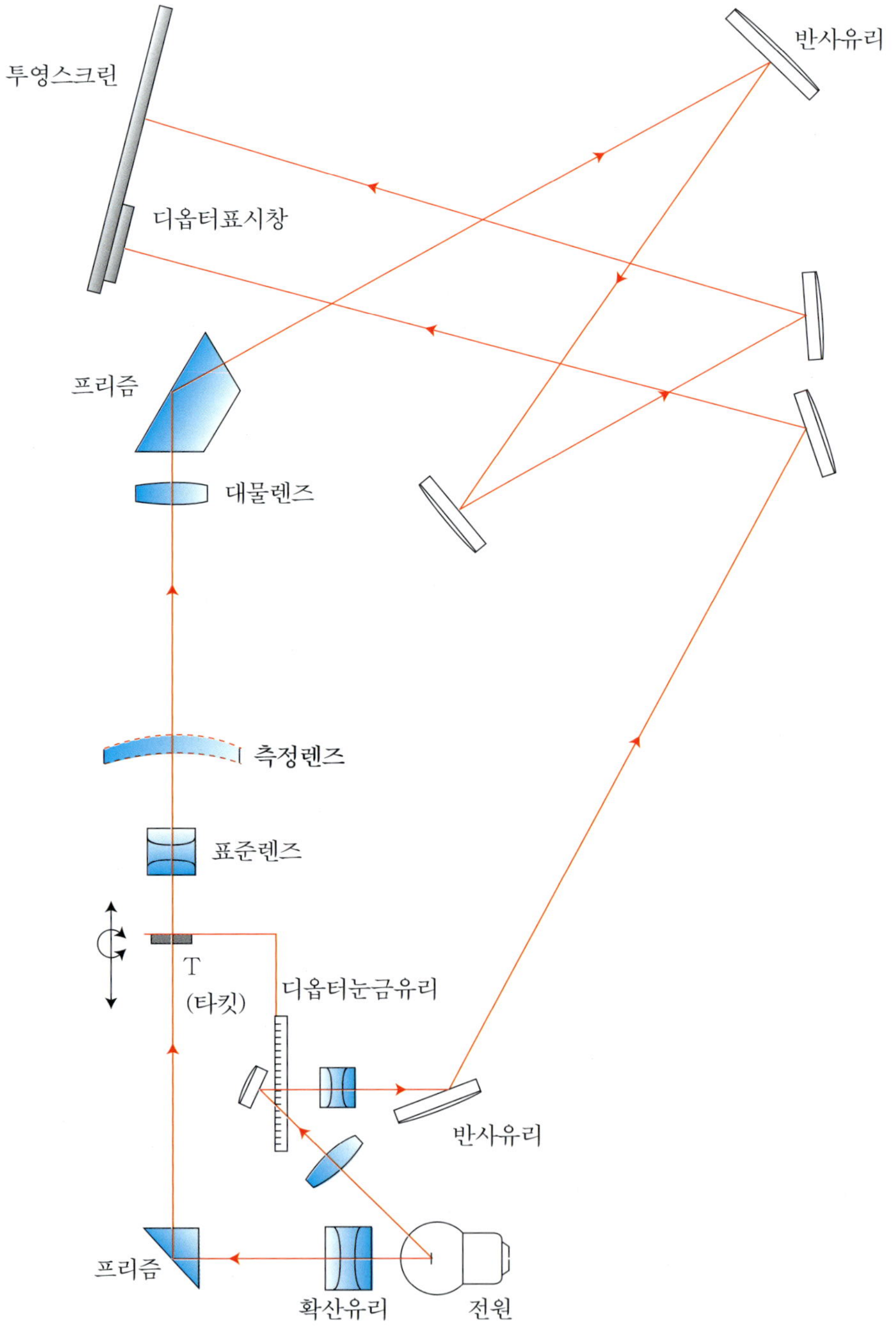

그림 8-3 투영식 렌즈미터의 광로도

렌즈미터의 조명계는 타깃과 디옵터눈금판을 환하게 밝히는 광원과 확산글래스로 이루어져 있다.

망원경식 렌즈미터는 타깃에서 나온 광선을 표준렌즈와 측정안경렌즈로 광선이 평행되게 하는 시준기(視準器, Collimator)부 즉, 콜리메이터부와 콜리메이터부에서 나온 평행광선속을 대물렌즈로 핀트글래스에 결상시키는 망원경부(Telescope)로 구성된다. 여기에 핀트글래스에 선명하게 맺힌 타깃상과 여러 눈금 수치선 등이 아주 작기 때문에 이를 확대시켜 보게하는 접안렌즈부(Eyepiece)가 있다.

접안렌즈부에는 측정자가 근시와 원시일 때 정시로 교정하여 측정시 눈의 조절력이 개입되지 않도록 접안렌즈를 이동하는 시도조정환(Focal Adjusting Wheel)이 설치되어 있다.

망원경식 렌즈미터는 접안렌즈에 눈을 대고 보아야 하므로 반드시 정시로 교정하는 시도조정 또는 시도조절(Visual Adjusting, Eyepiece Focal Adjustment)을 하여야 한다.

망원경식 렌즈미터는 여러 사람이 사용할 때는 사용 안경사가 바뀔 때마다 시도조정을 해야하는 번거로움이 있다. 또 여러 사람이 같이 동시에 확인할 수가 없다.

렌즈미터의 각 부분 이름은 통일되고 올바로 알고 있어야 수리 또는 전달할 때 오인하지 않게된다. '렌즈 넣는 부분 아래 약 10 *cm* 밑에 있는 것이 이상하다'라고 하거나, 손으로 가르치면서 '이것이 고장입니다' 등의 애매모호한 표현을 해서는 안된다. [그림 8-4]와 [그림 8-5]에 망원경식 렌즈미터(Telescopic Lensmeter)의 각 부분 이름을 [그림 8-6]에는 투영식 렌즈미터(Projector Lensmeter)의 이름을 실었다.

망원경식의 장점은 부피가 적어서 큰 면적을 차지하지 않으며 광원의 빛이 약해도 선명한 상을 얻을 수 있고 무엇보다도 투영식보다 값이 싸 경제적이다.

망원경식 렌즈미터는 간편하게 사용할 수 있어 대부분의 안경사가 사용하고 있다. 투영식 렌즈미터는 시도조정을 할 필요가 없고 측정값을 여러 사람이 동시에 확인할 수 있다. 일반 투영식 렌즈미터에 자외선투과율 누진대범위 등의 측정기능을 덧붙이고 디지털화시킨 오토렌즈미터(Autolensmeter)가 요즈음의 투영식 렌즈미터의 경향이다.

스크린에 보이는 타깃(Target)의 종류는 다음과 같다. [그림 8-7]의 (a)와 같이 24개 정도의 작은 점(Pinhole)으로 된 점원으로 된 것을 핀홀코로나 타깃상(Pinhole Corona Target Image) 또는 간단히 핀홀코로나상(Pinhole Corona Image)이라고 한다. [그림 8-7]의 (b)의 타깃에서 직교하는 두 직선으로 된 것을 크로스라인 타깃상(Cross Line Target Image) 또는 크로스라인상(Cross Line Image)이라고 하는데 이 타깃은 측정토릭렌즈의 양주경선의 방향에 일치시킬 십자선모양을 하고 있다. 크로스라인타깃이 있는 렌즈미터는 측정렌즈의 주경선과 타깃의 십자선의 방향을 일치시켜야 굴절력을 정확하게 측정할 수 있으므로 [그림 8-7]과 같이 타깃의 십자선을 회전시키는 '크로스라인타깃 회전핸들(Axis Wheel)'이 있어야 한다.

시중의 망원경식렌즈미터는 대부분 이 두 타깃을 모두 사용하는 혼합형타깃을 취하고 있다.

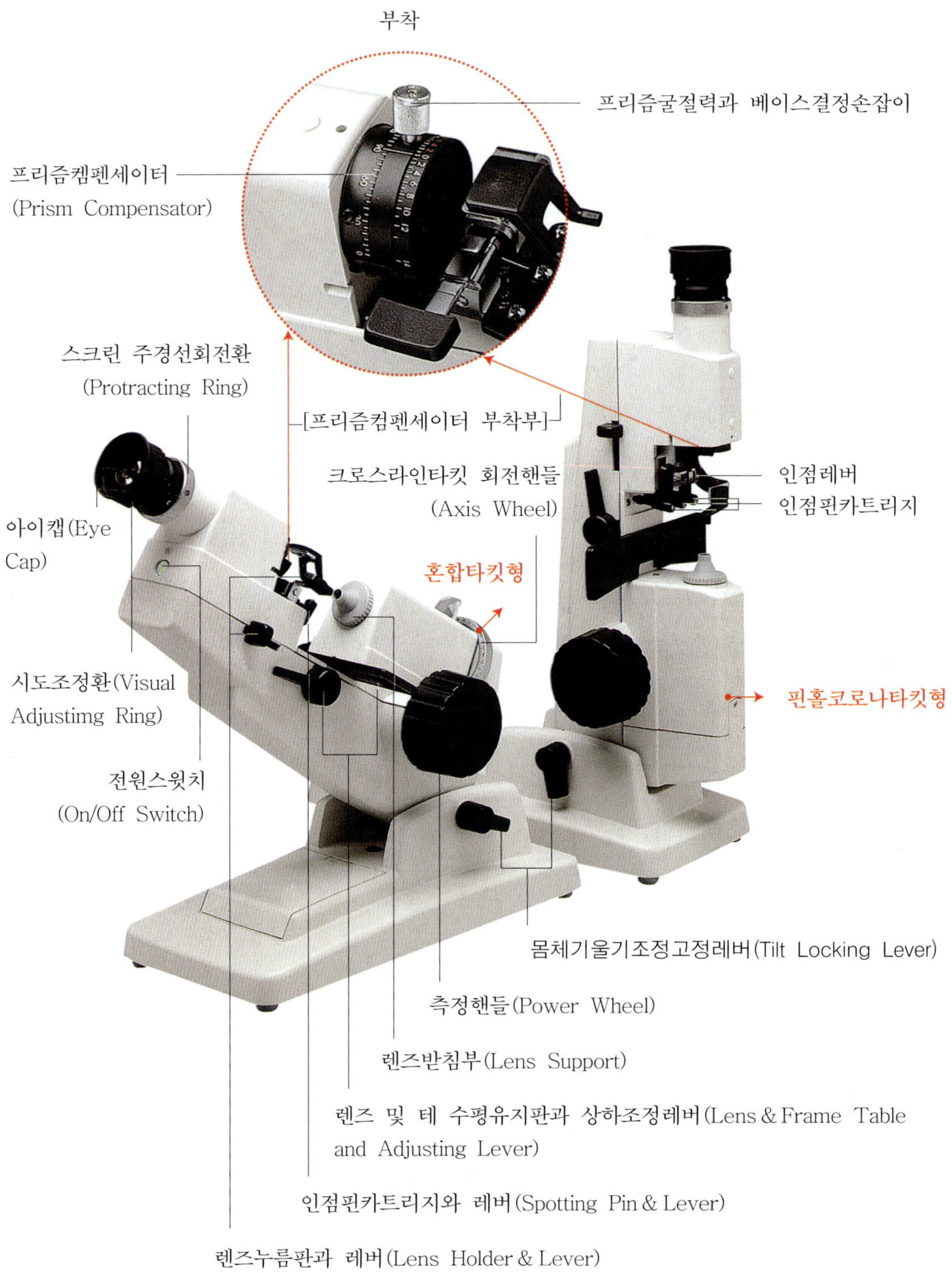

그림 8-4 망원경식 렌즈미터 1(몸체 기울기 가변형)

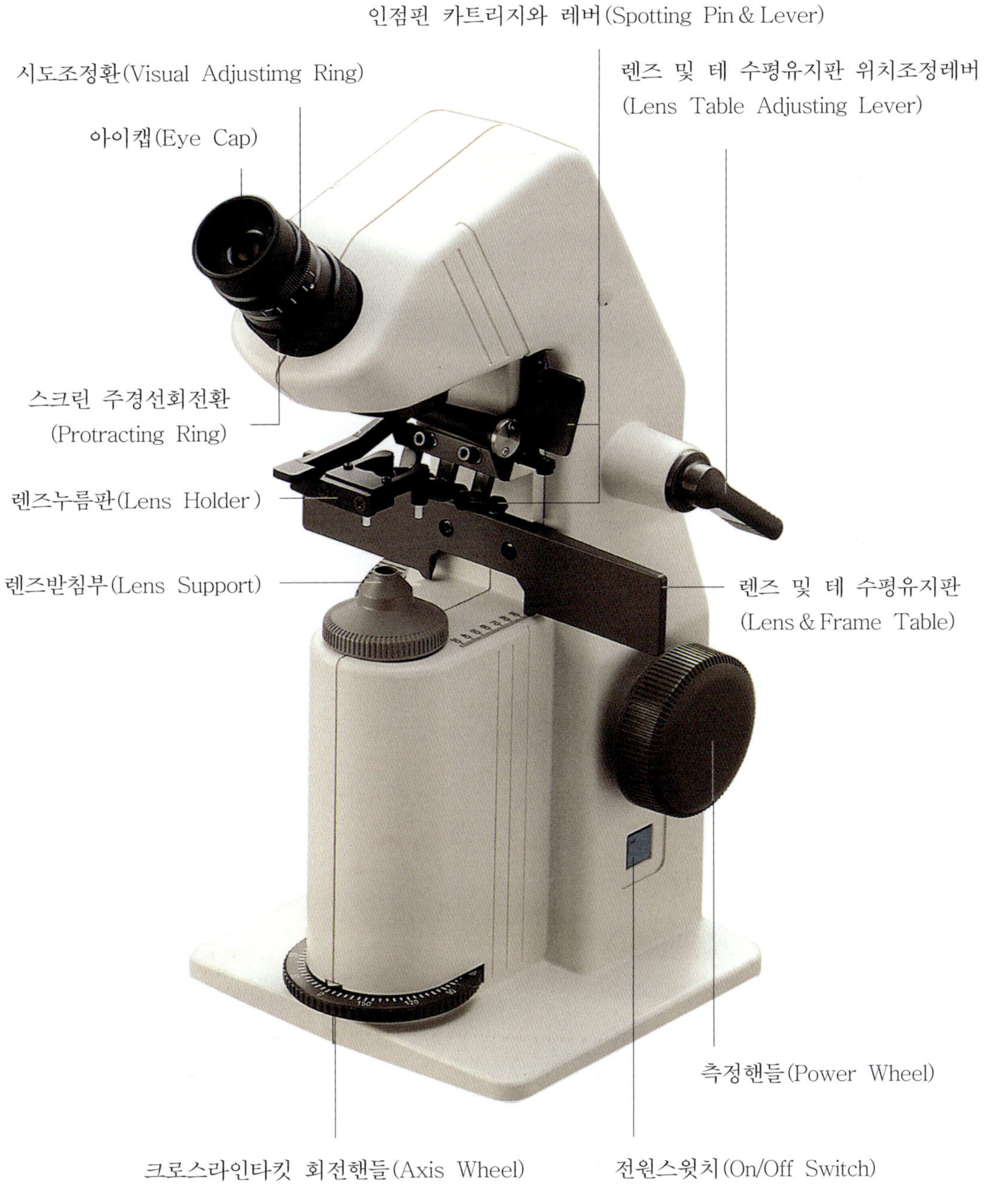

그림 8-5　망원경식 렌즈미터 2(몸체 수직고정형)

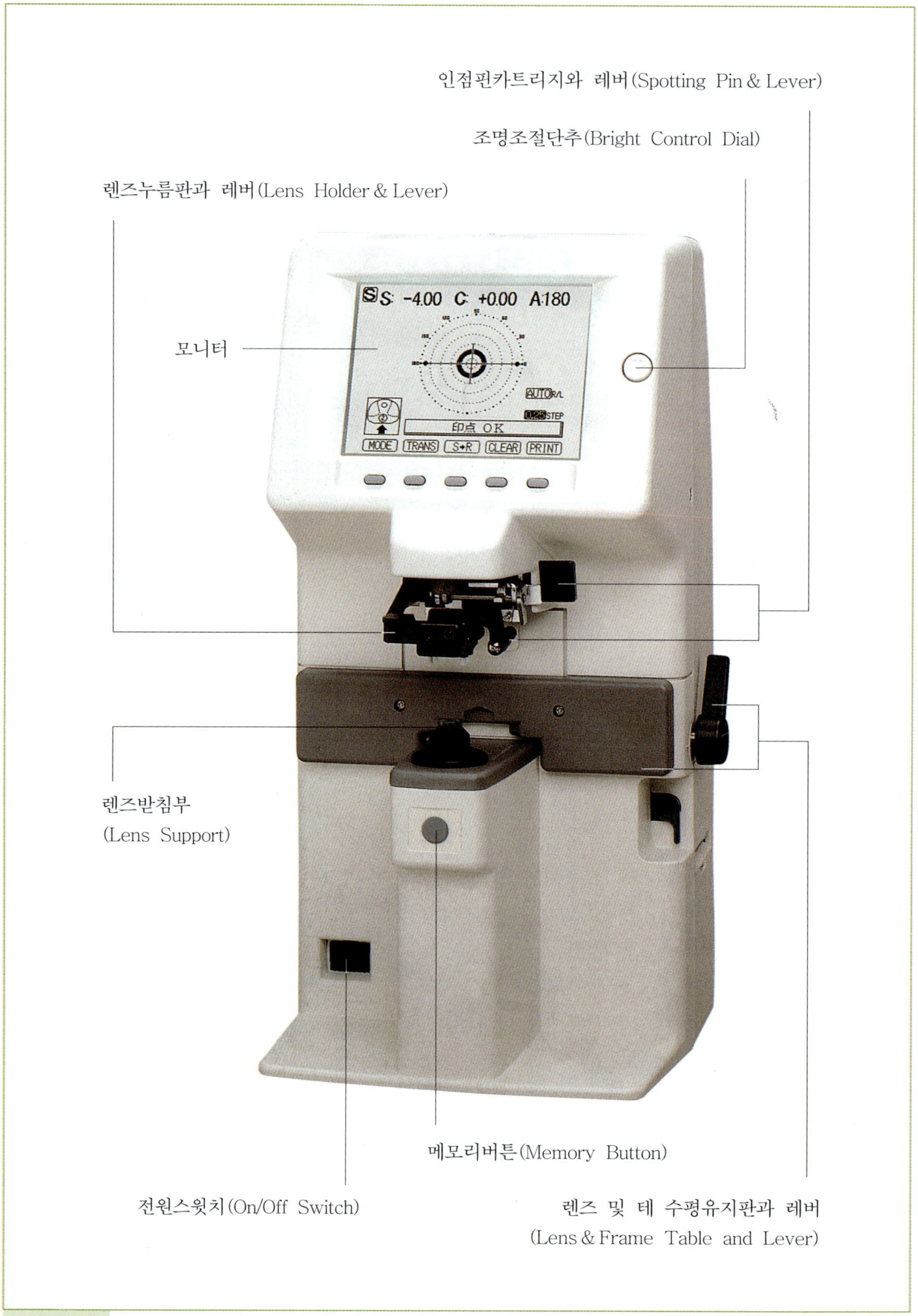

그림 8-6 자동 렌즈미터 – 오토렌즈미터(Autolensmeter, 몸체 수직고정형)

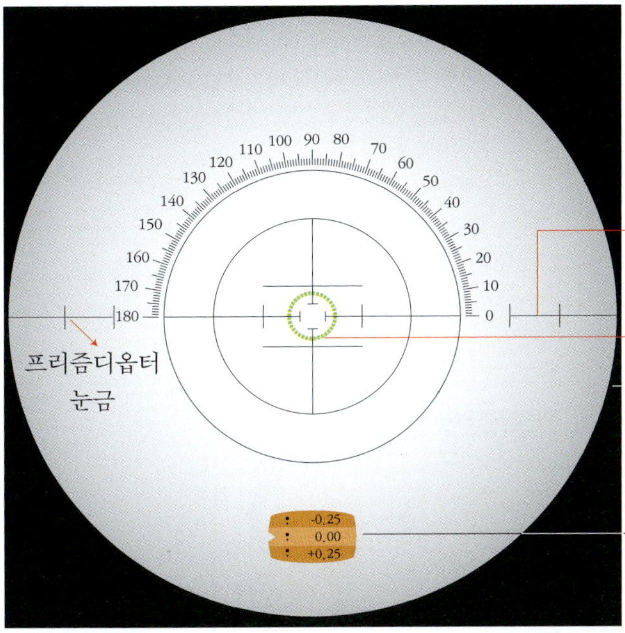

(a) 핀홀코로나 타깃형(Pinhole Corona Type)

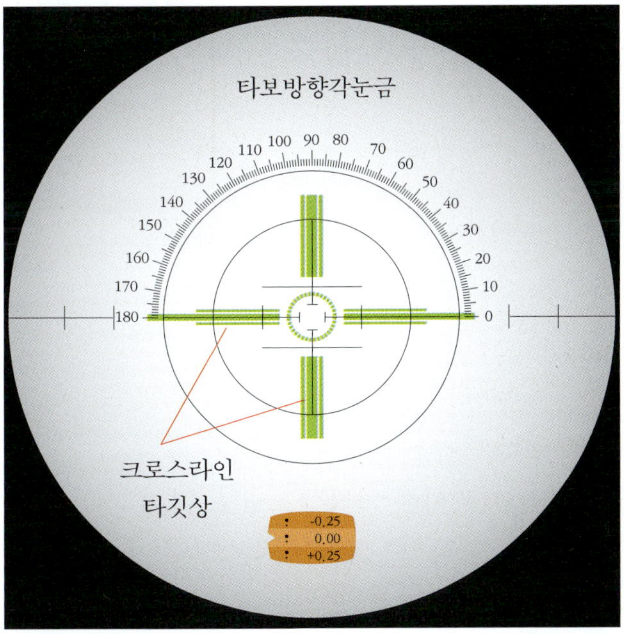

크로스라인타깃 회전핸들

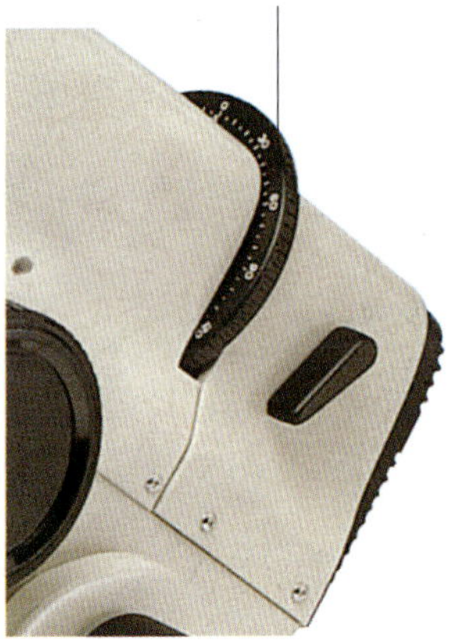

· 크로스라인 타깃을 가지는 렌즈미터에는 이 타깃을 양주경선과 일치시키는 회전 핸들(Wheel)이 있다.

(b) 크로스라인 + 핀홀코로나 혼합 타깃형(Crossline & Pinhole Corona Type)

그림 8-7 렌즈미터의 내부스크린과 타깃상의 종류

코로나타깃상(Corona Target Image)은 여러 작은 점으로 된 원(Pinhole Circle)이므로 토릭렌즈를 측정할 때 자연히 양주경선 방향으로 원통형 모양의 **초선상**(Focal Line Image)이 생긴다. 따라서 타깃을 토릭렌즈의 주경선 방향으로 돌려 일치시킬 필요가 없다. 코로나 타킷의 렌즈미터는 토릭렌즈의 굴절력과 기준경선의 방향을 간단하게 결정할 수 있다. 그러나 약한 '실린더굴절력'을 가지는 토릭렌즈는 기준경선방향 곧, Ax의 측정정확도가 떨어진다. 반면에 크로스라인타깃상(Cross Line Target Image)은 선모양이므로 '크로스라인타깃핸들(Axis Wheel)'을 돌려 타깃상을 측정 토릭렌즈의 주경선과 일치되도록 회전조작하여야 하는 번거로움은 있지만, 축방향, 즉 양주경선의 타보(T.A.B.O.)식 위치를 보다 정확하게 잡을 수 있다.

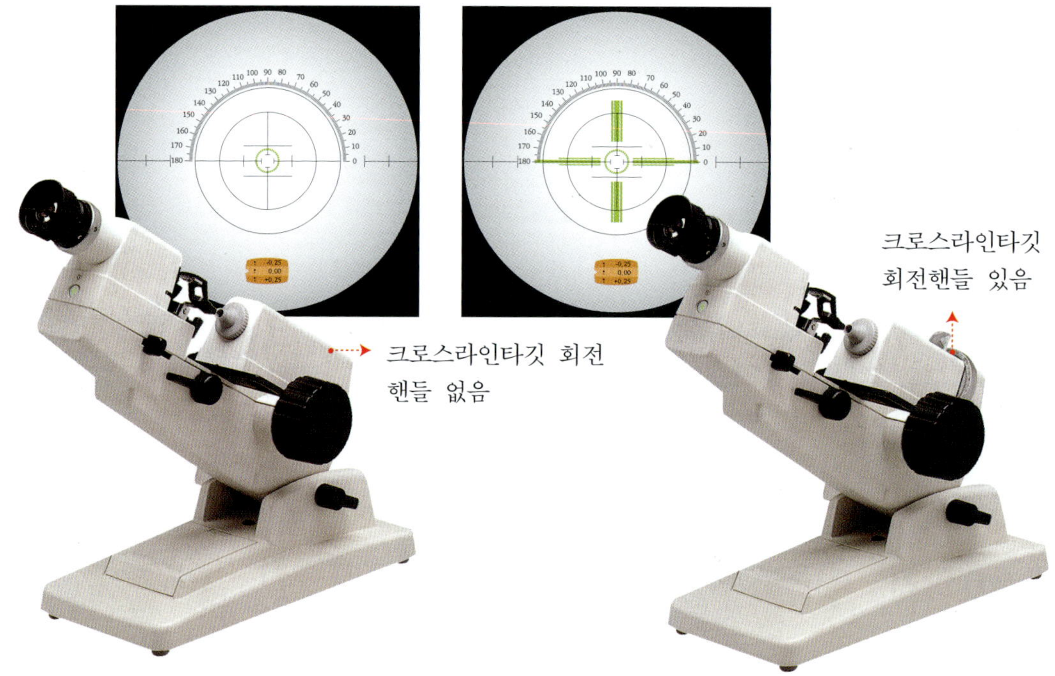

(a) 핀홀코로나 타깃상 (b) 핀홀과 크로스라 타깃의 혼합상

그림 8-8 타깃상(Target Image)의 종류

망원경식 렌즈미터에서 눈금(Scale)표식의 위치에 따라 [그림 8-9]의 (a)와 같이 디옵터 눈금표시를 망원경식의 접안렌즈를 통하여 볼 수 있는 내부스크린(Screen)에 있는 것과 [그림 8-9]의 (b)와 같이 측정핸들을 돌리는 양에 따라 타깃이 움직이므로 타깃 이동거리에 비례하여 측정핸들에 디옵터눈금을 각인해 놓은 외부눈금식이 있다.

외부눈금식은 측정할 때 시차(Parallax)가 발생하기 쉬워 측정오차가 있을 수 있고 오랫동안 사용하면 눈금이 마모되어 읽기 불편하여 요즈음 대부분의 렌즈미터는 내부눈금식을 채택하고 있다.

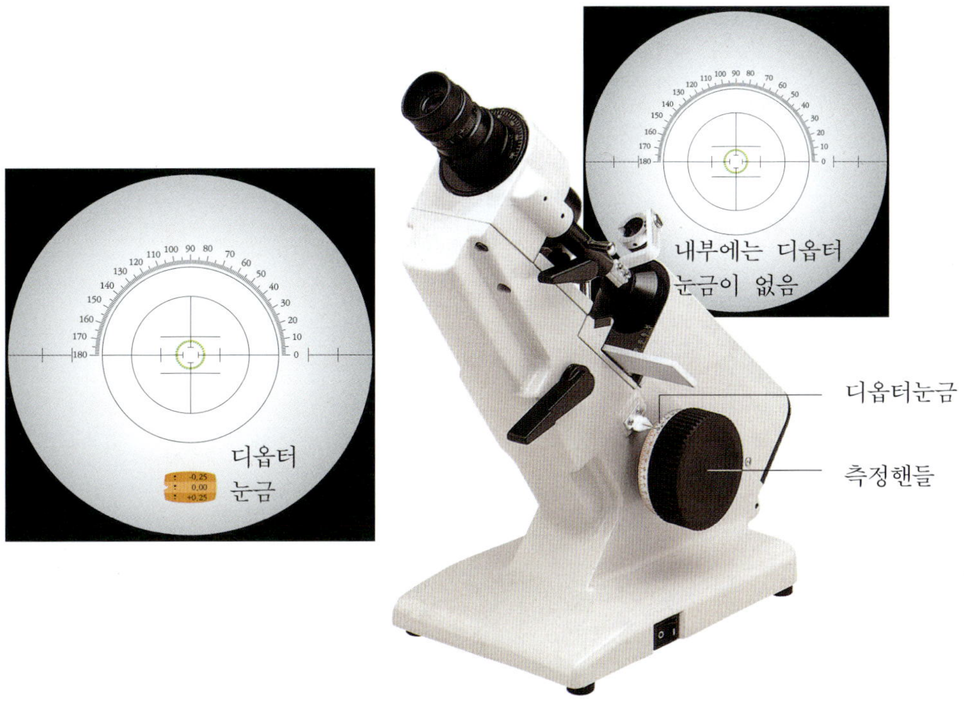

(a) 내부스크린 눈금식　　(b) 외부눈금식

그림 8-9 디옵터눈금의 위치에 따른 분류

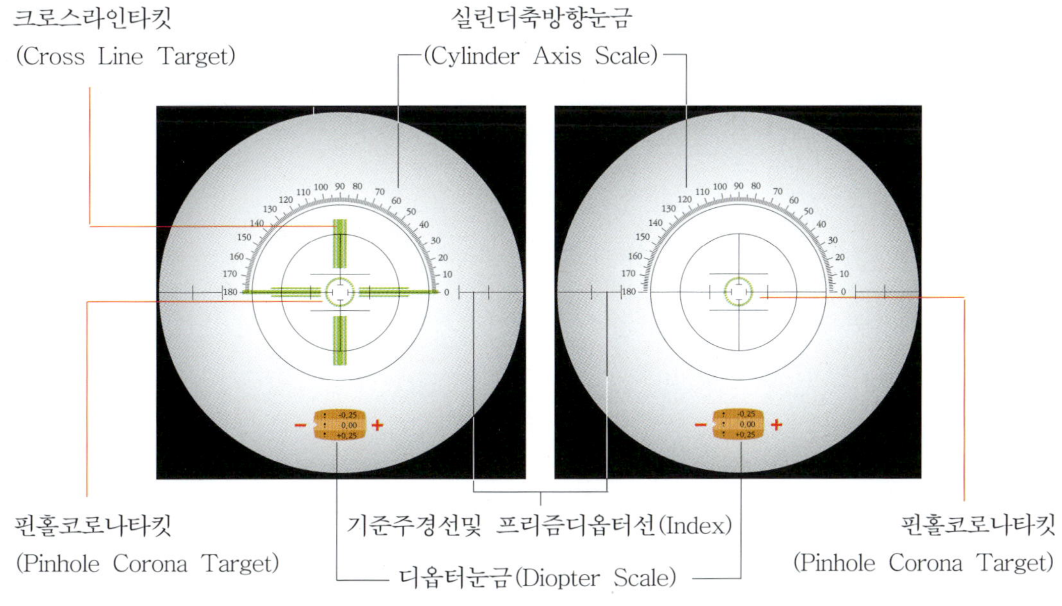

그림 8-10 전형적인 망원경식 렌즈미터의 내부 스크린의 각 부분 이름

8.2 측정준비(Preparation for Measurement)

메이커의 설명서를 읽고 전원공급 형식이 전지식인지 전기코드식인지를 구분하고 전지식이면 건전지를 넣을 위치를 찾아 넣는다.

보관, 이동을 간편하게 하려면 건전지를 사용하는 전지식이 좋고 한 장소에서 오래 사용하려면 건전지의 교환이 필요하지 않은 전기코드식이 좋다. 대부분의 렌즈미터는 이 두형식을 다 사용하게 설계되어 있다.

또, 건전지와 전기를 사용하지 않고 태양광을 광원으로 하는 태양광원식 렌즈미터도 있다.

건전지를 넣는 곳은 메이커에 따라 약간식 다르나 [그림 8-10]과 같이 대부분 본체 아래면에 있다.

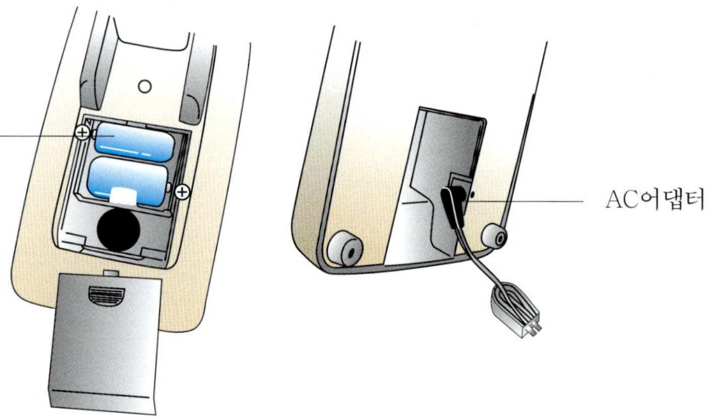

(a) 밑바침 위　　(b) 바닥

그림 8-11 전원 공급장치의 위치(예)

타깃상의 위치 확인(Positioning of Target)

렌즈미터를 구입한 초기에는 말할 것도 없거니와 사용 중 가끔 하여야 하는 것이 타깃상의 위치(Positioning of Target) 확인이다.

확인검사는 다음 순서로 한다.

㉮ '렌즈받침부(Lens Support)'에 안경렌즈를 올려 놓지 않고 렌즈미터의 전원을 켠다.

㉯ 스크린의 디옵터표시창을 보면서 '측정핸들(Power Wheel)'을 돌려 지시표식(▶)에 디옵터 눈금 0이 오도록 한다.

(다) '프리즘컴펜세터(Prism Compensator)'가 부착되어 있으면 프리즘디옵터눈금을 [그림 8-12]와 같이 0△에 맞춘다.

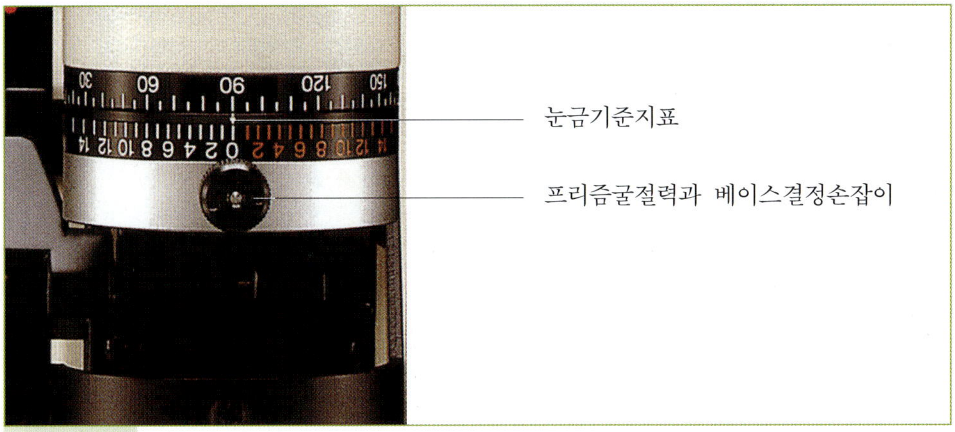

그림 8-12 프리즘컴펜세터를 '0△, Base 90°'에 셋팅

(라) [그림 8-13]과 같이 타깃상의 중심이 스크린의 정중앙에 있는지 확인한다. 정중앙에 타깃이 있으면 올바른 것으로 다음 (마)단계의 조정작업은 하지 않는다. 정중앙에 있지 않으면 이어서 다음 (마)이후의 조정작업을 한다.

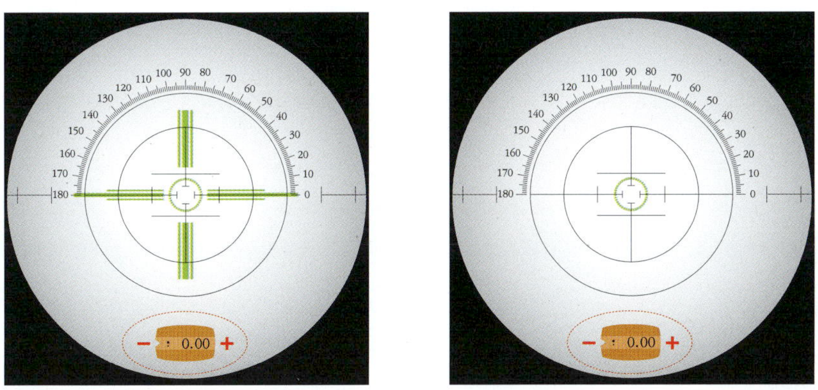

그림 8-13 스크린상에 타깃의 정위치와 0D 눈금

(마) 렌즈미터의 '크로스라인타깃핸들(Axis Wheel, Target Rotating Wheel)'을 돌려 현재 정중앙에 있지 않은 크로스라인타깃상을 회전시킨다. 타깃상의 중심이 고정되어 그 자리에서 회전하면 렌즈미터의 대물렌즈의 광학중심점이 렌즈계의 광축에서 벗어난 것으로 다음 (바)단계에서와 같이 조정한다. 만약 [그림 8-14]의 (b)와 같이 타깃

의 중심이 움직이면 스크린의 크로스라인이 편위된 것이므로 메이커에 수리 및 교환을 요청하여야 한다.

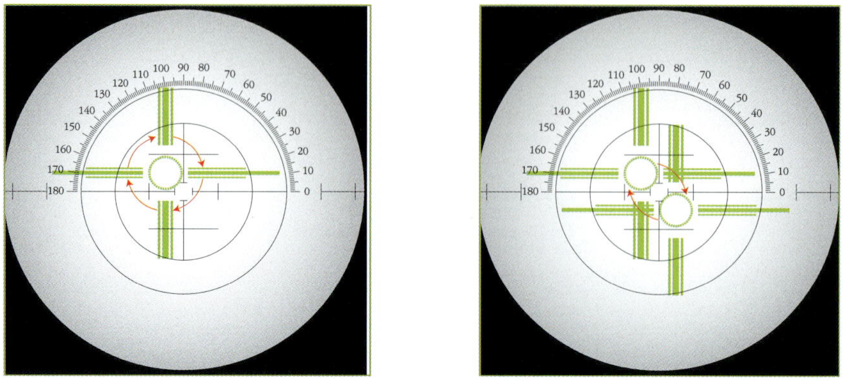

(a) 조정가(Fixed Center) (b) 조정불가(Nonfixed Center)

그림 8-14 타깃상의 위치 조정

㉳ 규격에 맞는 나사드라이버(Screw Driver)로 사용설명서(Operator' s Manual)에서 가르키는 세곳을 고정나사로 조정한다. [그림 8-15]와 같이 ㉮, ㉯, ㉰의 3개 방향의 고정나사가 망원경의 대물렌즈를 고정시키고 있다.

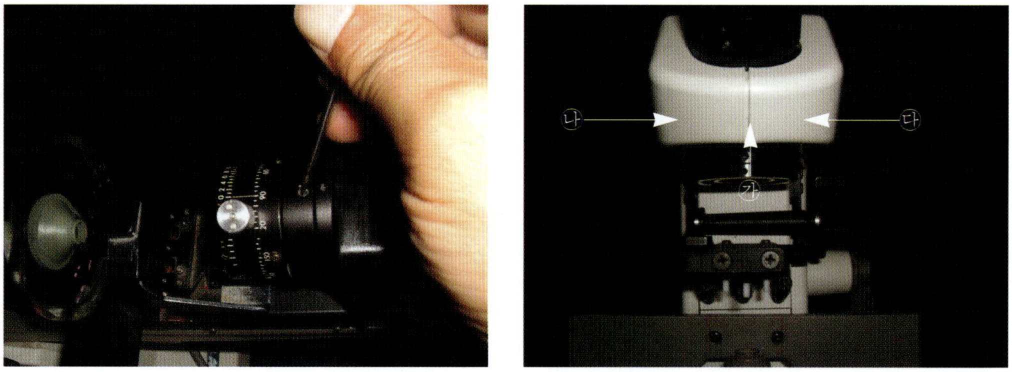

그림 8-15 대물렌즈 고정나사 위치의 예

㉴ 내부스크린 중심에서 벗어난 타깃상(Target Image)은 세 개 고정나사를 풀고 조이면 [그림 8-16]과 같이 특정 방향으로 조금씩 움직인다. [그림 8-16]에서 숫자로 가르키는 9개 방향으로 타깃을 이동시키고자 할 때 [표 8-1]에 세 개 나사의 풀림과

조임의 관계를 실었다 T는 조일 것(Tighten), L은 풀것(Loosen) 그리고 F(Finishing)는 풀었던 나사를 마지막으로 완전히 조일 것을 뜻한다. 풀고 조이는 요령은 드라이버를 반바퀴 정도 돌려 풀고, 반바퀴 돌려 조이면서 조금씩 이동시킨다.

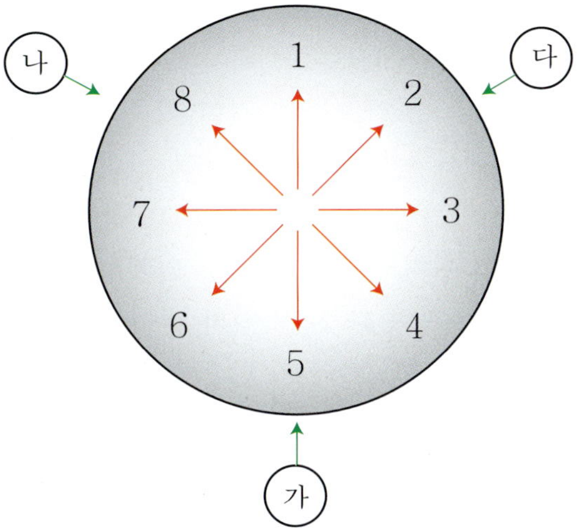

그림 8-16 타깃 수정이동 방향과 나사조임 관계

표 8-1 나사의 조임, 풀림으로 타깃 위치 수정이동 (이동방향 수치는 그림 8-16 참조)

나사위치 \ 이동방향	1	2	3	4	5	6	7	8
㉮	T	L	F	L	L	L	F	L
㉯	L	L	T	T	T	L	L	T
㉰	L	T	L	L	T	T	T	L

0디옵터 눈금지표 정위치 확인

타깃의 정위치 확인이 끝났으면 망원경식 렌즈미터는 뒤에서 설명할 시도조정(Visual Adjusting)[1]을 하고 투영식 등은 바로 '측정핸들(Power Wheel)'을 돌려 타깃이 [그림 8-13]과 같이 가장 선명하게 보였을 때 디옵터눈금창의 디옵터 눈금지표가 수치 0을 가르치는가를 확인한다.

만약 0D 이외의 굴절력 수치가 나온다면 오차량을 외워 두었다가 안경렌즈의 굴절력을 측정할 때 오차량 만큼 가감하여 측정값을 계산한다. 원칙적으로는 메이커에 수리 및 교환을 요청하여야 한다.

1) 시도조정(Visual Adjusting) : 이 교재 191~193쪽

타깃상이 가장 선명한 지점을 정하는데 주의할 것은 한쪽 방향으로만 측정핸들을 돌려서 선명한 곳을 찾으면 안 된다는 점이다. 측정핸들을 서서히 돌려 측정렌즈의 굴절력 수치에 가까워지면 흐렸던 타깃상이 차차 밝아지고 경계선이 또렷하여지므로 더욱 선명한 위치가 있는데도 안경사가 자의적으로 선명하다고 생각하는 곳에서 멈추게 된다. 이것을 피하려면 [그림 8-17]과 같이 흐린 타깃상을 선명하게 만든 다음 측정핸들을 같은 방향으로 계속 돌려 타깃상을 다시 흐리게 한다. 타깃상이 흐려졌으면 이번에는 측정핸들의 회전방향을 지금까지와는 반대로 돌려 관찰한 가운데 가장 선명하게 보이는 위치에서 멈추고 그때의 디옵터값을 읽는다. [그림 8-17]에서 보면 (a)의 -2.75D 에서는 타깃이 아주 흐렸고 측정핸들을 (-)방향으로 1.00D 만큼 돌려 (b)의 -3.75D에서 선명하게 보인다고 인식하게 되어 -3.75D를 측정값으로 할 수도 있다. 실은 여기서 다시 (-)방향으로 0.25D를 더 돌려야 가장 선명한 곳인 (c)의 -4.00D에 이르게 된다. 이 -4.00D 위치가 최고의 선명 타깃상임을 판단하기 위하여 -4.00D에서 다시 0.25D만큼 (-)방향으로 돌리면 타깃은 (d)와 같다. 다시 흐려지므로 다시 흐려진 곳에서 측정핸들을 반대로 돌려 (c)의 -4.00D의 가장 선명한 위치를 찾는 것이다.

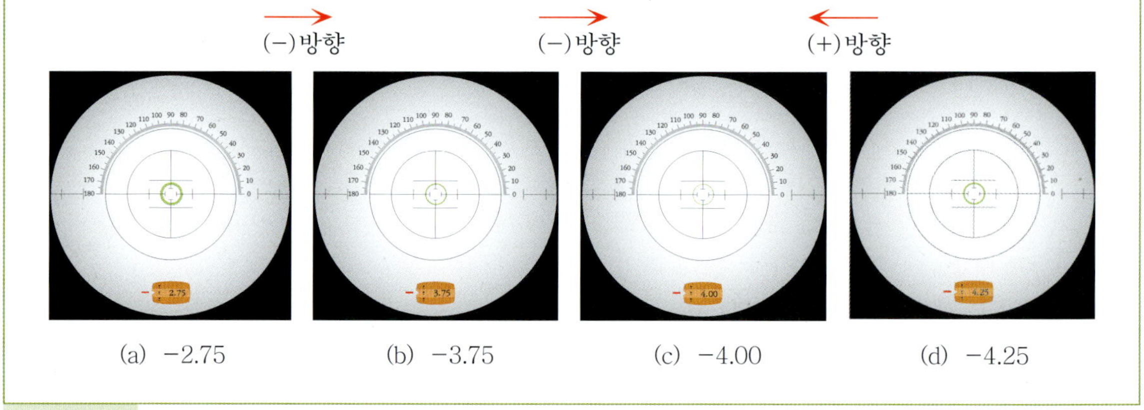

그림 8-17 최고 선명타깃상 위치 찾기

또, 눈의 조절력 개입을 방지하기 위하여 언제나 위 [그림 8-17]과 같이 마지막 (d)의 흐린 위치에서 (+)방향으로 '측정핸들(Power Wheel)을 돌려 최종 선명한 위치에 접근하는 습관을 들이도록 한다.

'인점핀(Spotting Needle)'은 바꾸어 끼기 쉽게 카트리지(Cartrige)로 되어있어 사용 중 핀끝이 마모되거나 이상이 있으면 인점핀만 따로 주문하여 교환하면 된다. 교환방법은 메이커에 따라 크게 다르지 않다.

[그림 8-18]과 같이 인점핀의 카트리지를 고정하는 고정대의 윗부분 나사를 풀고 카트리지와 스프링을 빼낸다. 카트리지에서 쓰던 핀을 빼내고 그 자리에 새 핀을 넣어 분해했던 역순으로 조립한다. 이 때 주의할 것은 인점레버 작동시에 핀끝이 렌즈미터의 '렌즈 및 테 수평유지판(Lens & Frame Table)'에 닿지 않도록 나사 조임을 조정하여야 한다.

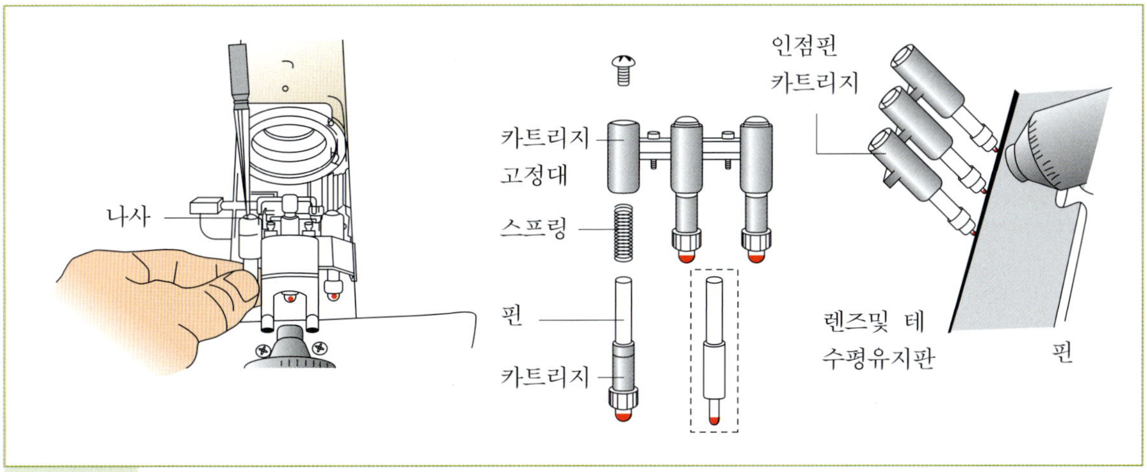

그림 8-18 인점핀 교환 예

렌즈에 인점이 잘 안되는 원인은 인점잉크가 마르거나 다 떨어졌을 때이다. 이때는 [그림 8-19] 과 같이 잉크상자(Ink Pad)를 옆으로 밀거나 당겨 뺀 다음 윗 커버를 떼어 내어 잉크를 충액한다.

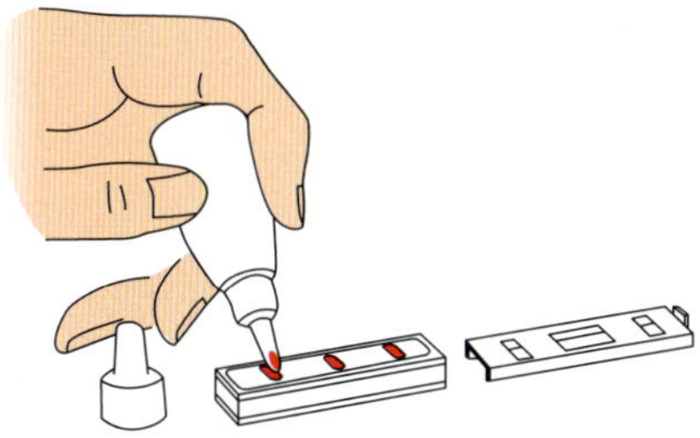

그림 8-19 잉크 충액 예

인점핀의 평행성과 중앙핀 위치 확인

인점핀의 평행성은 투명한 자를 '렌즈 및 테 수평유지판'에 밀착시켜 인점한 다음, 찍힌 세 인점이 안경자의 수평선과 평행하면 세 '인점핀(Spotting Needle)과 렌즈 및 테 수평유지판(Lens & Frame Table)'은 서로 평행하다.

중앙핀으로 찍힌 안경렌즈 위의 세점 가운데 중앙점은 형판의 설계점(Major Reference Point), 즉 동공중심과 일치되어야 할 곳으로 대단히 중요하다. 이 중앙핀의 위치를 확인하는 방법은 구면렌즈를 서너 차례 회전시켜 측정 위치를 바꾼 상태에서 광학중심점의 인점을 하여 중앙인점이 같은 곳에 중첩되어 찍히면 정상이다.

다음과 같이 확인해도 된다. 강한 굴절력을 가진 토릭렌즈(Toric lens)로 임의의 축방향(Ax)으로 맞추어 광학중심점을 인점하고, 렌즈의 상하 위치를 바꾸어 같은 축방향(Ax)으로 광학중심점을 정확한 위치에 맞추어 인점한다. 두 번 인점에서 세인점이 중첩되면 세 인점핀의 평행도와 중앙핀의 위치는 정상이다. 비정상적인 상태이면 두 번째의 인점위치가 [그림 8-20]에서와 같이 수평, 수직 또는 회전방향으로 편위가 나타난다.

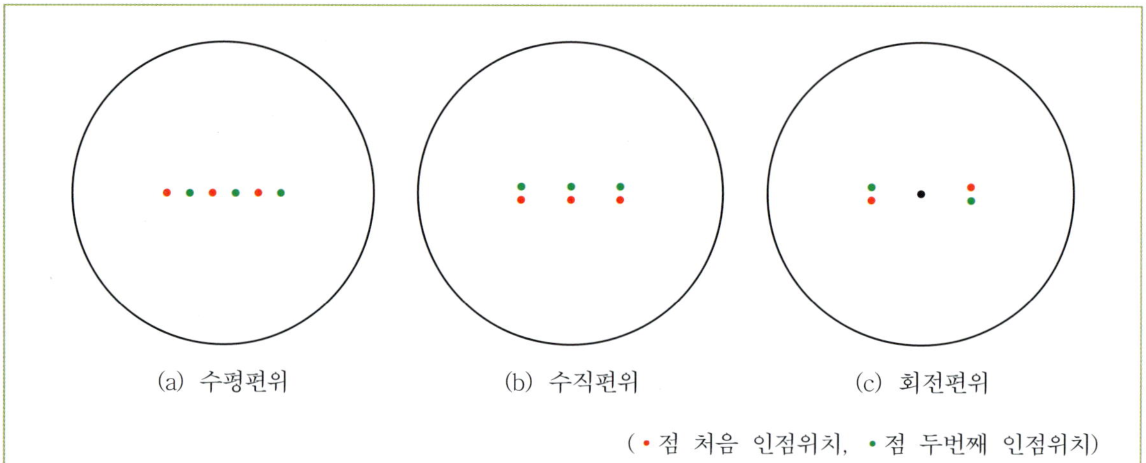

그림 8-20 비정상적인 인점핀으로 토릭렌즈를 인점한 결과

편위가 있다면 메이커에 수리를 요청한다.

'렌즈 및 테 수평유지판(Lens & Frame Table)'의 수평상태의 구체적인 확인 방법은 다음과 같다. [그림 8-21] 과 같이 반듯한 직사각형의 얇은 평면유리 또는 투명 플라스틱판의 긴 변을 '렌즈 및 테 수평유지판(Lens & Frame Table)'에 밀착시켜 인점한다. 뒤집어서 같은 순서로 인점한다. 유리판 앞뒤 세 개의 인점을 연결한 선이 서로 평행하면 이상이 없는 것이다. 오래 쓰면 받침대 좌우의 고정나사가 풀어져 수평이 잡히지 않을 수 있으므로 이 고정나사의 조임상태를 살펴야 한다. 두 고정 나사가 충분히 조여 있는데도 수평이 아니면 메이커에 수리를 의뢰한다.

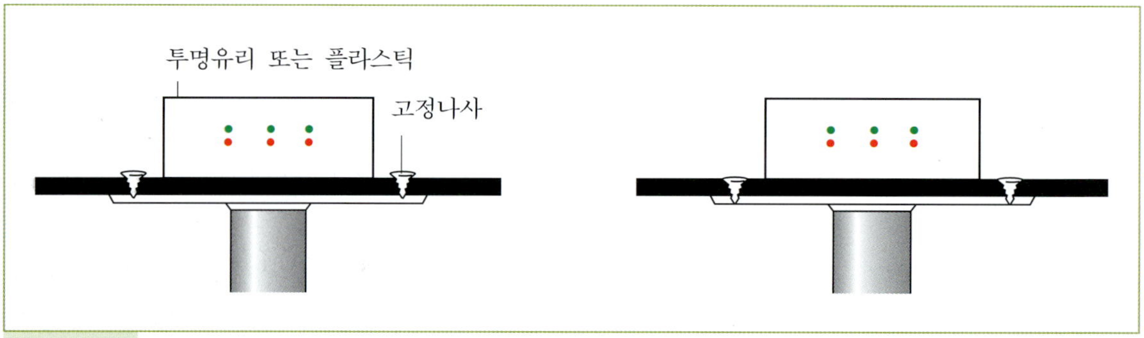

그림 8-21 '렌즈 및 테 수평유지판'의 경사확인

8.3 망원경식 렌즈미터의 시도조정(Visual Adjusting)

망원경식 렌즈미터(Telescopic Lensmeter)'는 접안렌즈(Eyepiece Lens)가 부착된 모든 광학기기에서와 같이 측정자의 비정시를 교정하는 시도조정(Visual Adjusting, Eyepiece Focal Adjustment)을 하여야 한다.

시도조정은 망원경식 렌즈미터를 사용할 때 안경사가 근시와 원시를 가진 비정시이면 눈의 조절작용(Accommodation)이 개입되어 타깃이 바른 위치에 와 있지 않았는데 선명하게 보여 측정오차가 생긴다. 난시를 가진 안경사는 교정안경을 쓰고 시도조정을 하여야 한다. 교정안경을 쓰고 접안렌즈의 아이캡(Eyecap)에 눈을 댈 때는 [그림 8-22]와 같이 고무아이캡(Eyecap)을 안 쪽으로 접어서 말면 측정하기가 편하다. 시도조정은 다음과 같은 순서로 행한다.

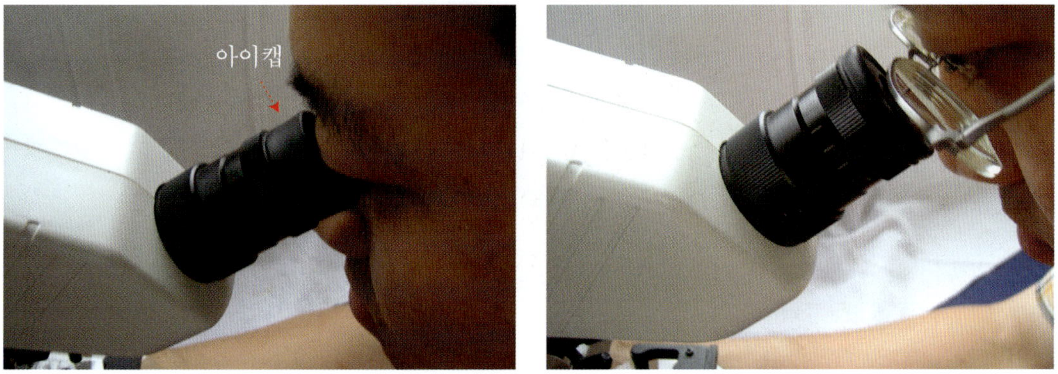

(a) 안경을 쓰지 않을 때　　　(b) 안경을 쓸때

그림 8-22 안경을 쓰고 측정시 아이캡(Eyecap) 접음

㉮ 측정자세에 알맞게 렌즈미터의 '몸체기울기조정레버'로 렌즈미터의 기울기를 맞춘다.

㉯ 전원은 켜지 않는다.

㉰ 렌즈미터를 보는 위치에서 시도조정환(Visual Adjusting Ring)을 '시계침반대회전방향(Counterclockwise)' 즉 왼쪽으로 최대한 돌려서 접안렌즈가 측정자 방향으로 튀어나오게 한다.

㉱ 접안렌즈에 눈을 대고 내부스크린의 '기준주경선 및 프리즘디옵터선(Index)' 또는 '실린더축방향눈금(Cylinder Axis Scale)'을 보면 눈금이 흐리게 보인다. 시도조정환을 다시 반대방향 즉, 시계방향으로 서서히 돌려가면서 처음으로 위의 여러 눈금이

선명하게 보일 때 시도조정환의 회전을 멈추면 된다.

마 [그림 8-23]에서와 같이 이 때의 시도조정환의 기준지표점(•)에 일치되는 선눈금을 기억해둔다.

바 시도조정(Visual Adjusting)은 구입한 처음에 한번만 행하여 조정환의 기준지표점(•)에 오는 선눈금의 숫자를 기억했다가 이후 측정시에는 시도조정환만을 돌려 기억한 선눈금을 기준지표점에 맞추어 사용한다.

사 '렌즈받침부(Lens Support)' 에 하얀색의 종이를 대고 보면 더욱 세밀하게 관찰할 수 있다.

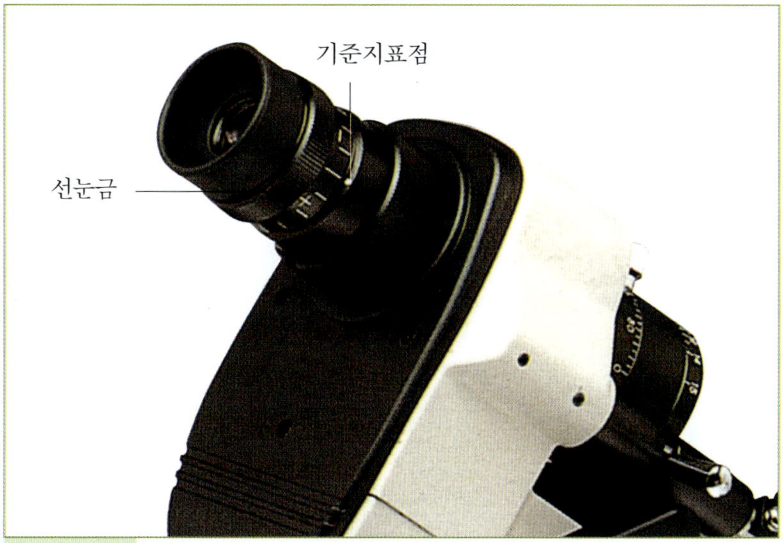

그림 8-23 시도조정에 필요한 선눈금과 기준지표점 위치

시도조정환을 시계반대방향으로 최대한 돌리면 [그림 8-24]의 (a)와 같이 접안렌즈(Eyepiece)가 측정하는 안경사의 눈쪽으로 다가서면 내부눈금선의 광선속이 수렴되고 다시 안경사 눈으로 들어오면서 더욱 수렴되면서 선명한 상이 망막중심와 앞에 생기고 중심와에는 착란원상이 만들어져 흐려 보인다. 즉, 눈을 **운무상태**(Fogging State)[4]로 만든다.

이번에는 시도조정환을 다시 반대로 시계방향으로 서서히 돌려 처음으로 선명하게 보이면 정시상태가 되어 시도조정이 끝나게 된다.

시도조정은 조절개입을 못하도록 하려는 것이다. 만약 [그림 8-24]의 (c)와 같은 상태로 측정하면 안경사의 눈이 원시상태가 되고 조절력이 개입되면서 흐리게 보여야 할 내부스크린의 타깃과 눈금 등이 선명하게 보이고 개입된 조절력 만큼 측정오차가 생긴다.

4) 운무상태(Fogging State) : 안경광학(Optometry) 74~75쪽, 눈이 근시상태에 있는 것

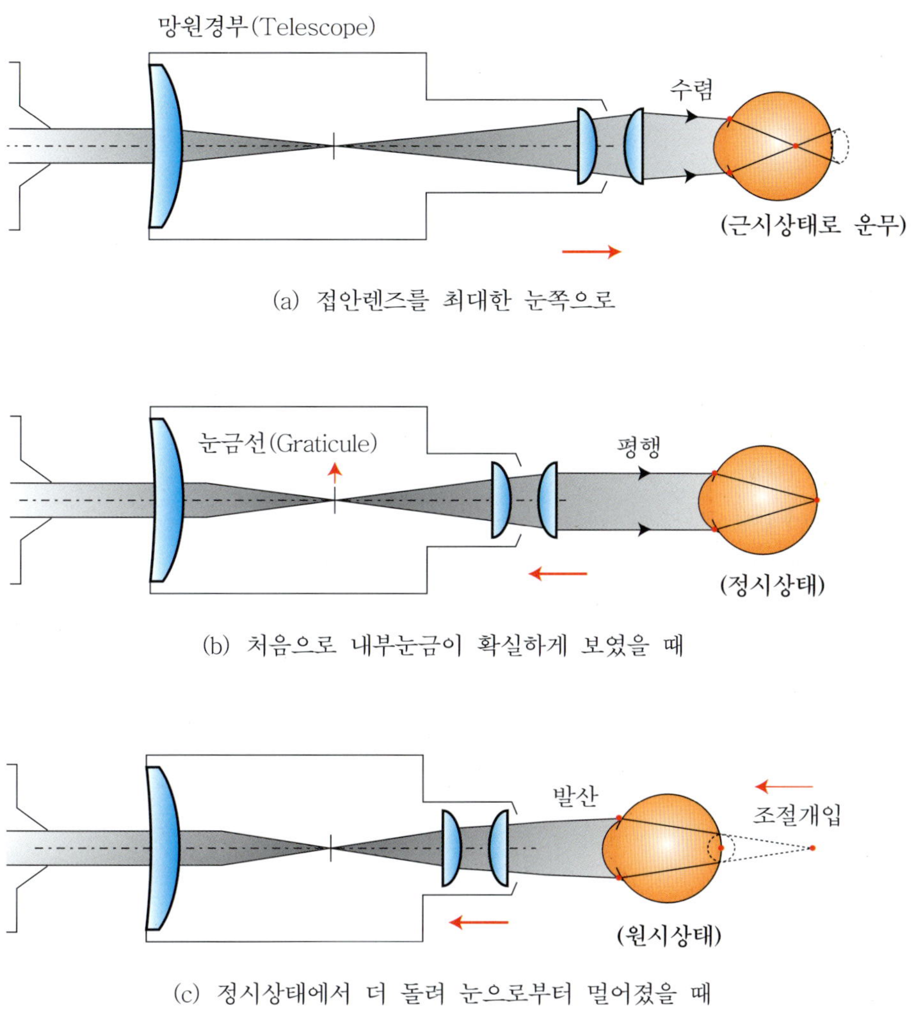

그림 8-24 접안렌즈의 시도조정을 하여야 할 이유

8.4 측정 기본사항과 인점작업

모든 단초점렌즈(Single Vision Lens), 다초점렌즈(Multifocal Lens)의 원용부의 굴절력 그리고 Ex렌즈의 가입도 측정시는 렌즈 후면, 즉(−)면이 '렌즈받침부(Lens Support)'에 닿도록 하여야 한다. 왜냐하면 렌즈미터로는 안경렌즈의 상측정점굴절력(Back Vertex Refractive Power)을 측정하기 때문이다. 만약 (+)면을 '렌즈받침부'에 밀착시켜 측정하게 되면 물측정점굴절력을 측정하는 것이 된다.

참고로 (+)면을 렌즈받침부에 대고 측정한 물측정점굴절력과 안경렌즈의 굴절력인 상측정점굴절력의 차이값을 알아본다.

상측정점굴절력 D'_v과 물측정정점굴절력의 D_v 차(D'_v-D_v)[5]는 식

$$(D'_v - D_v) = \frac{D'}{(1 - \frac{1}{t/n} D'_1)} - \frac{D'}{(1 - \frac{1}{t/n} D'_2)}$$

으로 구할 수 있다. 여기서 D'는 렌즈의 상측주점굴절력, D'_1은 앞면의 상측면굴절력, D'_2은 뒷면의 상측면굴절력, D_v은 렌즈의 물측정점굴절력, D'_v은 렌즈의 상측정점굴절력 그리고 n은 렌즈 재질의 굴절률 t는 렌즈의 중심두께이다.

-10D에서 +10D 까지 렌즈 (-)면을 '렌즈받침부(Lens Support)'에 대고 측정한 상측정점굴절력과 (+)면을 대고 측정한 물측정점굴절력과의 실제의 차이와 윗 식을 이용하여 계산한 값을 [표 8-2]에 싣는다.

표 8-2 안경렌즈의 상측정점굴절력과 물측정점굴절력의 차이

상측정점굴절력(D'_v)		물측정점굴절력(D_v)		차이값(D'_v−D_v)		t
렌즈미터 측정값	공식에 따른 계산값	렌즈미터 측정값	공식에 따른 계산값	렌즈미터	계산값	중심두께 (mm)
+10.00	+10.00	+9.125	+9.19	+0.80	+0.81	7.6
+8.00	+7.98	+7.50	+7.46	+0.50	+0.52	6.4
+6.00	+6.02	+5.75	+5.70	+0.25	+0.32	5.8
+4.00	+4.04	+3.75	+3.89	+0.25	+0.15	4.3
+2.00	+2.00	+2.00	+1.95	0.00	+0.05	3.0
0.00	−1.30	0.00	−0.30	0.00	−0.00	2.0
−2.00	−1.96	−2.00	−1.94	0.00	−0.02	1.5
−4.00	−3.93	−4.00	−3.90	0.00	−0.03	1.0
−6.00	−5.99	−5.00	−5.96	0.00	−0.03	0.6
−8.00	−7.99	−8.00	−7.95	0.00	−0.04	0.6
−10.00	−10.80	−10.00	−0.02	0.00	−0.06	0.6

(굴절률 1.523, 단위 D)

렌즈의 상하 또는 전후 이동은 [그림 8-25]와 같이 '상하조정레버'로 하고, 렌즈의 좌우 이동 또는 회전은 렌즈를 잡은 손의 엄지와 검지로 한다. 특히 아래로 이동시는 아래로 렌즈를 눌러 '렌즈 및 테 수평유지판'에서 렌즈가 떨어지지 않도록 한다. 이렇게 렌즈를 움직여 스크린에 있는 타깃상(Target Image)을 원하는 위치로 가져 왔으면 '렌즈누름판(Lens Holder)'으로 렌즈를 고정시킨다.

5) (D'_v−D_v) : 안경광학(OPTOMETRY) 71쪽, 안경사 기하광학 161~162쪽

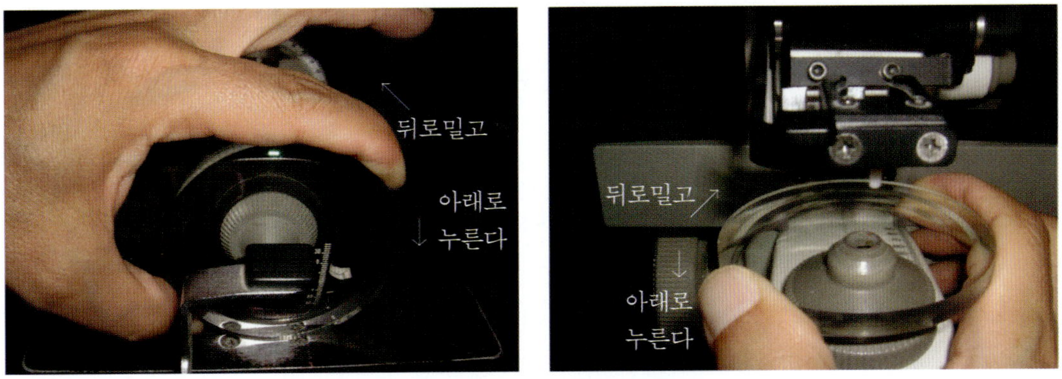

(a) 렌즈 이동시 잡는 자세

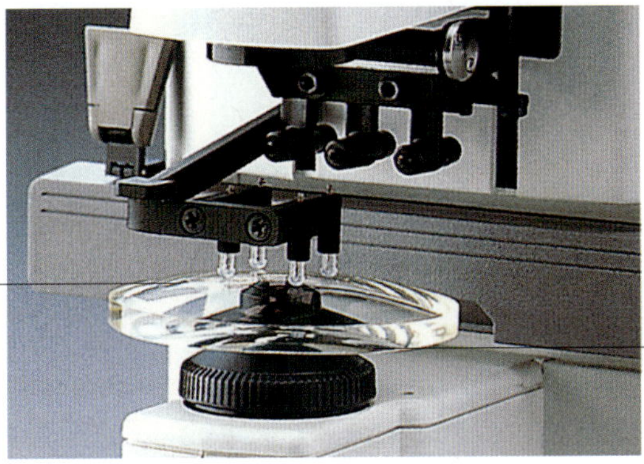

(b) 렌즈 (−)면이 렌즈받침부로 향하게

그림 8-25 렌즈를 잡는 자세와 상측정점굴절력 측정시 렌즈위치

구면렌즈

시도조정이 끝난 망원경식 렌즈미터와 투영식 렌즈미터로 구면렌즈의 측정순서 및 각 단계별 유의사항은 다음과 같다.

㉮ '렌즈 및 테 수평유지판(Lens & Frame Table)'을 '전후 상하 또는 상하조정레버(Lens Table Adjusting Lever)'로 대략 직경눈금 65~70 *mm* 위치에 놓고 그 위에 측정할 안경렌즈의 어림 중앙부를 렌즈미터의 '렌즈받침부(Lens Support)'에 밀착시킨다. 이때 렌즈의 후면(-면)이 '렌즈받침부'에 밀착되도록 [그림 8-25]의 (a)와 같이 렌즈 가장자리를 한손의 엄지와 집게손으로 잡고 받침부 쪽으로 밀면서 동시에 '렌즈 및 테 수평 유지판'에 닿도록 아래로 누른다.

㉯ 스크린에 나타난 타깃상(Target Image)를 살핀다. 처음에는 [그림 8-26]의 (a)처럼 '핀홀코로나 타깃상(Pinhole Corona Target Image)'의 점원상(Pinhole Image) 하나 하나는 똑같이 흐려서, 전체로는 굵고 흐린 원형상(Corona)으로 나타난다. '크로스라인

타깃상(Crossline Target Image)' 은 십자를 이루는 두 직선 모두 흐리고 굵은 상태로 나타난다.

㉰ 측정핸들(Power Wheel)을 돌려 측정 **구면렌즈**의 굴절력과 일치하는 디옵터눈금에 이르면 [그림 8-26]의 (b)와 같이 코로나타깃상은 작고 선명한 점원상으로, '크로스라인타깃' 은 가늘고 선명한 선상으로 보인다. 이때 '디옵터표시창' 의 지시표가 가르치는 수치가 측정렌즈의 상측정점굴절력의 디옵터값이다. 그림에서는 -3.00D 이다.

측정핸들의 회전에 따라 나타나는 디옵터수치가 측정 안경렌즈의 정확한 굴절력값에 가까울수록 타깃상은 점점 더 선명해지고, 정확한 굴절력값과 차이가 많으면 타깃상은 비례하여 흐려진다. 타깃상이 스크린에 나타나지 않으면 렌즈를 움직여 중앙에 오도록 한다.

㉱ 렌즈를 움직이면 스크린상의 선명 타깃상도 움직인다. 타깃상을 [그림 8-26]의 (c)와 같이 스크린의 정중앙에 위치시켜 대부분 렌즈의 설계점인 광학중심점을 인점한다. 프리즘 처방렌즈의 설계점 인점은 이 장 7절에서 설명한다.

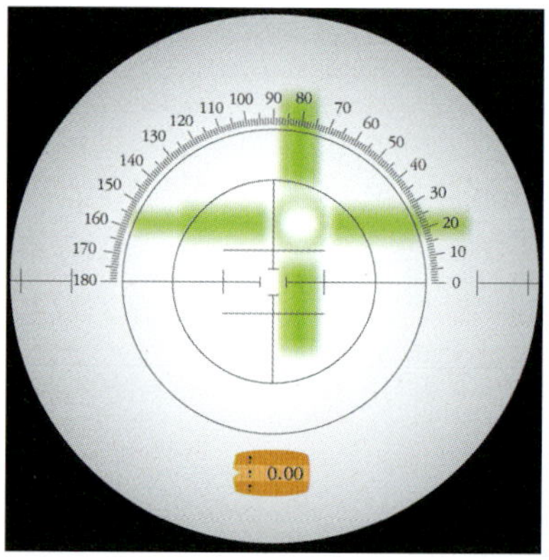

(a) 처음 임의 위치에서 흐린 타깃상 (0.00D)

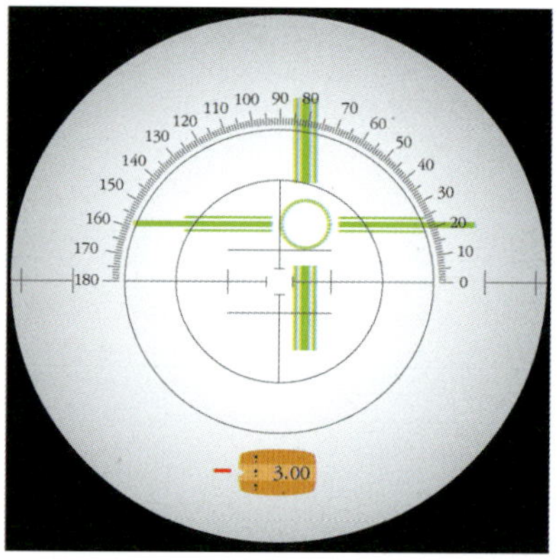

(b) 측정핸들을 돌려 선명 타깃상을 찾는다(–3.00D).

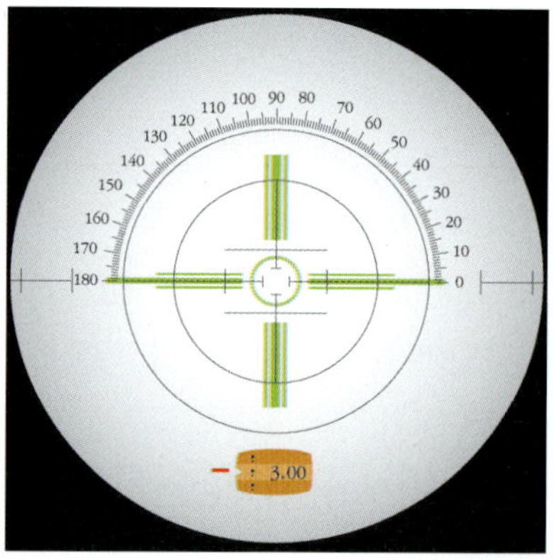

(c) 측정렌즈를 움직여 선명타깃상을 스크린중앙(또는 처방 프리즘눈금 위치)로 옮겨 인점한다(–3.00D).

그림 8-26 구면렌즈의 굴절력 측정과 광학중심점 인점

8.5 토릭렌즈(Toric Lens)에서 양주경선 굴절력과 위치 표기

난시교정용 토릭렌즈(Toric Lens)표기는 원칙적으로 한번에 여러 수를 나타낼 수 있는 행렬(Matrix)표기이다. 구면렌즈(Spherical Lens)는 광학중심점을 지나는 모든 경선(All Meridians)의 굴절력이 같아서 [그림 8-27]의 (a)와 같이 S-3.00D로 한 수치로 나타낼 수 있어 간단하다. 이에 비하여 난시교정용 토릭렌즈는 모든 경선이 각각 다른 굴절력을 가지고 있으므로 복잡하다. 이를 간단하게 표기하기 위하여 모든 경선의 내용을 나타내지 않고 [그림 8-27]의 (b)와 같이 양주경선의 굴절력 -2.00D, 곧 S디옵터와 -3.00D, 곧 (S+C)디옵터, 그리고 양주경선의 위치를 타보식 방향각으로 나타내도록 약속했다. **양주경선**이란 토릭렌즈의 여러 경선 가운데 굴절력의 절대값이 가장 큰 경선인 **강주경선**(The Strongest Principal Meridian)과 굴절력이 가장 약한 경선인 **약주경선**(The weakest Principal Meridian)을 말한다. 이 두 주경선을 대표경선으로 표기하여 대표경선의 굴절력 -2.00D, -3.00D과 타보식방향각, Ax180°, A′x90° (=Ax±90°)로 양주경선의 위치를 나타낸다. 토릭렌즈(Toric Lens)의 약주경선과 강주경선은 서로 직교한다.

양주경선의 굴절력과 위치를 이렇게 표기하기로 약속함에 따라서 약주경선과 강주경선의 굴절력 모두 S값을 가지는 **기준주경선**으로 취할 수 있어 같은 토릭렌즈이지만 표기방법은 [그림 8-27]의 (b)와 같이 두가지가 있다.

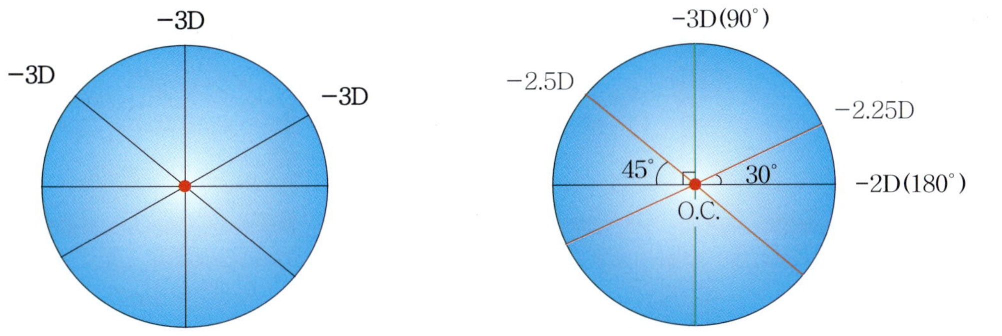

(a) 구면렌즈 : S-3.00D

(b) 토릭렌즈 : S-2.00D ⌓ C-1.00D, Ax180°
: S-3.00D ⌓ C+1.00D, Ax 90°

그림 8-27 구면렌즈와 토릭렌즈의 경선별 굴절력과 표기

[그림 8-27]의 (b)의 토릭렌즈에서 양주경선의 굴절력 -3.00D와 -2.00D 중 어느 한 주경선을 **기준주경선**으로 정하고, 정해진 기준주경선의 굴절력 -2.00D 또는 -3.00D를 **구면굴절력 S값**으로 하여 'S-2.00D' 또는 'S-3.00D'로 쓴다. 이들 기준주경선의 표기값 S-2.00D 또는 S-3.00D 값으로부터 기준주경선으로 취하지 않은 나머지 주경선의 굴절력 -3.00D 또는

-2.00D 까지의 방향과 차이값을 실린더 C값의 부호와 굴절력으로 하여 각각 C-1.00D와 C+1.00D로 쓴다. 구면굴절력 S값과 실린더굴절력 C값 사이에는 조합표기(○)로 묶어서 각각 'S-2.00D ○ C-1.00D' 또는 'S-3.00D ○ C+1.00D'로 표기한다. 그러므로 약속기호 C 또는 Cyl로 표기되는 실린더굴절력의 부호는 S 또는 Sph로 취한 기준주경선의 굴절력에서 나머지 굴절력에 이르는 이동방향이 (+)방향인지 (-)방향인지를 나타낸다. Ax값은 S로 표기한 기준주경선의 위치를 타보(T.A.B.O.)방향각 크기로 나타낸다[The CYLINDER AXIS Always falls in the meridian that represents the SPHERICAL POWER of the lens]. 여기서 렌즈미터 스크린상에 나타난 선명초선의 선방향과 그 초선을 만든 측정 토릭렌즈의 주경선의 방향은 서로 직각을 이루는 것에 유의하여야 한다. 그러니까 토릭렌즈의 어느 주경선의 위치를 타보식 방향각 $\theta°$ 방향으로 위치시키려면 렌즈미터에서 렌즈를 회전시켜 그 주경선이 만드는 선명초선의 선방향을 90° 반대방향인 ($\theta° \pm 90°$)로 오도록 하면 된다. 그 위치에서 수평인 점을 찍어 이 수평인점이 수평이 되도록 조제가공 하면 기준주경선은 $\theta°$(Ax) 방향에 다른 주경선은 ($\theta° \pm 90°$)에 위치하게 된다.

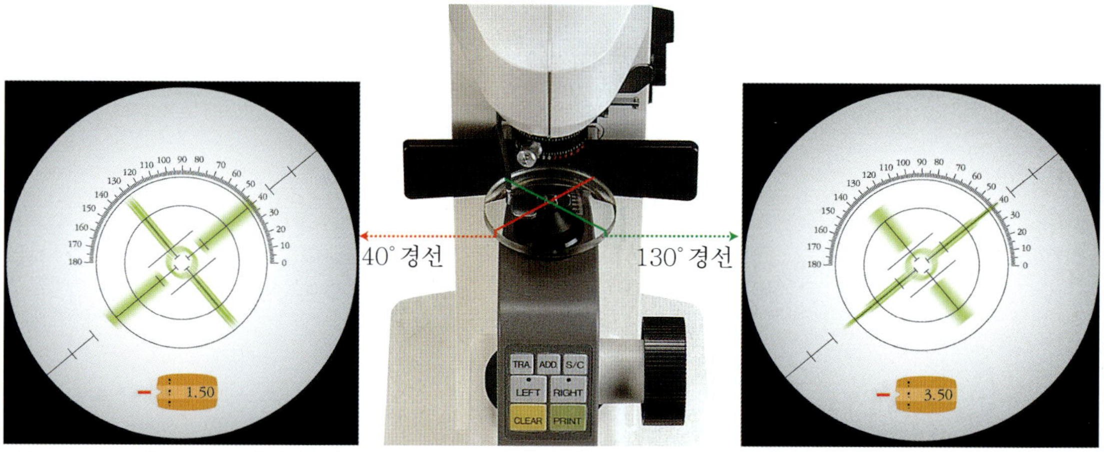

(a) −1.50D의 40° 주경선이 만든 135°의 선명초선

(b) −3.50D의 135° 주경선 이 만든 선명초선(45°)

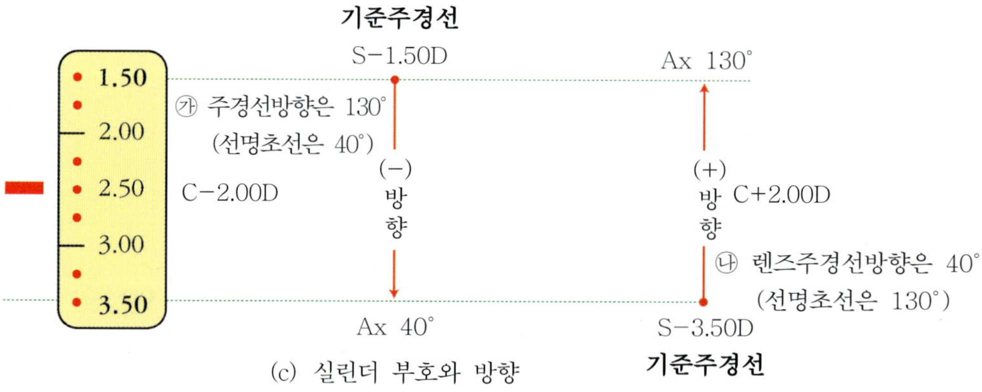

(c) 실린더 부호와 방향

그림 8-28 토릭렌즈의 주경선과 그 주경선이 만드는 초선상의 선방향은 직각을 이룬다.

조제가공을 위한 한 장의 토릭렌즈표기는 스페리컬(Spherical) S와 실린더(Cylinder) C의 기호의 조합으로 나타내므로 이를 S.C. 표기(Spherical Cylinder Form)라고 한다.

같은 토릭렌즈 처방의 S.C. 표기에는 위에서와 같이 두가지 종류가 있다.

첫째, [그림 8-29]의 오른쪽 끝에 진한 파란색의 토릭렌즈에서 (a)는 두 주경선의 굴절력 가운데 (-)굴절력이 약한 -1.50D를 기준주경선으로 하여 S-1.50D로 적고 나머지 주경선의 굴절력 -3.50D에서 이 기준주경선 굴절력 값 -1.50D를 뺀 -2.00D를 실린더 굴절력 값과 부호로 하여 C-2.00D로 적고, Ax는 기준주경선의 방향 45°를 취하여 'S-1.50D ◯ C-2.00D, Ax 45°' 로 표기했다. 실린더 C의 부호가 (-)인 이 S.C. 표기를 (-)실린더 표기(Minus Cylinder Form) 또는 S-C 표기라고 한다.

둘째, [그림 8-29]의 (b)는 두 주경선 가운데 보다 (-)방향에 있는 -3.50D를 기준주경선으로 하여 S-3.50D로 적고 실린더값은 나머지 주경선의 굴절력 -1.50D에서 기준주경선의 굴절력 -3.50D를 뺀 차이값 +2.00D를 취하여 C+2.00D로 표기하고, 기준주경선의 방향이 135°이므로 Ax 135°로 하여 'S-3.50D ◯ C+2.00D, Ax 135°' 로 표기한 것이다. 이것은 (+)실린더 표기(Plus Cylinder Form) 또는 S+C 표기라고 한다.

토릭렌즈의 안경처방에서 실린더값 C를 읽을 때는 곧바로 기준주경선으로 택하지 않은 나머지 주경선의 굴절력을 알려고 하여야한다. 위 S+C 처방표기를 예로 들면 처음 눈길이 닿는 S-3.50D는 '기준주경선의 굴절력이 -3.50D' 라는 것이고, 다음 눈길이 닿는 C+2.00D의 수치 +2.00D는 기준주경선 -3.50D에서 (+)방향으로 2.00D 이동된 값, 즉, -1.50D 이므로 +2.00D에 신경을 쓰지말고 '나머지 주경선의 굴절력이 -1.50D이구나' 라고 받아 들여야 한다. 왜냐하면 S.C 표기의 목적은 토릭렌즈의 실린더값 +2.00D보다 양주경선의 굴절력을 나타내야 하기 때문이다. Ax 135°는 기준주경선을 135°방향에 위치시키라는 뜻이므로 기준주경선의 굴절력인 -3.50D 눈금에서 나타나는 선명 초선의 선방향을 렌즈를 회전시켜 45°로 위치시켜야 한다. 그러나 실제 동작에서는 C를 읽으면서 두 번째 나타난 다른 주경선의 굴절력 -1.50D의 초선의 선방향을 Ax값 135°로 맞추어도 마찬가지이므로 차례대로 굴절력을 확인하고 두번째 나타난 선명초선을 Ax값의 방향에 맞추어 인점(Marking)한다.

기준주경선이 아닌 나머지 주경선의 초선을 135°로 위치시키면 기준주경선의 초선은 45°에 위치하기 때문이다.

양주경선의 굴절력의 크기와 위치가 같은 한 토릭렌즈의 표기는 'S-C' 와 'S+C'표기의 S.C.(Spherical Cylinder Form)표기 이외에 [그림 8-29]의 (c)와 같이 실제 주경선의 두 굴절력과 위치를 바로 표기하는 C.C.표기(Cylinder Cylinder Form)가 있다. 이 C.C. 표기는 현재 거의 사용하고 있지 않다.

이와같은 S.C. 표기는 조제 및 가공을 위한 한장의 토릭렌즈를 렌즈미터로 측정할 때의 해석이다. 또다른 해석은 검사실에서 행하는 안경처방검사시 사용한 검사렌즈를 표기하는 것이다. 즉, 연결기호(◯, Combination)의 조합한다는 뜻에 맞게 두장의 검사렌즈, 즉 S값의 구면렌즈와 축방향이 Ax값으로 위치한 C값의 굴절력을 가진 실린더렌즈를 사용하여 검사했다는 뜻이다. 이 때의 Ax값은 실린더렌즈(Cylindrical Lens)의 축방향각(Axis) 이다.

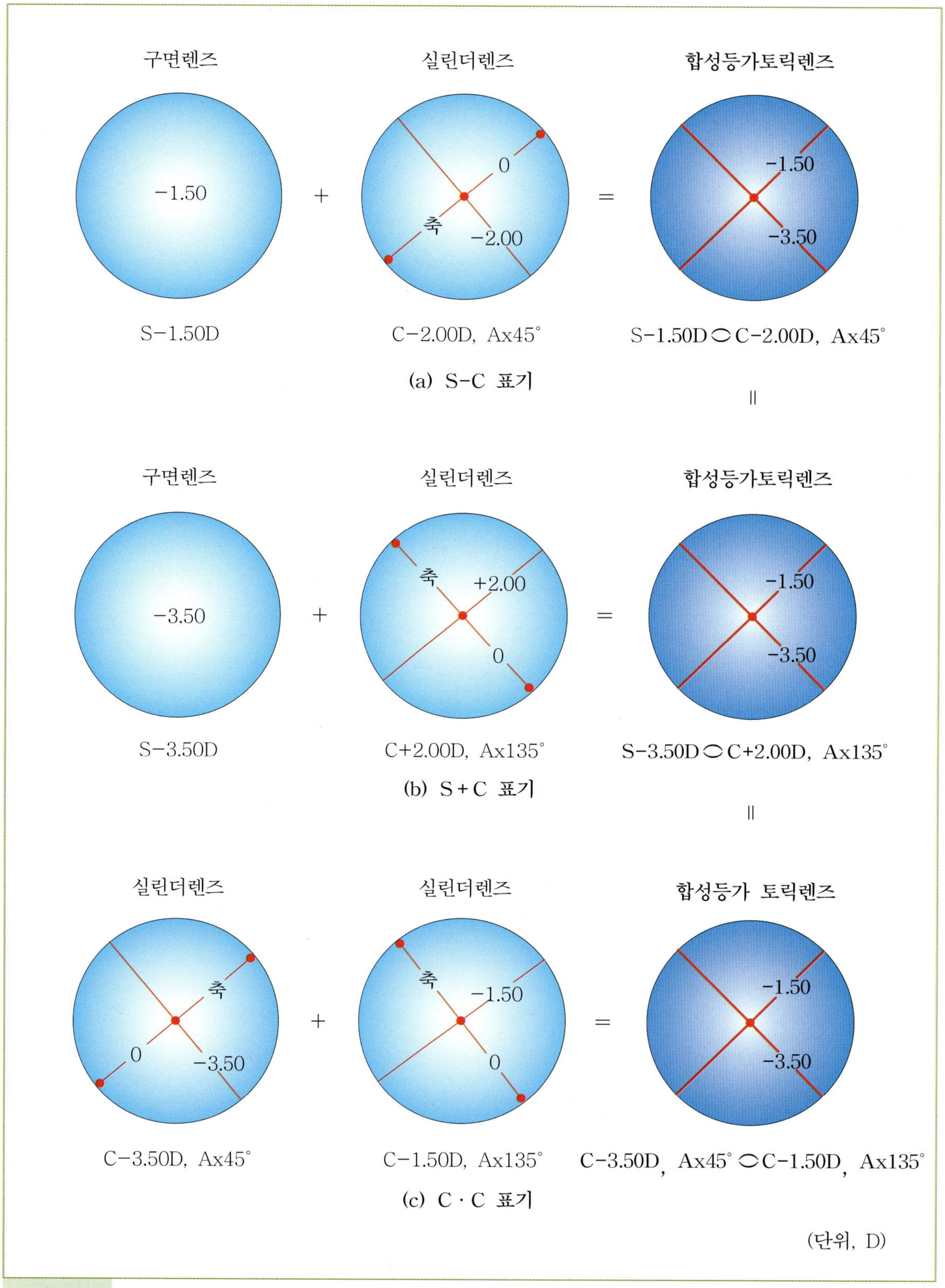

그림 8-29 같은 토릭렌즈의 세가지 표기법

두장 이상의 토릭렌즈를 공축으로 하여 합한 합성렌즈의 양주경선 굴절력과 방향을 알기 위하여 [그림 8-29]와 같이 양주경선의 위치에 굴절력을 써넣어 그린 것을 스코어(Score)판 그림이라고 한다.

[그림 8-29]의 (a)는 S-1.50D의 구면렌즈 한 장과 굴절력 0D의 축경선(Ax)을 타보식 방향각 45°로 위치시킨 'C-2.00D, Ax45°' 의 실린더렌즈를 공축으로 중첩한 두장의 합성렌즈와 같은 효력을 가지는 한 장의 등가토릭렌즈(Equivalent Toric Lens) 'S-150D ⊂ C-2.00 D, Ax 45°' 를 스코어(Score)판 그림으로 나타낸 'S-C표기' 이다.

[그림 8-29]의 (b)는 S-3.50D의 구면렌즈와 'C+2.00D, Ax135°' 의 실린더렌즈를 합성시킨 등가토릭렌즈 'S-3.50D ⊂ C+2.00D, Ax135°' 의 'S+C표기' 로 위 S-C표기의 토릭렌즈와 같다. [그림 8-30]의 (c)는 C.C.표기(Cylinder Cylinder Form)의 스코어판 그림이다. 이 표기의 합성 내용은 두장의 실린더렌즈 'C-3.50D, Ax45°' 와 'C-1.50D, Ax 135°' 를 합성시킨 등가토릭렌즈로 'C-3.50D, Ax45° ⊂ C-1.50, Ax 35°' 와 같이 표기된다. 이상과 같이 서로 다른 두렌즈로 합성한 [그림 8-30]의 (a), (b), (c)의 등가토릭렌즈는 모두 45°경선은 -1.50D이고, 135°경선은 -3.50D의 굴절력을 가진 같은 토릭렌즈이다.

검사시에는 대부분 구면검사렌즈에 (−)실린더검사렌즈를 사용하므로 (−)실린더표기(Minus Cylinder Form) S-C표기로 나타내고, 안경렌즈의 재고정리를 하거나, 렌즈봉투에 표기해 넣을 때는 혼합난시를 교정할 토릭렌즈를 제외하고는 스페리칼 S와 실린더 C의 부호가 같도록 하여 표기하는 것이 관례이다.

같은 토릭렌즈를 (-)실린더표기에서 (+)실린더 표기로, 또는 그 반대로 표기내용을 바꾸는 것을 표기전환(Transposition)이라고 한다. 디지털화 되어 있는 오토렌즈미터(Autolensmeter)는 스위치 하나로 자동적으로 표기전환이 된다. 앞서 처방서에서 실린더의 C값을 읽을 때 바로 기준주경선이 아닌 또다른 주경선의 굴절력으로 계산하여 양주경선의 굴절력을 암산 한다는 것을 염두에 두면 한 표기를 읽을 때 다른 표기가 머리에 떠오르게 되어 굳이 전환하는 내용을 외울 필요는 없다.

그러나 전환내용을 정리 하면 아래와 같다.

- 가 기표기된 S값과 C값을 더하여 새로운 전환 S값으로 한다.
- 나 기표기된 C값의 부호만을 반대로 바꾸어 새로운 전환 C값으로 한다.
- 다 기표기된 Ax의 각도값의 90° 반대방향을 새로운 전환 Ax값으로 한다.

C.C 표기를 S.C표기로의 변환은

- 가 두개 C값 가운데 하나의 굴절력값을 전환 S값으로 한다.
- 나 전환 S값으로 취하지 않은 C값에서 S값으로 택한 C값을 빼어 전환 C값으로 한다.
- 다 S값으로 취하지 않은 C값의 Ax값을 전환 Ax값으로 한다.

[그림 8-30]에 여러 난시를 교정할 토릭렌즈의 구성과 그 표기를 스코어판 그림으로 실었다.

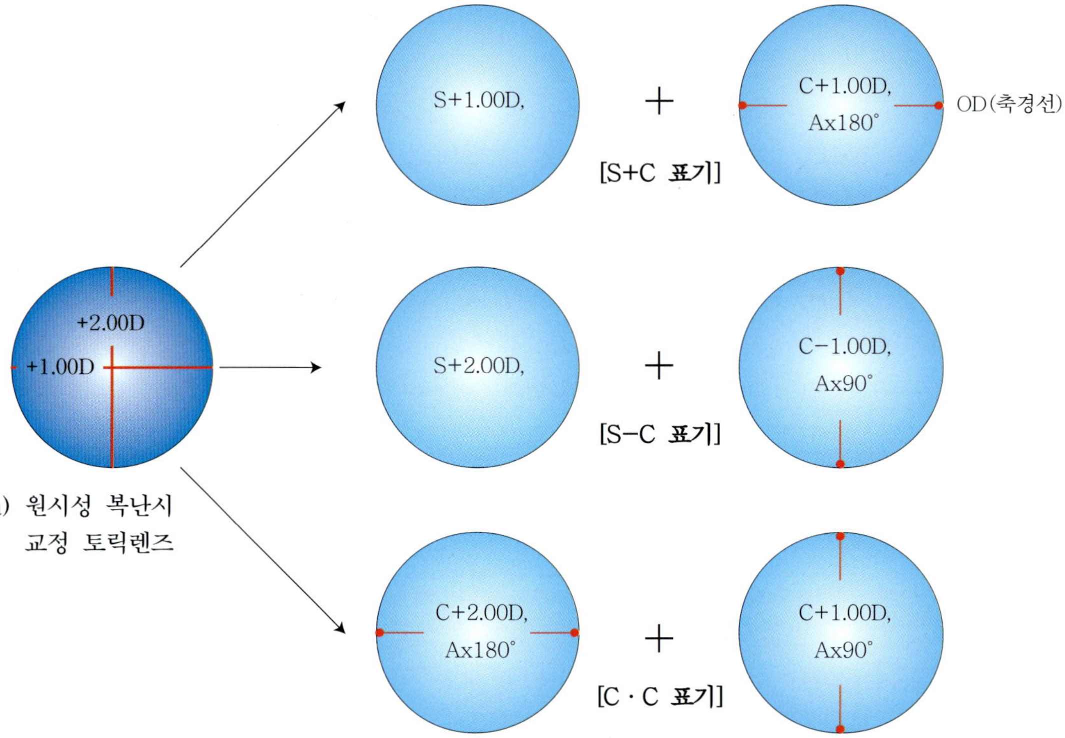

(a) 원시성 복난시 교정 토릭렌즈

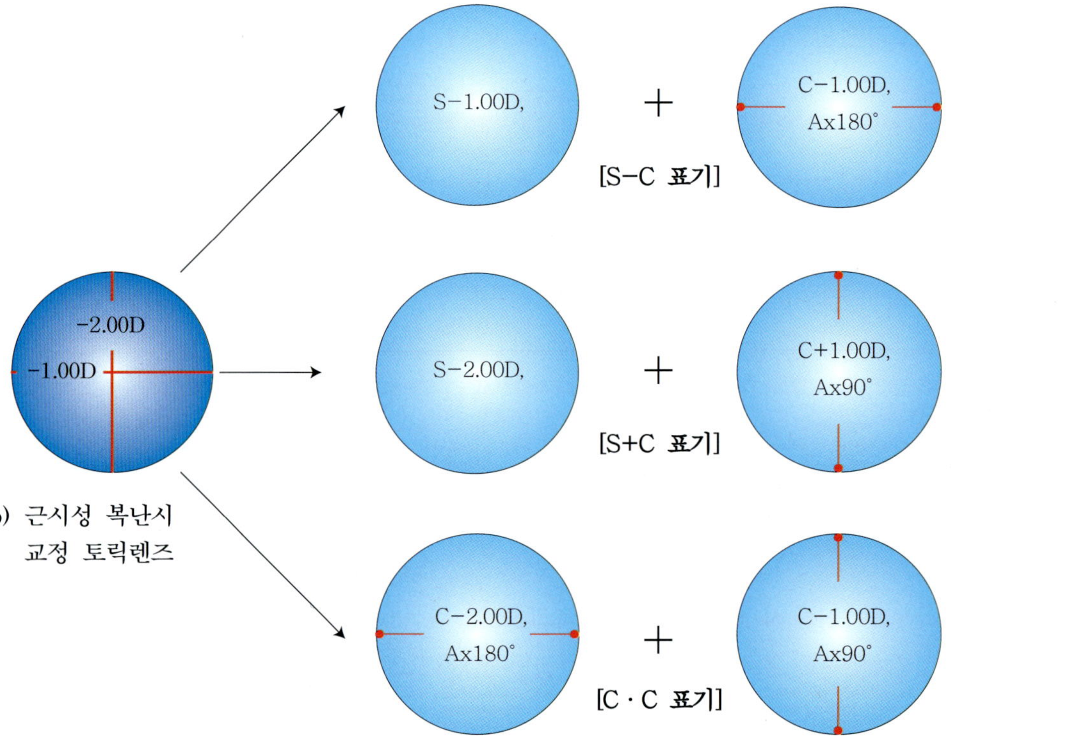

(b) 근시성 복난시 교정 토릭렌즈

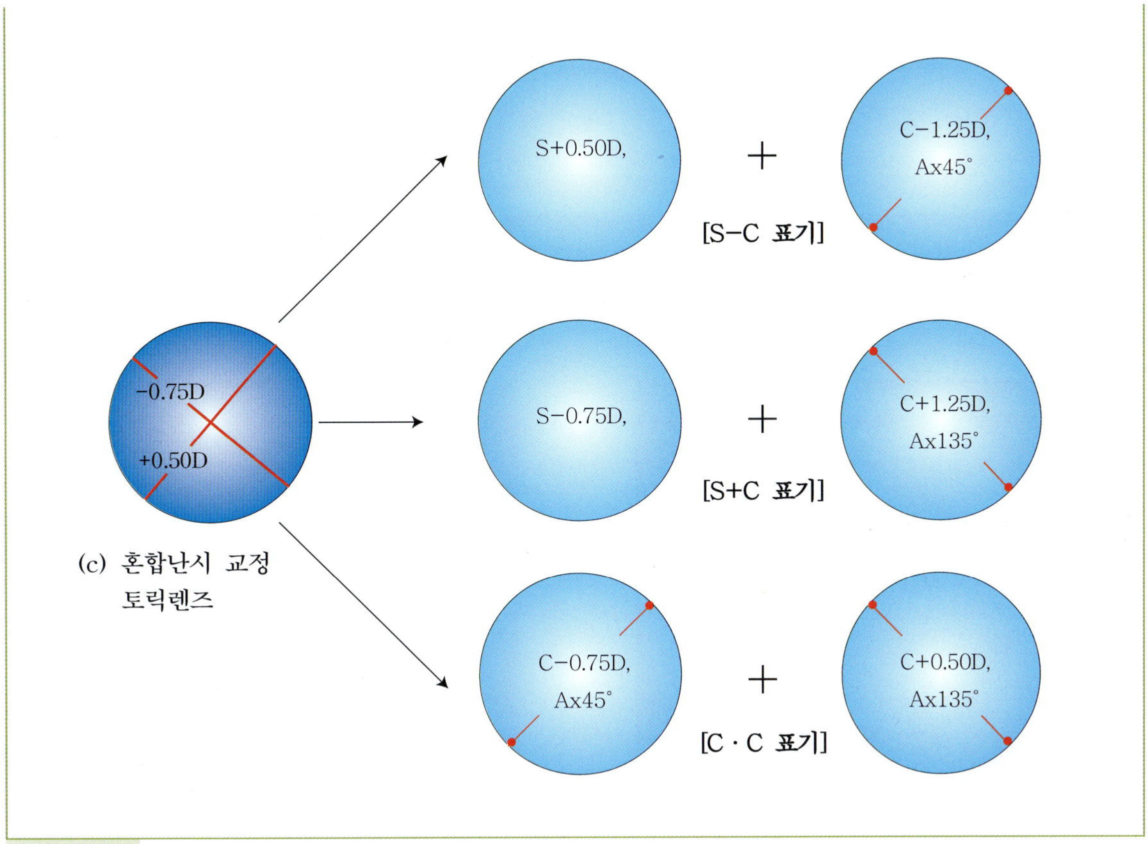

그림 8-30 여러 난시 교정용 토릭렌즈의 여러 표기

8.6 토릭렌즈(Toric Lens) 측정의 실제

구면렌즈와 달리 토릭렌즈의 측정은 경선별 굴절력이 다르기 때문에 복잡하다. 앞서 설명한대로 토릭렌즈는 양주경선, 즉 굴절력의 절대값이 가장 큰 강주경선과 가장 약한 약주경선의 굴절력(D)과 그 타보식 방향각(Ax)으로 위치를 나타내야 한다.

렌즈미터에 있는 토릭렌즈의 스크린상은 '코로나 타깃'(Corona Taget)은 약 24개의 점으로 된 원이므로 점(Pinhole) 하나 하나가 측정렌즈의 한 주경선 방향으로 뻗친 흐린 선상으로 되어 전체적으로는 원통모양으로 나타난다. 이렇게 점모양의 타깃이 선모양의 상으로 나타나는 것을 토릭렌즈의 한 주경선의 초선상(Focal Line Image)이라고 한다. '크로스라인타깃상(Crossline Target Image)'은 십자선방향이 측정 토릭렌즈의 주경선 방향과 일치되어 있지 않으면 선 끝 모서리가 직각을 이루지 않고 렌즈 주경선 방향으로 기운 형태로 굵고 흐리게 보인다. 혼합형타깃의 편리한점은 [그림 8-31]과 같이 원통형으로 변한 코로나타깃의 원통상의 선방향과 평행하게 '크로스라인타깃 회전핸들(Axis Wheel)'을 돌려 바로 크로스라인초선 타깃상을 맞출수 있는 점이다. '측정핸들(Power Handle)'을 돌리면 측정 토릭렌즈의 한 주경선의 굴절력값이 디옵터 표시창에 나타나면서 그 주경선 방향과 직각을 이루는 방향에 '크로스라인상'이 가늘고 선명하게 나타난다. 이 때 다른 또 하나의 '크로스라인상'은 굵고 흐리며, 코로나타깃상의 원통형상은 선명한 크로스라인상과 같은 선방향으로 바뀌 나타나면서 가늘고 선명하다.

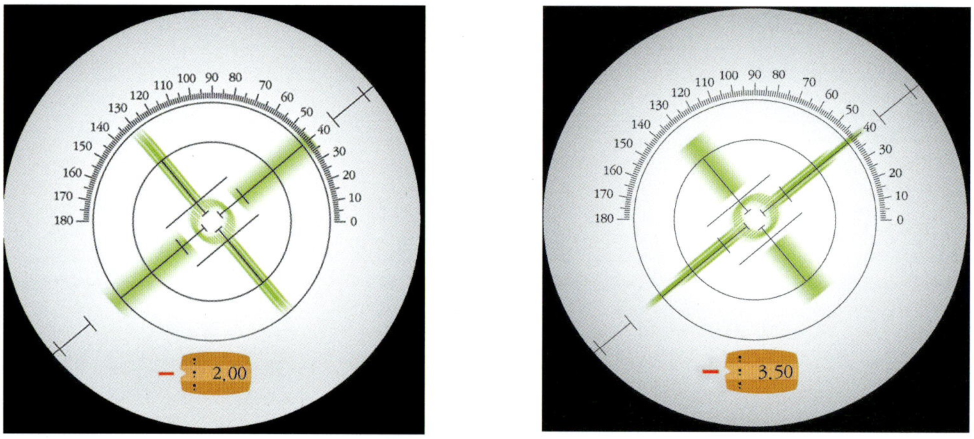

(a) 40°에 위치한 −2D 렌즈의 주경선이 만든 직각 반대 130° 방향의 선명 초선상

(b) −3.5D의 130° 주경선이 만든 직각반대 40°방향의 선명초선상

그림 8-31 렌즈 주경선 방향과 직각 반대방향의 크로스라인타깃의 초선상

코로나타깃으로 굴절력 확인후 구면렌즈와 토릭렌즈의 **광학중심점**, 토릭렌즈의 양주경선의 위치를 처방의 Ax값에 맞게 유지하는 **수평점**(광학중심점과 좌우 두점) 및 **설계점**을 찍기 위한 **인점작업**(Marking)을 한다.

안경렌즈를 손으로 잡고 이동시키거나 회전하면 타깃상도 따라서 움직인다. 타깃상을 스크린 중앙위치, 즉 스크린에 있는 '주경선 및 프리즘눈금선(Index)'의 중앙에 오도록 한 다음 [그림 8-32] 에서와 같이 '렌즈누름판(Lens Holder)'을 내려 렌즈를 고정시키고 '인점레버(Lens Spotting Lever)'를 잡고 누르면 '인점카트리지'에 의해 렌즈의 앞 쪽면, 즉 (+)면에 수평으로 세점이 찍힌다. 수평인점이 수평이 되게 안경테에 가공하여 끼워 넣는다. 찍힌 세점 가운데 중앙에 있는 점이 **설계점** 즉, 대부분 렌즈에서 **광학중심점**(Optical Center)이고, 프리즘처방에서는 **프리즘 처방값**을 가지는 점이다.

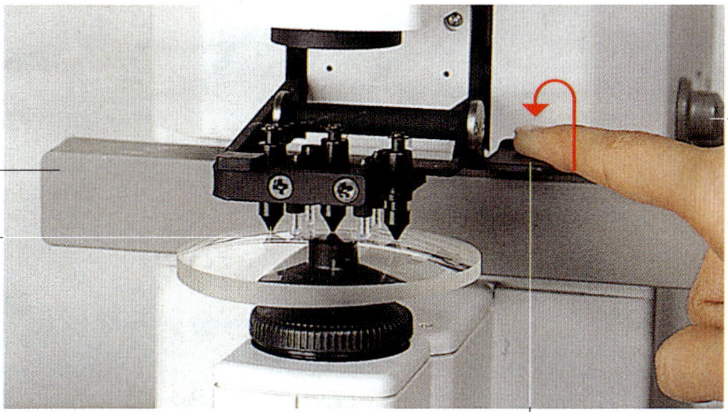

그림 8-32 안경렌즈의 인점작업

안경테에 넣은 조제된 렌즈의 굴절력 그리고 P.D.와 O.h.를 확인하기 위한 측정은 [그림 8-33]와 같이 '렌즈 및 테 받침대'에 좌우 안경테의 하부림을 밀착시켜야 한다. 단 [그림 8-5]의 망원경식 몸체 수직고정형 렌즈미터로 프리즘 처방 확인의 경우에서만 반대로 상부림을 밀착시킨다.

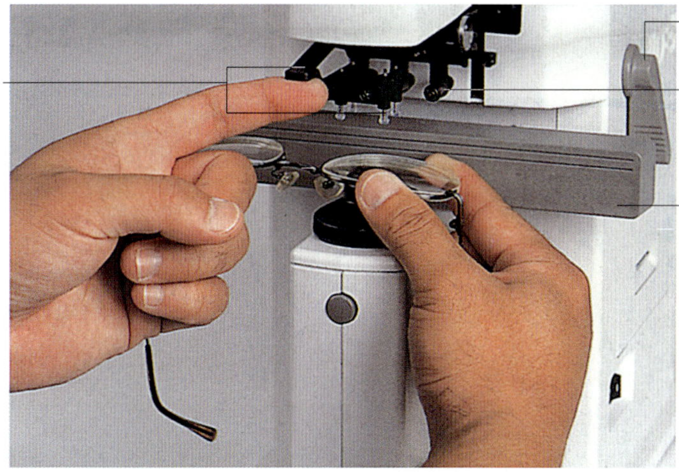

그림 8-33 안경테에 넣은 렌즈의 측정(하부림을 렌즈 및 테 수평유지판에 댄다.)

렌즈의 부호 (+), (-)는 양수, 음수라는 수학적 의미보다는 벡터부호로 기준점으로부터 방향을 뜻한다.

'측정핸들(Power Wheel)' 의 이동에서 (+)수치 굴절력이 커지거나 (-)수치굴절력이 작아지는 방향이 (+)방향이고, (-)수치가 커지거나 (+)값이 작아지는 방향이 (−)방향이다.

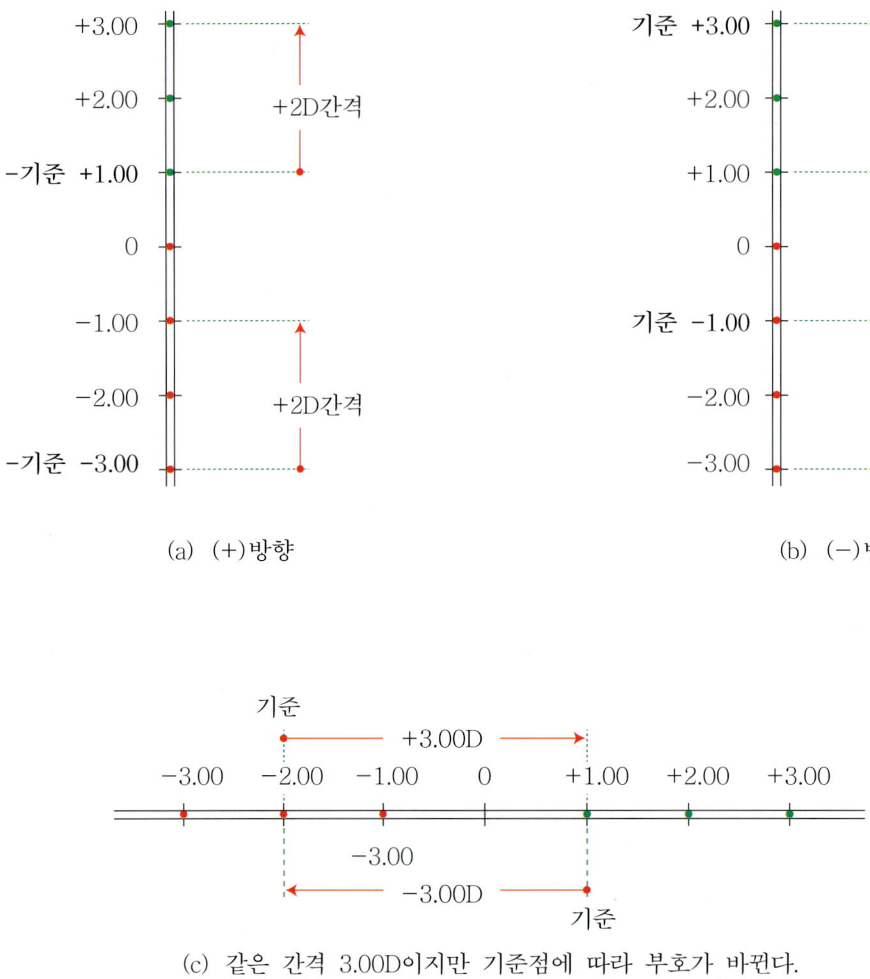

그림 8-34 굴절력 이동방향과 부호

토릭렌즈의 측정 및 확인을 하는 상황은 다음 세가지 경우가 있다.

첫째, 가장 흔한 내용으로 조제할 안경렌즈를 안경봉투에서 꺼내어 두 주경선의 굴절력을 확인하고 렌즈를 회전하여 기준경선방향(Ax)을 처방서에 적힌대로 위치시켜 수평인점할 때

둘째, 완성된 안경 또는 지금까지 쓰던 안경 등 테에 넣어진 상태로 두주경선의 굴절력과 그 위치, 즉 스페리칼값 S, 실린더값 C, 기준경선의 타보방향각 Ax를 확인하고 인점하여 '조제된 P.D. 와 Oh'를 알려고 할 때

셋째, 위 두 상황 모두에서 단지 스페리칼값 S와 실린더값 C만을 측정하는 세 경우가 있다.

가장 많은 첫째 경우의 실제 작동을 설명한다. 혼합형타깃을 가지고 있고 시도조정(Visual Adjusting)이 끝난 망원경식 렌즈미터로 처방 'S-2.00D ○ C-1.50D, Ax40°'의 양주경선의 굴절력의 확인과 기준주경선 위치 결정을 위하여 토릭렌즈의 수평인점하는 순서 다음과 같다.

㉮ [그림 8-35]와 같이 '스크린주경선회전환(Protracting Ring)'을 돌려 '주경선 및 프리즘눈금선(Index)'을 스크린상의 '실린더 축방향눈금(Cylinder Axis Scale)'의 기준경선방향각(Ax) 값에 맞춘다. '크로스라인타깃(Cross Line Target)'이 달린 렌즈미터에서는 '크로스라인타깃회전핸들(Axis Wheel)'도 돌려 Ax의 값의 수치에 맞춘다. [그림 8-35]에서는 40°로 셋팅했다.

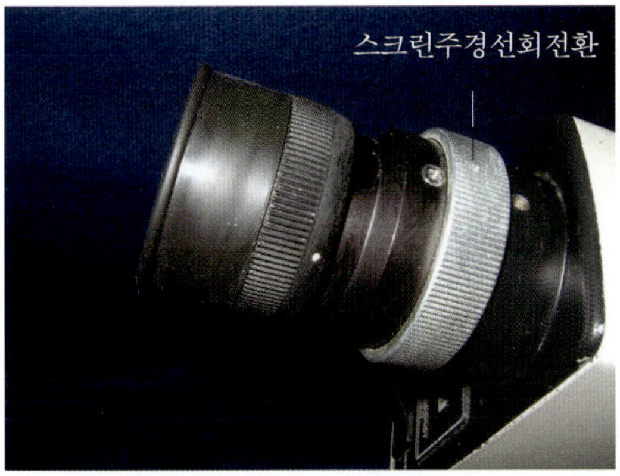

(a) 스크린주경선 방향환을 돌려 내부스크린에서 40°-130°로 맞춤

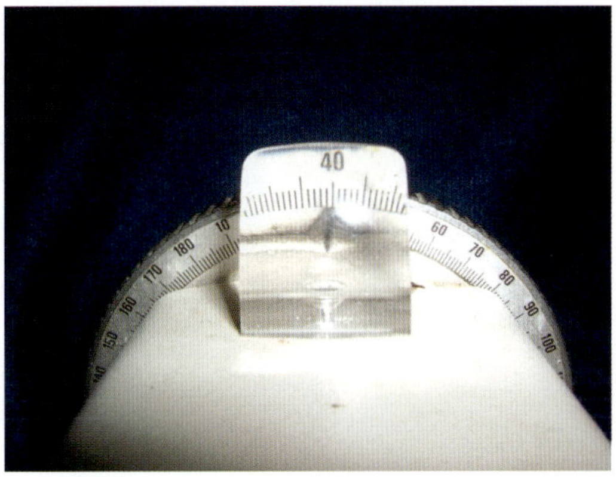

(b) 크로스라인타깃 회전다이얼의 눈금을 40°에 맞추었음.

그림 8-35 스크린주경선 회전환과 크로스라인타깃의 정돈

㉯ 측정렌즈를 '렌즈 및 테 수평유지판(Lens & Frame Table)'에 올려놓고 (-)면의 대략적인 중앙부를 '렌즈받침부(Lens Support)'에 밀착시켜 내부스크린을 보면[그림 8-36]와 같이 '핀홀코로나타깃상(Pinhole Corona Target Image)'과 '크로스라인타깃상(Cross Line Target Image)'이 흐리게 나타난다.

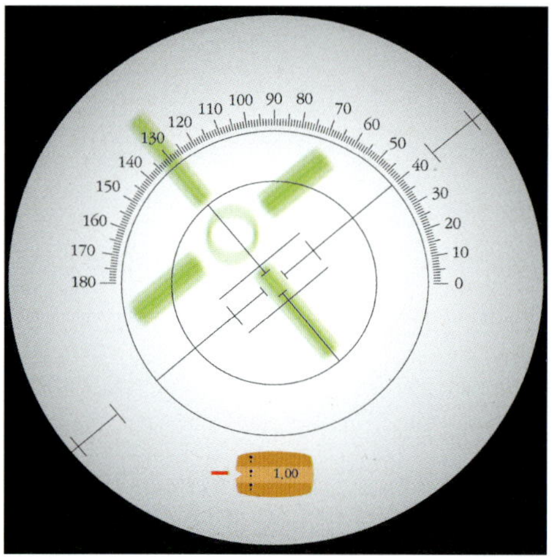

그림 8-36 임의 위치에서 토릭렌즈 타깃상(−1.00D)

다 '측정핸들(Power Handle)' 을 돌려 디옵터표시창의 눈금을 처방서의 기준경선의 S값 -2.00D에 맞춘다. 이때 [그림 8-37]과 같이 원통형의 '코로나타깃의 초선상'이 가장 선명한지 확인한다.

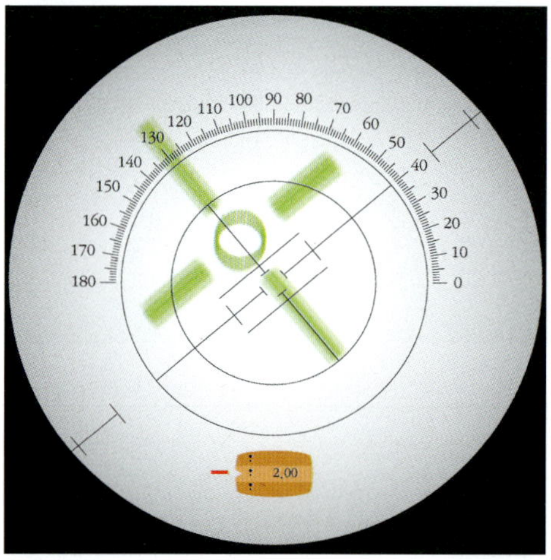

그림 8-37 S값으로 택한 기준 한주경선의 굴절력 확인(−2.00D)

라 다시 '측정핸들' 을 같은 방향으로 돌리면 선명한 '코로나타깃의 초선상' 의 선방향은 다의 [그림 8-37]과 직각을 이루는 반대 방향으로 바뀌어지고 흐려진다.

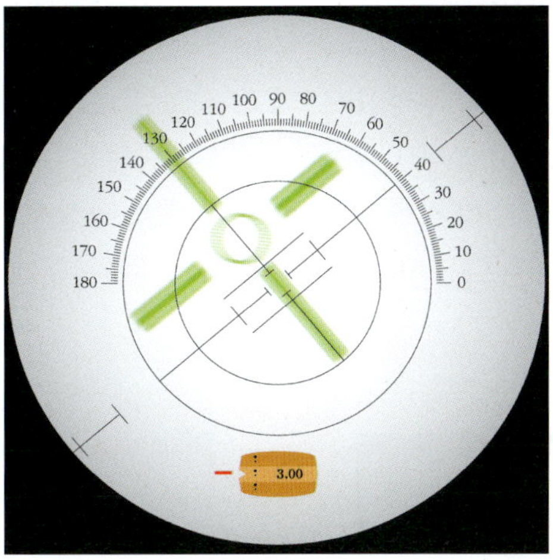

그림 8-38 나머지 한 주경선의 굴절력측정에 앞서 나타난 흐린 코로나타깃상(−3.00D)

㉮ 현재 디옵터 표시창에 나타난 기준주경선, 즉 S값 -2.00D에서 처방의 C값이 -1.50D 이므로 (-)방향으로 1.50D 만큼 이동시켜 나머지 주경선의 굴절력 -3.50D가 나오도록 '측정핸들'을 돌린다. 이때 [그림 8-39]와 같이 '코로나타깃 초선상'이 가장 선명한지 확인한다. 두 번째 디옵터값에서 처음 디옵터값을 뺀 값, 즉 (-)방향으로 이동시킨 량이 C값 이다. 이렇게하여 또다른 주경선이 -3.50D임을 확인한다.

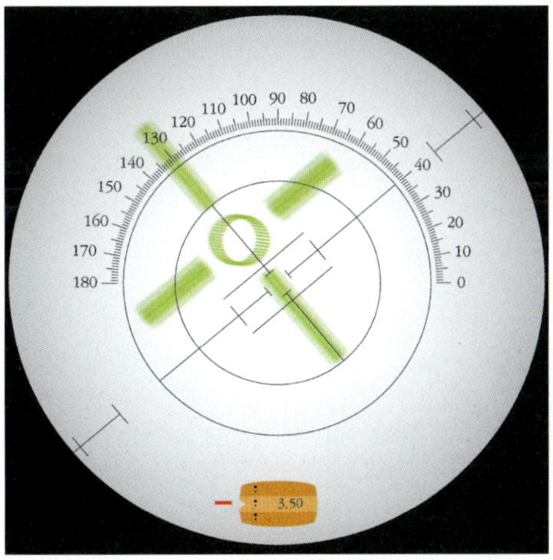

그림 8-39 나머지 한 주경선 굴절력 측정(−3.50D)

㉯ 안경렌즈를 상하 좌우로 약간 움직여 프리즘처방을 제외하고는 타깃이 스크린의 정중앙, 즉 '기준경선 및 프리즘 눈금선(Index Line)'의 중앙 기준점에 오도록 이동시킨다.

(사) 손으로 측정렌즈를 조금씩 회전하면 두 번째의 선명한 '코로나타깃의 초선상' 도 따라서 회전하므로 [그림 8-40]의 (a)와 같이 선명초선의 선방향을 처방된 Ax값 40°에 맞추어진 '스크린주경선' 에 평행하게 하고 중앙에 오도록 정렬한다. 정렬상태를 확인하기 위하여 [그림 8-40]의 (b)와 같이 '측정핸들을 (다)의 처음 선명하게 나타났던 -2.00D 디옵터 눈금으로 다시돌려 그때의 선명초선상을 130°을 향하는 선에 초선 평행하게 일치시키고 렌즈를 약간씩 이동하여 양초선의 이동분점이 스크린 중앙점에 오도록 한다.

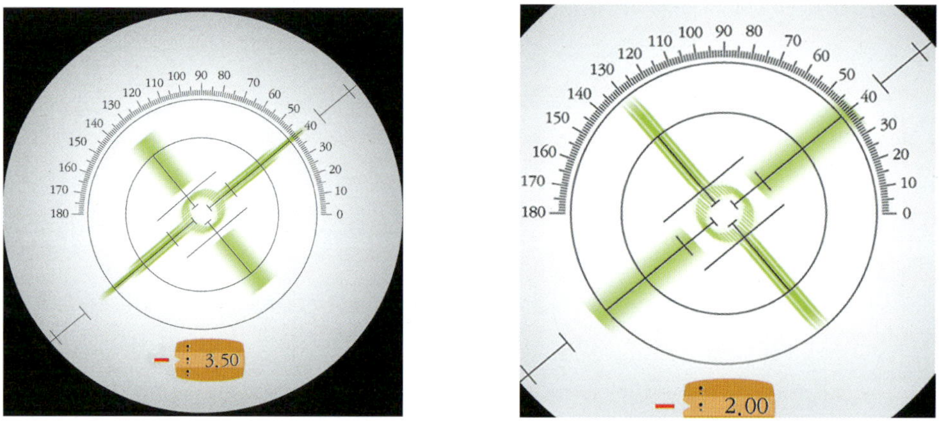

(a) 40° 방향으로 선명초선상을 맞춘다.　(b) 130° 방향의 선명 초선상을 찾아 위치정렬

그림 8-40 렌즈를 회전하여 처방된 Ax 값 40°에 초선 상을 맞춤

(아) [그림 8-41]과 같이 렌즈누름판(Lens Holder)으로 렌즈를 고정시키고 '인점레버(Lens Spotting Lever)' 를 눌러 인점(Centeration)한다.

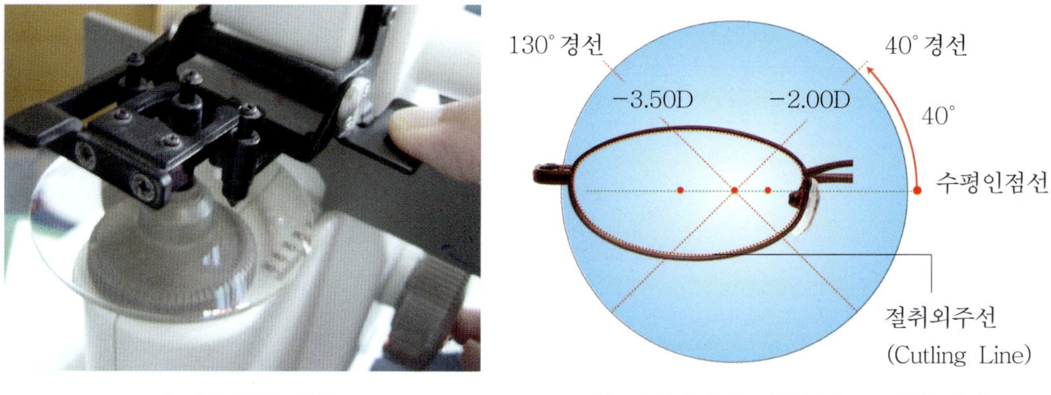

(a) 수평인점 작업　(b) 수평인점을 기준하여 조제할 상태

그림 8-41 수평인점과 조제시 인점위치

만약 선명한 초선상 확인순서를 바꾸어 처음 선명초선상을 '디옵터눈금창' 에서 -3.50D에 맞추고 (+)방향으로 1.50D 이동하여 두 번째의 선명초선상이 나타났을 때 '디옵터눈금창' 에서 수치 -2.00D를 확인하였고 이어서 두 번째의 선명초선상의 선방향을 130°에 맞추어 확인하면 처방 'S-3.50D ○ C+1.50D, Ax130°' 의 인점찍기가 되는데 이것도 위의 'S-2.00D ○ C-1.50D, Ax40°' 인점찍기와 똑같은 위치에 세인점이 찍힌다. 그러니까 처음 굴절력을 기준경선의 굴절력 S값으로 두 번째 굴절력까지의 이동방향을 C값의 부호로 하고, 두 번째 굴절력과 처음 굴절력과의 차이를 C값으로 하고, 두 번째 초선 방향을 Ax값으로 하는 것이다.

토릭렌즈의 정확한 광학중심점잡기(Centration)는 [그림 8-40]의 (a)와 (b)에서 같이 선명초선상이 서로 90°를 이루면서 두 번 나타나므로 각각 위치에서 2회 행하여야 한다.

다음 둘째 경우로 쓰던 안경 등 토릭렌즈가 안경테에 들어 있을 때는 다음과 같이 한다.

- 가 안경테의 좌우 림(Rim) 모두 '렌즈 및 테 수평유지판' 에 닿도록 하고 (-)면의 대략적 중앙이 '렌즈받침부' 에 오도록 놓는다.
- 나 '측정핸들' 을 돌려 선명 코로나타깃상을 찾아 양주경선의 굴절력을 확인한다. 두굴절력 가운데 보다 (+)방향에 있는 굴절력을 기준주경선 S로 잡으면 'S-C' 표기가 되고, 보다 (-)방향에 있는 굴절력을 S값으로 하면 'S+C' 표기로 되며 양주경선 굴절력의 차이가 실린더 C값이 된다.
- 다 '안경테를 움직여 타깃상이 스크린의 정중앙에 오도록 한다.
- 라 '크로스라인타깃회전환(Axis Wheel)' 을 돌려 선명 '코로나타깃의 초선상' 방향에 '크로스라인타깃상' 의 십자선을 평행하게 일치 시킨다.
- 마 '스크린 주경선 및 프리즘눈금선' 을 선명 '크로스라인타깃상' 에 일치시켜 '각눈금' 과 만나는 수치를 읽는다. 이 수치는 현재 선명한 초선상 방향과 90° 반대 방향의 렌즈주경선의 타보식방향각이다. 이 값에 90°를 더하면 다른 주경선의 방향각의 크기가 된다. 이 두 방향각이 Ax값과 Ax±90°이 되므로 조가 Ax값의 확인을 한다.
- 바 위 첫째 경우와 같이 인점(Centration)을 하고 좌우렌즈의 세 인점 중 중앙 점의 위치로 설계차트(Box-O-Graph)를 이용하여 안경의 '조제 P.D.와 Oh' 를 확인한다.

셋째 경우의 S값과 C값의 확인은 코로나타깃상만을 이용하여 대략적으로 스크린중앙 임의의 위치에서 양주경선의 굴절력만 측정하면 된다.

구면렌즈는 렌즈의 모든 경선에 입사한 광선속은 똑같은 굴절력의 영향을 받아 타깃과 같은 똑같은 원형의 핀홀코로나 타깃상(Pinhole Corona Image)으로 맺히게 된다. 그러나 토릭렌즈는 '디옵터 표시창' 에서 가리키는 굴절력 수치의 굴절력값을 갖는 렌즈의 주경선방향과 90°반대되는 방향으로 선명한 초선상(Focal Line Image)이 맺히게 된다. 이와 직각을 이루는 나머지 주경선이 만드는 타깃상은 흐린 선상으로 맺힌다. 양주경선의 굴절력차가 클수록, 즉 C값이 클수록 초선상은 보다 길어지고 어둡게 된다. 실린더 C의 절대값이 작은 토릭렌즈는 양주경선의 굴절력 차가 적으므로 초선상의 길이가 짧고 선명하다.

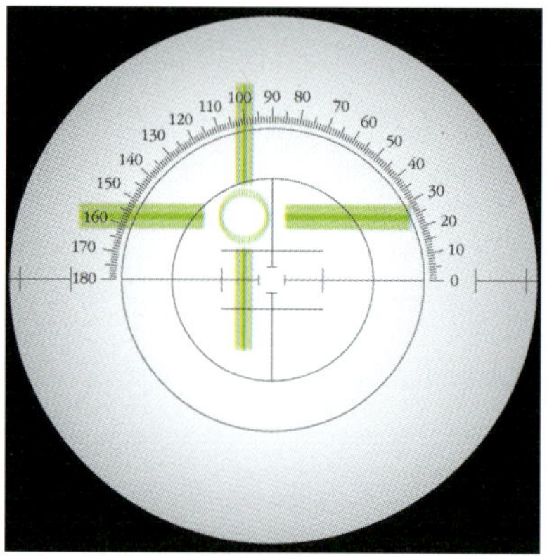

(a) C−0.25D

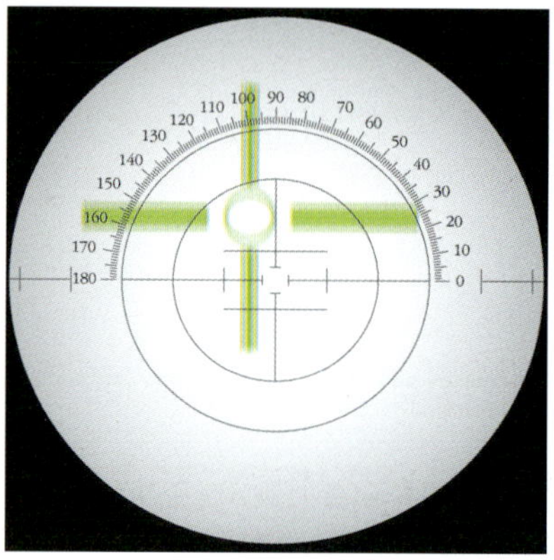

(b) C−1.25D

그림 8-42 C값의 크기에 따른 초선상의 길이와 밝기

8.7 프리즘처방의 프리즘굴절력(△) 확인과 베이스방향 결정

사위(Heterophoria)[6]로 인해 안정피로를 심하게 느끼면 프리즘처방을 하게 된다. 렌즈미터(Lensmeter)에서 프리즘 측정은

첫째, 프리즘처방에 따라 조제할 렌즈에 인점할 때

둘째, 만들어진 안경이 프리즘처방대로 되었는지를 확인할 때

셋째, 잘못 조제된 안경이 동공중앙에 미치는 프리즘영향을 알려고 할 때로

나누어 생각할 수 있다.

프리즘처방에 따른 인점작업에서 스크린상의 중앙점으로부터 타깃상(Target Image)이 이동된 쪽이 베이스방향(Base)이 되고 프리즘디옵터 크기(△)는 이동거리에 비례하여 새겨진 '프리즘디옵터눈금선(Prism Diopter Scale)'의 눈금으로 계산한다. 베이스방향에 향하도록 하는 눈금선의 방향설정은 [그림 8-43]의 (a)와 같이 스크린에 있는 '스크린기준주경선 및 '프리즘디옵터눈금선'을 사용한다. [그림 8-43]의 (b)처럼 스크린의 중앙을 중심으로 1 프리즘디옵터(△)의 눈금 간격으로 4~6개의 동심원으로 그려진 것도 있다.

동심원상의 한 눈금, 십자선상의 한 눈금이 1△이고 중심에서 타깃상(Target Image)이 있는 쪽이 베이스 방향이다. 다시 말하면 타보 방향각으로 안경을 쓸 손님의 코방향으로

6) 사위(Heterophoria) : 옵토메트리개론 58, 200쪽

타깃상이 비켜 있으면 기저내방, 쪽 B.I.이고 귀방향으로 이동된 위치면 B.O. 이고 위와 아래로 이동시키면 각각 B.U., B.D. 이다. 주의할 것은 자동렌즈미터(autolensmeter)에서는 위와 달리 베이스 결정을 판넬 스크린에 자동으로 나타나는 기저(Base) 방향 문자에 맞추어 렌즈를 이동시킨다.

이와 같이 처방대로 타깃상을 위치시켜 인점하여 수평인점으로 수평과 상하가 유지되도록 하고 중앙인점을 설계점에 맞추어 동공 중앙에 오도록 조제하면 중앙인점이 처방된 프리즘굴절력과 베이스방향을 갖는 곳이다.

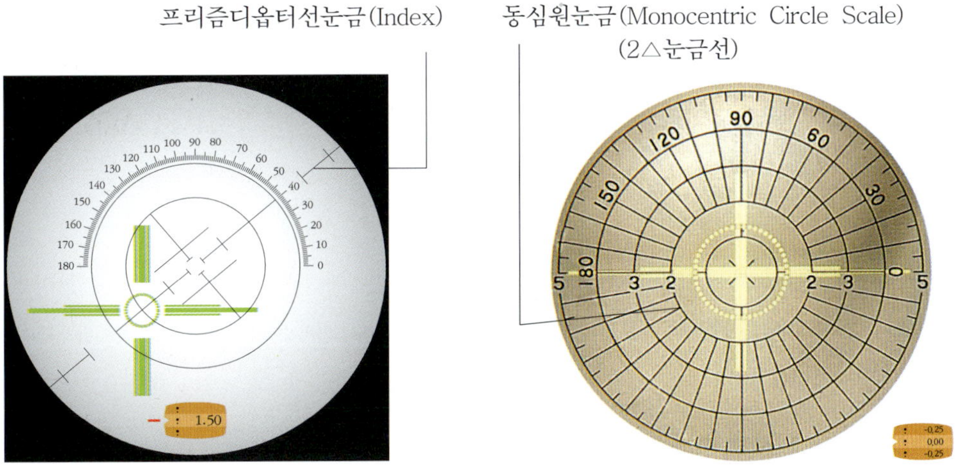

(a) 'S−1.50D⊂⊃2△, Base 220°' 셋팅 (b) '기준위치 S 0.00D⊂⊃0△' 셋팅

그림 8-43 렌즈미터의 프리즘눈금

'S-150D⊂⊃2△, Base 220°'를 눈금선에 셋팅할 때는 스크린 주경선 회전환(Protracting Ring)을 돌려 [그림 8-43]의 (a)와 같이 '스크린주경선 및 프리즘눈금선'을 '40°-220°'로 맞춘다. 측정렌즈를 움직여 S-1.50D의 선명 타깃상을 스크린 중심에서 220° 방향으로 두 눈금 떨어진 2△ 눈금선에 옮기면 된다.

인점후 수평인점 세점 가운데 중앙점은 형판의 설계점(M.R.P., Marjor Referecne Point), 즉 동공중심과 일치시킬 위치이므로 세 인점을 수평으로 하고 상하도 바꾸지 말고 그대로 조제 가공하면 동공중앙에 '2△, Base 220°'의 영향을 미치게 된다. 즉, 이 점을 지나는 주광선은 220°방향으로 꺾이는데 꺾이는 크기가 2△인 것이다.

안경처방서의 기호와 용어에서 설명한 바와 같이 주로 사용되는 베이스방향은 코방향(Nasalward)과 귀방향(Temporalward) 표기인 B.I.과 B.O. 그리고 위 아래인 B.U., B.D. 이다. [그림 8-44]에 이 네 방향 표기의 타깃 위치를 오른쪽과 왼쪽을 구분하여 그렸다.

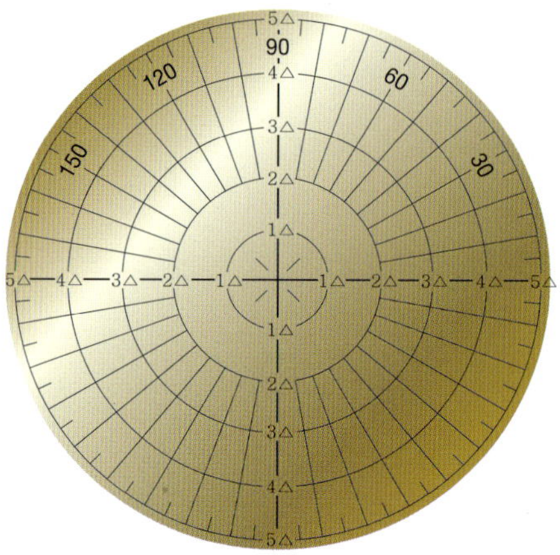

그림 8-44 자주 쓰이는 베이스의 스크린상의 타깃 위치

그러므로 인점이 끝나면 [그림 8-45]의 (b)에서와 같이 세 인점을 수평으로 하여 좌우 구별을 인식하는 R와 L자를 윗 쪽 귀방향에 표시한다. 주의할 것은 프리즘 처방시에만 자동 렌즈미터와 몸통 수직고정형 렌즈미터는 R, L 표시 위치가 렌즈 받침부 반대편인 앞쪽 바깥 모서리가 된다. 이 R.L자의 표식이 조제시 위쪽 귀방향에 오도록 하여 가공한다.

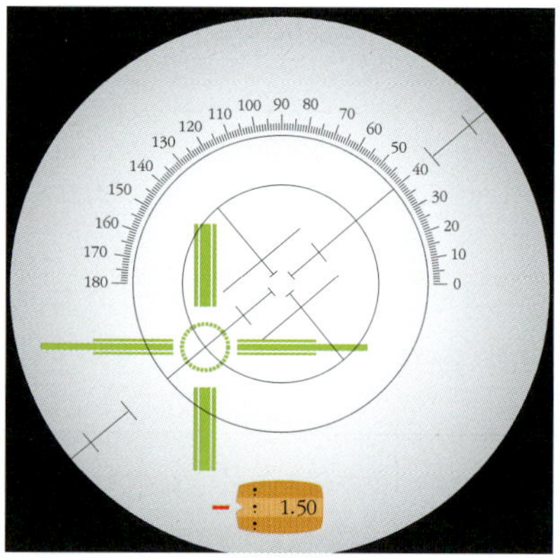

(a) 'S−1.50D ⊂ 2△, Base 220°

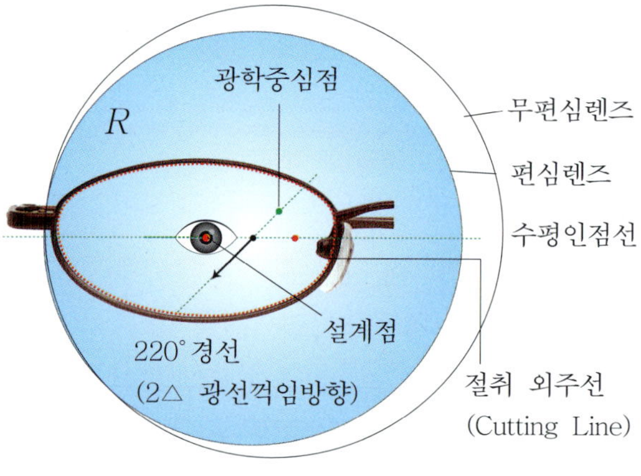

(b) 인점선을 수평으로 'R'표식을 위로하여 가공

그림 8-45 프리즘처방의 인점과 조제 및 가공

구면굴절력 S값이 0디옵터인 2△의 '단순프리즘렌즈'의 인점은 렌즈를 회전시켜 베이스 방향만 정하면 된다. 왜냐하면 단순프리즘렌즈의 모든 점에 입사하는 광선은 모두 2△ 꺾임각의 크기를 가지기 때문에 '렌즈받침부(Lens Support)'에 렌즈의 어느 곳이 오든지 선명타깃상의 '디옵터눈금'은 0D이고 위치는 임의의 방향으로 2△ 디옵터눈금선에 있다.

다음은 조제된 안경의 동공중심에 미치는 프리즘 굴절력의 크기를 알려고 안경테와 함께 측정하는 요령이다. 먼저 '인점에 의한 P.D.와 Oh의 측정'에서와 같이 안경을 바르게 피팅하여 '경사각 0°자세'에서 동공중앙의 각막반사상과 일치되는 곳에 인점한다. 인점된 곳이 렌즈미터의 '렌즈받침부(Lens Support)'의 정중앙에 오도록 안경테를 렌즈미터에 셋팅한다. 안경테는 하부림이 '렌즈 및 테 수평 유지판'에 닿도록 고정시키고 스크린상의 타깃을 선명하게 하여 먼저 S값, C값 그리고 Ax값을 측정하여 확인한다. 다음 타깃상 위치와 일치하도록 '스크린주경선 회전환'을 돌려서 '프리즘 눈금선'을 이용하여 '프리즘디옵터 △값'과 '베이스방향'을 확인한다. 단 [그림 8-5]의 '망원경식 몸체수직형' 렌즈미터에서만 '렌즈 및 테 유지판'에 안경테 상부림이 닿도록 측정하여야 한다.

베이스방향은 측정 안경테의 코방향인 연결부 쪽으로 타깃상이 이동되어 있으면 B.I. 이고 귀방향의 엔드피스(Endpiece)방향이면 B.O., 안경테의 윗 상부림 쪽이면 비록 타깃상이 아래 쪽으로 이동되어 있어도 B.U.이고 하부림 쪽으로 이동되어 있으면 B.D.으로 한다. 결론은 타깃상의 이동 위치가 아니라 안경테를 기준으로 '베이스방향'을 정하여야 한다는 것이다.

자동렌즈미터는 자동으로 판넬 스크린에 측정값이 나타난다.

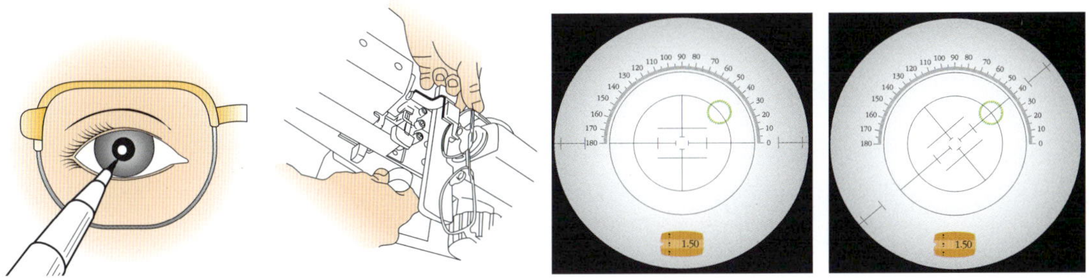

(a) 동공각막반사상 인점

(b) 인점된 곳이 렌즈받침부의 정중앙에 오고 안경테 좌우림이 테받침대에 밀착되도록 셋팅

(c) 0°~90° 사이공간의 2△ 눈금선에 S-1.50D의 타깃상이 있음

(d) 프리즘눈금선을 선명타깃상의 중심을 지나게 맞춘다. 이때 각도 눈금 40°가 베이스 방향이다.

그림 8-46 조제된 안경 'S−1.50D⌓2△, Base 40°'의 동공에 미치는 프리즘크기 측정

[그림 8-46]과 같이 확인한 O.D: S-1.50D의 안경은 오른 쪽 눈의 동공중앙에 '2△, Base 40°'의 영향을 끼치고 있다.

스크린의 눈금으로 측정 가능한 프리즘굴절력(Prism Diopter)의 한계는 대부분 5△이다. 그 이상의 프리즘굴절력을 측정하려면 옵션(Option)으로 구할 수 있는 프리즘컴펜세이터(Prism Compensator)를 [그림 8-47]과 같이 렌즈미터에 부착하여야 한다. 이것을 사용하면 22△까지 측정이 가능하다.

5△를 넘는 프리즘처방은 아주 드물다. 따라서 '프리즘컴펜세이터'를 사용하는 안경사

는 거의 없다. 오히려 '프리즘컴펜세이터'의 관리를 소홀히 하면 렌즈미터의 스크린 중심에 타깃상이 오지 않은 상태로 측정하게 되어 인점위치의 오차가 생긴다.

렌즈미터에 프리즘컴펜세이터'를 설치하는 요령은 간단하다.

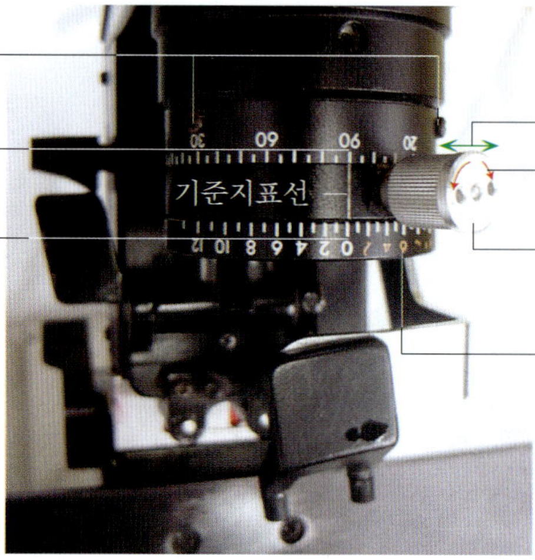

그림 8-47 프리즘컴펜세이터(Prism Compensator)

먼저 렌즈미터의 선명타깃상이 스크린의 정중앙에 있는지 확인한다.

'렌즈고정누름판(Lens Holder)'을 내리고 [그림 8-47]의 망원경부 끝단에 있는 세 개의 고정나사로 부착한다. '프리즘설정손잡이(Prism Knob)'으로 0프리즘디옵터 눈금과 베이스 방향눈금 90°(B.U.)를 **기준지표선**에 맞추어 놓는다.

전원을 켜고 선명타깃상이 스크린 중심에 위치하는가 다시 확인한다. 중심에 있지 않으면 구입시 사용설명서의 내용대로 중심에 오도록 한다.

스크린상의 '스크린주경선 및 프리즘디옵터눈금선(Index)'을 90°에 맞추어 수직으로 세운다. 프리즘컴펜세이터의 '프리즘설정손잡이(Prism Knob)'를 좌우로 돌리지 말고 그 위치에서 회전하여 본다. 타깃상이 [그림 8-48]과 같이 수직선을 따라 평행하게 움직이고 있으면 정상이다. 수직으로 움직이지 않으면 '프리즘컴펜세이터'의 고정나사 세 개를 약간씩 풀어 타깃이 수직방향에서 기울어 움직인 반대 방향으로 프리즘컴펜세이터 전체가 약간 움직이도록 고정나사를 조인다.

프리즘설정손잡이의 기능은 두가지이다. 하나는 [그림 8-47]의 적색으로된 회전화살표 방향으로 돌리면 프리즘디옵터(△)의 크기 수치가 달라지고 또다른 기능은 이 손잡이를 회전시키지 않고 좌우로 크게 돌리면 베이스각도의 눈금이 바꾸어진다. 여기서 주의할 것은 프리즘디옵터수치 눈금이다. 수치눈금은 좌우 대칭으로 같은 숫자가 백색과 적색으로 배열되어있다. 적색 눈금이 기준으로 윗눈금 현재 베이스 방향의 프리즘 크기 눈금이고, 백색은 윗눈금 베이스 방향 수치에 180° 더해진 반대방향에 기저가 있을 때 사용할 눈금이다.

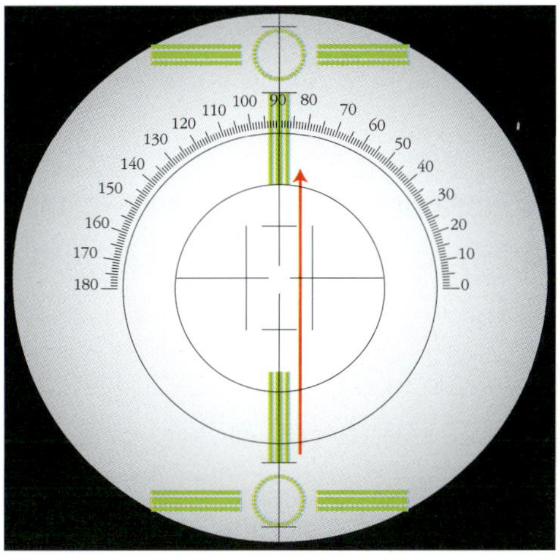

그림 8-48　프리즘컴펜세이터 점검시 타깃상의 정상적인 평행이동

6△ 이상의 프리즘굴절력을 가진 곳이 '렌즈받침부(Lens Support)' 에 위치하면 선명타깃상은 스크린시야내에서 벗어나 보이지 않게 된다.

이때 '프리즘컴펜세이터(Prism Conpensator)' 를 이용한다. 크로스라인 타깃상의 가장자리 흐린 빛이 스크린 가장자리에 약간 보일 때까지 '디옵터측정핸들(Power Handle)' 을 돌린다.

'프리즘컴펜세터' 의 '프리즘설정손잡이' 를 베이스눈금 0° 또는 90° 로 셋팅한 다음 프리즘설정손잡이(Prism Knob)을 회전시켜 타깃상을 스크린의 중심으로 옮겨 먼저 '디옵터측정핸들(Power Handle)' 로 정확한 굴절력을 찾고, 이때 '프리즘컴펜세이터' 의 기준지표선에 있는 프리즘디옵터값과 베이스값을 읽는다. [그림 8-49]과 같이 아래쪽 프리즘 크기 눈금이 백색의 10을 가리키고 윗쪽 베이스 눈금이 40°이면 40°의 180° 반대방향이므로 '10△, Base 220°' 이다. 만약 아래 눈금 10의 숫자가 적색이면 수치 그대로 '10△, Base 40°' 이다.

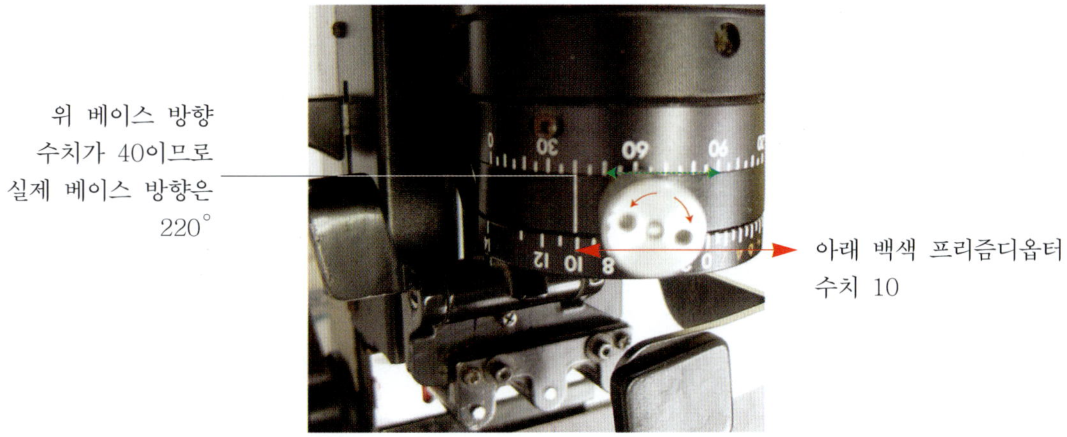

그림 8-49　'10△, Base 220°' 의 눈금

측정렌즈의 프리즘굴절력이 15△ 보다 크면 타깃상을 스크린의 정중앙으로 이동시킬 수 없다.

이때는 '프리즘컴펜세이터'의 '프리즘설정손잡이'를 돌려 프리즘디옵터 숫자 15를 기준지표에 오도록 한다.

다시 프리즘설정손잡이(Prism Knob)를 좌우로 180°돌리면서 [그림 8-50]과 같이 스크린 안의 가장자리에서 접선방향으로 회전하는 타깃상을 살핀다. 회전중에 타깃이 스크린 중심부에 가장 가까이 오는 곳에서 멈춘다. [그림 8-50]에서는 40°방향에서 가장 가까운 위치는 3△ 눈금선이다. 다시 '디옵터측정핸들(Power Handle)'을 돌려 정확한 상측정점 굴절력을 측정한다. 측정렌즈가 토릭렌즈이면 정확한 S. C 그리고 Ax 값을 알아낸다. [그림 8-50]의 타깃상 위치에서 인점하면 중앙인점에서 'S-10.00D ⌓ 18△, Base 40°'의 위치 잡기가 된다.

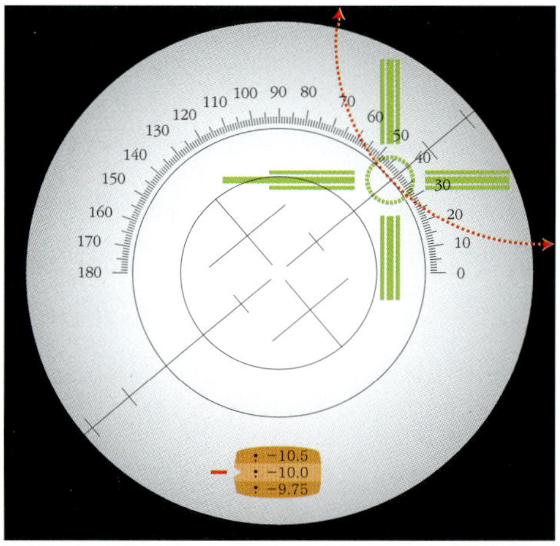

그림 8-50 'S-10.00D ⌓ 18△, Base 40°'의 타깃(프리즘콘펜세이터 15△장입)

렌즈미터(Lensmeter)로 하드 또는 소프트 콘택트렌즈(Contact Lens)를 측정할 때는 인점은 할 수 없고 굴절력만을 측정하게 된다. 소프트콘택트렌즈는 일반렌즈 보다 흐린 타깃상으로 나타난다. 렌즈받침부(Lens Support)는 기울지 않고 지면과 평행하게 위치하여야 직경이 작은 콘택트렌즈를 올려 놓을 수 있으므로 렌즈미터의 몸체를 수직되게 세워야 한다. 또 받침부의 구멍의 크기가 작은 콘택트렌즈 받침부로 바꾸어야 한다. 나머지 조작은 안경렌즈 측정 때와 같다.

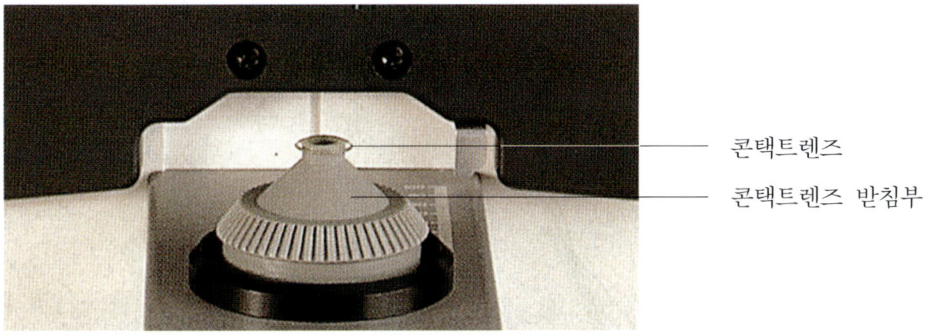

그림 8-51 콘택트렌즈의 측정

8.8 중화법(Neutralization)

중화법(中和法, Neutralization)은 렌즈미터(Lensmeter)를 사용하지 못하게 되었을 때 시험렌즈셋(Trial Lens Set)을 사용하여 아주 약한 굴절력의 구면렌즈가 (+)렌즈인지 (-)렌즈인지의 구별과 모든 렌즈의 굴절력 크기 그리고 대략적인 광학중심점의 위치와 토릭렌즈의 양주경선의 위치를 알아내는 방법이다.

약한 굴절력의 (+), (-)렌즈 판별은 [그림 8-52]에서와 같이 눈 앞 10~20 *cm*에 측정 구면렌즈를 들고 렌즈를 통해 4~5 *m* 앞에 있는 특정 물체를 보면서 렌즈를 서서히 움직인다.

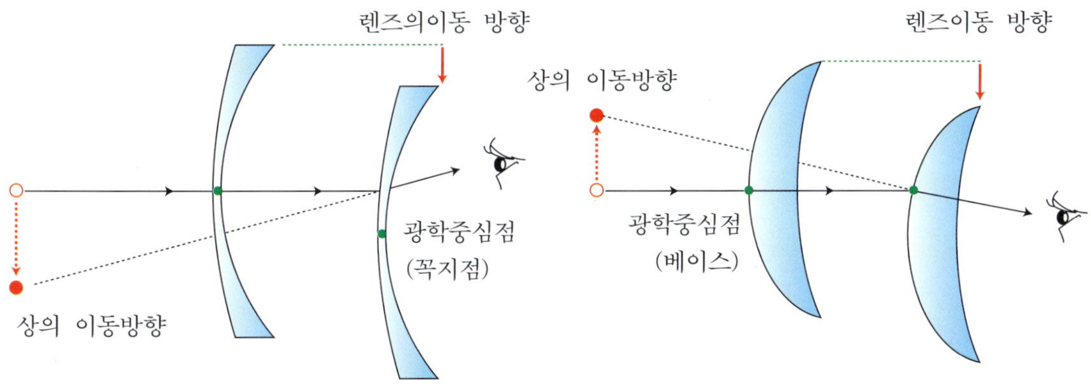

그림 8-52 중화법에서 렌즈 이동에 따른 상의 이동방향

렌즈를 통하여 보이는 물체의 겉보기상의 움직임이 렌즈의 이동방향과 반대로 움직이면 (+)렌즈이고 같은 방향으로 움직이면 (−)렌즈이다. 가장자리로 갈수록 프리즘디옵터의 크기가 연속적으로 커지므로 꼭지점 방향으로 상이 움직여 보인다. (+)와(-)렌즈는 [그림 8-52]와 같이 광학중심점에서 꼭지점과 베이스 방향이 서로 반대이므로 움직임이 반대가 된다. 굴절력이 0D인 렌즈는 움직임이 없다. 안경사는 현장에서 이 현상을 이용하여 평면렌즈인지 굴절력이 있는 렌즈인지를 알기 위하여 자주 렌즈를 들어 흔들어본다.

참고로 렌즈미터(Lensmeter)의 스크린에서 타깃상(Target Image)의 움직임은 중화법과는 다르게 (+)렌즈는 측정렌즈의 이동방향과 같은 방향으로, (-)렌즈는 반대방향으로 움직인다. 왜냐하면 렌즈미터에서는 평행광선속이 렌즈받침부(Lens Support)에서 베이스방향으로 꺾인 타깃상의 움직임을 보기 때문이다.

위와 같은 방법으로 (-), (+)렌즈인지를 알고난 후에는 굴절력을 알아낸다. 굴절력을 알지 못하는 구면렌즈에 부호가 반대되는 임의의 표본 시험렌즈(Trial Lens)를 중첩하고 다시 위에서 설명한 (+), (-)를 구별하는 방법으로 두렌즈를 겹친체로 움직이면서 겉보기상의 움직임을 살핀다. 겉보기상이 움직이면 굴절력이 큰 시험렌즈로 바꿔서 움직여본다. 이런 식으로 겉보기상의 움직임이 없을 때 까지 시험렌즈를 교환한다. 측정렌즈의 굴절력의 크기는 움직임이 없을 때 중첩된 시험렌즈의 굴절력과 절대값이 같고 부호는 반대이다.

광학중심점(Optical Center)의 위치는 $2m$ 이상 떨어진 창틀 등 격자모양의 물체를 렌즈를 통해 보면서 렌즈 밖의 격자선과 렌즈를 통해 본 격자선을 [그림 8-53]과 같이 렌즈를 수평, 수직 방향으로 일치시켰을 때 렌즈위의 수직수평 격자선의 교점이 광학중심점이다. 이곳을 싸인펜 등으로 점을 찍는다.

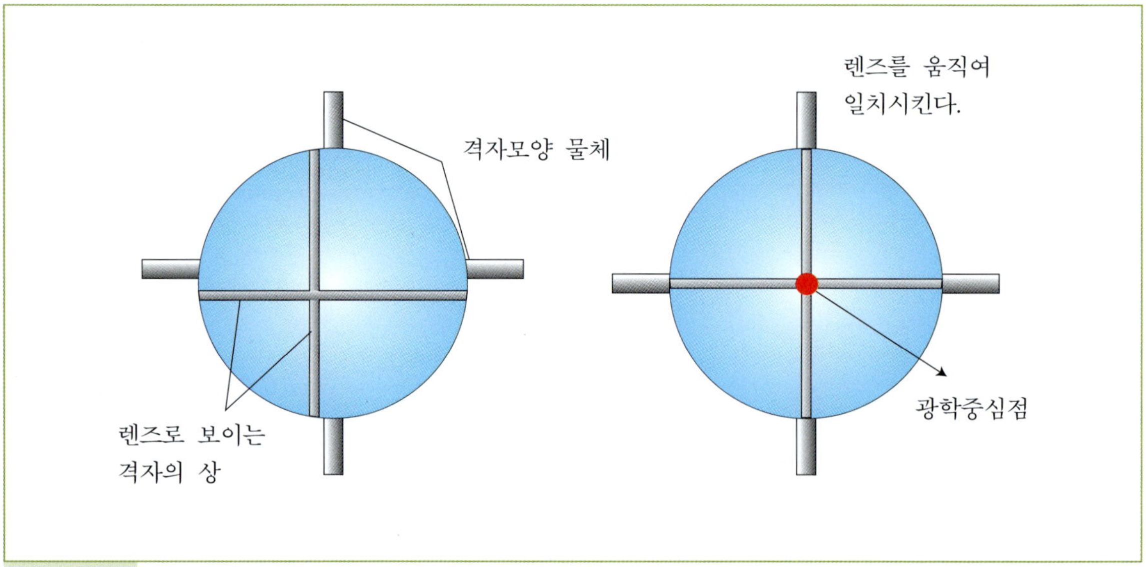

그림 8-53 중화법으로 (−)렌즈의 광학중심점 찾기

토릭렌즈의 양주경선의 위치는 위 광학중심점 찾기와 거의 같다. 단 렌즈를 통해 본 수평, 수직의 격자선의 상태는 [그림 8-54]과 같이 렌즈 밖의 격자가 회전된 어긋남으로 나타낸다.

렌즈를 회전하고 평행이동하여 가장자리 바깥쪽의 격자 끝과 렌즈 안의 격자상 끝을 같은 선상에 오도록 정렬한다. 이때 양격자선 방향이 양주경선 방향이 되고 격자선의 교점이 광학중심점이다. 구면렌즈의 광학중심점 찾기는 렌즈를 상하 좌우로 평행이동하여 정렬하였는데 토릭렌즈의 양주경선 찾기는 평행이동과 함께 회전이동으로 정렬한다.

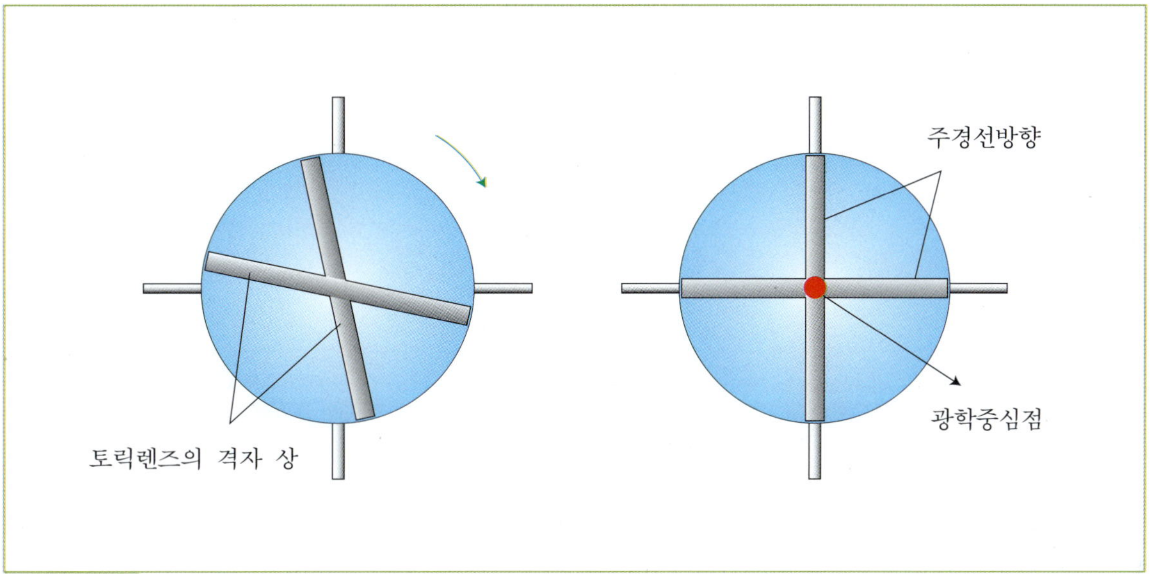

그림 8-54 중화법으로 (+)토릭렌즈의 양주경선 찾기

8.9 다초점렌즈(Multifocal Lens)의 측정

이중초점렌즈(Bifocal Lens), 삼중초점렌즈(Trifocal Lens), 누진굴절력렌즈(Progressive Lens)의 다초점렌즈는 렌즈미터(Lensmeter)로 원용부(Distance Portion)와 근용부(Near Portion)의 굴절력과 원용부 광학중심점 위치를 확인할 수 있다.

원용부와 근용부의 굴절력은 지금까지 설명한 단초점렌즈(Single Vision Lens)와 같이 상측정점굴절력(Back Vertex Power)을 측정한다. 가입도(Addition)는 특정 다초점렌즈를 제외하고 대부분 근용부의 물측정점굴절력(The Front Vertex Power)과 원용부의 물측정점굴절력의 차이값을 측정한다. 근용부 물측정점굴절력에서 원용부의 물측정점굴절력을 뺀 값이 가입도이고 Add로 표기한다. [그림 8-55]에 누진굴절력렌즈와 이중초점렌즈 측정부위와 규격을 실었다.

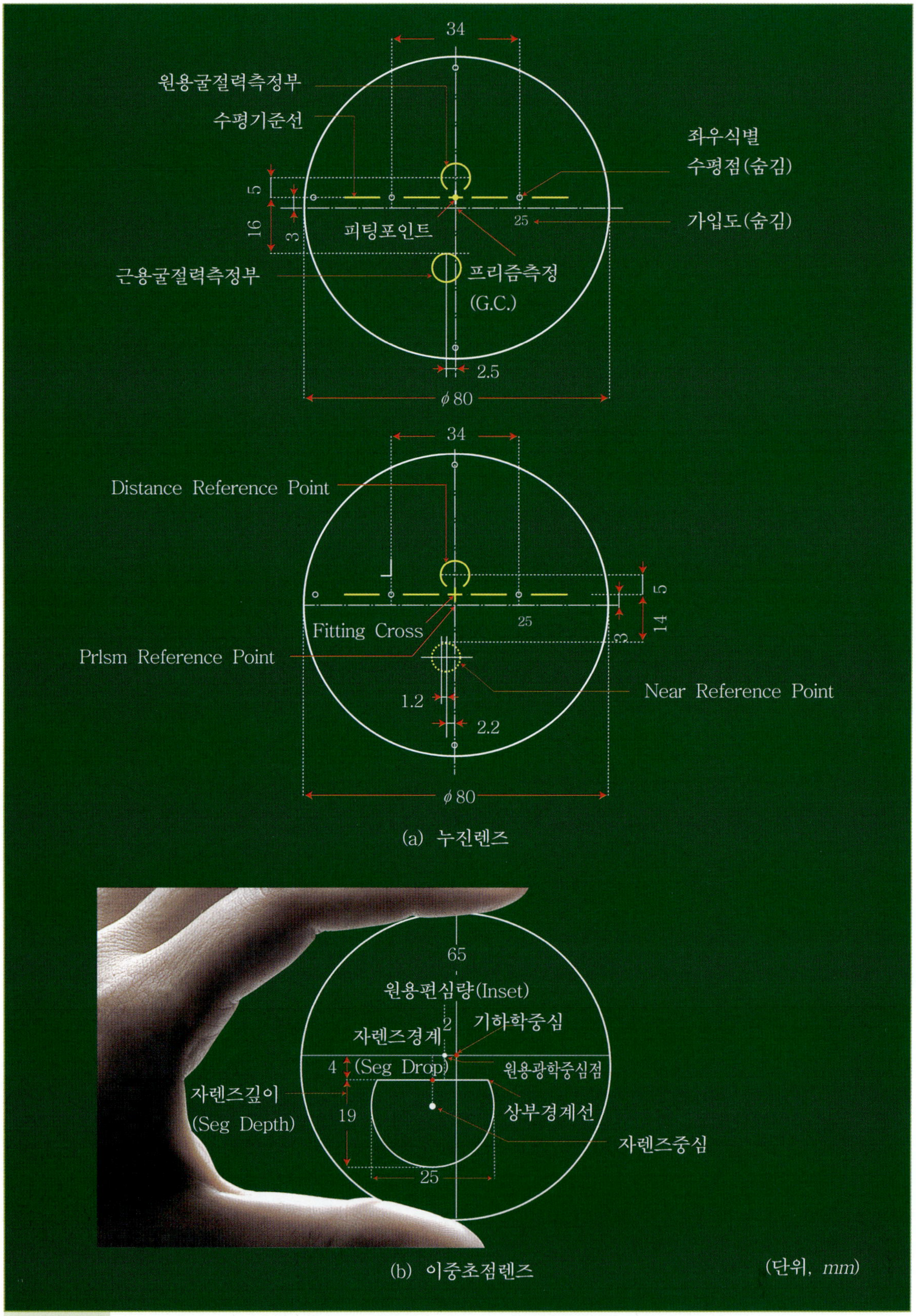

그림 8-55 다초점렌즈의 측정부위와 대표적 규격

다초점렌즈(Multifocal Lens)는 **원용부**(Distance Portion), **근용부**(Near Portion), **중간부**(Intermediate Portion) 그리고 **누진부**(Progressive Zone)에 각각 광학중심점을 가지고 있으나 조제가공시 형판의 설계점(주로 동공)에 일치시킬 광학중심점은 하나이기 때문에 원거리부터 근거리에 이르기까지 모두 충족시키는 완전한 조제가공을 할 수 없다. 다초점렌즈는 메이커에서 각 주요점의 위치를 결정하여 나오므로 **렌즈미터**에서 임의로 회전하여 기준경선, 곧 축(Ax)방향을 결정하지 못한다. 따라서 처방된 축(Ax)값으로 인점을 하여 2중초점렌즈와 3중초점렌즈는 **상부경계선**(Segment Line)과, 누진굴절력렌즈는 수평기준선과 세인점이 평행한지 확인하는 것이 중요하다.

근용부(Near Portion)의 실제 굴절력은 렌즈미터의 근용부 측정위치에서 렌즈의 (-)면을 렌즈받침부에 대고 **자렌즈**(Button Lens, Segment)와 원용부의 **모렌즈**(Major Lens)가 합성된 굴절력을 측정하게 된다. '렌즈받침부'에 (+)면을 대어 **가입도**(Add) **측정**을 할 때 근용부는 원용부의 광학중심점에서 아래 쪽에 떨어져 있어 원용부의 광학중심점과 두께차가 많이 있게 된다. 이 때문에 발생되는 여러 수차를 생각해서 [그림 8-56]과 같이 되도록 근용부에서 받는 프리즘크기와 같은 원용부 위치에서 원용부의 굴절력을 측정하여 그 차이를 정확한 가입도값으로 한다. 즉, 근용부굴절력의 측정 위치는 자렌즈 원의 중심점 Gs 이므로 가입도를 알기 위한 원용부의 굴절력 측정위치는 원용부 광학중심점 OF에서 Gs까지의 거리만큼 떨어진 윗부분 VF에서 측정하여 가입도를 계산한다.

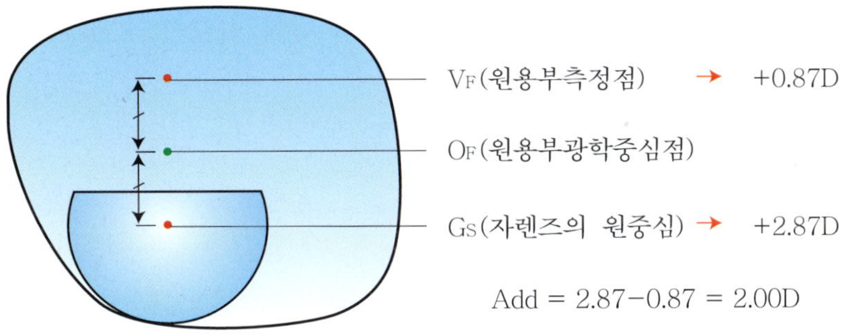

그림 8-56 가입도를 구할 때 원용부와 근용부의 측정위치

대부분의 다초점렌즈의 **가입도**를 구할 때 측정면은 [그림 8-57]의 (a)와 같이 원, 근용부 모두 전면을 렌즈미터의 '렌즈받침부(Lens Support)'에 닿도록 하여 구한 **물측정점굴절력**의 차이값을 가입도로 한다. 그 까닭은 거의 모든 다초점렌즈는 근용부의 바깥면 그러니까 (+)면의 면굴절력을 원용부 보다 크게 하여 가입도 만큼 증가시키고 있기 때문이다. 원용부의 목적은 먼 곳에 있는 물체로부터 오는 평행광선속을 원용부의 상측초점에 오도록 하는 것으로, 상측정점이 기준이 되는 상측정점굴절력을 사용하므로 [그림 8-57]의 (b)와

같이 '렌즈받침부(Lens Support)' 에 (-)면을 대고 상측정점굴절력을 측정해야 한다.

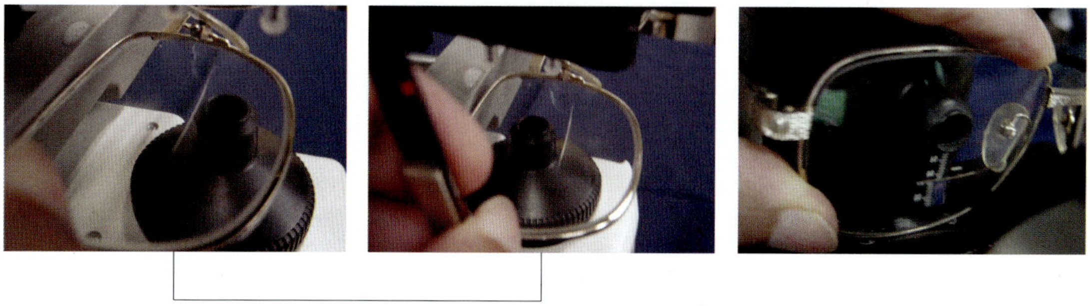
근용부 굴절력 - 원용부 굴절력
(a) (+)면에서 가입도 측정
(b) (-)면에서 원용부굴절력 측정

그림 8-57 자렌즈가 (+)면에 형성된 2중초점렌즈의 가입도 측정과 원용부굴절력 측정

즉, 측정렌즈의 상측초점 위치에 타깃을 위치시키면 측정렌즈를 지난 다음 평행광선속이 되는 것을 이용하는 것이다.

그러나 근용부의 앞쪽에 있는 자렌즈(Segment, Button Lens)의 역할은 [그림 8-58]에서 가까운 곳에 있는 작은 물체 Fs로부터 오는 발산광선속을 평행광선속으로 바꾸어 자렌즈 뒤에 있는 원용부로 들어가 원용부의 상측초점으로 향하게 하여야 하는 것이므로 근거리 물체는 자렌즈의 물측초점에 있어야 하고 안경렌즈는 정점을 기준으로 하므로 자렌즈(Button Lens, Segment)의 물측정점굴절력이 곧 가입도가 된다. 그 값은 근용부와 원용부의 물측정점굴절력의 차이이다.

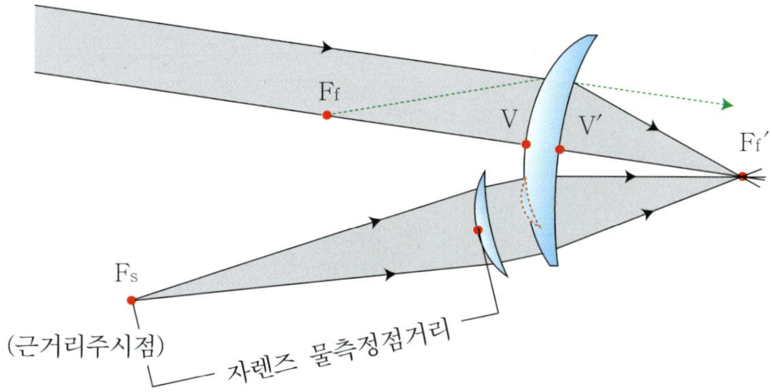

그림 8-58 자렌즈(Segment)의 물측정점굴절력이 가입도가 된다.

만약 원용부의 (-)면에 자렌즈를 융착(Fused)하거나 또는 덧붙여 굴절력을 변화시켜 근용부를 형성하였다면 정확한 가입도는 자렌즈의 '상측정점굴절력'이 되고 가입도 측정면은 렌즈의 원, 근용부 (-)면의 굴절력의 차이가 된다.

근용부의 합성광학중심점은 자렌즈와 근용부의 모렌즈(Major Lens)에 의한 프리즘크기 (△)는 같고 베이스 방향은 서로 반대로 되어 0△로 중화되는 위치가 된다. 렌즈미터로 근용부에서 생긴 선명 타깃상을 스크린의 중앙에 옮겨 인점했을 때의 중앙점이 합성광학중심점이다. 이 위치는 원용부의 굴절력과 가입도에 따라 유동적이다. 근용부의 자렌즈(segment) 범위 내에 있지 않고 원용부나 렌즈 아래쪽 근용부 가장자리를 벗어나 있을 때도 있다.

삼중초점렌즈(Trifocal Lens)의 중간부가입도(Intermediate Addition)측정도 이중초점의 경우와 마찬가지이다. 중간거리부는 근용부보다 가입도가 약하다.

최근 많이 사용하는 누진굴절력렌즈(Progressive Power Lens)는 앞 [그림 8-55]에서 렌즈표면에 그려진 수평기준선을 렌즈미터의 '렌즈 및 테 받침대(Lens & Frame Holder)'에 수평이 되도록 하고 '원용측정부(Distance Referecne Point)'의 (-)면이 '렌즈받침부(Lens Support)'의 정중앙에 닿도록 하여 렌즈의 S값과 C값 그리고 기준주경선의 위치 Ax를 확인한다.

광학중심점의 인점은 하지 않고 아이포인트(Eyepoint)를 기준삼아 아이포인트를 동공중심과 일치시켜 조제한다. '측정핸들(Power Handle)'을 돌려 원용부가 구면이면 구면렌즈의 상측정점굴절력을 측정한다. 원용부가 토릭면을 가진 토릭렌즈라면 안경테에 넣어진 단초점렌즈를 측정한 것처럼 수평기준선을 수평으로 유지하면서 두주경선의 상측정점굴절력과 기준경선의 방향, 즉 Ax값을 알아낸다. 타깃상은 스크린의 중앙에 오지 않고 상하로 약간 떨어져 나타난다. 누진 굴절력렌즈는 윗부분의 두께를 얇게 하려고 프리즘디닝(Prism Thining) 가공을 하기 때문이다. 프리즘디닝(Prism Thining)한 프리즘량은 렌즈의 기하학중심점에서 측정한다.

누진굴절력렌즈의 가입도(Addition Power)값의 확인과 측정도 원칙적으로는 위 이중초점렌즈와 같다. 즉, 렌즈의 (+)면이 '렌즈받침부(Lens Support)'에 닿도록 하여 앞의 [그림 8-55]에서와 같이 원으로 표시된 근용측정부(Near Reference Point)의 물측정점굴절력과 원용측정원(Distance Reference Circle)의 물측정점굴절력을 측정하여 그 차이값으로 가입도를 계산한다. 누진다초점렌즈의 타깃상은 렌즈설계 구조상 여타 렌즈에 비하여 흐리다.

다초점토릭렌즈의 가입도측정은 원용부와 근용부 측정위치에서 각각 양주경선의 굴절력이 나타나게 되므로 같은 경선 방향의 물측정점굴절력의 차로 가입도를 확인하여야 한다. 즉, [그림 8-59]에서와 같이 원용부와 근용부 측정시 같은 방향으로 선 선명초선(Focal Line)에서 나타난 디옵터 크기의 차이를 구한다.

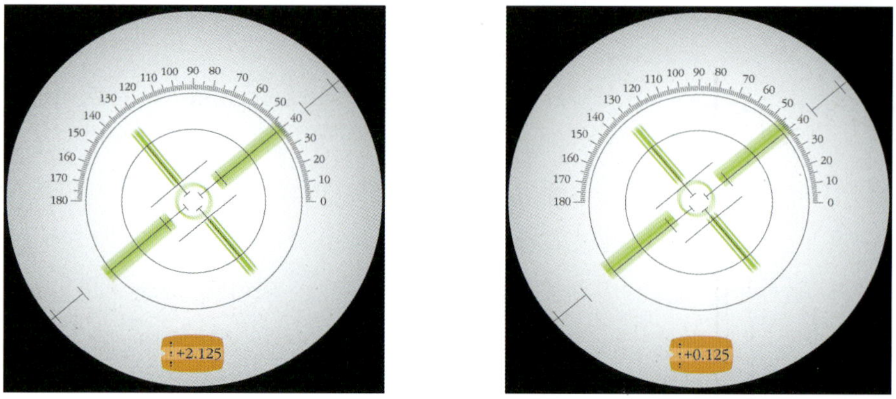

[근용부 130° 초선상때 굴절력]　　[원용부 130° 초선상때 굴절력]

Add = 2.125 − 0.125 = 2.00D

그림 8-59 다초점토릭렌즈의 가입도 측정

8.10 자동렌즈미터(Autolensmeter)

자동렌즈미터(Autolensmeter)는 수동형 렌즈미터에 최신 디지털기술을 접목시켜 굴절력 측정 등 많은 기능을 자동적으로 할 수 있고, 측정된 데이터를 저장할 수 있다. 또, 안경테에 끼운 상태에서 측정하면 '조가 P.D. 및 O.h' 의 자동계산, 측정렌즈의 아베수(Abbe' s Number)와 자외선(Ultraviolet Ray U.V.) 투과율 측정을 할 수 있다. 메이커에 따라 디지털렌즈미터(Digital Lensmeter) 또는 컴퓨터렌즈미터(Computer Lensmeter) 등의 이름을 사용하고 있다.

기본원리와 측정방법은 수동식의 기존렌즈미터와 다를 것이 없다.

수동식과 비교하여 오토렌즈미터가 가진 특징은 다음과 같다.

㉮ 굴절력의 단위를 정교하게 세분하여 읽을 수 있다. 아주 정교한 것은 소수점 이하 둘째 자리(0.01)까지가 유효숫자이다. 토릭렌즈는 자동으로 (±)실린더표기에서 (∓)실린더 표기형식으로 전환하는 기능이 있다.

㉯ 수동형 렌즈미터에서 광학중심점 또는 처방프리점의 위치잡기는 크로스라인과 코로나타깃상을 움직여 육안으로 스크린의 중앙에 위치시켰으나 자동렌즈미터에서는 [그림 8-60]의 십자원형지표상을 움직여 중앙에 광학중심점이 정확히 위치하면 자동으로 굵고 긴 십자선으로 또는 굵은 원형(Arc)으로 바뀌어 인점의 정확성이 높다.

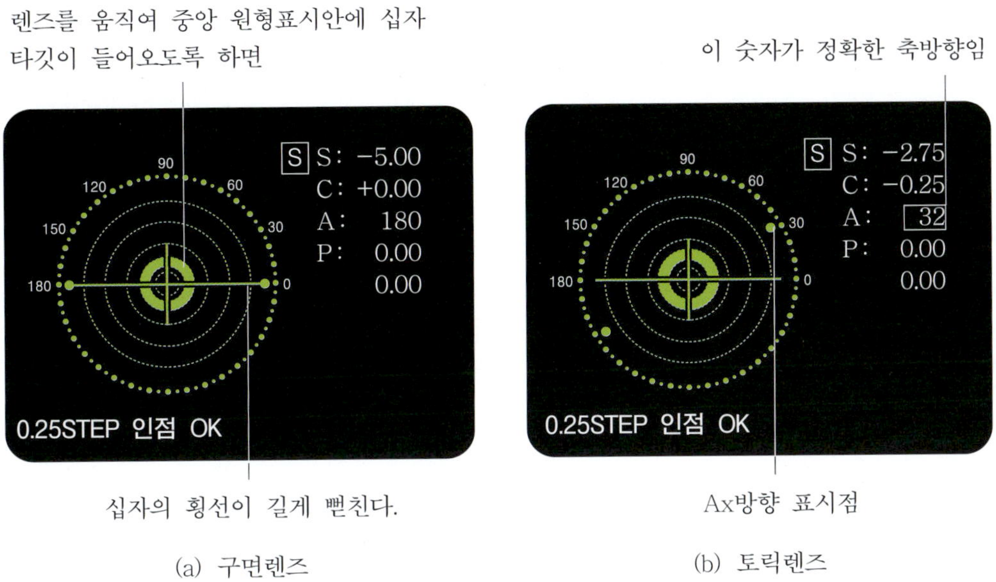

그림 8-60 인점시 타깃 모양의 변화

명칭과 주요 버튼 기능

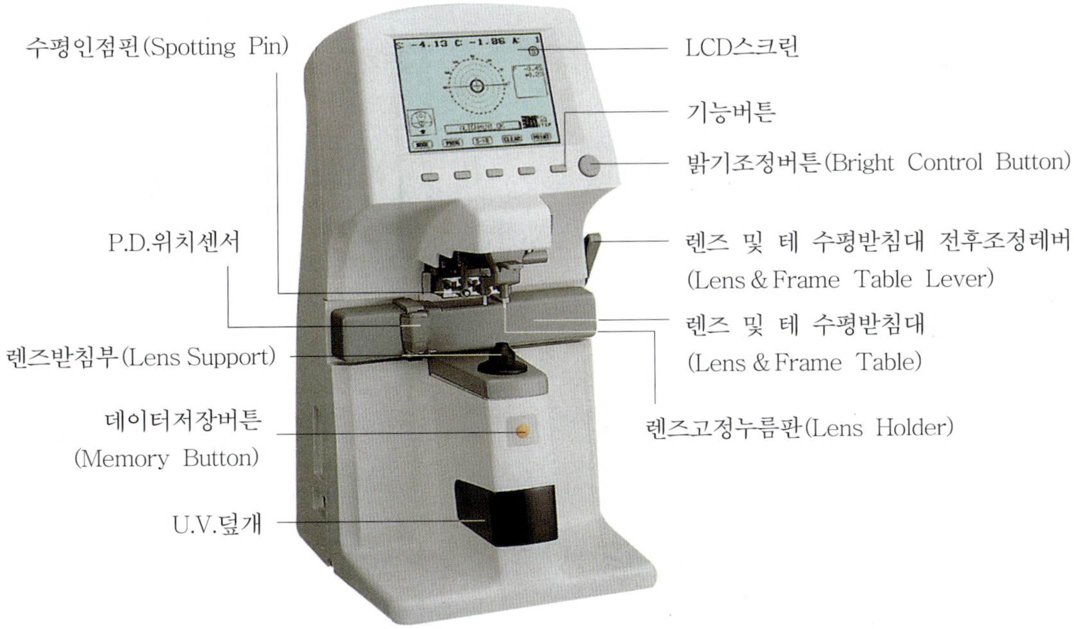

그림 8-61 주요부분의 명칭

버튼(Button)선택에 따라서 다른 기능으로 화면을 전환하는 흐름차드는 [그림 8-62]와 같고 각 버튼(Button)의 기능은 아래와 같다.

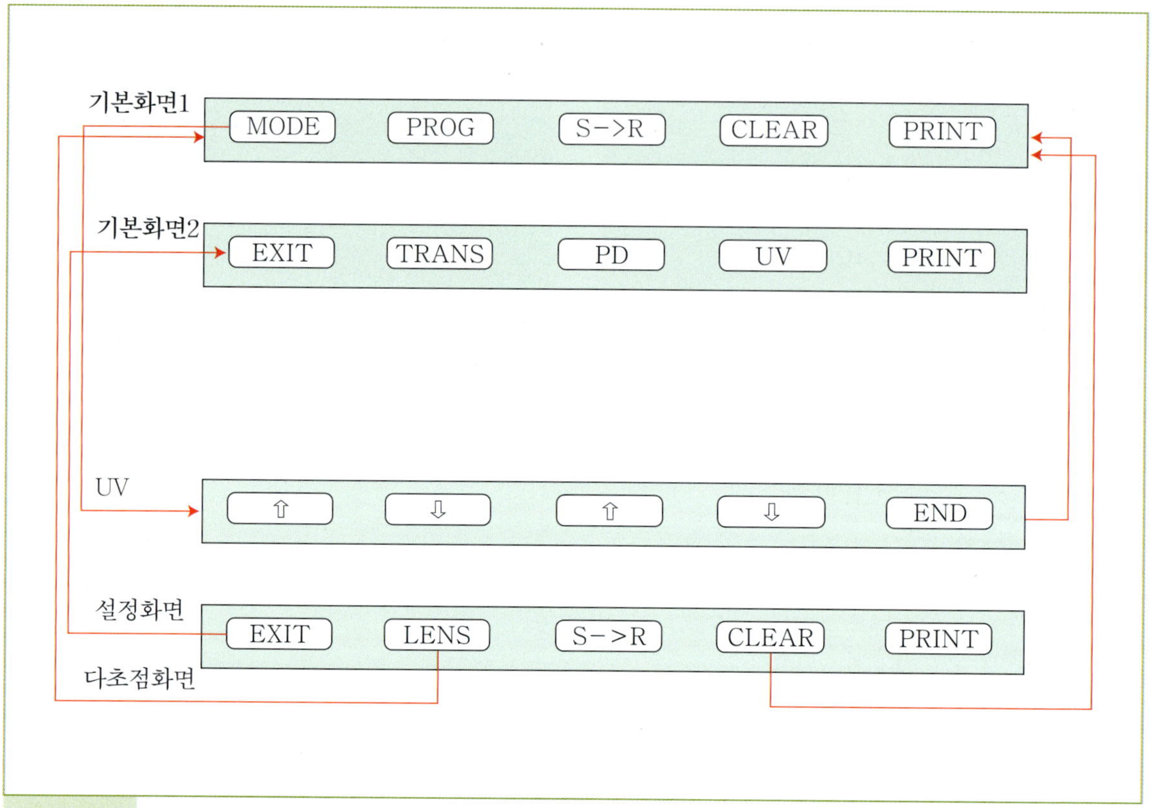

그림 8-62 버튼(Button) 선택에 따른 화면 전환

㉮ MODE 표시 버튼을 눌러 기본화면1 또는 기본화면2를 선택할 수 있다(일반 화면에서 이 단추를 길게 누르면 설정화면으로 돌아간다.)

㉯ PROG 표시 버튼을 누르면 누진굴절력렌즈 측정화면으로 전환된다.

㉰ S〉R 표시 버튼을 눌러 안경테에 끼워진 좌우 렌즈의 선택을 전환하거나, 한 렌즈 측정시에는 왼쪽 또는 오른쪽 렌즈인지를 선택할 수 있다.

㉱ CLEAR 표시 버튼을 누르면 데이터를 초기화하고 기본화면1로 바뀐다.

㉲ PRINT 표시 버튼을 누르면 현재 기억된 데이터 S, C, Ax, Prism, Base, P.D. 값 등을 인쇄한다.

㉳ TRANS 표시 버튼을 눌러 'S+C'와 'S-C' 표기로 전환시킬 수 있다.

㉴ P.D. 표시 버튼을 누르면 P.D. 측정기능을 켜거나 끌 수 있다.

㉵ U.V. 표시 버튼을 눌러 자외선(U.V.) 투과율측정 화면으로 전환시킬 수 있다.

㉶ CAL 표시를 누르면 현재 가시광선 투과율을 기준상태인 100%로 설정된다.

㉷ MEM 표시 버튼을 누르면 현재 측정값을 기억하여 저장한다.

L.C.D. 스크린

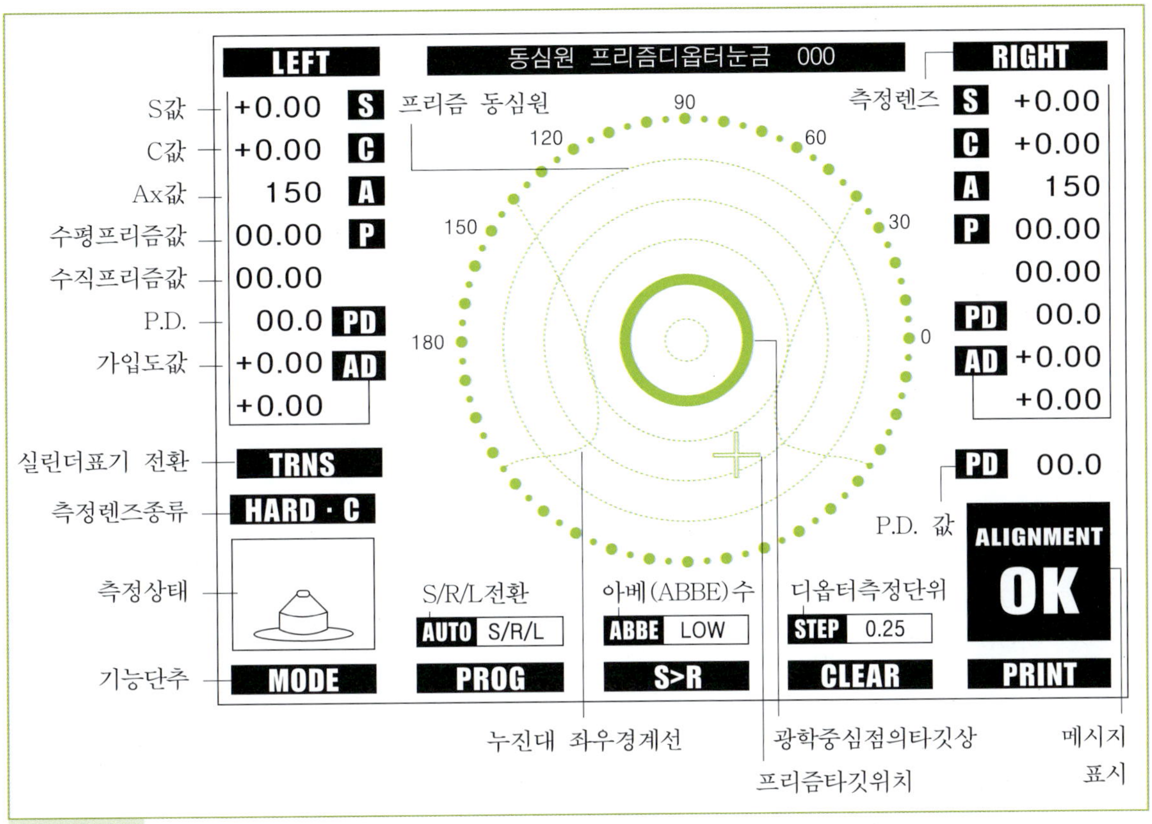

그림 8-63 L.C.D. 스크린 구성 예

[그림 8-63]에서 동심원으로 된 프리즘눈금은 중앙의 작은 원으로부터 0.5△, 1△, 2△, 3△, 4△을 의미하고 [그림 8-63]의 좌측 하단 '측정상태'와 같이 측정렌즈가 받침부에 놓이면 렌즈받침부(Lens Support)에 렌즈가 놓인 그림이 나타난다.

'누진대안내선'은 누진굴절력렌즈(Progressive Power Lens) 측정시에 나타나는 곡선으로 누진영역(Progressive Zone)과 좌우수차 영역의 경계를 나타낸다.

P.D. 장치가 켜진 상태에서 R/L 전환버튼을 누르면 오른쪽 렌즈 측정 후 새로운 렌즈가 들어오면 자동으로 왼쪽 렌즈로 전환된다.

'광학중심점의 타깃상수준'은 측정 중인 렌즈의 광학중심점이 '렌즈받침부(Lens Support)'에 얼마나 가깝게 위치하는지를 나타내는 표시로서, 렌즈받침부의 중앙에 온 렌즈 부위가 0.5△ 이내에 있으면 검은색 원형 또는 굵은 십자형으로 바뀌어 나타난다.

0.5△보다 큰 프리즘디옵터의 영향을 주는 렌즈부위가 '렌즈받침부' 중앙에 있으면 가는 십자형 타깃상 표시로 나타낸다.

스크린 우측 하단의 '메시지 표시'가 'ALIGNMENT OK'로 되면 '렌즈받침부(Lens

Support)' 중앙에 온 렌즈부위가 0.5△ 이내로 들어 온 상태의 메시지이고 'MARKING OK' 는 '렌즈받침부' 중앙에 측정렌즈의 광학중심점이 정확히 왔을 때의 메시지로 렌즈를 돌려 기준경선을 Ax값에 맞춘 후 인점레버를 이용해 인점을 찍을 수 있는 상태를 나타낸다. 'PP EMPTY' 는 인쇄용지가 없다는 메시지이다.

좌측 중앙에 있는 P.D.값 표기는 안경테에 넣은 좌우렌즈를 측정할 때 '양안 P.D.' 의 길이이다. '오른쪽 P.D.' 와 '왼쪽 P.D.' 를 따로 표시할 수도 있다.

우측 하단에 'STEP' 으로 표기된 버튼을 누르면 디옵터 측정단위의 표시를 0.25D, 0.12D 그리고 0.01D 단위로 바꿀 수 있다.

'PROG' 표기 기능버튼을 눌러 나타난 [그림 8-64]의 누진굴절력렌즈 화면에서

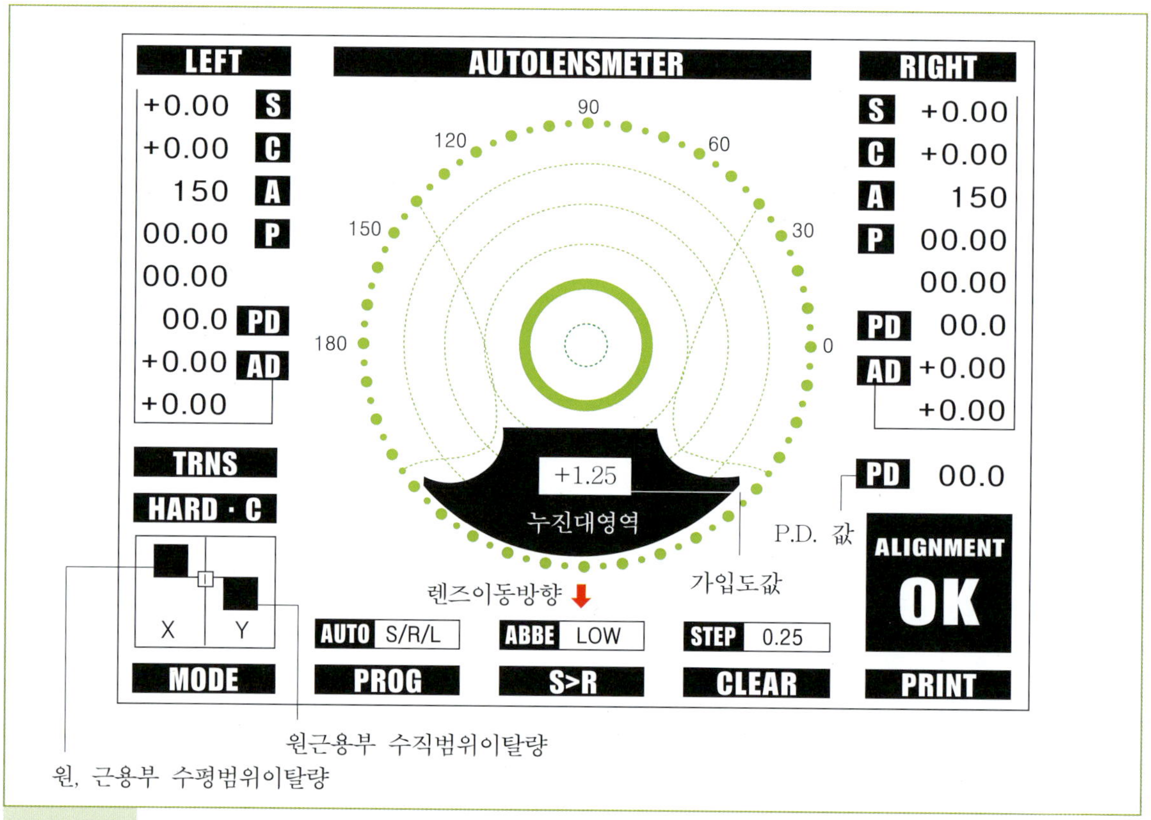

그림 8-64 누진굴절력렌즈(Progressive Power Lens) 측정시 화면

좌측 하단의 X로 표시된 원근용부 '수평범위이탈량' 에서 오른쪽으로 벗어난 오차량이면 위로 길게, 왼쪽으로 벗어나면 아래로 막대가 길어진다.

또, Y로 표기된 원근용부 수직범위 이탈량에서 위쪽으로 벗어난 오차량이면 위로 길어지고, 아래쪽으로 벗어난 오차량이면 아래로 막대가 길어진다.

'렌즈받침부' 중앙에 렌즈의 원용부와 근용부 각각의 광학중심점이 오면 오차량이 0이 되어 막대가 나타나지 않는다. 따라서 원용부와 근용부 각각의 광학중심점을 찾으려면

XY의 막대길이가 작아지는 화살표 방향으로 렌즈를 이동해야 한다. [그림 8-64] 중앙 하단에 적색으로 표시된 화살표는 수직방향과 수평방향으로 나타나, 화살표 방향으로 렌즈를 이동하면 XY 오차량이 줄어들게 된다.

누진대영역(Progressive Zone)은 가입도값의 크기에 따라 높이가 달라진다.

'U.V.' 표시의 기능버튼을 눌러 나타난 자외선 (U.V.) 투과율 화면은 [그림 8-65]와 같다. 투과율은 막대그래프로서 %단위로 표시된다.

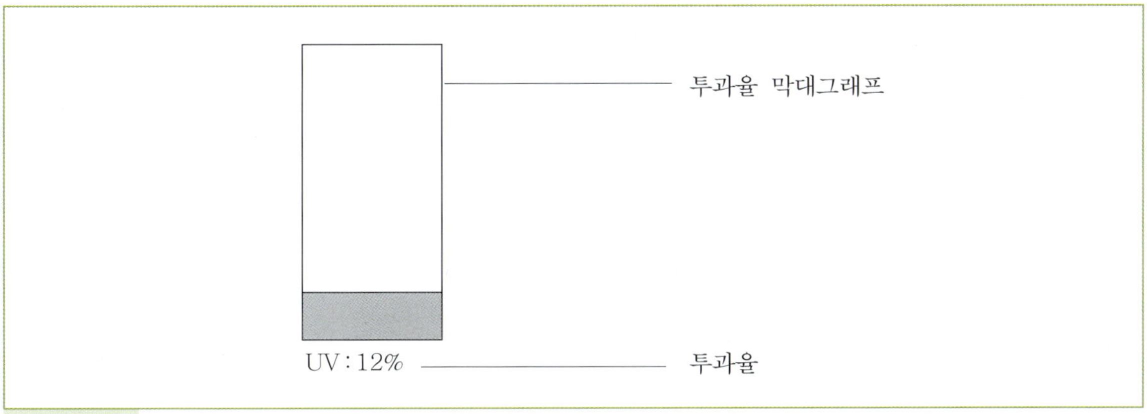

그림 8-65 U.V. 투과율 화면

스크린에 나타나는 각 메뉴의 설정과 그 뜻은 아래와 같다. 메뉴의 좌측에서 특정 기능을 선택하면 우측에 다시 좌측에서 선택한 기능의 세부내용이 나온다.

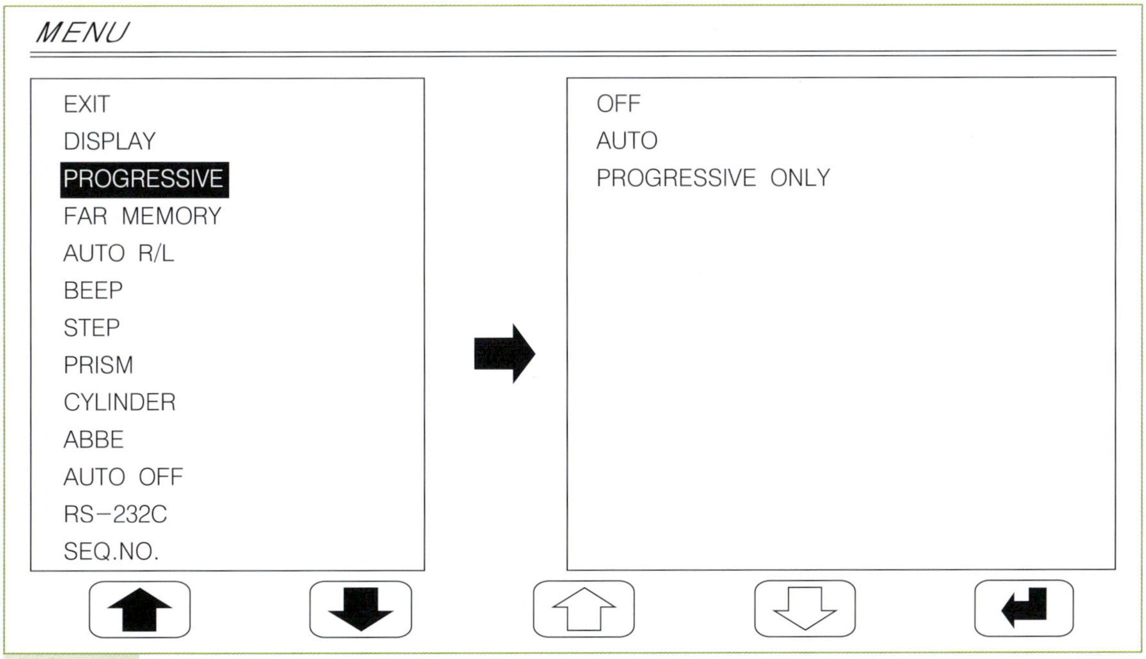

그림 8-66 메뉴 설정화면

㉮ EXIT :
저장하지 않고 빠져 나간다.

㉯ DISPLAY :
LARGE → 확대화면,
NORMAL → 일반화면

㉰ PROGRESSIVE :
OFF → 누진기능 끔
AUTO → 누진굴절력렌즈인지 자동 판단
PROGRESSIVE ONLY → 누진굴절력 렌즈측정 기능만 사용

㉱ AUTO R/L :
ON → 좌우렌즈 자동판단 기능 켬
OFF → 좌우렌즈 자동판단 기능 끔

㉲ STEP :
0.25 → 표시 단위 0.25 디옵터
0.125 → 표시 단위 0.125 디옵터
0.01 → 표시 단위 0.01 디옵터

㉳ PRISM :
NO DISPLAY → 프리즘 정보를 표시하지 않음
X-Y → X-Y 좌표로 수평, 수직프리즘 정보를 표시
P-B → 극좌표 방식으로 프리즘 정보를 표시
mm → 광학중심점 편심량을 *mm* 단위로 (X, Y)좌표로 표시

㉴ CYLINDER :
MIX → 강주경선 굴절력이 (+) 일 때 실린더값의 부호 (+)로 표기 S+C 표기
강주경선 굴절력이 (-)일 때 실린더값의 부호를 (-)로 하여 S-C 표기
\+ → 실린더값을 항상 (+)로 하는 'S+C' 표기
\- → 실린더값을 항상 (-)로 하는 'S-C' 표기

㉵ ABBE :
NORMAL → 50~60의 아베수 적용치
MID → 40~50의 아베수 적용치
LOW → 30~40의 아베수 적용치, 고굴절 렌즈에 대해 적용

㉶ 그 외 P.D., U.V. 등의 기능 켬과 끔 기능이 있고 날짜, 시간, 안경원명을 입력할 수 있다.

설정화면 아래 왼쪽 두 개의 화살표 단추를 이용해 입력할 위치를 선택하고, 왼쪽에서 3, 4 번째 화살표 단추로 오른쪽 화면에 나타난 선택된 기능의 숫자 또는 내용을 바꿀 수 있다. EXIT에서 오른쪽 끝의 ↵ 표시의 마지막 단추(Enter Key)를 누르면 저장하

지 않고 빠져나가며, END에서 마지막 단추(Enter Key)를 누르면 변경된 내용을 저장한다.

단초점렌즈(Single Vision Lens)의 측정방법

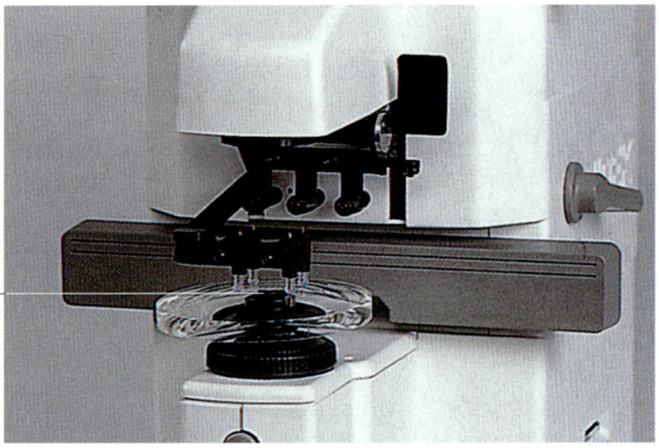

그림 8-67 단초점렌즈(Single Vision Lens)의 측정

단초점 안경렌즈를 봉투에서 꺼내 처방내용과 같게 인점작업을 하는 것은 아래와 같다.

첫째, 'CLEAR' 단추를 눌러 측정상태를 초기화 하여 화면 오른쪽 상단의 측정렌즈 표시란에 'SINGLE'이 표시되도록 한다.

둘째, '렌즈 및 테 수평유지판(Lens & Frame Table)' 위에 (-)면이 '렌즈받침부(Lens Support)'를 향하도록 렌즈를 놓고 '렌즈고정누름판(Lens Holder)'을 내린다.

셋째, 십자 또는 원형 타깃상을 스크린 동심원 중심에 오도록 측정 렌즈를 이동한다. 여기서

㉮ 측정렌즈의 광학중심점이 '렌즈받침부(Lens Support)'의 중앙에서 벗어나 있으면 프리즘크기 만큼 떨어진 곳에 '십자형 타깃상(Target Image)'이 나타난다.

㉯ 렌즈를 이동시켜 광학중심점이 렌즈받침부(lens Support) 중앙 가까이 (0.25△이내)에 오면 굵은 아크형 원형타깃상이 나타난다.
이 상태에서 구면렌즈의 S값 또는 토릭렌즈의 주경선의 굴절력값과 Ax값이 좌 또는 우의 S. C. A에 표시된다.

㉰ [그림 8-68]과 같이 십자타깃상과 아크형 원타깃상이 스크린 중심에서 일치되도록 하고 측정렌즈를 돌려 Ax값을 맞추어 ([그림 8-68]에서는 30°) 십자타깃상의 수평선이 길게 뻗치어 나타나면 인점(Centration) 한다.

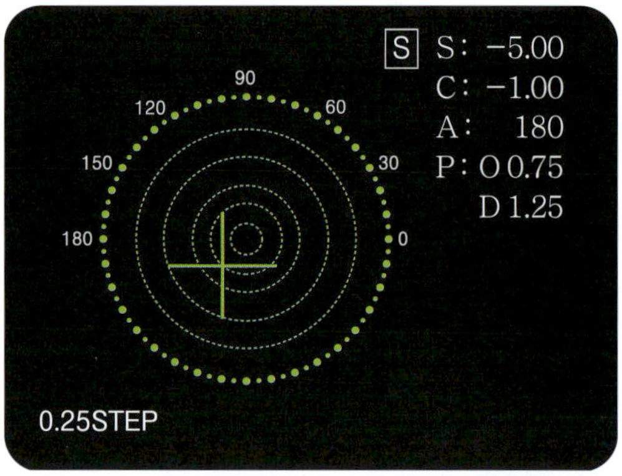

(a) 측정렌즈의 광학중심점이 렌즈 받침부의 중앙에서 벗어나 있으면 프리즘표시(0.75, B.O ⊂ 1.25, B.D) 만큼 떨어진 곳에 십자형타깃이 나타난다. 대략적 S.C.값과 놓여진 기준주경선 방향값 A값도 표시된다.

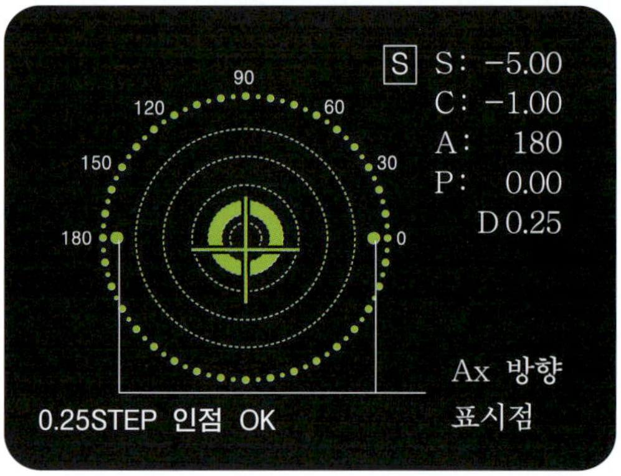

(b) 렌즈를 이동시켜 광학중심점이 렌즈받침부중앙(0.25△이내)에 오면 굵은 아크형, 원형 타깃이 나타난다. 이때 나타난 수치로 정확한 S와 C값을 확인한다.

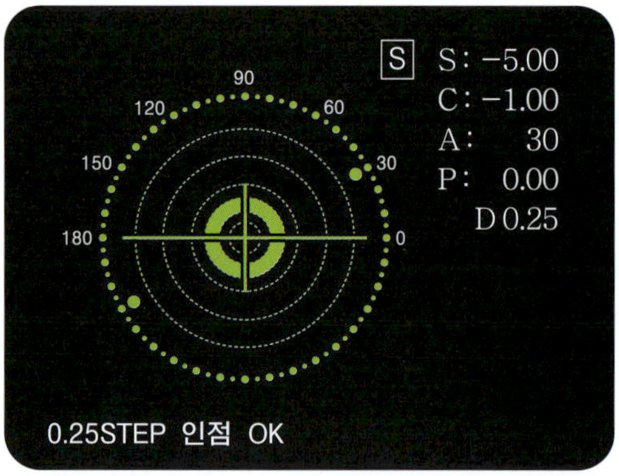

(c) 렌즈를 약간 움직여 십자타깃과 원타깃이 스크린 중심에서 일치되도록 하고 렌즈를 회전하여 A표시에 처방전의 Ax값(그림에서 30°)이 나오도록 한다.

그림 8-68 측정 순서

여기서 필요하다면 데이터 저장버튼을 눌러 측정값을 저장한다.

완성된 안경의 측정순서는 다음과 같다. [그림 8-69] 과 같이 '렌즈 및 테 수평유지판(Lens & Frame Table)' 에 안경테의 좌우 렌즈삽입부의 림(Rim)이 닿도록 한 다음

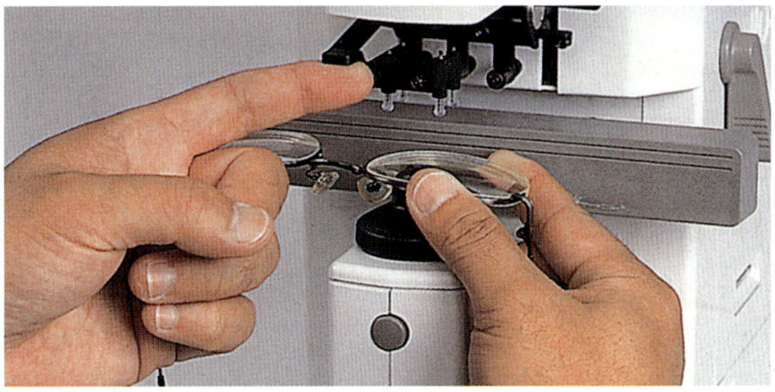

그림 8-69　자동 렌즈미터의 완성된 안경의 측정(프리즘처방은 반드시 안경테 하부림을 '렌즈 및 테 수평유지판'에 밀착해야 함)

㉮ S>R로 표시된 기능버튼을 눌러 완성된 안경의 측정화면으로 변경한다. 화면 상단 좌우측에 'LEFT'와 'RIGHT'가 표시된다. 진한 검은색 사각형으로 된 부분에 측정 중인 렌즈를 나타낸다.

㉯ 오른쪽 렌즈가 '렌즈받침부(Lens Support)'에 오도록 하여 '렌즈고정누름판(Lens Holder)'을 내린다.

㉰ P.D. 측정기능이 켜져 있으면 'P.D. 위치 센서'를 안경테의 '연결부(Bridge)'에 위치시킨다.

㉱ 앞에서 설명한 렌즈만 측정할 때와 같이 인점 위치로 타깃상을 이동하여 구면렌즈는 S값을 토릭렌즈는 S와 C 값을 구하고 Ax값은 화면상의 'Ax 지표' A가 가르키는 숫자로 구한다.

㉲ '데이터저장버튼'을 눌러 측정값을 저장한다.

㉳ 같은 순서로 왼쪽을 측정한다.

위 ㉰항의 'P.D.' 측정을 하려면 메뉴에서 P.D. 측정가능상태, 즉 ON 상태로 하여 'P.D. 측정센서'에 연결부를 끼워넣고 '렌즈받침부(Lens Support)'에 [그림 8-70]과 같이 완성된 안경을 셋팅한다.

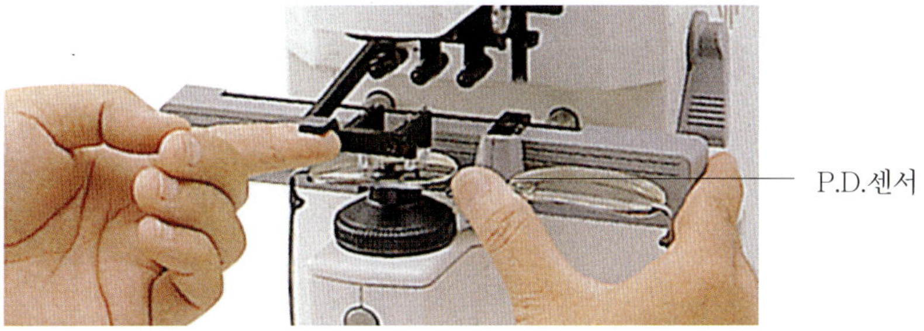

그림 8-70　P.D.확인을 위한 완성된 안경의 셋팅(원칙은 안경테 산부림이 '렌즈 및 테 상부 수평유지판'에 밀착해야 함)

안경테를 움직여 타깃상을 인점할 수 있는 위치로 옮긴다. 이 때 유의할 것은 받침대에 있는 'P.D. 측정센서'를 안경테의 코받침사이로 끼워야 하므로 원칙적 셋팅 위치인 안경테 상부림(Rim)이 '렌즈 및 테 수평유지판'에 닿도록 하는 것과 반대가 된다. 안경테의 좌우 하부림(Rim)이 모두 '렌즈 및 테 수평유지판(Lens & Frame Table)'에 닿도록 하여 수평을 유지하고 렌즈의 (-)면은 '렌즈받침부(Lens Support)'에 밀착되어 있어야 한다. '렌즈고정누름판(Lens Holder)'을 내려 고정시킨 다음, '데이터저장버튼(Momory Button)'을 누르고 다른 쪽도 같은 조작을 한다.

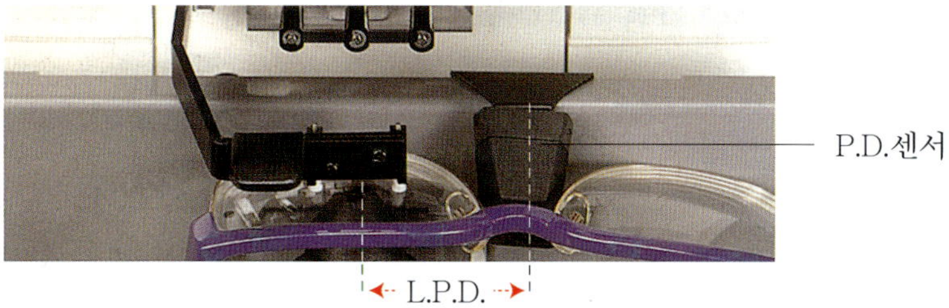

그림 8-71 왼쪽 타깃상이 중앙에 온 상태에서 L.P.D.값

[그림 8-72]는 오른쪽과 왼쪽 모두 측정되었을 때 화면에 나타나는 테이터 표시의 예이다.

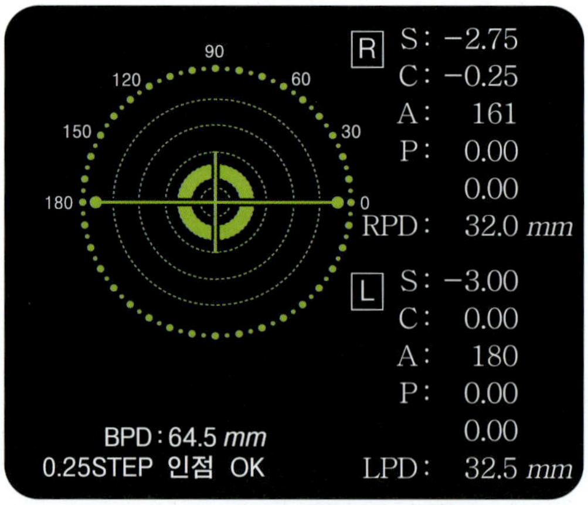

그림 8-72 R.P.D.→L.P.D. 측정 후 L.C.D. 스크린의 예

이중 및 삼중초점렌즈(Bi & Trifocal Lens)의 측정

이중 및 삼중초점렌즈의 원용부(Distance Portion)는 단초점렌즈에서와 같은 방법으로 상측정점굴절력을 측정하여 데이터 저장버튼을 누른다. 대략적인 가입도 측정은 원용부를 측정한 현재의 위치 즉 렌즈의 (-)면을 '렌즈받침부(Lens Supoort)'로 향하게 한 그대로 렌즈를 이동하여 근용부, 즉 자렌즈(Segment)의 대략적인 중앙이 '렌즈받침부(Lens Support)'에 오도록 한다. 메뉴화면에서 가입도(Add) 버튼을 누르면 L.C.D. 스크린 상에서 Add 표시가 깜박거리면서 가입도 측정 중임을 알린다. 이때 타깃상이 화면의 중심에 정확하게 일치하지 않아도 [그림 8-73]과 같이 O.K 표시가 나타나 가입도 측정을 할 수 있게 된다. 난시교정 다초점토릭렌즈의 Add값 측정은 수동렌즈미터에서 설명한 바와 같이 같은 주경선, 즉 같은 초선의 굴절력 차이 값을 구한다.

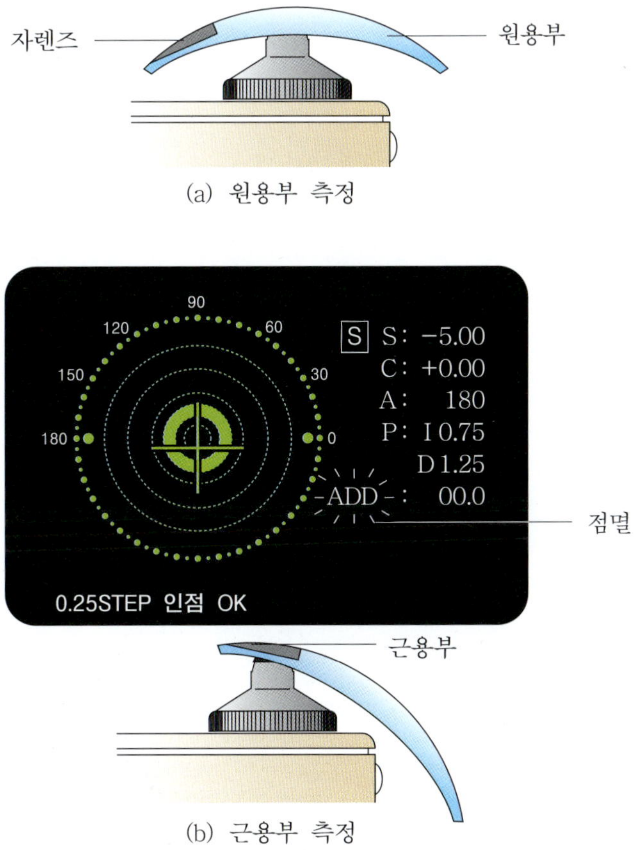

그림 8-73 대략적 가입도 측정중의 화면

'데이터저장버튼'을 누르면 가입도값이 화면에 나타나고 저장된다. 삼중초점렌즈는 '중간거리부(Intermediate Portion)'를 먼저 측정하여 Add값을 저장한 다음 근용부를 측정하여 다시 '데이터저장버튼'을 누르면 된다. 이때 ADD 표시는 2단계로 나타난다. [그림 8-74]과 같이 측정하였다면 표시는 1회차 'ADD 1.00 (중간거리부)', 2회차 'ADD 2.00 (근용부)'로 나타난다.

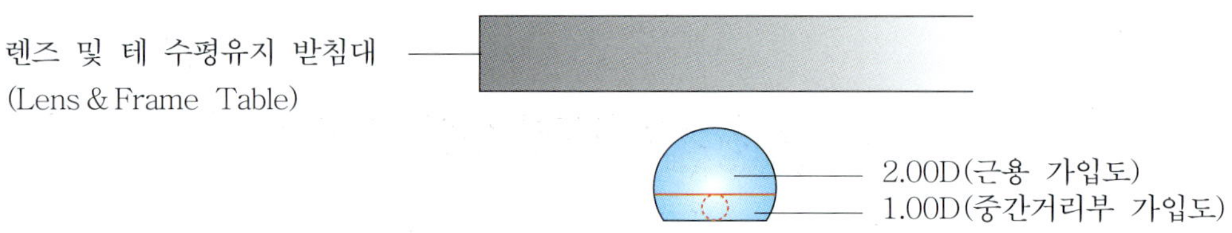

그림 8-74 삼중초점렌즈의 중간거리부의 측정

다초점렌즈에서 근용부의 가입도를 정확하게 측정하려면 수동렌즈미터에서 설명한 원칙대로 [그림 8-75]과 같이 '렌즈받침부'에 렌즈의 (+)면을 대어 원용부와 근용부의 물측정점굴절력의 차이로 Add 값을 구하여야 한다. 0.125D 또는 0.25D 단위로 처방값을 나타낼 때는 대략적인 측정값과 정확한 값의 차이가 없다. 그러나 근용부에서 모렌즈의 두께가 두꺼울 때는 정확한 측정방법으로 측정하여야 한다. 다시 말하면 원용부의 굴절력이 약 ±4.00D 이상이면 원칙적인 방법으로 (+)면을 렌즈받침부에 닿도록 하여야 한다.

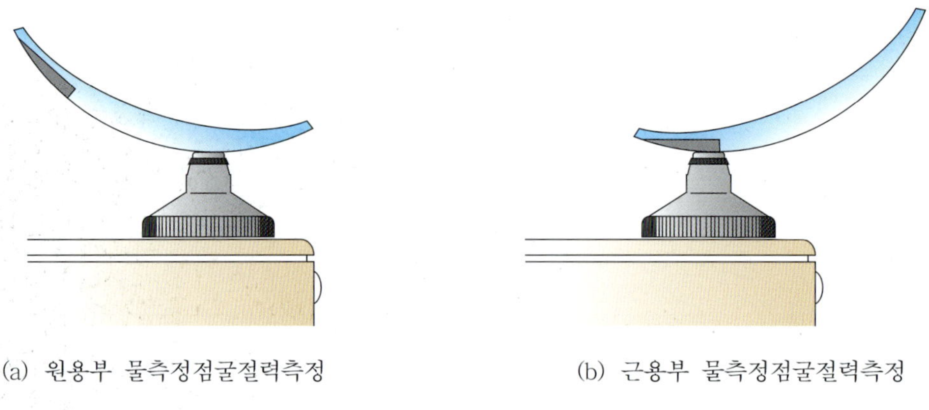

그림 8-75 정확한 가입도 측정

안경테에 넣은 누진굴절력렌즈(Progressive Power Lens)의 측정

메뉴 단추에서 누진모드(PROG로 표시)를 선택하면 단초점렌즈와 누진굴절력렌즈를 구별할 수 있다. 누진굴절력렌즈를 넣은 안경테의 좌우 하부림(Rim)을 '렌즈 및 테 수평유지판(Lens & Frame Table)'쪽, 즉 안쪽으로 밀어넣어 좌우림이 밀착되게 하여 측정한다. [그림 8-76]과 같이 누진판별 글자가 반전되면 스크린의 왼쪽 아래에 있는 화살표 방향으로 렌즈 또는 안경을 움직인다.

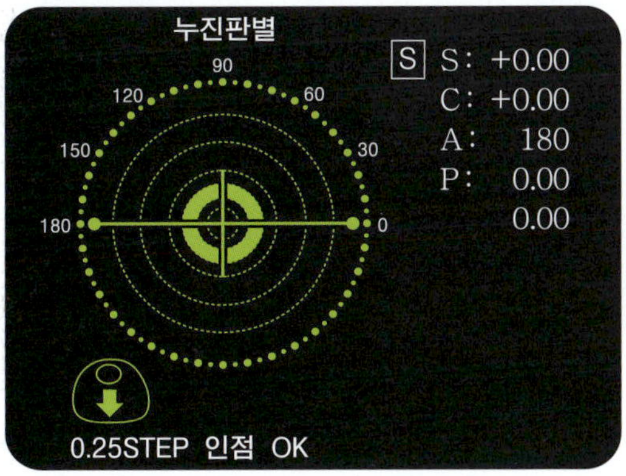

그림 8-76 누진판별 L.C.D. 스크린의 초기화면

원용부굴절력 측정은 렌즈만 측정할 때는 원용 아이포인트(Eyepoint)가 [그림 8-77]과 같이 안경테의 상부림에서 10 *mm* 정도 아래쪽이 '렌즈받침부(Lens Support)'에 오도록 대고 안경테를 좌우로 이동하여 [그림 8-78]에서 +표식이 ○에 들어와 ⊕와 같은 형태가 되도록 한 위치에서 원용부의 측정을 한다. 측정후에는 데이터를 저장한다.

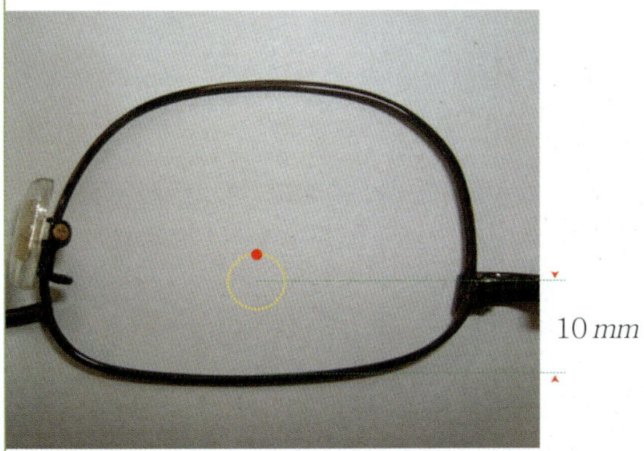

그림 8-77 원용부 측정위치

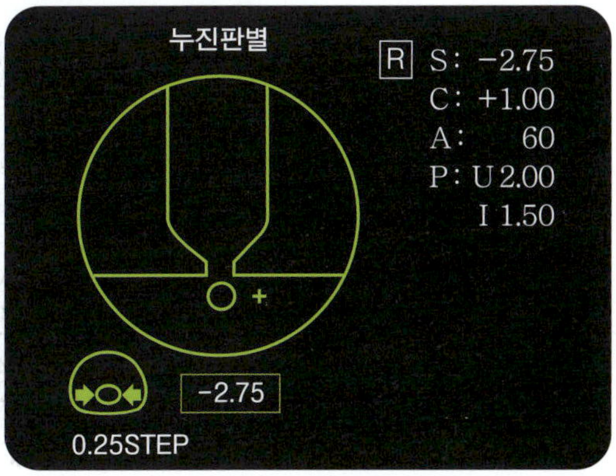

그림 8-78 원용부 측정화면

근용부굴절력의 측정은 스크린을 보면서 안경이 셋팅된 '렌즈 및 테 수평유지판(Lens & Frame Table)'을 '렌즈받침부(Lens Support)'에 가깝게 오도록 앞쪽으로 밀어 당긴다. [그림 8-79]와 같이 이동하면 가입도 수치가 변하는데 수치가 가장 많이 나타나는 곳에서 데이터를 저장한다.

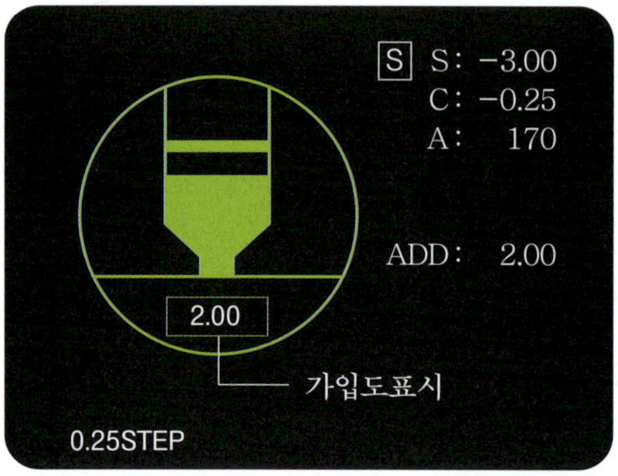

그림 8-79 'S−3.00D ⊂ C−0.25D, Ax 170°, Add 2.00D'의 측정화면

[그림 8-80]과 같이 십자형(+) 타깃상이 누진대영역(Progressive Zone)을 벗어나면 안경테를 좌우, 수평으로 움직여 누진대영역 안으로 넣도록 한다. 이중초점렌즈에서 설명한 바와 같이 원용부의 굴절력이 (±)4.00D 이상 이면 (+)면을 '렌즈받침부(Lens Support)'에 대어 원근용부의 물측정점굴절력의 차이를 측정하여야 한다.

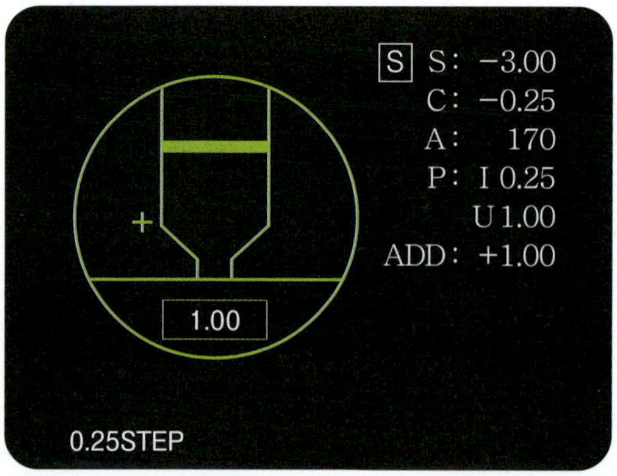

그림 8-80 누진대 영역을 벗어난 곳을 측정할 때

프리즘 측정

프리즘측정은 메뉴에서 [그림 8-81]과 같이 수평방향(B.I., B.O.)과 수직방향(B.U., B.D.)을 나타내는 직교좌표식을 선택하여 재는 형식과 [그림 8-82]와 같이 프리즘크기 P와 베이스 B의 방향을 나타내는 극좌표방식이 있다.

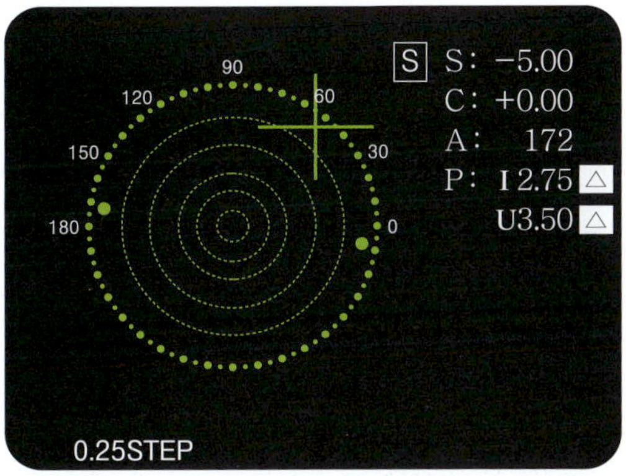

(프리즘 P표시의 I, O, U, D는 각각 B.I., B.O., B.U., B.D.임)

그림 8-81 '2.75△, B.I.' 과 '3.50△, B.U.'의 수평, 수직의 직교좌표식

두 화면 모두 안경렌즈를 움직여 십자타깃상을 프리즘처방에서 지시하는 크기와 방향으로 옮겨 인점하면 된다. [그림 8-81]에서는 '2.75△, B.I. ○ 3.50△, B.U.의 위치로 잡은것이고 이것을 [그림 8-82]에서 '4.50△, Base 52°'의 극좌표 형식으로 전환한 인점위치의 타깃상이다.

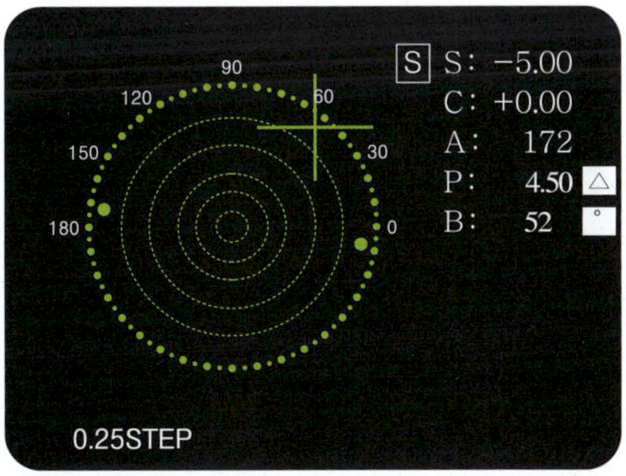

그림 8-82 처방표기 '4.50△, Base 52°'의 극좌표식

잘 쓰이는 형식은 아니지만 [그림 8-83]과 같이 프리즘굴절력이 작용하는 측정중심점과 광학중심점간의 수평, 수직 거리를 나타내는 표식이 있다. 메뉴에서 거리(*mm*) 모드를

취하면 ↑, →, ↓, ←의 수평방향의 화살표가 나타난다. 화살표방향으로 표시된 거리만큼 렌즈를 움직이면 광학중심점이 측정중심점, 즉 '렌즈받침부(Lens Support)' 중심에 다다른다는 것을 의미한다. 프렌티스식(Premtice' s Rule)을 이용하지 않고 거리와 프리즘디옵터 △ 관계를 자동으로 알 수 있다.

[그림 8-83]에 나타난 프리즘디옵터의 거리형식은 광학중심점이 측정중심점에서 3mm 좌, 2.5mm 위에 있다는 것이고, 광학중심점을 측정중심점 즉, 렌즈삽입부쪽으로 가져 오기 위해서는 렌즈를 움직여 십자타깃을 화살표 방향, 우로 3mm 아래로 2.5mm 움직이면 된다.

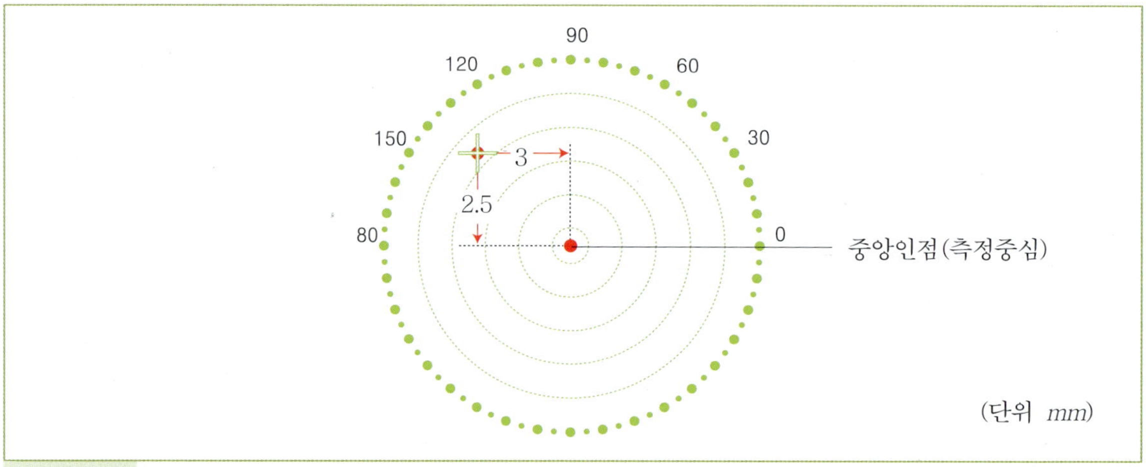

그림 8-83 X, Y 좌표식

하드콘택트렌즈(Hard Contact Lens)를 측정할 때는 콘택트렌즈용 렌즈받침부(Lens Support)'로 바꾼 다음 메뉴에서 하드콘택트(Hard Contact)를 선택하여 [그림 8-84]과 같은 L.C.D 스크린이 나오도록 한다.

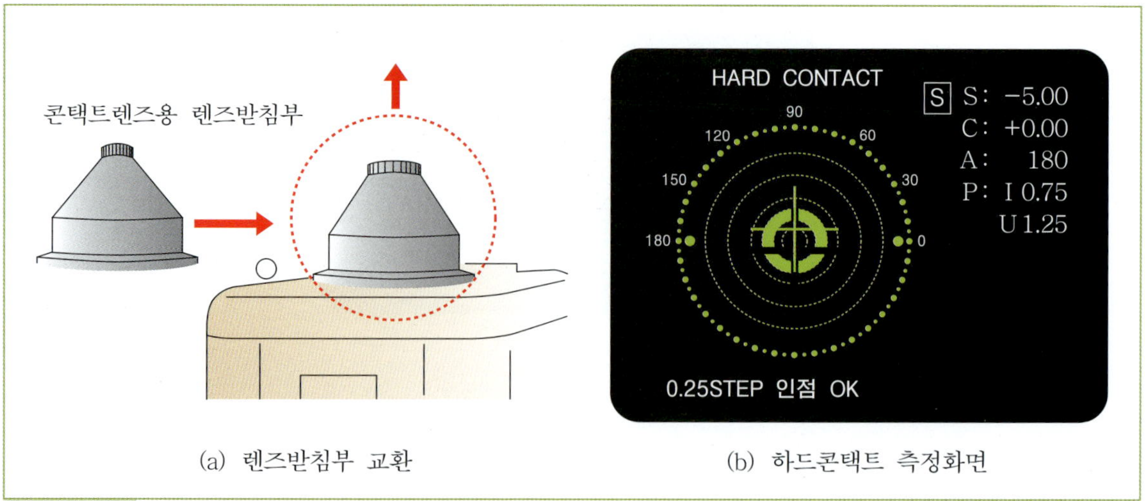

그림 8-84 하드콘택트렌즈 측정 스크린의 예

하드콘택트렌즈(Hard Contact Lens)를 렌즈의 (-)면이 '렌즈받침부(lens Holder)' 쪽으로 향하게 하여 [그림 8-85]와 같은 '콘택트렌즈받침접시' 에 올려놓고 받침접시를 '렌즈받침부' 에 씌운다. 그 후 측정방법은 단초점렌즈와 같다.

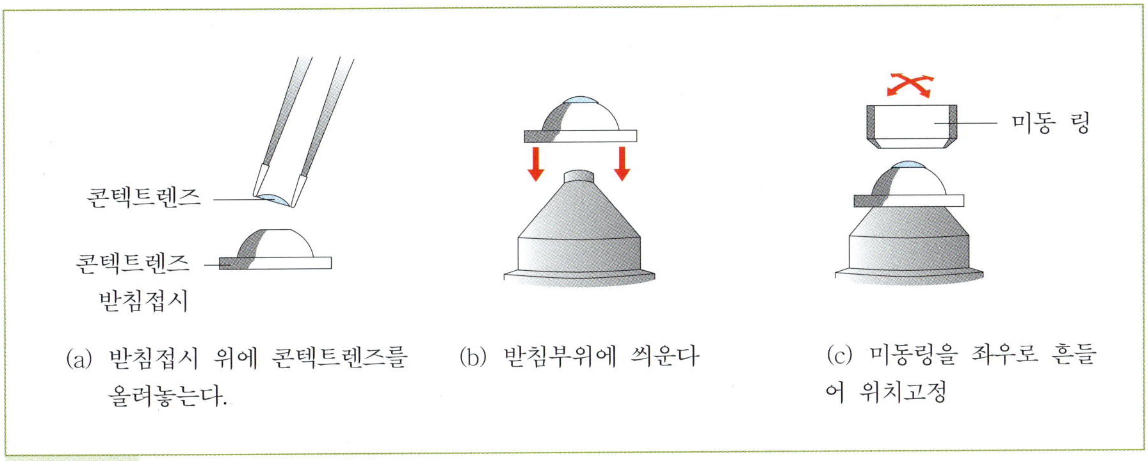

그림 8-85 하드콘택트렌즈 측정

구면의 소프트콘택트렌즈(Soft Contact Lens)는 메뉴에서 '소프트콘택트렌즈(Soft Contact Lens)' 를 선택하여 [그림 8-86]과 같은 화면이 나오도록 하여 측정한다. 난시교정용 토릭소프트콘택트렌즈는 하드콘택트렌즈 화면에서 측정한다.

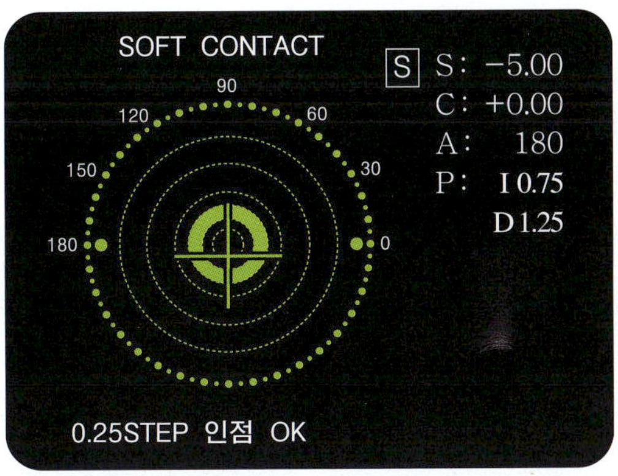

그림 8-86 소프트콘택트렌즈 측정 스크린

소프트콘택트렌즈는 표면의 수분을 없앤 다음 측정해야 한다. [그림 8-87]과 같이 전용 핀셋(Pinset)으로 집어 물기를 털고 종이로 싸서 수분을 흡수시킨다.

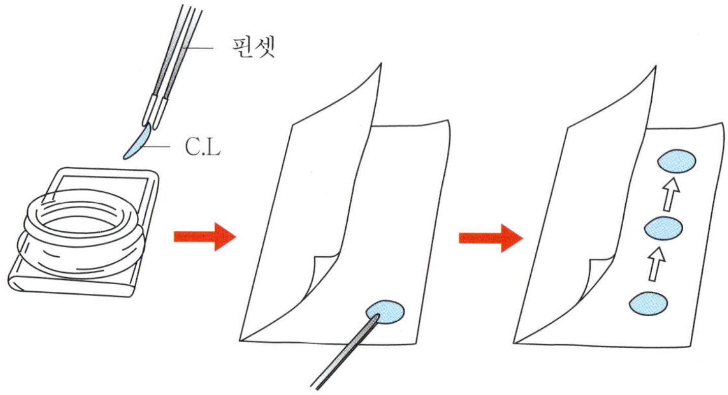

그림 8-87 수분제거

8.11 렌즈미터(Lensmeter) 사용시 주의할 점

㉮ 측정렌즈는 측정 전에 외관검사를 할 것. 흠, 이물질 부착, 왜곡, 코팅불량 등 외관검사를 하지 않고 측정하면 타깃상(Target Image)이 부정확하게 맺거나, 굴절력이 측정되지 않는 경우가 있다.

㉯ 굴절력 검사와 광학중심점 인점(Centration)시 회전 자유도가 있는 구면렌즈의 경우 [그림 8-88]과 같이 메이커의 숨김마크가 되도록 귀방향 윗쪽에 위치하도록 셋팅할 것.

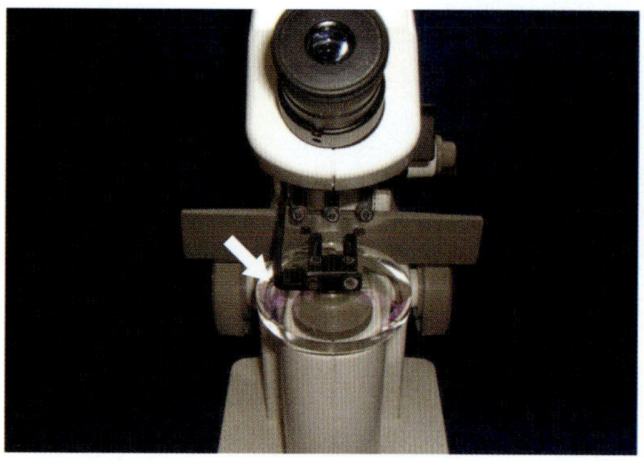

(a) 오른쪽 렌즈 인점위치

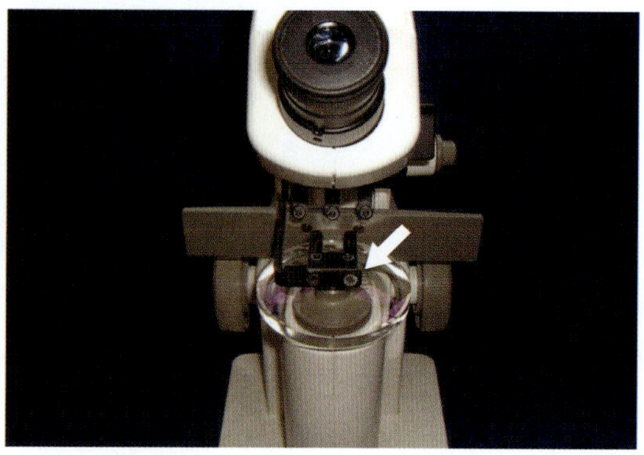

(b) 왼쪽 렌즈 인점위치

(화살표 위치에 숨김마크가 있다.)

그림 8-88 구면렌즈 인점시 메이커의 '숨김마크' 위치

㉰ 렌즈를 회전시키거나 이동시킬 때는 '렌즈받침부' 에 렌즈의 (-)면이 균등하게 밀착되도록 손에 힘을 주어 밀어가면서 움직일 것. 상하 이동은 손의 힘을 아래로 또는 밀어 주면서 '렌즈 및 테 수평유지판(Lens & Frame Table)' 의 '상하 조정레버(Lens Table Adjusting Lever)' 로 조정하고, 좌우 이동은 손으로 이동시킨다. 이동 후에는 반드시 '렌즈고정누름판' 으로 고정시킨다. '렌즈고정누름판' 으로 고정시키지 않으면 [그림 8-89]와 같이 측정시 렌즈가 경사되어 부정확한 상을 맺는다.

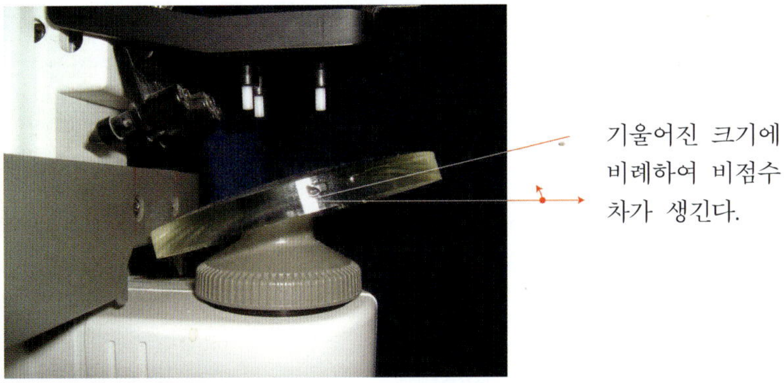

그림 8-89 렌즈받침부에 밀착되지 않는 렌즈

㉱ 인점한 후에는 [그림 8-90]과 같이 유성싸인펜 등으로 테에 넣었을 때 전면에서 본, 즉 타보(T.A.B.O.) 방향에서 렌즈 윗쪽 귀방향에 좌우 구별의 표시를 하여 조제가공이 끝날 때까지 좌우상하 혼동이 없도록 한다.

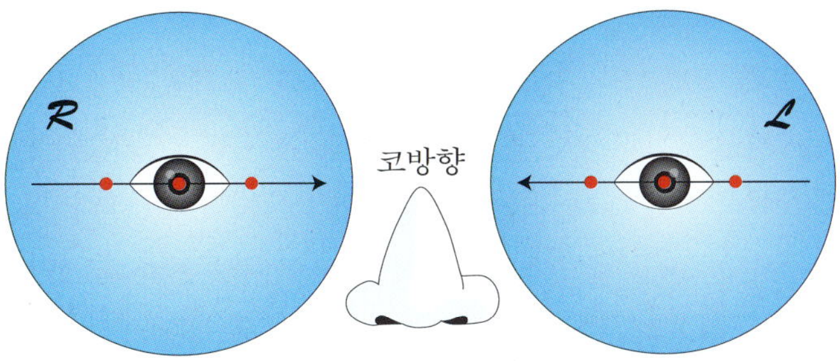

그림 8-90 좌우 상하의 혼동을 피하기 위한 표시

㉲ 좌(L), 우(R) 표시는 몸통 가변식 렌즈미터는 정면에서 보는 타보 방향이므로 [그림 8-91(a)]와 같이 인점 후 렌즈 윗쪽 귀방향에 한다. 그러나 프리즘처방 렌즈를 자동렌즈미터로 측정 인점했을때는 [그림 8-91(b)]와 같이 '렌즈 및 테 수평 유지판' 에 닿지 않은 반대쪽 바깥에 표기하고 테에 넣을 때는 그 표시가 윗쪽 귀방향에 오도록 해야 한다.

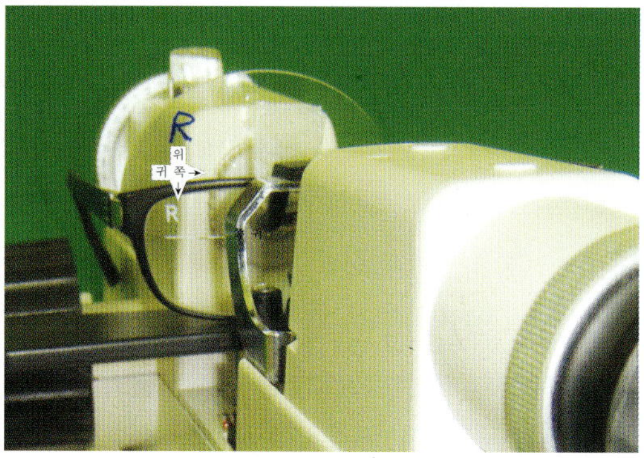

(a) 몸통 가변식 망원경 렌즈미터에서 인점된 오른쪽 렌즈의 R표시(타보식 방향)

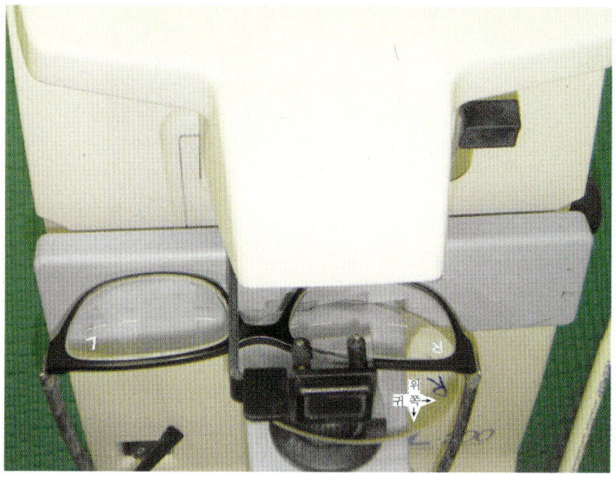

(b) 자동렌즈미터(Autolensmeter)에서 오른쪽 렌즈의 R표시 (반타보식 방향)

그림 8-91 안경테 놓는 상태에 따른, 프리즘처방 렌즈의 좌우표시 위치

㉥ 굴절력 ±0.50D 이하의 렌즈는 광학중심점이 렌즈의 기하중심점 근처에 있지 않는 것은 물론, 렌즈면에 존재하지 않을 수도 있다. 즉, 타깃상(Target Image)을 스크린의 중심에 옮기려고 렌즈를 아무리 움직여도 스크린 중앙까지 타깃상(Target Image)이 오지 않는다. 이는 프렌티스(Prentice) 공식을 살펴보면 알 수 있다. 굴절력이 약한 렌즈는 동일량의 프리즘 굴절력을 얻기 위한 거리가 굴절력이 약한 만큼 긴거리를 움직여야 한다. 실제로 렌즈 제작시 굴절력이 약하면 약할수록 광학중심점을 렌즈직경의 기하중심의 위치하도록 하는 작업이 어렵다. 가장자리에 위치하고 있는 광학중심점을 동공중심에 일치시키면 안경테의 '렌즈삽입부분' 전부를 렌즈면으로 커버할 수 없게 된다. 렌즈미터에서 가능한 한 타깃상(Target Image)를 중심부에 가깝게 옮겨놓고 인점한 후, 이 인점을 렌즈의 중앙에 임의로 평행이동시켜 가상광학중심점(Virtual Target Image)을 만들고 이를 기준으로 조제 가공한다. 굴절력

이 약한 렌즈의 기하중심점 부근의 임의의 위치를 가상광학중심점으로 간주하여 조제, 가공하여도 동공에 미치는 프리즘 굴절력의 영향은 작기 때문이다.

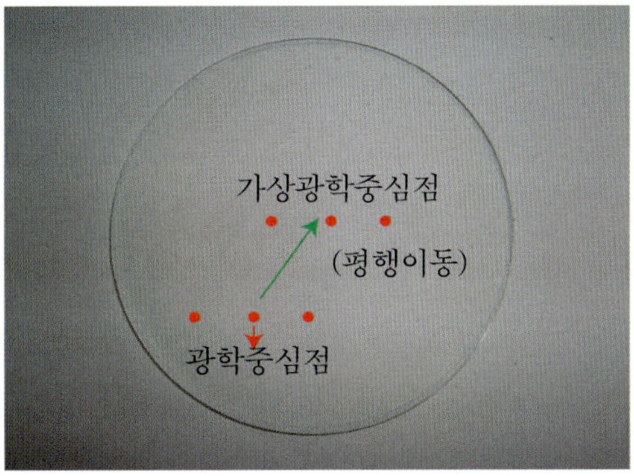

그림 8-92 약한 굴절력의 가상광학중심점 설치

렌즈미터는 다음의 내용을 알기 위해 응용하여 사용할 수도 있다.

두장의 실린더렌즈를 주경선을 교차 혹은 평행하게 중첩시키지 않고 사방향으로 겹치어 놓으면 전혀 다른 새로운 토릭렌즈가 된다.

복잡한 수식을 사용하여 계산하지 않아도 시험렌즈(Trial Lens) 두장으로 직접 측정해 보면 실제의 값을 알 수가 있다.

또, 구면렌즈를 심하게 경사시켜 기울려 보는 편이 잘 보인다는 경우는 난시가 있다는 증거이다. 눈의 안축에 렌즈를 경사되게 하므로 일어나는 비점수차를 이용하고 있다는 것이 된다.

그런데 비점수차의 양은 렌즈의 굴절력, 렌즈의 경사각의 정도, 전후면의 곡률 반경이 중요한 요소가 되어 간단히 계산하기가 어렵다. 그러나 렌즈미터에서 '렌즈받침대'에 경사각을 만들어 직접 측정함으로써 손쉽게 비점수차의 양을 알 수 있다.

9장 2중 및 3중초점렌즈

(Bifocal Lens, Trifocal Lens)

원근양용 다초점렌즈(Multifocal Lens)의 좋은 점은

첫째, 원거리에서 비정시(Ametropia)를 교정하고

둘째, 근거리에서 노안(Presbyopia)의 조절력을 보완하고

셋째, 누진굴절력렌즈(Progressive Addition Lens)에서는 근거리에 있는 글자를 양안주시(Binocular Fixation)할 때 불필요한 폭주를 하지 않도록 하여 자연스러운 자세로 원거리에서 근거리까지 사물을 보게 하고 외관상 단초점렌즈와 거의 차이가 없다는 것이다.

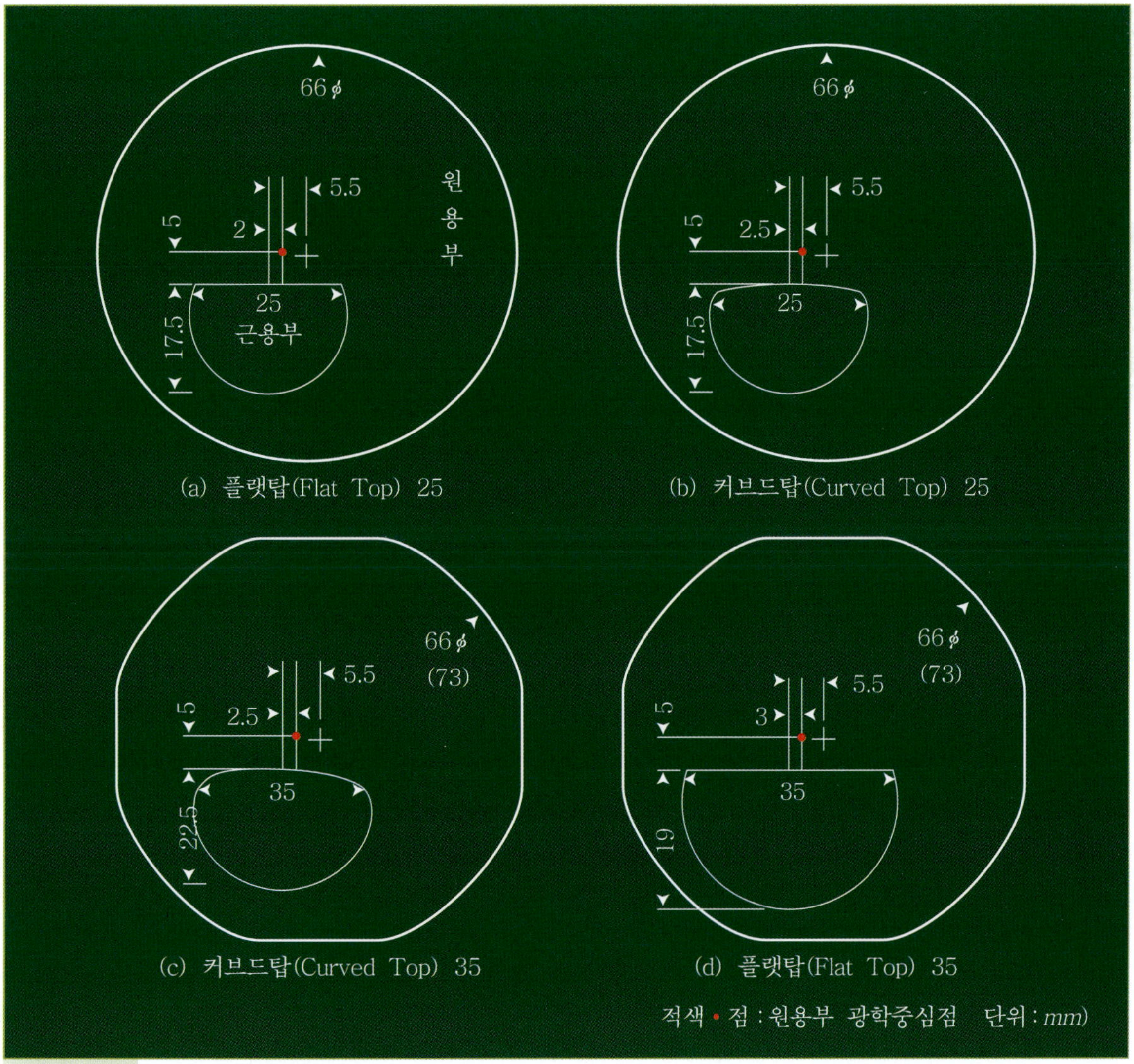

그림 9-1 2중초점렌즈(Bifocal Lens)

그러나 젊을 때처럼 온전히 만족스러운 시생활을 할 수는 없다. 단초점렌즈와 거의 같은 면적에 원거리, 중간거리 그리고 근거리를 동시에 만족시킬 기능을 가지고 있어야 하므로 단초점렌즈 보다 더 세심한 설계와 피팅을 하여야 한다.

종류는 서로 다른 굴절력(Refractive Power)의 수, 즉 초점(Focal Point)의 수에 따라 2중초점렌즈, 곧 바이포컬렌즈(Bifocal Lens), 3중초점렌즈, 곧 트라이포컬렌즈(Trifocal Lens) 그리고 누진굴절력렌즈(Progressive Addition Lens)가 있다.

2중초점렌즈(Bifocal Lens)는 1784년 벤자민 프랭클린(Bejamin Flanklin)이 처음으로 만들었다. 그 후 조절력이 아주 약해진 노안용으로 50*cm*~1*m* 의 중간거리까지도 선명하게 볼 수 있게 3중초점렌즈(Trifocal Lens)가 만들어지고, 계속해서 누진굴절력렌즈(Progressive Addition Lens)가 만들어졌다.

[그림 9-1]과 [그림 9-2]에 각각 2중초점렌즈와 3중초점렌즈의 일반적인 규격을 실었다.

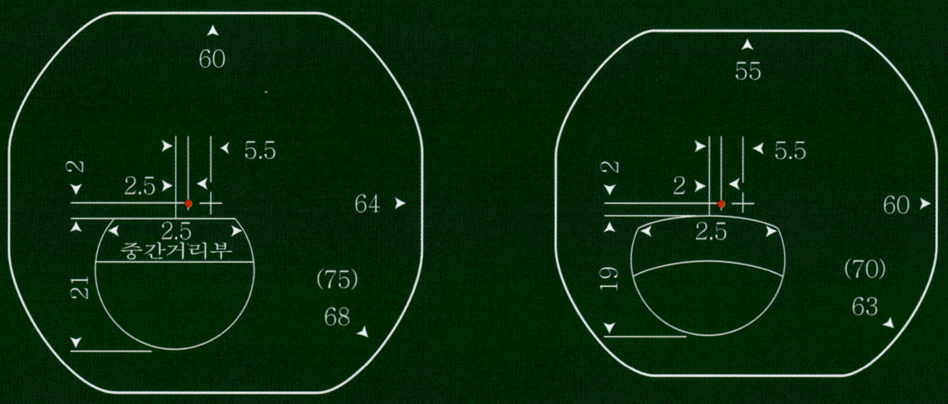

(a) 플랫탑(Flat Top) 25*mm*　　(b) 커브드탑(Curved Top) 25 *mm*

적색 • 점 : 원용부 광학중심점　단위 : *mm*)

그림 9-2　3중초점렌즈(Trifocal Lens)

9.1 2중초점렌즈(Bifocal Lens)설계

[그림 9-3]에 2중초점렌즈의 원용부와 근용부의 상대적 위치와 각부분의 이름을 실었다.

2중초점렌즈의 설계는 단초점렌즈(Single Vision)의 설계와는 다르다. 왜냐하면 설계 제원이 원용과 근용으로 복수여서 '원용 P.D.'와 '근용 P.D.' 그리고 '원용 Oh'와 '근용 Oh'를 동시에 만족시킬 수가 없기 때문이다.

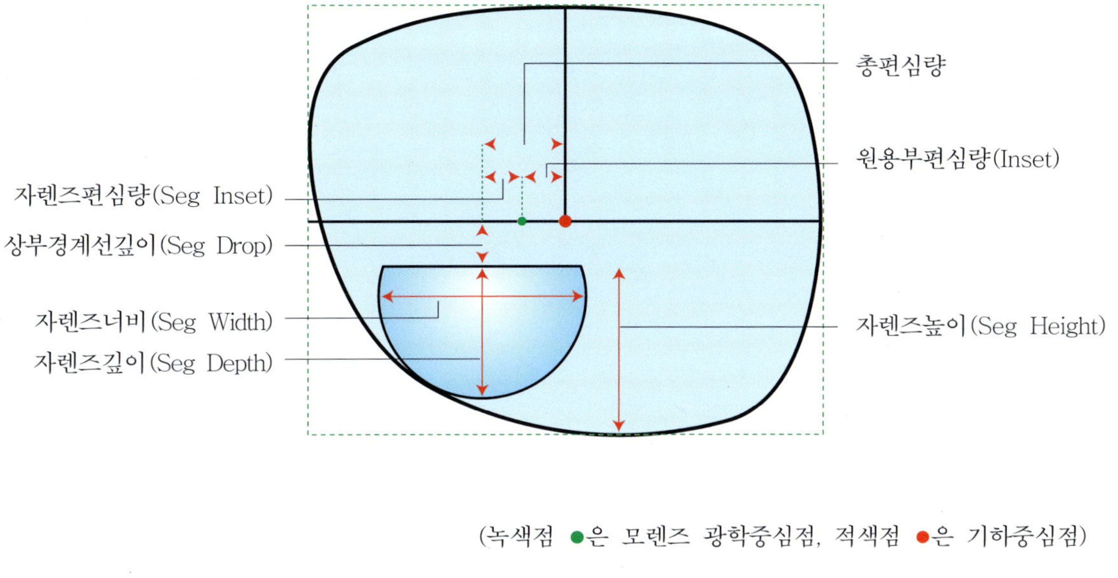

그림 9-3 이중초점렌즈의 각부분의 이름과 위치

원용부(Distance Portion)의 모렌즈(Major Lens)의 광학중심점을 기준으로 하여 원용 P.D.에 맞추어 조제하면 '근용부의 상부경계선'의 좌우 균형과 수평을 유지하지 못할 수 있다. 또, 근용부의 합성광학중심점을 기준으로 근용 P.D.에 맞추어 조제가공할 수도 없다. 왜냐하면 근용부의 합성광학중심점은 원용굴절력과 가입도에 따라 위치가 변하기 때문이다.

단초점과 같이 원용 P.D.에 맞추어 조제가공했을 때의 또 하나의 문제는 메이커의 랩(Lab)[1]에서 2중초점렌즈의 주문을 받고 제작할 때 코방향으로 자렌즈편심량(Seg Inset)[2]이 원용 P.D.와 근용 P.D.의 차만큼 되어야 한다. 그렇게 하려면 개인마다 다른 사양으로 만들어야 한다. 이는 대량생산을 하는데 어려움이 따르므로 메이커에서는 [그림 9-4]와 같이, 2*mm*, 2.5*mm*, 3*mm* 등으로 많아야 3개의 자렌즈 편심량으로 통일하여 만든다.

차선책으로 대부분 조제 및 가공 P.D는 근용 P.D. 값을 취하고 [그림 9-4]에서와 같이 근용부자렌즈(Segment of Near Portion)의 상부경계선의 중앙점을 가상광학중심점, 즉 설계점으로 하여 조제한다.

[표 9-1]에서 보는 바와 같이 우리나라 사람의 평균 독서거리 33*cm*와 원용기준 P.D. 60~65*mm* 에서의 근용 P.D.와의 차이값, 즉 자렌즈 편심량의 평균값에서 가장 많은 것이 2.5*mm* 이고 다음이 2*mm*와 3*mm*의 순서이다. 따라서 자렌즈편심량(Seg Inset)이 2.5*mm*인 2중초점렌즈가 가장 많다.

---

1) 랩(Lab, Laboratory) : 안경원으로부터 온 주문렌즈를 개별적으로 설계, 제작하는 메이커의 한 부서
2) 자렌즈편심량(Seg Inset) : 모렌즈의 광학중심점에서 자렌즈의 광학중심점까지 코방향의 수평거리(*mm*)

표 9-1 원용 P.D.와 작업거리에 따른 자렌즈편심량(Seg Inset)

근용작업거리(*cm*) / 원용 P.D.(*mm*)	40 *cm*	33 *cm*	25 *cm*	20 *cm*
55 *mm*	1.8	2.2	2.8	3.4
60 *mm*	2.0	2.4	3.1	3.8
65 *mm*	2.2	2.6	3.3	4.1
70 *mm*	2.3	2.8	3.6	4.4
75 *mm*	2.5	3.0	3.8	4.7

(단위 *mm*)

따라서 이와 같이 이미 자렌즈편심량(Seg Inset)이 정해져 만들어진 2중초점렌즈를 단초점과 같이 원용 P.D.를 기준으로 하여 원용부광학중심점에 맞추어 조제하거나 아니면 근용 P.D.를 우선하여 가상광학중심점인 자렌즈 상부경계선(Upper line of Seg)의 중앙점에 맞추어 조제하면 다른 한편의 P.D.가 맞지 않게 된다. 다초점렌즈에서 원용부의 모렌즈에 근용부의 자렌즈(Button Lens) 즉, 세그먼트(Segment)의 굴절력이 가해지므로 자렌즈의 광학중심점 자체는 조제 및 가공에서 광학적 요소로서 의미가 없고 모렌즈의 굴절력과 합성된 근용부의 '합성광학중심점'이 기준이 되어야 하는데 앞에서 설명한대로 이 위치가 가입도와 원용부 굴절력에 따라 변하므로 이 합성광학 중심점에 근용 P.D.을 맞추어 조제가공할 수도 없다.

원칙적으로는 원용 P.D.를 우선하여 단초점처럼 원용부의 광학중심점이 설계점(M.R.P.)이 되도록 조제 가공한다. 그리고 자렌즈편심량(Seg Inset)량 2 *mm*, 2.5 *mm*, 3 *mm* 가운데 원용부 P.D.에서 근용부 P.D.를 뺀값과 가장 가까운 값을 가지는 렌즈를 주문한다.

그러나 현장에서는 근용 P.D.를 우선 하여 조제한다. 좌우 원용 단안 P.D.가 크게 다를 때는 굴절력이 큰 쪽의 P.D로 통일하여 조제한다. 이렇게 자렌즈의 상부경계선의 중앙점을 가상적 광학중심점으로 하여 근용 P.D.를 기준으로 조제하면 근용부의 자렌즈는 좌우 대칭이 되고, 근용부 세그먼트의 상부경계선도 좌우가 바르게 정렬되므로 외관상 보기가 좋다. 원용 P.D.를 기준으로 하여 조제하는 원칙적인 방법은 렌즈와 규격이 메이커에서 발표한 수치대로 정확하다는 전제가 있어야 한다.

실제 메이커에서 제공되는 2중 및 3중초점렌즈의 원용부광학중심점이 발표된 위치에 오지 않을 때가 많다. 원용부의 굴절력이 ±0.50D 이하일 때는 더욱 그렇다.

또, 근용 P.D. 우선의 방법을 취하게 되면 광학적으로 좌우 모렌즈가 각각의 자렌즈에 미치는 프리즘 영향이 같거나 같지 않다 하더라도 적은 차로 생겨 양안시에 미치는 프리즘영향의 크기를 줄일 수 있다.

단, Ex(Executive Type, Bifield Type)형 2중초점렌즈는 원용부광학중심점과 근용부광학중심점이 수직방향으로 그 높이가 같은 수평선상에 있으므로 원칙대로 원용 P.D.를 기준으로 하여 조제가공한다.

흔한 경우는 아니지만 좌우로 긴 안경테에서 근용 P.D.를 기준으로 하여 설계하면 코방향으로 렌즈 전체가 이동되므로 테의 렌즈삽입부분중 귀방향이 렌즈로 커버되지 않을 수도 있으므로 렌즈직경이 큰 것으로 주문한다. 설계할 때 참고할 것은 프리즘오차는 원용부에 비해 사용빈도가 적은 근용부에서 많이 발생하도록 하여야 한다는 점이다.

주문된 또는 공개된 규격대로 완전하게 만들어 졌다고 하여도 원용부굴절력과 자렌즈의 굴절력의 차, 즉 가입도 차가 2.00D 이상으로 클 때는 근용 P.D.를 우선으로 하여 설계를 한다.

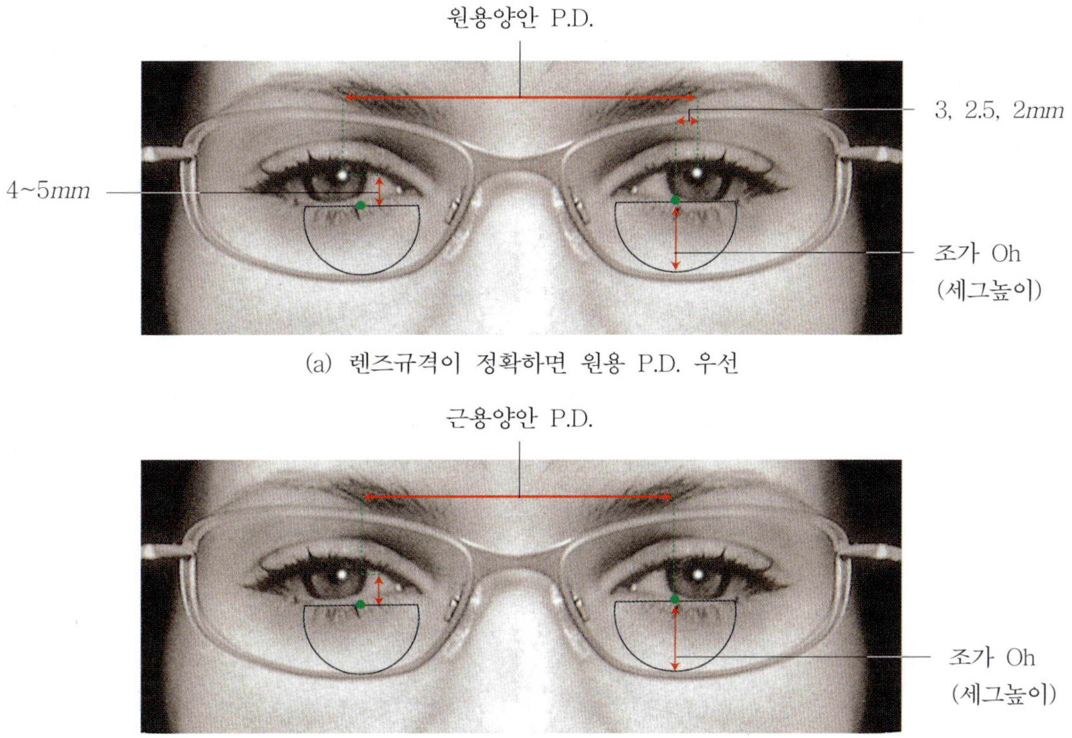

(b) 렌즈규격이 정확하지 않으면 근용 P.D. 우선

(녹색점 ●은 상부경계선중앙점, 백색점 ○은 원용부광학중심점 또는 프리즘처방점)

그림 9-4 2중초점렌즈의 조가 P.D. 설계

9.2 이중초점렌즈 광학중심점높이 Oh

2중초점렌즈에서의 가상광학중심점높이에 일치시킬 2중초점렌즈의 설계점(M.R.P.)은 앞의 근용 P.D. 맞추기와 같이 근용부 세그먼트 상부경계선의 중앙점이다. [그림 9-5]에서와 같이 안경테의 가장 낮은 하부 림(Rim) 또는 동공중심의 직하방 하부림(Rim)에서 근용부 상부경계선까지 높이를 세그높이(Seg Height)라고 한다. 세그높이(Seg Height)가 2중초점렌즈의 가상광학중심점높이 Oh값이 된다. 현장에서는 동공중심점 아래 하부림(Rim)에서 상부경계선까지 높이 Oh_2를 사용한다.

'세그높이(Seg Height)'의 측정 요령은 [그림 9-5]와 같이 '경사각 0°자세'에서 피팅된 안경테의 하부 림(Rim)에서 동공중심 아래의 각막윤부(Corneal Limbus) 또는 아래 눈꺼플(Lower Lid Margin)까지의 높이를 측정한다. 측정기구는 단초점 때와 같다.

이중초점렌즈를 조제가공하여 쓰면 [그림 9-4]와 같이 눈의 동공중심 아래 각막윤부 또는 아래 눈꺼풀에 이중초점렌즈의 근용부 세그먼트의 상부경계선이 닿게 된다.

이렇게 동공 아래 눈꺼풀에 근용부 세그먼트의 상부경계선이 오면 눈의 조준선이 원용부와 근용부사이를 이동하는데 불편이 적고 상부경계선이 조준선에 걸리는 것을 줄여서 원근거리에서 시야가 흐려지거나 상의 도약 현상(Image Jump)으로 인한 불쾌감을 덜게 된다.

실제 안경원 현장에서는 다음과 같이 나누어 '세그높이(Seg Height)'를 결정한다.

주로 원용으로 많이 사용하는 원용중시에서는 측정된 세그높이(Seg Height)값에서 2~3 *mm* 감한 값으로 조제하여 근용부 세그먼트 상부경계선을 아래 눈꺼풀보다 2~3 *mm* 내려 원거리를 볼때 근용부 상부 경계선에 시선이 걸리지 않도록 하고, 근용중시의 경우는 1~2 *mm*를 더하여 근용부 상부경계선이 근거리를 볼때 경계선에 걸리지 않도록 아래 눈꺼풀에 1~2 *mm*를 올라 온 위치에 오도록 설계한다.

근용부세그먼트의 상부경계선이 아래 눈꺼풀과 일치하게 되면 평균적으로 하안검에서 4~5 *mm* 위쪽, 귀방향으로 2~3 *mm*에 동공중심이 위치하게 된다. 따라서 [그림 9-4]에 (a)에서와 같이 이중초점렌즈를 근용 P.D.와 '세그높이'에 맞추어 쓰면 상부경계선의 중앙점으로부터 상방 4~5 *mm*, 귀방향 2 *mm* 또는 2.5 *mm* 그리고 3 *mm*에 원용부 모렌즈의 광학중심점이 오게 된다.

2중 및 3중초점렌즈의 성공적인 적응을 위하여 중요한 것은 '세그높이(Seg Height)'의 정확한 측정과 정확한 조제 및 가공이다.

9.3 세그높이(Seg Height)측정

안경사는 피팅된 안경테를 '경사각 0°자세'로 쓴 손님 앞에 마주 보고 서서 같은 눈높이로 자세를 맞춘다. 손님에게 안경사 눈높이와 같은 안경사의 코능선 쪽을 보도록 한다.

[그림 9-5]과 같이 안경자를 측면림(Rim)의 기울기에 맞추어 평행하게 세우고 안경자의 눈금 0점을 동공중심 바로 아래 눈꺼풀, 즉 하안검(Lower Lid Margin)에 맞춘다. 동공중심 아래쪽 안경테의 림(Rim)까지, 또는 가장 낮은 하부림(Rim)의 위치까지 거리의 눈금 수치에 산각 깊이 0.5 *mm*을 더한 값이 세그높이(Seg Height), 즉 가상광학중심점높이 Oh이다.

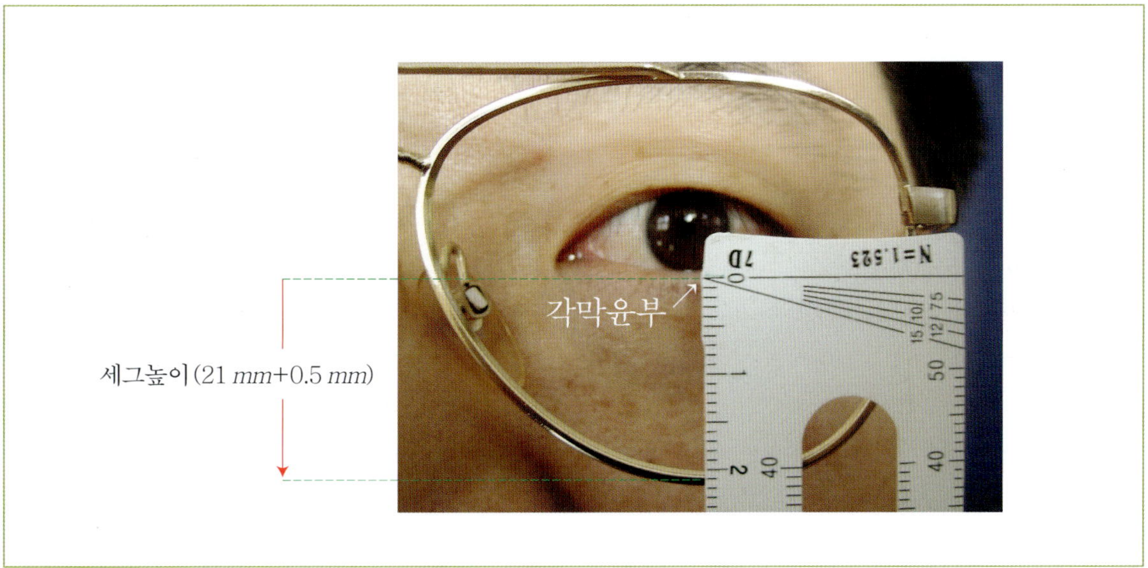

그림 9-5 안경자로 세그높이(Seg Height)측정

실제로는 하안검은 눈을 크게 또는 작게 뜨는가에 따라 그 위치가 변화되기 쉬워 불안정하므로 동공 아래 각막윤부(Lower Corneal Limbus)를 측정 기준점으로 삼는 것이 좋다.

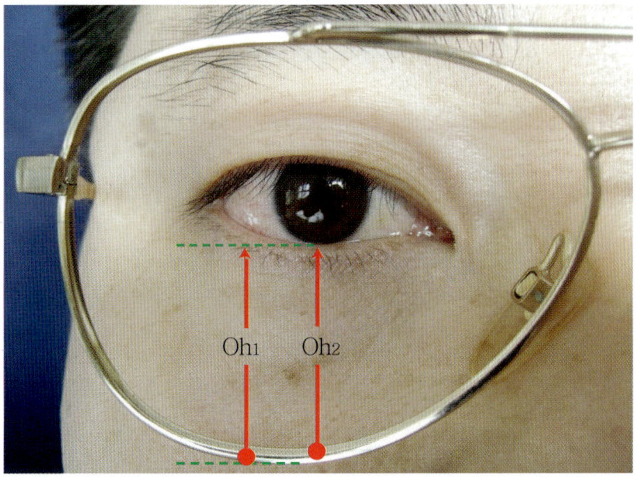

그림 9-6 두개의 광학중심점높이 Oh_1과 Oh_2(현장에서는 Oh_2를 택한다.)

단초점렌즈의 '인점에 의한 방법(Dotting Method)'과 같이 안경테의 더미렌즈(Dummy Lens or Glazed Lens)에 유성사인펜으로 좌우 동공 아래의 각막윤부(Lower Corneal Limbus)에 직접 인점하여 수평선을 긋는 방법도 있다.

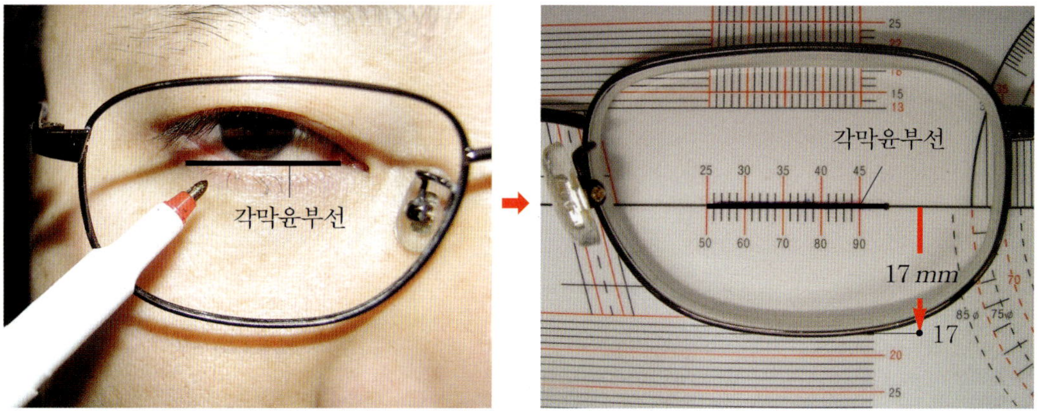

(a) 각막윤부 선긋기로 세그높이 결정

(b) 세그높이 측정(17 *mm*)

그림 9-7 각막윤부 선긋기로 세그높이 측정

인점 후 수평선을 긋는 방법으로 세그높이(Seg Height)가 맞는지를 손님 스스로가 확인하게 할 수 있다.

손님에게 일반적인 독서자세를 취하게 하여 글자를 읽도록 한다. 유성사인펜으로 그은 세그먼트 상부선의 위치가 좋은지 스스로 판단하도록 한다. 만약 수평선의 위치를 확인하기 어렵다고 하면 그은 선 아래 부분을 유성사인펜으로 검게 칠하여 보도록 한다. 근용부를 통해 보면 어둡고 원용부를 통해 보면 투명하고 깨끗하게 보이므로 더미렌즈에 그은 상부경계선의 위치가 높은지, 낮은지 아니면 맞는지를 쉽게 판별할 수가 있다. 높거나 낮으면 수정해서 다시 선을 그려 위와 같은 동작을 반복하여 정확한 세그먼트 상부경계선위치, 즉 세그높이(Seg Height)를 정한다.

더미렌즈(Dummy Lens) 또는 투명형판이 없으면 투명테잎을 이용한다.

이전에 불편없이 쓰던 2중 또는 3중초점렌즈 안경의 세그먼트 상부경계선의 위치에 새로 만든 안경테의 2중 또는 3중초점렌즈의 세그먼트 경계선이 오도록 하려면 [그림 9-8]과 같이 지금까지 쓰던 2중초점안경을 쓰게하고 '각막윤부 또는 하안검'에서 근용부상부경계선까지의 거리를 측정한다. [그림 9-8]의 (a)에서는 2 *mm*이다. 새 안경테를 쓰게 하고 세그높이(Seg Height)를 측정한다. [그림 9-8]의 (b)에서는 22 *mm*이다. 측정한 '세그높이'에서 앞서 측정한 하안검에서 쓰고있는 안경의 근용부 상부경계선까지의 거리를 빼거나 더해준다. 따라서 [그림 9-8]에서는 22 - 2 = 20 *mm*이다.

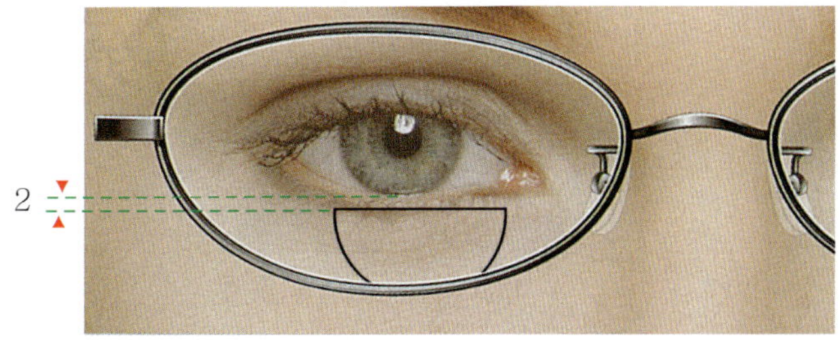

(a) 편한 구안경

- 세로높이
22 −2=20mm

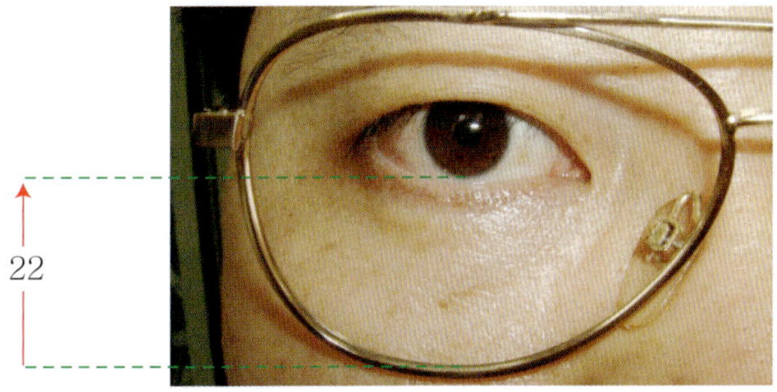

(b) 새 안경테

(단위 : *mm*)

그림 9-8 편한 구안경의 상부경계선 위치 이용하여 세그높이 구하기

세그높이 측정에는 [그림 9-9]과 같이 **삽입스케일**을 이용하는 방법이 간편하고 정확하다. 삽입스케일로 측정하면 안경자를 사용할 때와는 달리 측정값에서 0.5 *mm*를 더할 필요가 없다. 삽입스케일 측정방법의 또다른 이점은 좌우 두눈의 세그먼트 상부경계선 높이를 동시에 비교하기가 쉬운 점이다.

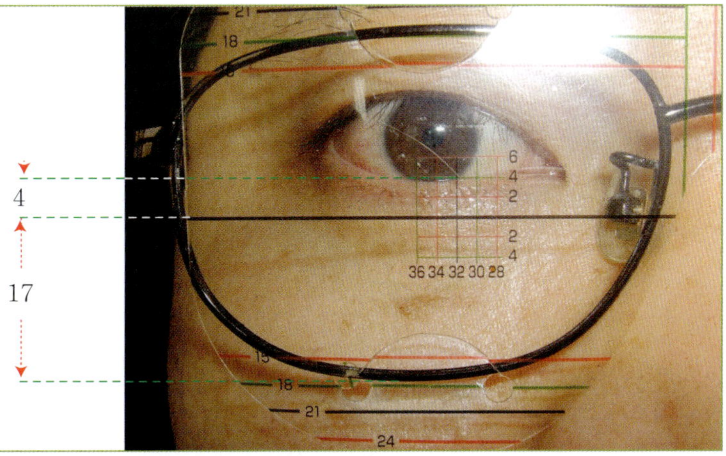

그림 9-9 삽입스케일을 사용한 세그높이 측정(17 + 4=21 *mm*가 세그높이)

2중초점이나 3중초점 세그높이는 좌우 두 눈을 따로 따로 측정해야 한다. 만약 한쪽 눈이 다른 쪽 눈보다 낮거나 높은데 근용부세그먼트의 상부경계선이 똑같은 높이에 있으면 흐리게 보이는 곳이 생긴다.

좌우 양눈의 눈높이가 다를 때 세그높이(Seg Height)를 정확하게 정하는 방법은 위에서 설명한 더미렌즈나 형판 그리고 투명테이프에 선을 긋는 **선긋기 방법**을 사용한다. 구체적인 요령은 정확하게 피팅된 안경테에 인점에 의한 선긋기 방법으로 대략적인 세그높이에 수평선을 긋고 직전방 안경사의 눈높이 코능선을 바라보게 한다. 손님의 머리를 서서히 뒤로 젖혀 가면서 처음으로 그은 수평선에 조준선 닿으면 흐려진다. 좌우 눈을 차례로 가리면서 어느 쪽 눈이 먼저 수평선에 닿게 되는지를 살핀다. 동시에 닿지 않으면 다시 수평선의 높이를 조정하여 긋고 좌우 시선이 형판에 그은 수평선에 동시에 닿도록 한다.

좌우안의 원용부처방값과 가입도값이 같고 수직사위 교정을 위한 베이스업(B.U.) 또는 베이스다운(B.D.)처방이 있을 때 프리즘처방을 하면 조준선이 프리즘의 꼭지점(Apex)쪽으로 향한다. 따라서 각막윤부까지 측정된 높이에서 프리즘에 의한 조준선이동량 만큼 더하거나 빼어 최종 '세그높이'로 하여야 한다. [그림 9-10]의 '1△, B.D.' 처방에서와 같이 안경렌즈의 후면에서 눈의 안구회선점까지의 거리를 25 *mm*으로 두면 비례식 '10 : 1025 = h : 25' 에서 1△ 위로 시선이 이동했을때 안경렌즈의 시점까지의 위치이동량 h는 약 0.25 *mm*임을 알 수 있다.

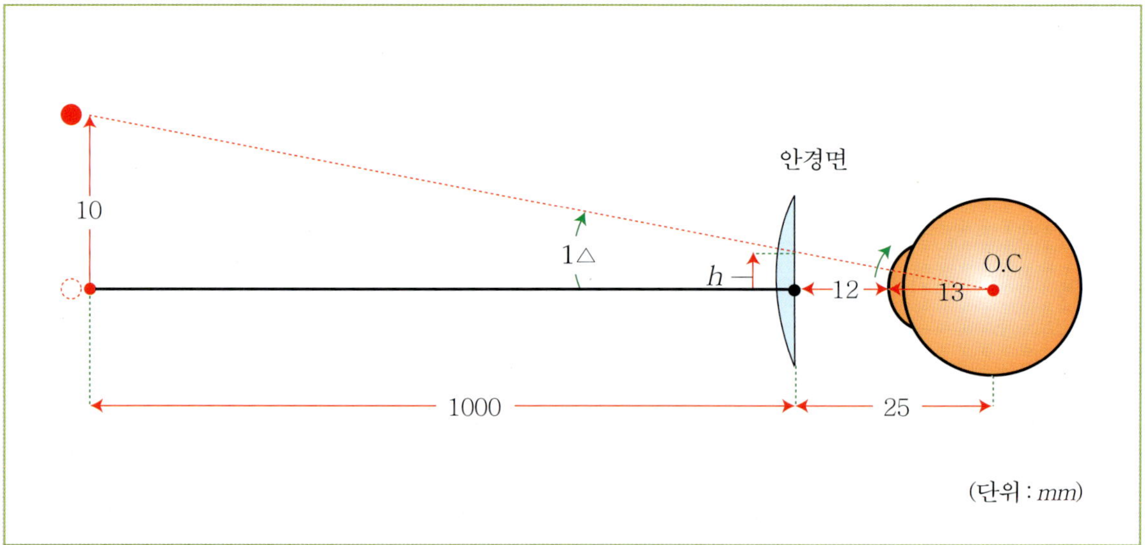

그림 9-10 '1△, B.D.' 처방에서 세그높이 변화량

1 *m* 주시거리에서 1 *cm*의 조준선이 위로 이동하는 회전각이 1△이다. 따라서 1△에 시선이동량은 약 0.25 *mm*이다.

예를 들면 좌우 같은 처방값에서 오른쪽에만 'O.D. 4△,B.U.'의 프리즘처방이 되었을 때, 오른쪽 근용부 세그높이를 구해보자. 1△당 0.25 *mm* 위치 변동이 있으므로 4△이면 '4×0.25 = 1'이다. 베이스 방향은 B.U.이므로 Oh값은 하안검까지 높이에서 1 *mm* 내려야 한다.

하안검, 곧 아래쪽 각막윤부에 근용부상부경계선 오도록 하는 것이 일반적이고 기본적이지만 다음 요인들이 최종 위치결정에 영향을 끼치게 된다.

가장 많은 영향을 끼치는 것은 자세이다. 머리와 허리를 뒤로 젖혀 걷는 사람들이 원거리를 볼 때 머리를 뒤로 젖힐수록 상부경계선이 위로 올라가기 때문에 기본적인 근용부 세그높이(Seg Height)로는 상부경계선이 눈에 걸리게 된다. 이런 사람들에겐 세그높이를 낮추어야 한다. 반대로 위에서 내려다보는 자세를 가진 사람은 세그높이를 약간 올려주어야 한다.

요즘은 많이 쓰고 있지 않은 원형 세그먼트(Round Seg)는 플랫탑 세그먼트(Flat Top Seg)보다 1 *mm* 정도 위로 근용부 상부경계선을 위치시켜야 근용부 시야가 넓어진다.

'세그높이'의 미조정은 테의 경사각(Pantoscopic Angle), 정점간거리(Vertex Distance) 그리고 코받침(Nose Pad)으로 할 수 있다.

원방시에서 상부경계선에 시선이 걸려 불편할 때 등 근용부 세그먼트의 상부경계선을 내리려면 경사각을 크게, 정점간거리는 짧게 그리고 코받침을 좌우로 벌리거나 코받침지지(Clings, Pad Arm)를 위로 올려 코받침(Nose Pad) 위치를 위로 가게 한다.

근거리를 볼 때 시선이 상부경계선에 걸리거나 근용부 시야가 좁아서 불편할 때는 상부경계선 위치를 올리려면 위와는 반대로 미조정하면 된다.

처음으로 2중초점렌즈 또는 3중초점렌즈의 안경을 쓰면 익숙해질 때까지 어색하고 많은 위화감을 느끼게 되어 중도에 사용을 포기하는 손님들이 있는데 이는 대부분 안경사가 쓰기 전 주의사항을 설명하여 주지 않았기 때문이다. 단초점안경을 쓰고 있었거나 나안이였던 손님은 가까운 곳을 볼 때 시선을 아래로 약간 움직이고 동시에 고개를 숙여 보는 습관이 있다. 그러나 2중 또는 3중초점렌즈는 이와는 반대되는 움직임을 해야 된다.

첫째, 계단을 내려갈 때 원용부를 사용하기 위해서 지금껏 주로 시선을 아래 쪽으로 이동한 것과는 달리 고개를 충분히 숙여서 시선이 원용부를 지나도록 하여야 한다.

둘째, 독서 등 근거리를 볼 때 시선만 아래로 내려보거나, 약간 고개도 숙이고 시선을 내리는 종전과 반대로 시선만 크게 아래로 내리는 자세, 또는 턱을 앞으로 내밀어 시선을 독서물에 맞추는 자세를 취하여야 한다.

조제가공시 형판의 설계점(M.R.P.)과 일치시킬 2중 또는 3중초점렌즈의 세그먼트(Segment) 상부경계선의 2등분점(Center of Seg Top), 즉 근용 P.D. 우선의 가상광학중심점의 위치 잡기는 [그림 9-11]에서와 같이 끝이 가는 유성사인펜으로 근용부 세그먼트 상부경계선 양 끝점을 표시한다.

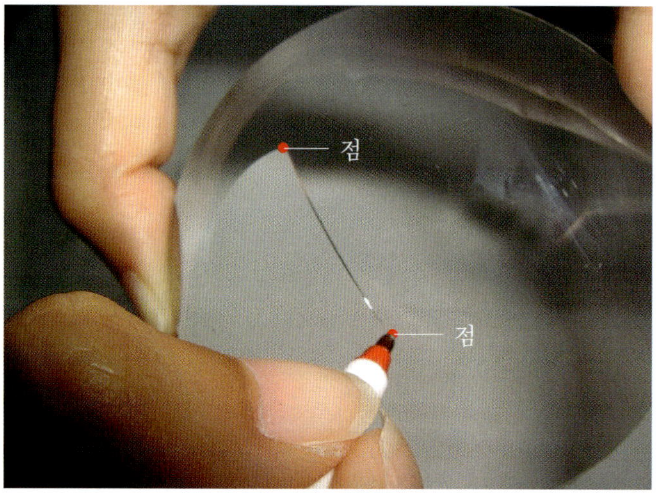

그림 9-11 상부경계선 양끝점 표시하기

세그먼트(Segment) 상부경계선의 양끝이 표시된 2중 또는 3중초점렌즈를 [그림 9-12]와 같이 '설계차트(Box-O-Graph)' 오른쪽 원형의 '직경확인 눈금자(Oversize Chart)'의 수평기준선에 양끝점이 오도록 놓고서 좌우 양 끝점의 수치가 중심점에서 좌우로 같은 길이가 되도록 맞춘다음 '직경확인 눈금자(Oversige Chart)'의 중심점과 일치하는 곳에 점을 찍는다.

이점이 상부경계선의 2등분점(Center of Seg Top), 즉 가상광학중심점이 된다.

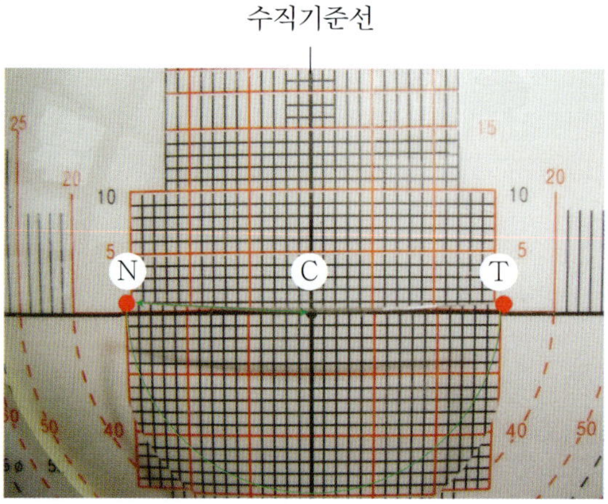

(a) NC=CT가 되게

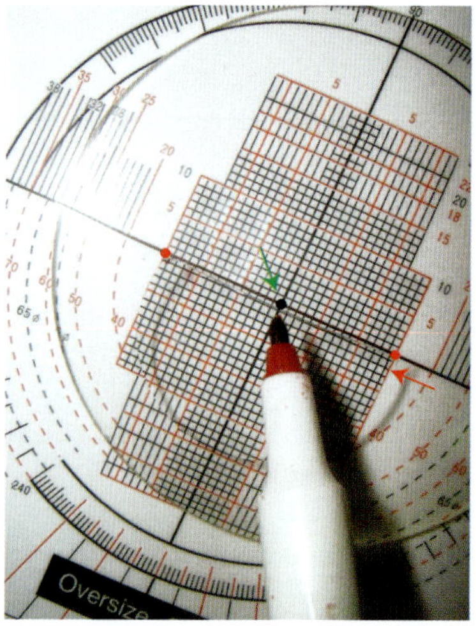

(b) 상부경계선 2등분점 인점

그림 9-12 2중초점렌즈의 가상광학중심점 인점

안경테의 렌즈삽입부 크기 전체를 커버할 2중초점 및 3중초점렌즈의 '최소직경'을 구하기 위해서는 설계차트(Box-O-Graph)를 사용하여야지 단초점렌즈에서 사용한 공식에 의해서 계산으로 구하여서는 안 된다.

[그림 9-13]은 오른쪽 근용 P.D. 즉 N.R.P.D.가 31 *mm* 이고 세그높이(Seg Height) Oh_2가 19 *mm* 일 때 설계차트에 선택한 테에 맞는 최소직경을 구하기 위해 세팅한 그림이다. 테의 렌즈삽입부의 림(Rim)의 귀방향 윗 쪽 모서리가 가장 바깥 쪽이고, 직경눈금 70 *mm* φ에 닿고 있으므로 필요최소직경은 70 *mm*가 된다.

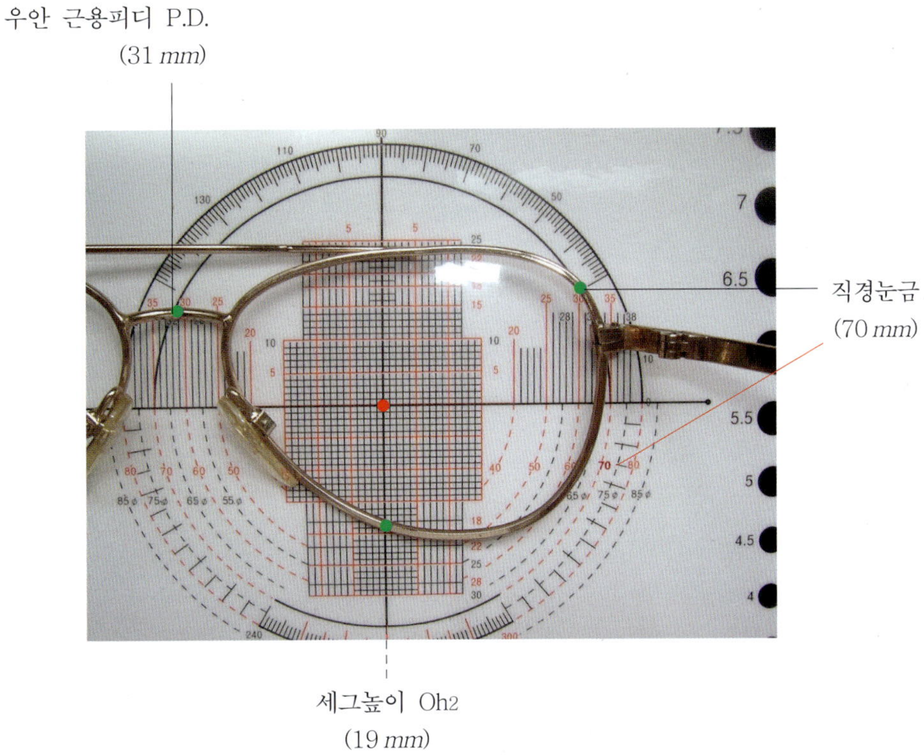

그림 9-13 2중 또는 3중초점렌즈 최소직경 구하기

더미렌즈(Dummy Lens) 또는 투명형판에 직접 인점하거나 삽입스케일로 높이를 측정하여 설계점을 설정하는 것이 일반적이지만 종이형판을 사용하여 설계점을 구하는 방법을 참고적으로 [그림 9-14]에 실었다. 그 요령은 종이형판을 사용한 단초점렌즈의 설계점 구하기와 같다.

종이형판의 수직기준선을 이용하여 측정한 오른쪽 '간이 F.P.D.'는 33 *mm* 이고, 오른쪽 조가 근용 P.D.는 30 *mm*이므로 형판의 수직기준선의 수평이동방향의 크기는 귀방향으로 3 *mm* 이다. 다시 세그높이(Seg Height), 즉 가상광학중심점높이 Oh2가 14 *mm* 이므로 형판을 상하로 움직여 형판 아래 가장자리 림(Rim)과 그래프 수직기준선이 만나는 교점이 눈금 14 *mm*에 오게 한다.

형판위에 각도기의 90°의 수직기준선과 0-180°의 수평기준선을 각각 원형설계그래프의 수직기준선과 수평기준선에 일치시켜 놓고 각도기의 수평선 중앙과 좌우에 뚫은 설계점 구멍을 통하여 인점한다.

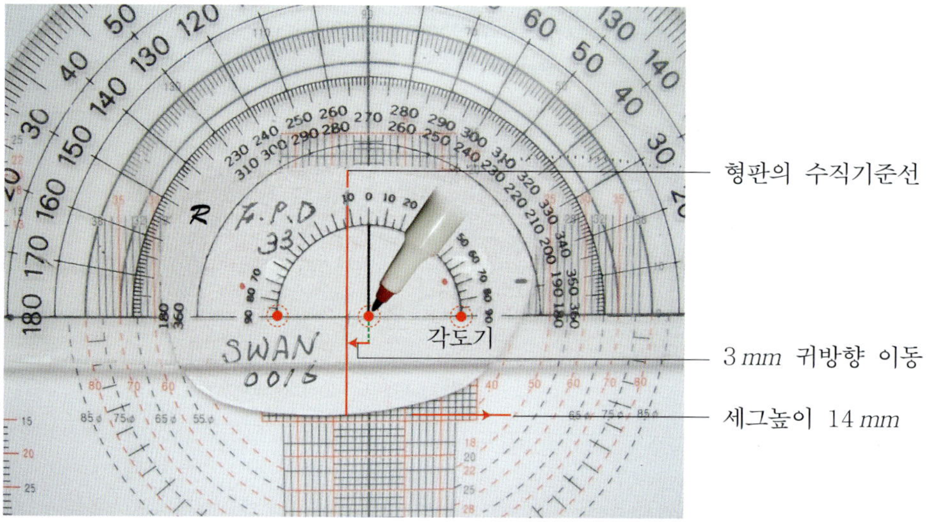

그림 9-14 종이 형판을 사용한 2중초점렌즈의 설계점 구하기

9.4 슬래브업(Slab-off) 가공렌즈

굴절부등시(Anisometropia)인 사람이 원근양용 다초점렌즈를 쓰고 양안으로 근용부를 통하여 가까운 곳을 양안선명단일시를 하려 할 때, 양안시선이 지나는 좌우 근용부의 시점에서 좌우 모렌즈의 교정값의 차이로 눈에 미치는 수직방향 프리즘굴절력의 차가 생겨 융합기능에 부담을 준다. 즉, 광학적으로 부등사위(Anisophoria)가 된다. [그림 9-15]와 같이 좌우 렌즈 중 어느 한 쪽에 근용부의 상부경계선을 기준으로 근용부에 베이스업(B.U.) 효과가 나도록 하여 좌우 근용부에서 수직방향의 프리즘의 크기를 같게 하는 것을 슬래브업(Slab-off)가공이라고 한다.

슬래브업가공을 하면 근용부의 상부경계선에서 곡률중심점을 서로 다르게 한 구면이 만나게 되어 [그림 9-15]와 같은 턱선(Ledge Line)이 나타난다. 이 선을 슬래브선(Slab Line)이라고 한다.

3중초점렌즈의 슬래브선도 근용부 상부경계선에 오도록 가공하여야 한다.

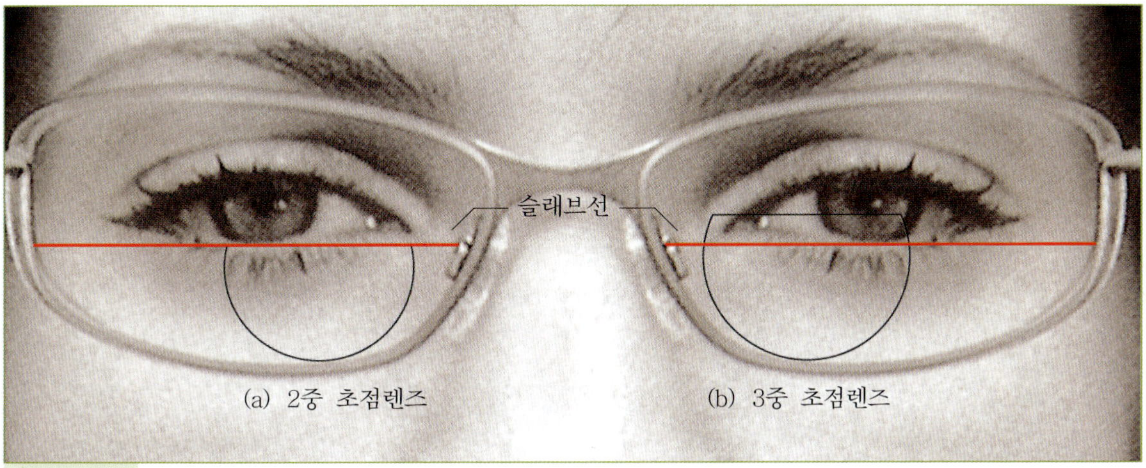

그림 9-15 슬래브선(Slab Line)

원용부 'O.D. : S-4.00D, O.S. : S-2.00D'에 좌우 가입도 Add가 2.00D의 처방에서 근용부시점(View Point)이 양안 모두 원용광학중심점 바로 아래 1*cm* 떨어진 곳에 있다. 원용부 모렌즈의 굴절력차로 인한 근용부시점에서 좌우안에 미치는 수직프리즘량을 구해보자. 스칼라형 프렌티스식(Prentice's Rule) 'P=*h*(*cm*)×D'에서 오른쪽 눈에 미치는 크기는 '1(*cm*)×4(D)=4△'이고, 왼쪽은 '1(*cm*)×2(D)=2△'가 된다. 원용부, 즉 모렌즈가 (-)굴절력을 가지므로 좌우 모두 B.D.의 영향을 받는다.

좌우안이 받는 프리즘량의 차 2△이 양안시에 미치는 프리즘(Prism)크기이고 이는 곧 양안시를 할 때 융합하기 위한 교정운동의 크기가 된다. 근용부 시점에서 이 2△의 차를 없애기 위하여 융착형 2중초점렌즈에서는 [그림 9-16]의 (a)의 ③과 같이 더미렌즈까지 포함하여 전체에 베이스다운(B.D.)효과를 주기 위하여 윗부분 원용부를 깎어 연마한다. 다음 뒷면을 원용처방 굴절력이 나오도록 곡률반경 r_2로 연마한 다음 앞면 근용부에 있는 나머지 더미렌즈를 떼어낸다. 나머지 더미렌즈를 떼어내므로서 근용부에는 최종적으로 B.U.효과를 주게 된다. 근용부시점에서 좌우 프리즘크기를 같게 하려면 베이스다운(B.D.) 값이 2△ 큰, 곧 원용부 굴절력이 (-)방향으로 큰 오른 쪽 근용부에 '2△, B.U' 만큼 효과가 나도록 '슬래브업 가공'을 하여 좌우 모두 '2△, B.D.'의 크기가 되도록 맞춘다. 플라스틱의 동일재질형(Onepiece Type)로 된 Ex형 등의 '슬래브업' 가공은 [그림 9-16] (b)와 같이 뒷면에서 하여 근용부에 (a)와 똑같이 베이스업(B.U.)효과가 나도록 한다.

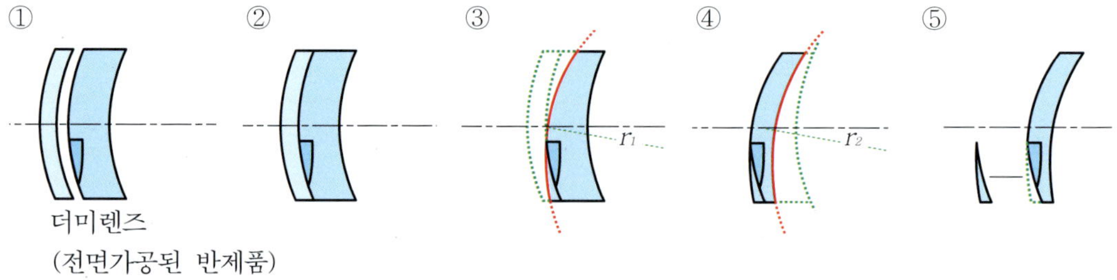

① 더미렌즈의 후면과 반제품 전면 같은 곡률로 연마
② 가공 2중초점 렌즈의 앞면에 접착
③ 전면 곡률반경 r_1으로 연마하면서 근용부는 더미렌즈가 없어지지 않는 베이스다운 프리즘효과 가공
④ 후면 곡률반경 r_2로 연마 프리즘제거
⑤ 근용부경계선 아래 더미렌즈 부분 떼어내어 근용부만 베이스업 효과

(a) 융착형의 앞면 가공

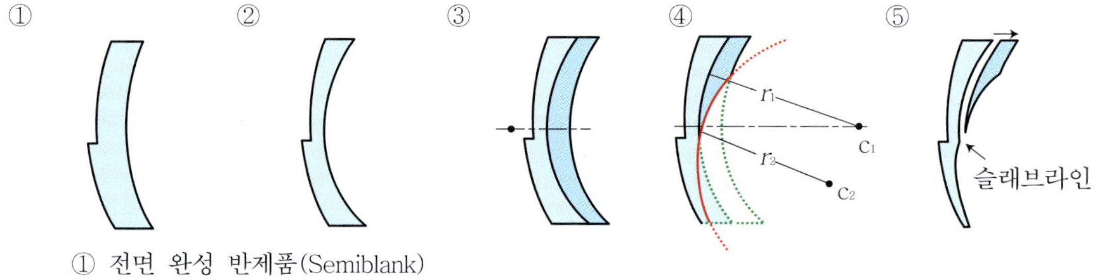

① 전면 완성 반제품(Semiblank)
② 뒷면을 r_1의 곡률반경으로 가공
③ 뒷면에 더미렌즈접착
④ 곡률중심 C_2에서 베이스업 효과가 나도록 곡률반경 r_2로 가공
⑤ 윗 더미렌즈 부분 떼어내어 원용부의 프리즘영향을 없앰

(b) Ex 등 플라스틱렌즈의 뒷면 가공

그림 9-16 슬래브업(Slab Off) 가공

9.5 이중초점렌즈의 합성광학중심점

근용부의 합성광학중심점은 자렌즈(Near Segment)의 프리즘크기와 이 자렌즈가 차지한 근용부(Near Portion)와 겹치는 모렌즈(Major Lens)의 프리즘크기가 서로 상쇄되어 근용부 전체의 프리즘굴절력이 0△이 되는 점이다. 근용부의 합성광학중심점은 자렌즈의 굴절력, 즉 가입도 Add와 원용부의 굴절력에 따라 정해지므로 그 위치는 유동적이다. 근용부를 렌즈미터의 렌즈받침부에 대고 선명타깃상을 스크린 중앙의 기준점에 오도록 하여 인점하여 합성광학중심점을 찾을 수 있다.

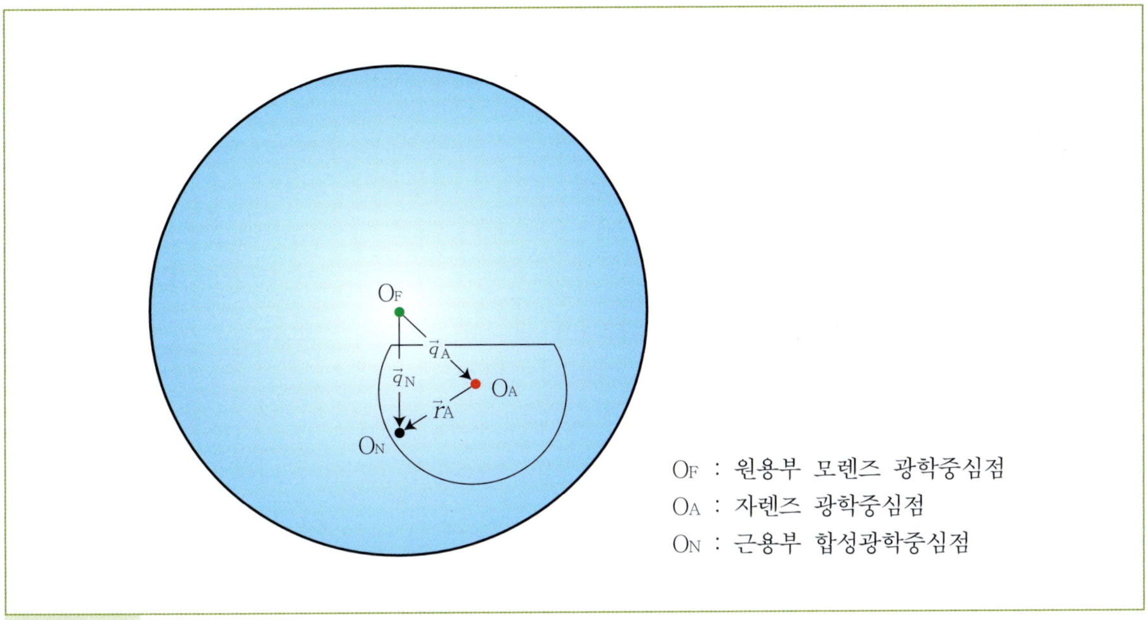

그림 9-17 근용부 합성광학점 구하기

따라서 2중초점 및 3중초점렌즈를 조제할 때는 근용부의 합성광학중심점의 위치를 알아내어 실제 시선이 지나는 근용부의 시점(View Point)에서 양안시에 미치는 프리즘 영향이 어느 정도인지를 고려하는 습관을 길러야 한다. 원용부가 구면렌즈인 [그림 9-17]에서 원용부 광학중심점 O_F으로부터 근용부 합성광학중심점 O_N 까지의 위치벡터를 $\vec{q}_N$ 원용부 광학중심점 O_F에서 자렌즈의 광학중심점 O_A까지의 위치벡터를 $\vec{q}_A$, 원용부의 구면굴절력을 S디옵터, 근용가입도 굴절력을 A디옵터로 두면 식

$$\vec{q}_N = \frac{A}{(S+A)}\vec{q}_A$$ [3]

가 성립된다.

벡터 $\vec{q}_F$와 $\vec{q}_N$은 시작점이 모두 모렌즈의 광학중심점 O_F로 같으므로 윗식에서 합성광학중심점 O_N은 O_F와 자렌즈의 광학중심점 O_A를 잇는 선상에 있게되고 원용구면굴절력 S값과 가입도 A값에 따라 다음 다섯 가지의 위치로 분류할 수 있다.

첫째, 원시교정용 이중초점렌즈에서는 원용부의 모렌즈 구면굴절력 S는 항상(+)이고 가입도 역시 (+)부호를 가지고 있어 윗 식의 분모(S+A)는 분자 A보다 크다. 따라서 $\vec{q}_N$은 $\vec{q}_A$보다 작고 같은 방향에 있어 합성광학중심점 O_N은 모렌즈의 광학중심점 O_F와 자렌즈의 광학중심점 O_A사이에 있다.

3) 합성광학중심점의 위치 $\vec{q}_N$ 의 공식 : 안경광학(OPTOMETRY) 185쪽

둘째, 원용부가 정시용인 이중초점렌즈에서는 원용부의 구면굴절력 S가 0D이므로 (S+A)는 A가 되어 윗식에서 $\vec{q}_N = \vec{q}_A$가 된다. 따라서 합성광학중심점 O_N은 자렌즈의 광학중심점 O_A와 일치한다.

근시교정용 이중초점렌즈에서는 다음 세가지 경우로 나뉜다.

첫째, 원용의 구면굴절력 S의 절대값이 가입도 A보다 작을 경우로 S의 부호가 (-)이므로 (S+A)는 (+)부호가 되고 전체 식의 부호는 (+)가 되므로 방향은 자렌즈 광학중심점 O_A쪽으로 향한다. 크기는 식에서 분모의 (S+A)가 분자의 A보다 작은 수가 되어 벡터 $\vec{q}_N$은 $\vec{q}_A$ 보다 크다. 따라서 합성광학중심점 O_N은 $O_F O_A$의 연장선상에서 자렌즈의 광학중심점 O_A보다 아래쪽에 위치한다.

둘째, 원용부 구면굴절력 S의 절대값이 가입도 A보다 클 때는 식에서 분모인 근용부의 굴절력(S+A)는 부호가 (-)가 되고 전체식의 부호는 (-)가 되므로 방향은 O_A쪽이 아닌 반대 방향인 윗쪽이 된다. 또 $\vec{q}_N$의 크기는 $\vec{q}_A$보다 크다. 따라서 합성광학중심점 O_N은 모렌즈의 광학중심점 O_F의 위쪽에 있다.

셋째, 가입도 A의 크기가 모렌즈의 구면굴절력 S의 절대값과 같을 때로 이 경우는 근용부 굴절력 (S+A)가 0이되어 윗 식에서 분모가 0이므로 식이 성립하지 않고 따라서 합성광학중심점 O_N은 특정한 위치에 있지 않다.

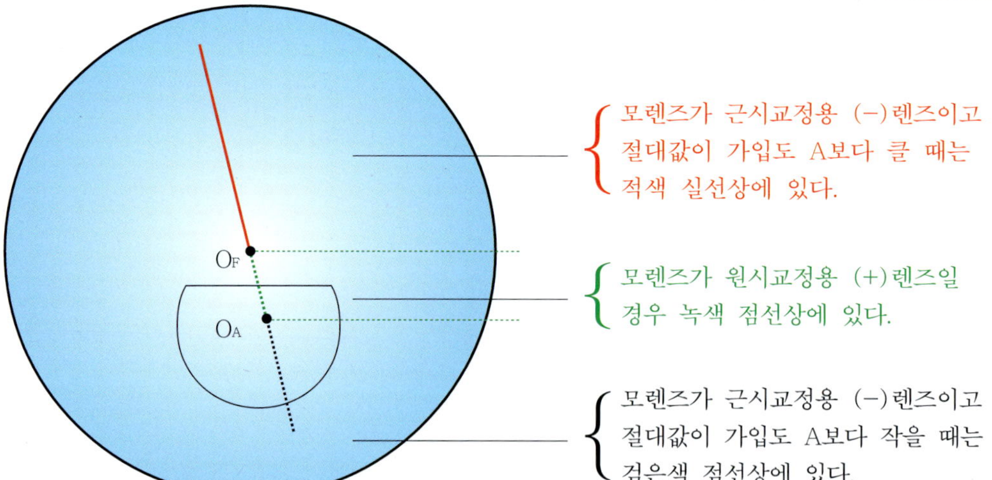

그림 9-18 모렌즈가 구면렌즈일 때 이중초점근용부의 합성광학중심점 위치

9.6 3중초점렌즈(Trifocal Lens)의 설계

3중초점렌즈(Trifocal Lens)는 누진굴절력렌즈가 사용되면서 우리나라에서는 거의 사용하고

있지 않으나 미국 등 선진국에서는 중간거리부의 시야가 넓어 여전히 많이 사용하고 있다.

3중초점렌즈의 종류와 그 규격을 [그림 9-19]에 실었다. [그림 9-20]은 직업용 특수 3중초점렌즈이다.

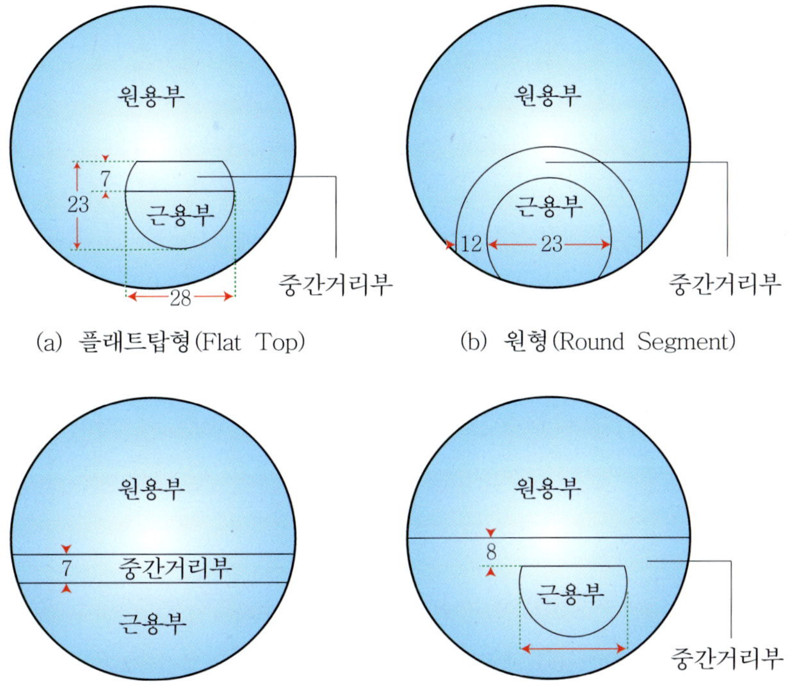

(a) 플래트탑형(Flat Top) (b) 원형(Round Segment)

(c) Ex형(Franklin Style) (d) Ex-플래트탑혼합형(EX Style)

(단위 : *mm*)

그림 9-19 대표적인 일반 3중초점렌즈의 종류와 규격

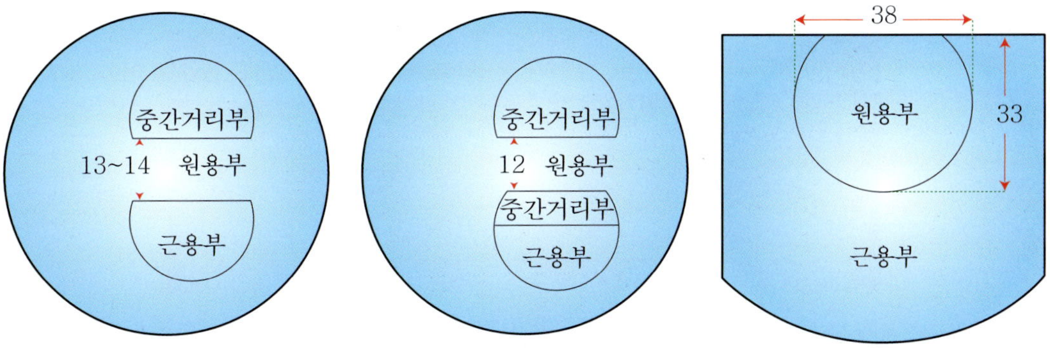

(a) 플래트탑 2중세그먼트렌즈 (Double S, Occupational Flat Top)

(b) 4중초점렌즈 (Quadralfocal)

(c) 근용중시 2중초점렌즈

(단위 : *mm*)

그림 9-20 직업용 특수 다초점 렌즈

조가 P.D의 설계는 2중초점렌즈와 같다. 즉, 좌우 중간거리부 자렌즈(Intermediate Segment)의 상부경계선의 중앙점을 가상광학중심점으로하여 근용 조제 및 가공 P.D.에 일치시킨다. 메이커에서 제조할 때, 특별히 주문한 렌즈를 제외하고는 중간거리부 가입도(Add)는 근용가입도의 1/2의 되도록 만드는 것이 일반적이다.

3중초점렌즈의 중간거리부 세그먼트의 상부경계선의 높이, 즉 세그높이(Seg Height)는 [그림 9-21]에서와 같이 일반적으로 하부림(Rim)에서 중간거리부의 상부경계선까지이다. 중간거리부의 상부경계선 위로 2 *mm*, 상부경계선의 중앙점에서 귀방향으로 2 *mm*, 2.5 *mm* 또는 3 *mm* 떨어진 곳에 원용부의 광학중심점이 오도록 만든다. 평균적으로 아래쪽 동공가장자리(Lower Margin of Pupillary)에서 위로 2 *mm* 위치에 동공중심이 있기 때문이다. 그러므로 중간거리부 세그먼트의 상부경계선이 동공중심점 바로 아래 동공가장자리에 오도록 설계하여야 한다.

렌즈규격이 정확하게 만들어 졌다면 원용을 우선시켜 원용 P.D.를 조가 P.D.로 하고 규격에 믿음성 없으면 근용을 우선시켜 근용 P.D.를 조가 P.D.로 한다.

그러나 2중초점렌즈의 조가 P.D. 설계에서 말한 것처럼 좌우렌즈의 상부경계선 평행성 유지 등 외관을 고려하여 근용 P.D.를 조가 P.D.로 하여 만드는 것이 일반적이다.

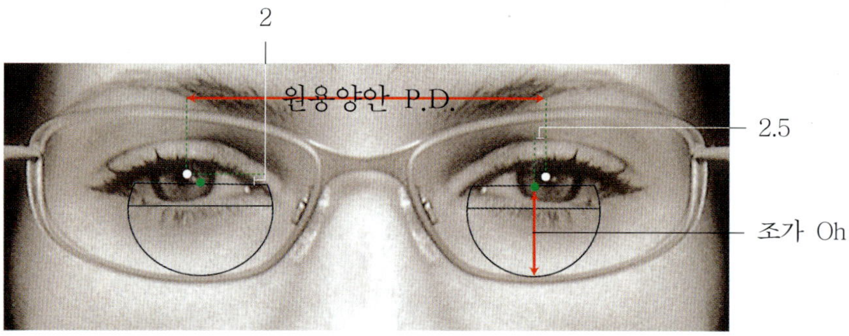

(a) 렌즈규격이 정확할 때 원용 P.D.로 조제

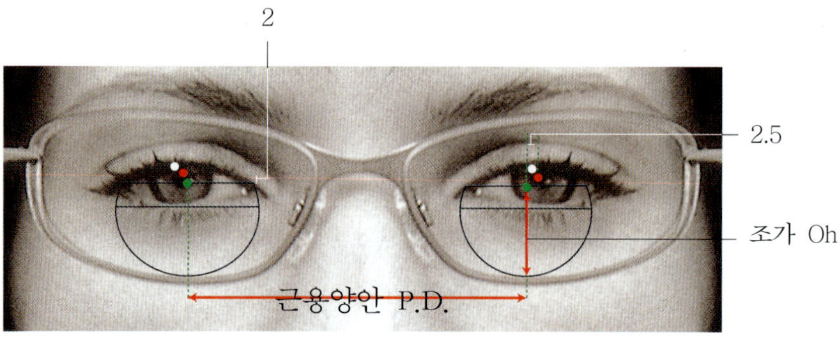

(b) 렌즈규격이 부정확할 때 근용 P.D로 조제

(백색 ○점 : 원용광학중심점 ●점 : 상부경계선중앙점 ●점 : 동공중심점 단위 : *mm*)

그림 9-21 3중초점렌즈의 조가 P.D. 설계 예

원거리와 근거리 뿐만 아니라 50 *cm* ~1*m* 정도의 중간거리도 선명하게 볼 수 있는 삼중초점렌즈 안경의 세그높이(Seg Height) 측정요령은 2중초점렌즈안경과 같다. 다만 설계점(M.R.P.)이 있을 위치가 [그림 9-21]의 녹색점(●)위치와 같이 **중간거리부 상부경계선**(Upper Line of Intenmediate Portion)의 중앙점이고 측정기준점은 [그림 9-22]과 같이 동공중심 바로 아래의 **동공가장자리**(Lower Margin of Pupil)이다. 손님에게 안경사의 코능선을 양안으로 보게 하여 측정하므로 **협동안운동**(SynKeinetic Eye Movement)으로 **축동**(Miosys)된다. 따라서 평상시 사용할 때 먼 곳을 양안주시(Fixation) 할 때는 동공이 확대되는 것을 생각하여 측정된 '세그높이' 에서 1 *mm* 정도 감하여야 한다.

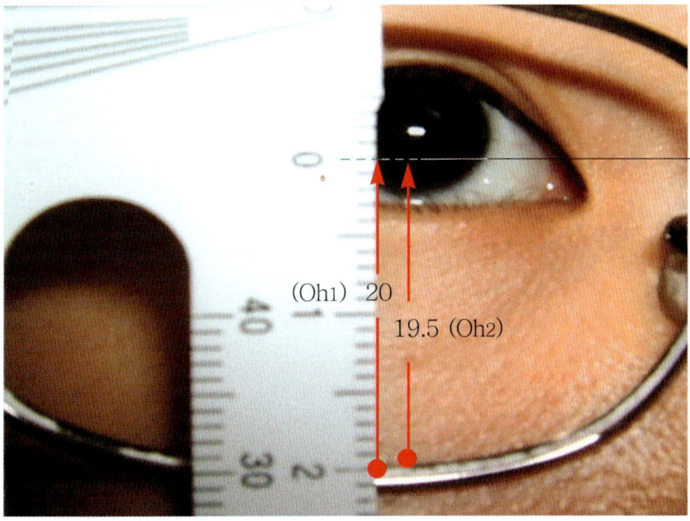

그림 9-22 3중초점렌즈의 세그높이(Seg Height)

즉, 동공가장자리에서 안경테의 하부림(Rim) 홈선까지의 측정값이 19 *mm* 이었다면 실제 3중초점렌즈안경의 중간거리부 세그높이(Seg Height)는 18 *mm* 가 된다.

2중초점렌즈에서와 같이 손님이 주체적으로 세그높이(Seg Height)의 적합 유무를 테스트할 수 있다. 유성사인펜으로 형판 또는 더미렌즈에 1차로 측정한 중간거리부와 근용부의 상부경계선의 두 선을 그린 다음 중간거리부를 검게 색칠한다. 중간거리부를 통해 보게 되는 물체는 색이 입혀진 채로 보이므로 높이가 맞는지 안 맞는지를 손님 스스로 판단할 수 있다.

3중초점렌즈안경은 렌즈삽입부의 상하 길이가 긴 안경테를 사용하는 것이 좋다.

이미 2중 또는 3중초점안경을 쓰던 사람이 새로운 2중 또는 3중초점안경을 만들어 원거리를 볼 때 근용부 또는 중간거리부의 경계선이 걸린다고 하면 세그높이(Seg Height)가 구안경에 비해서 높은 것이고, 머리를 기울여 봐야해서 목이 뻐근하다고 하면 상부경계선 높이가 낮은 것이다.

현재 쓰고 있는 2중초점렌즈안경에 아무 문제가 없었고 안경테만을 바꿀 때 연결부(Bridge)의 높낮이를 미조정하여 세그높이를 맞춘다. 연결부(Bridge)위치의 미조정은 코받침(Nose Pad)으로 할 수 있다.

[그림 9-20]의 (a)의 '더블세그먼트 3중초점렌즈(Double Segment Trifocal Lens)'는 위쪽의 중간거리부 세그먼트를 무시하고 아래쪽 근용부 세그먼트를 기준 삼아 지금까지와 같은 방법으로 세그높이(Seg Height)를 구한다.

이 렌즈는 위쪽 중간거리부의 하부경계선은 자동적으로 아래쪽 근용부 상부경계선보다 13~14 *mm* 정도 위에 있다. 위의 중간거리부의 시야 넓이가 충분치 못하다면, 눈 높이 위로 더 넓은 공간이 확보되는 안경테를 사용하든가, 아래쪽 근용부를 내려 위쪽 중간거리부 공간을 확보해야 한다. 위쪽 중간거리부 자렌즈의 최소 수직길이는 9 *mm*이다.

10장 누진굴절력렌즈 (Progressive Addition Lens)

10.1 누진굴절력렌즈의 구조와 규격

누진굴절력렌즈(Progressive Addition Lens)는 원근양용렌즈로 사용되는 다초점렌즈(Multifocal Lens) 가운데 가장 발달된 형태로 지금은 거의 모든 시니어 계층이 이 렌즈를 사용하고 있다.

2중초점렌즈(Biofocal Lens)와 3중초점렌즈(Firfocal Lens)는 근용부와 중간거리부의 상부경계선이 눈에 띄어 나이든 표시가 난다.

다초점렌즈에서 누진굴절력렌즈가 차지하는 국내 안경원판매 비율이 70~80%에 이르고 있다.

고령화 사회로 가면서 근무여건의 변화와 정보화 사회로 진입 그리고 멀티미디어 매체를 이용한 근거리시생활의 복잡한 상태 등의 여러 니즈(Needs)를 충족시키려면 앞으로도 더욱 많은 시니어들이 누진굴절력렌즈를 사용할 것이다.

누진굴절력렌즈의 좋은 점을 살리는 것은 안경사의 조제 및 가공 실력에 크게 좌우된다. 즉, 적합한 렌즈 종류를 선택하는 안목, 원용 및 근용의 안경처방기술과 조제 및 가공기술 그리고 피팅(Fitting)등 전 과정의 기능과 기술을 요하는 것이다.

누진굴절력렌즈는 1909년 미국의 오포드(Orford)가 전면을 포물면(Parabola)으로 만들어 최초로 특허를 득한 것이 개발의 시초가 되었다.

그 후로 여러사람에 의하여 여러 형태가 나왔는데 공통적으로 모두 전면을 누진적 비구면(Aspheric Surface)으로 하였다.

근용부로 가면서 누진적으로 굴절력이 증가되면 설계상 필연적으로 비점수차(Astigmatism)가 발생한다. 때문에 초기의 누진굴절력렌즈의 시중 판매는 대부분 실패하였다.

사용영역의 범위가 좁기는 하지만 원용부에서 근용부에 이르기까지 비점수차가 전혀 없는 현재의 누진굴절력렌즈의 원조는 1969년 프랑스의 에실로(Essilor)사가 생산 판매한 브렌드명 바리랙스1(Varilux1, V1)이다.

'바리랙스1'은 습관만 잘 들이면 원근거리 모두 선명하게 보이기는 했는데 중간의 수평선 아래 쪽, 즉 [그림 10-1]의 (f)에서 누진영역(Progressive Zone)과 근용부(Near Portion)의 좌우 주변에는 비점수차와 왜곡수차가 많아 모든 사람들이 습관들이기에는 무리였다.

또다른 메이커에서도 같은 설계 개념을 가지고 만든 브랜드명 줌(Zoom), 프로그래시브(Progressive)등이 시판되었으나 습관들이기가 어려운 점은 여전히 극복되지 않았다.

초기 누진굴절력렌즈를 사용하는데 익숙하기 어려운 것은 위에서 지적한대로 누진영역(Progressive)과 근용부(Near Portion) 좌우에 몰려 있는 비점수차와 왜곡수차 때문이다.

이 수차를 원용부 양모서리에 분산 배치하여 수차의 크기를 줄이는 개념으로 설계하여 만든 것이 바리랙스2(Varilux 2)이다.

바리랙스2는 원용부의 좌우 주변부에도 이들 수차가 분산되어 있어 원용부의 선명시야는 약간 줄어들게 된다.

바리랙스2는 습관들이기 쉬워 보다 많은 사람들이 사용할 수 있게 됨에 따라 누진굴절력렌즈의 판매량이 급격히 늘었다.

최근의 누진굴절력렌즈는 수차경감, 근용부의 선명범위 넓히기를 위한 설계를 하는데 컴퓨터를 사용하여 보다 개량된 우수한 제품들이 계속 나오고 있다.

그러나 단초점렌즈(Single Vision Lens) 또는 이중초점렌즈(Bifocal Lens)와 같은 넓은 선명시야를 확보할 수 없어 여전히 습관들이기에 실패하는 소비자가 적지 않다.

이점을 극복하려면 안경사의 기술이 절대적으로 필요하다.

누진굴절력렌즈 기본설계 개념은 [그림 10-1]의 (d)와 (e)에서 보면 알 수 있듯이 서로 다른 굴절력 영역사이의 경계선이 없어지게 하는데 있다. 그리하여 보다 깔끔하고 젊게 보인다는 것이 상품으로서 큰 경쟁력을 가진다.

먼 곳에서 가까운 곳까지 모든 거리를 선명하게 보이도록 원용부에서 아래로 시점(View Point)이 내려갈수록 (+)굴절력이 누진적으로 증가되도록 배치되어 있다.

2중초점 또는 3중초점렌즈의 경계선에 시선이 닿으면 갑작스럽게 물체가 위로 튀어 오르는 위치 변화, 즉 상의도약(Image Jump)이 누진굴절력렌즈에는 없어 자연스러운 시선 이동이 가능하다. 또 중간거리를 보는데 필요한 가입도(Addition)가 거의 연속적으로 누진 설계되어 있으므로 원거리에서 근거리까지 불명시역(不明視域)의 갭(gap)이 없다. 그러나 좁은 렌즈 면적에 여러 곡률이 중복되는 관계로 광학적으로는 다른 다초점렌즈에 비하여 무리가 있다.

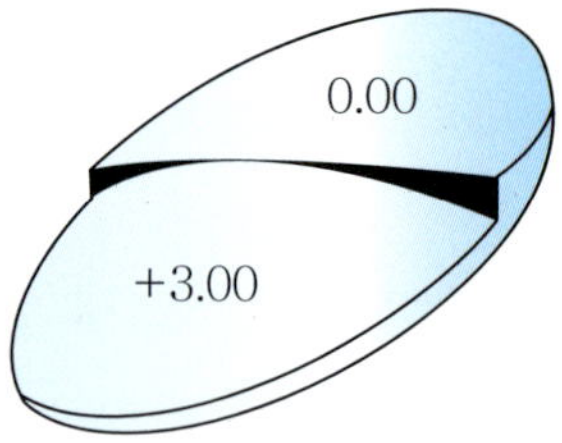

(a) 2중초점렌즈(가입도 3.00D)

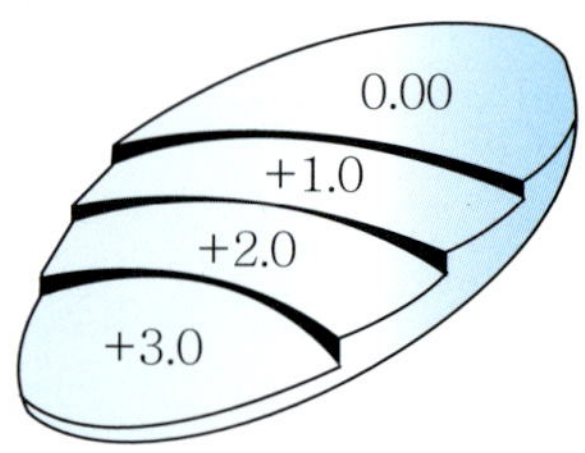

(b) 4중초점렌즈

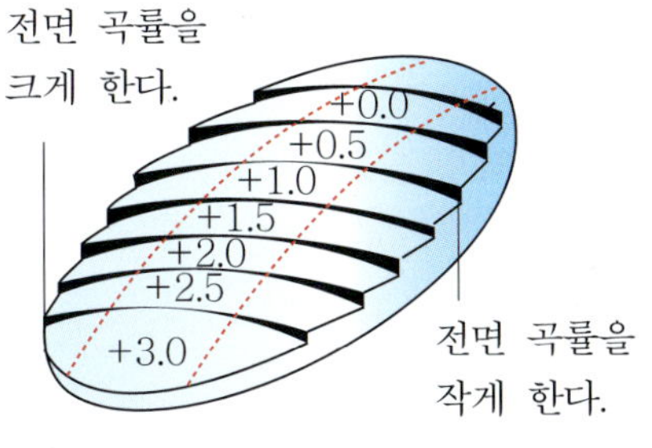

(c) 8중초점렌즈

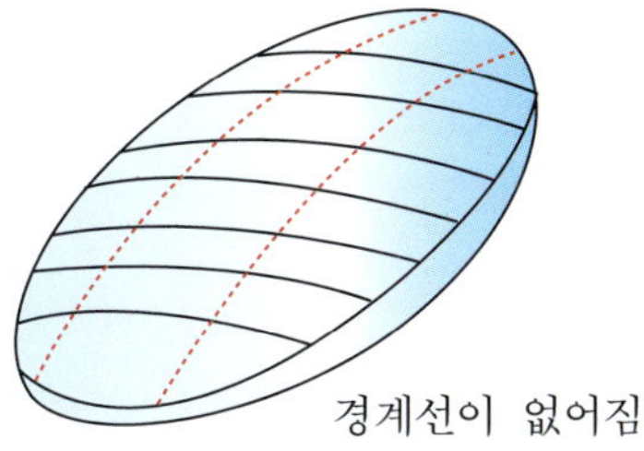

(d) 무한초점렌즈

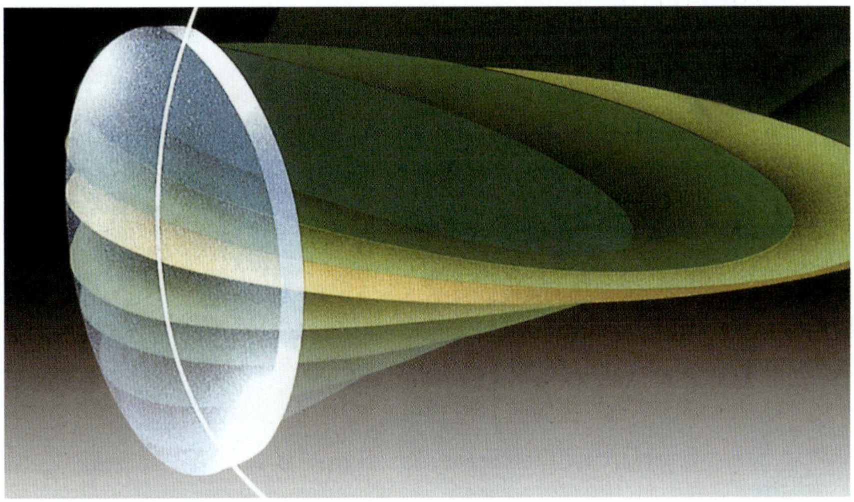

(e) 곡률증가개념

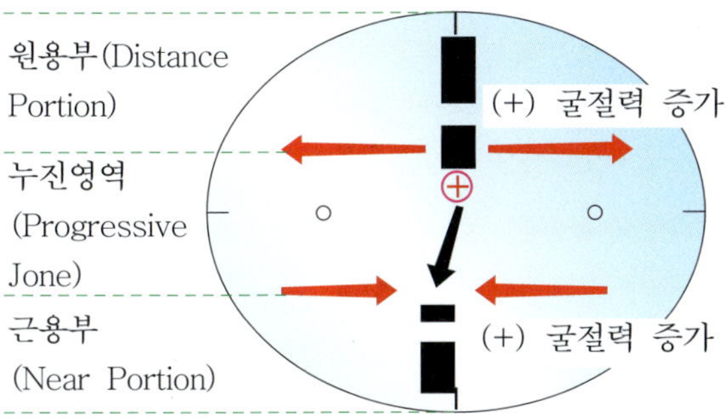

(f) 가로방향 굴절력변화

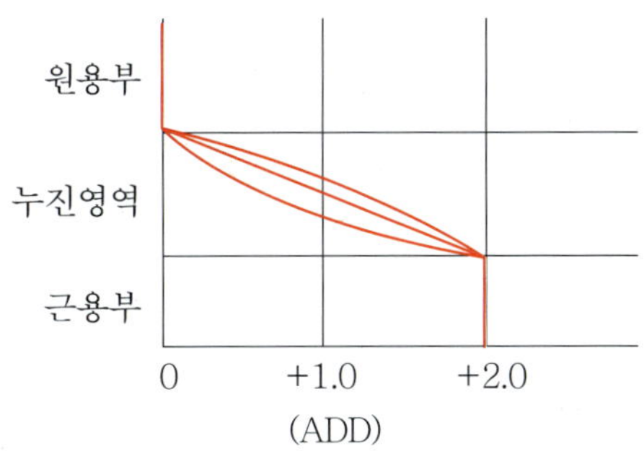

(g) 세로방향 굴절력증가

그림 10-1 누진굴절력렌즈의 기본설계 개념

최근 누진굴절력렌즈의 구조와 표식 내용을 [그림 10-2]에, 그 규격을 [그림 10-3]에 실었다.

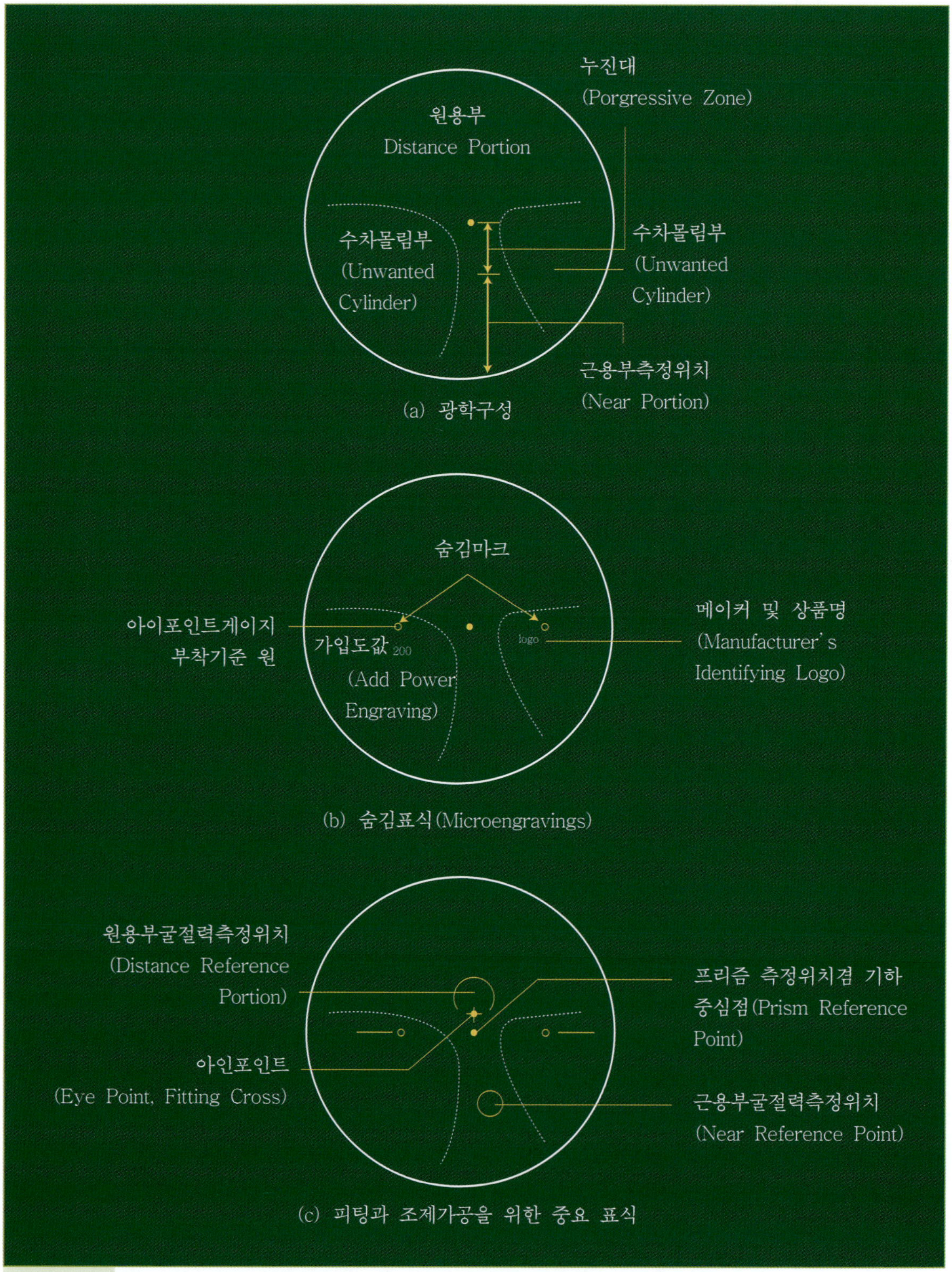

그림 10-2 오른쪽 누진굴절력렌즈(Progressive Addition Lens) 구성과 표식

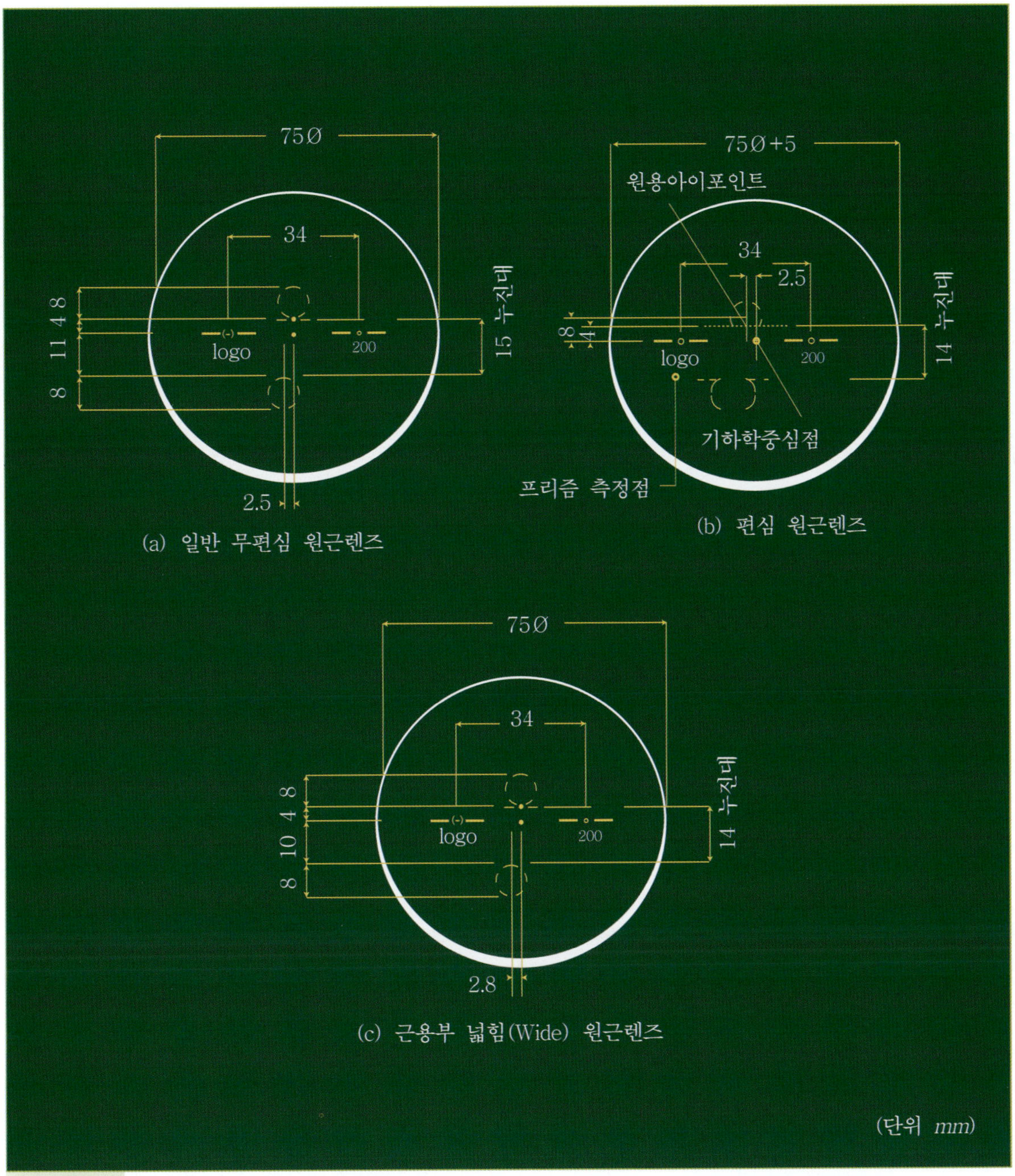

그림 10-3 일본 H사의 누진굴절력렌즈의 규격

누진굴절력렌즈도 최근에는 용도별로 나누어 제작판매되고 있다. 전통적으로 사용하여 온 원거리와 근거리만을 주로 사용하려는 원근용과 가입도를 적게하여 2 *m* 전후의 중간거리와 30 *cm* 전후의 근거리를 주로 보려는 사무실용으로 [그림 10-4]의 (a)의 규격으로된 중근용, 저가입도 누진굴절력렌즈(Low-Addition Progressive Lens)로 40 *cm* 전후와 20 *cm* 전후를 선명하게 보려는 컴퓨터 등의 작업용인 [그림 10-4]의 (b)의 규격으로된 근근용이 있다.

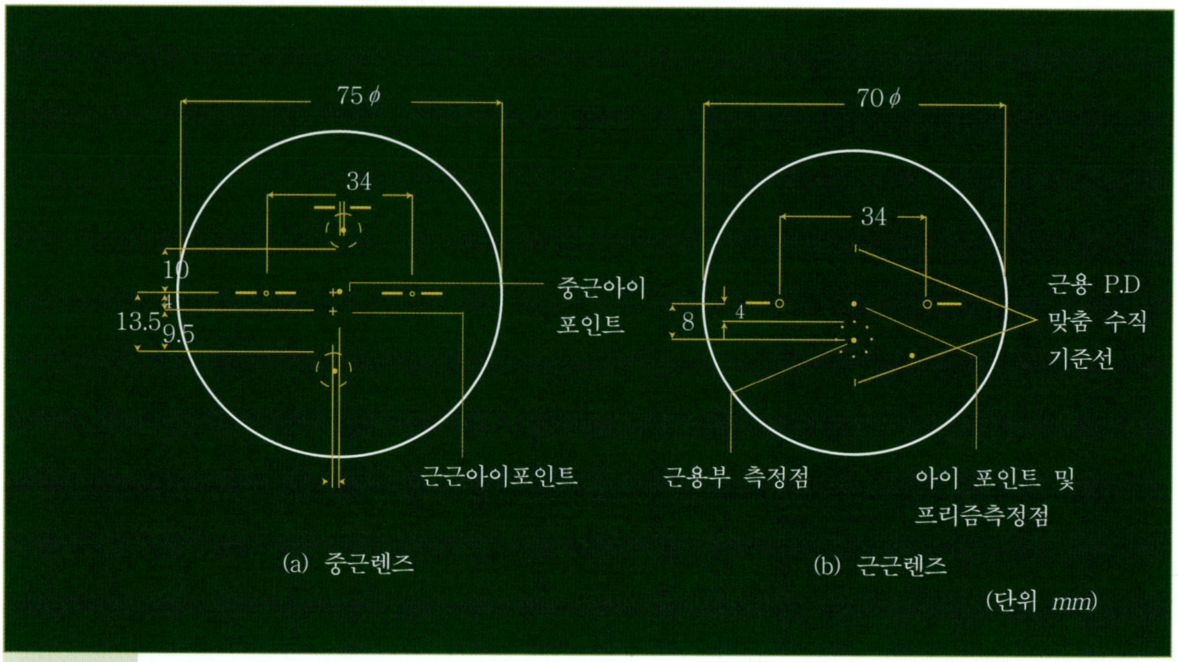

그림 10-4 일본 H사의 사무실용 누진굴절력렌즈

누진굴절력렌즈의 단점은

㉮ 원용부에서 좌우 쪽 주변으로 갈수록 (+)방향으로 굴절력이 커져 상이 흐려보임

㉯ 특히 가입굴절력(Add)이 많으면 많을수록 중간거리용 누진대와 근용부의 폭이 좁아지며 [그림 10-5]과 같이 상의 흔들림이 커진다.

㉰ 측방시를 하지 않고 머리를 돌려 정면시를 하여야 선명한 상을 얻을 수 있으므로 머리 운동을 빈번히 하여야 한다.

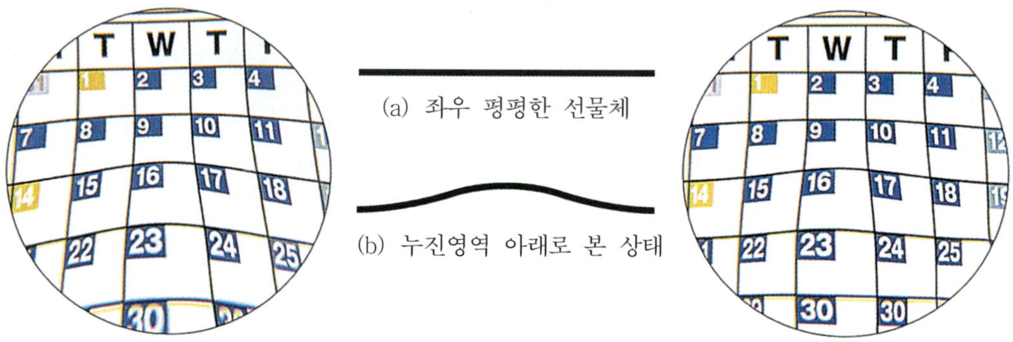

그림 10-5 상의 흔들림

원근렌즈의 누진대의 길이는 일반적으로 10~16 *mm* 이고, 근용부중심점(Near Portion Center)은 원용부광학중심점(Distance Optcal Center)에서 코방향으로 2.0~2.8 *mm* 에 오도록 설계되어 있다.

설계와 조제가공에서 문제가 되는 것은 [그림 10-2]에서 점선으로된 좌우 경계선 바깥쪽에 있는 **수차몰림부**(Skew Area, Astigmactic Error or Unwanted Cylinder Error Area)이다.

이 부분이 되도록 적은 면적으로 설계된 렌즈를 사용하여야 적응실패가 없다. 또, 수차몰림부(Skew Area)에 시선이 닿지 않도록 조제 가공하여야 한다.

근용부를 넓게 설계할수록 그리고 가입도가 많을수록 좌우 '수차몰림부'의 수차량이 많아진다.

가입도가 적은 **중근용렌즈** 또는 **근근용렌즈**부터 적응한 후 원근용렌즈를 사용하는 것도 적응실패를 피하는 방법이다.

설계에 따른 누진굴절력렌즈의 분류는

첫째, 좌우렌즈의 구분이 없이 한 개의 렌즈로 근용부를 코방향으로 회전하여 좌측용과 우측용렌즈로 사용하는 **수평대칭설계렌즈**(Symmetric Design Lens)와 좌우렌즈를 구별하여 서로 다른 설계로 만든 **수평비대칭설계렌즈**(Asymmetric Design Lens)가 있다. **수평비대칭설계렌즈**(Asymmetric Design Lens)는 측방시, 즉 옆으로 볼 때 양안이 같은 굴절력과 같은 수차의 영향을 받아 균형 잡힌 양안시를 할 수 있어 대부분 '수평비대칭설계'로 제작한다. 수평비대칭설계로 하면 보다 넓고 쾌적한 양안시를 제공할 수 있다.

[그림 10-6]에서 정면의 Q점을 보다가 Q′ 점을 보기 위해 측방으로 양안시 할 때

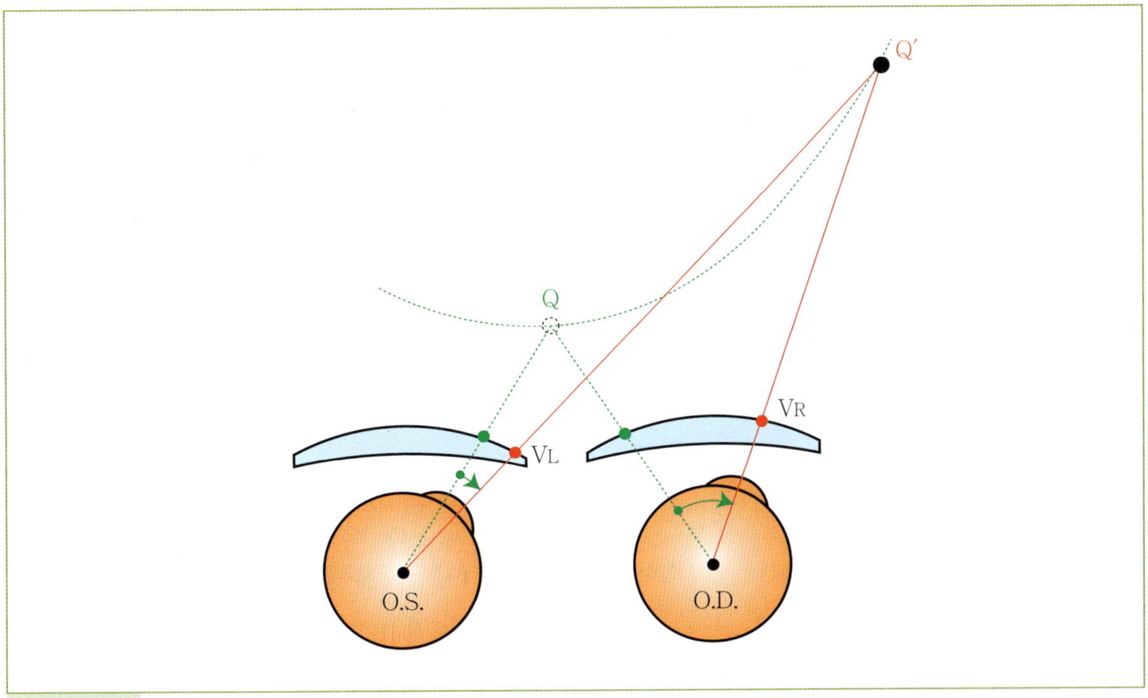

그림 10-6 양안시를 위한 수평비대칭 설계

좌우 시선의 이동량 각도가 다르다. 오른쪽 눈이 귀 방향으로 이동하는 각은 왼쪽눈이 코방향으로 이동하는 각보다 크다. 좌우의 시선이 지나는 렌즈의 시점인 V_L과 V_R은 같은 굴절력이 되도록 설계하지 않으면 안된다.

근거리를 측방으로 양안시할 때도 마찬가지로, 근용부의 코측과 귀측 좌우 부분 모두 비대칭으로 할 필요가 있다.

둘째, [표 10-1]의 위의 좌측 그림과 같이 원용부 아이포인트(Eyepoint) 상반부는 전부 정확하게 구면설계를 하고 아래쪽은 좌우로 수차몰림을 크게 배치한 것을 **하드설계**(Hard Design)라고 한다. 좁은 면적의 수차몰림부(Unwanted Cylinder)에 많은 수차가 발생하도록 한 것으로 **원용부구면설계**(Spherical Upper Front Surface)라고도 한다. 등고선이 촘촘할수록 비점수차가 많다. 이와 비교해서 [표 10-1]의 우측 그림과 같이 수차몰림부(Unwanted Cylinder)의 면적을 윗부분 원용부 좌우까지 확대하여 원근용부에 배치된 수차가 완만하게 변하고 적은 량이 분포되도록 한 **원용비구면설계**(Aspheric Upper Front Surface)가 **소프트설계**(Soft Design)이다.

이 둘의 비교점을 [표 10-1]에 실었다.

표 10-1 소프트설계와 하드설계의 비교

	하드설계(Hard Design)	소프트설계(Soft Design)
주변부 수차의 등고선 그림	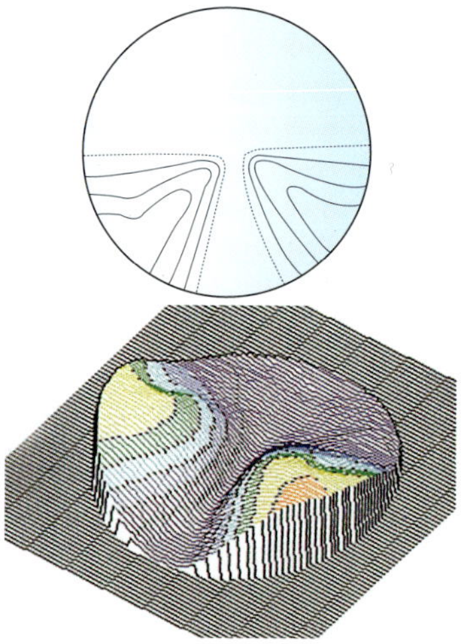 수차등고선이 많고 좁은 간격에 급격한 수차변화가 있어 수차몰림부와 중간누진대 및 근용부의 경계를 확실하게 느낀다.	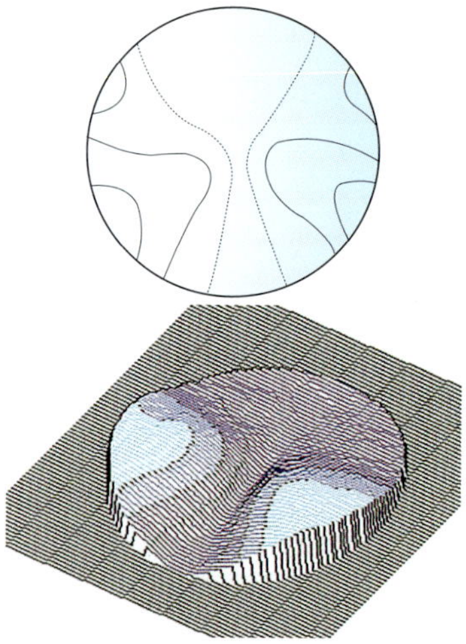 수차몰림부의 수차등고선이 적고 넓게 분포되어 있어 원근용부 모두 안정적이다.
누진굴절력 변화	큰변화량을 가지고 있어 근용부까지의 수직길이가 짧다.	단계별로 작은 굴절력 변화량이 누진대에 분포되므로 누진대의 길이가 길어 근용부까지 수직길이가 길다
누진대의 폭	넓다	좁다
적응기간	길다	짧다
휨, 울렁임	크다	작다

셋째, 모노디자인(Monodesign)과 멀티디자인(Multidesign)이 있다.

가입도가 적으면 '수차몰림부(Unwanted Cylinder)'의 상흔들림이 적고 근용부와 누진대가 넓어서 기본적인 설계로도 큰 지장이 없다. 그러나 이와 같이 작은 가입도의 설계, 즉 모노디자인(Monodesign)은 나이가 듦에 따라 가입도가 증가하면서 상의 흔들림이 심해지고, 근용부와 누진대가 점점 좁아진다.

가입도에 따라 설계를 다르게 하여 가입도가 클 때는 [그림 10-7]의 (b)와 같이 누진대의 폭과 길이가 길고 좁게 하되 근용부의 넓이는 가입도가 적을 때와 큰 차가 없도록 하는 멀티디자인(Multidesigns)이 최근에는 설계의 주류를 이루고 있다.

최근의 누진굴절력렌즈의 설계 흐름은 좌우비대칭설계(Asymmetric Design)에 멀티디자인(Multidesign)이다.

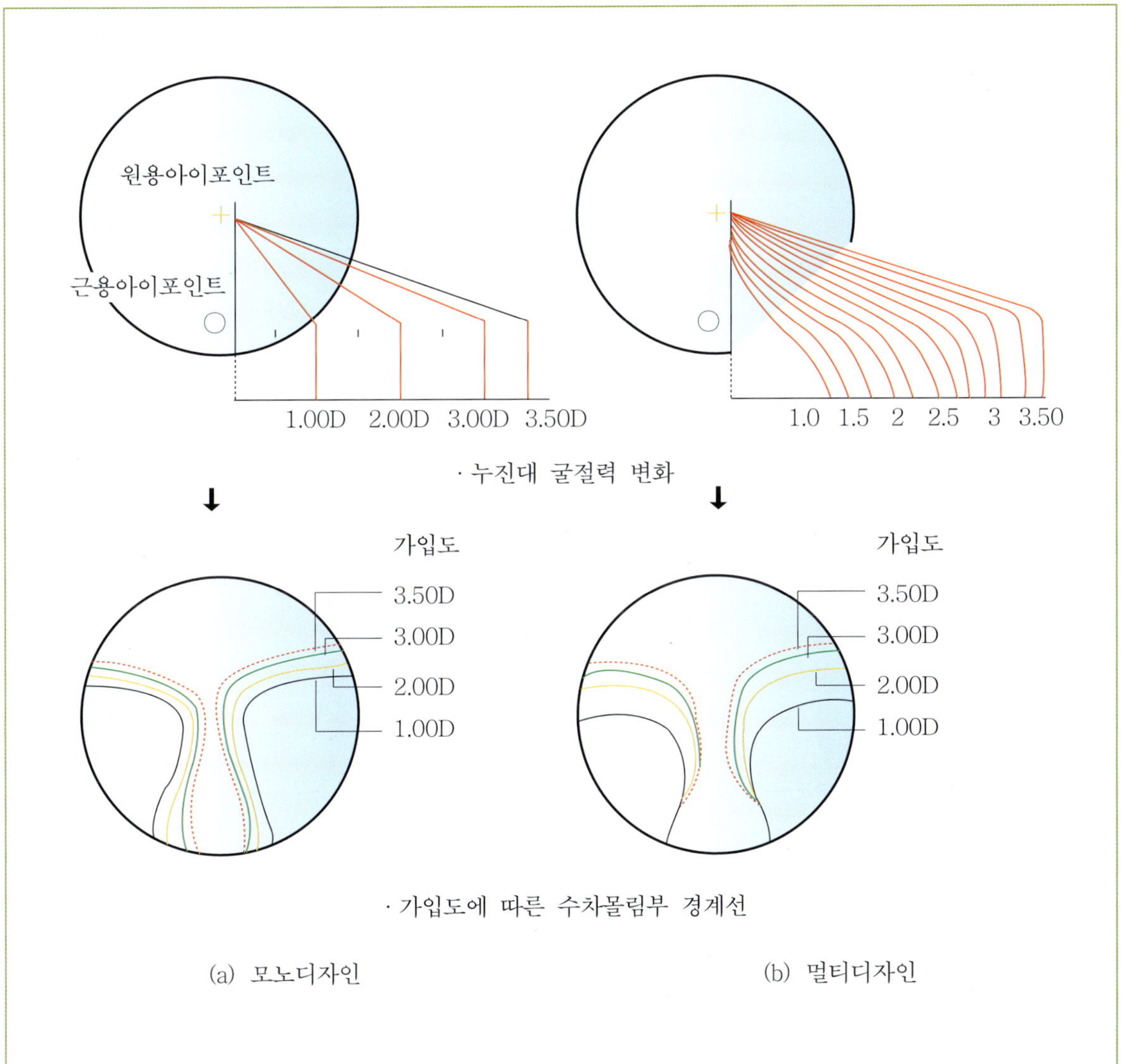

그림 10-7 모노디자인과 멀티디자인

최근 메이커에 따라서는 내면을 누진면으로 하여 누진굴절력을 넣는 **내면 누진가입설계**를 하거나 또는 전후면 모두에 누진굴절력을 넣은 **양면누진가입설계**를 하여 시야를 넓히고 수차를 줄인 렌즈도 나오고 있다.

가입도가 적은 사람은 흔들림, 왜곡 등에 민감하므로 상대적으로 수차가 적은 **소프트설계**(Soft Design)로, 가입도가 많으면 근용시야가 좁아지므로 이를 조금이라도 넓히는 **하드설계**(Hard Design)로 구분하여 만든 가입도별 설계도 하고 있다.

그 밖에 일본의 H사에서 채택한 **전영역 투과설계**와 **기능공학적 설계**에 대하여 알아보자.

'전영역 투과설계'에는 원용부와 근용부를 비구면으로 설계하여 수차를 최소화하고 시야확대를 꾀하여 자연시에 가까운 편안한 시야를 제공한다. 또, 비구면으로 만들어 [그림 10-8]의 (c)에서와 같이 얇고 가볍게 된다.

[그림 10-8]는 '전영역 투과설계'의 내용을 나타낸 것이다.

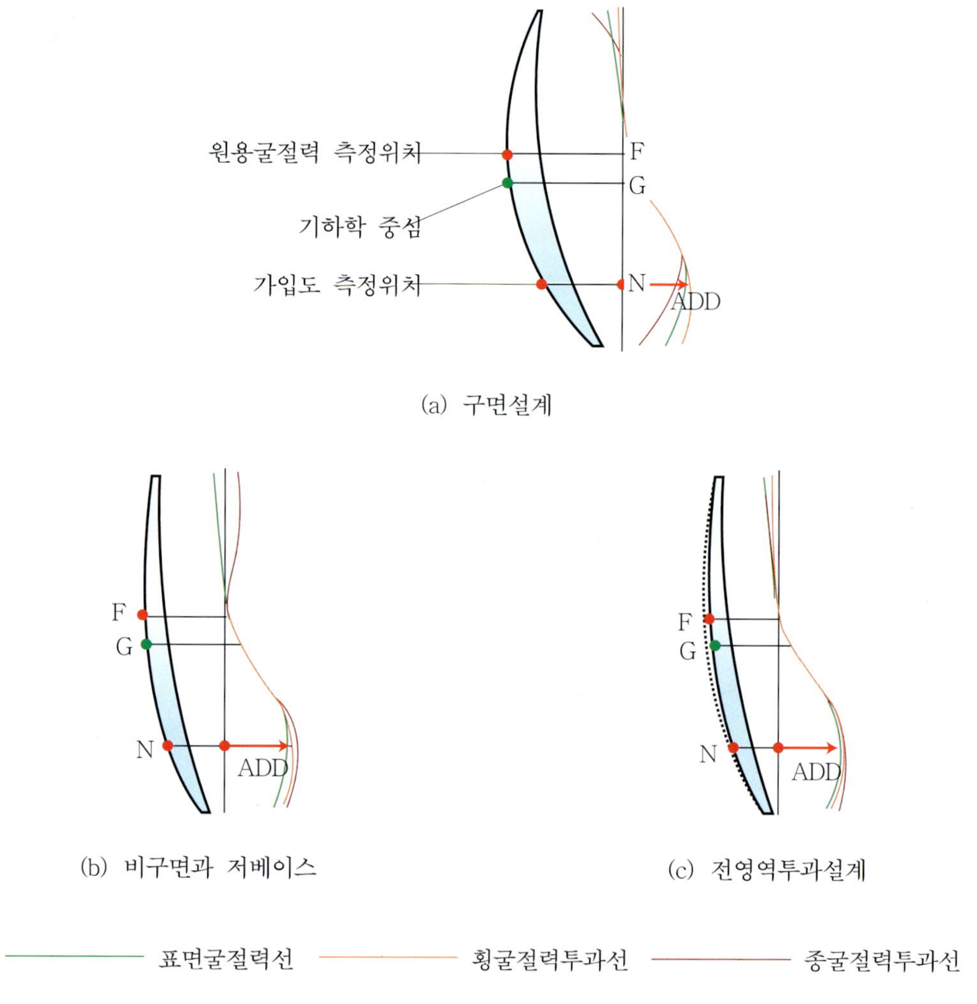

그림 10-8 S + 2.25D, Add 2.00D의 굴절력선

[그림 10-9]의 (a)에서와 같이 근시성난시는 (-)렌즈의 원용안경을 쓰고 가까운 곳을 보아 왔으므로 정시보다 적은 폭주량으로 가까운 곳을 보는데 익숙하고, [그림 10-9]의 (b)처럼 원시 또는 원시성 난시인 사람은 반대로 큰 폭주량에 익숙하다. 이러한 점을 고려하여 원용부 굴절력에 따라 근용부의 인셋(Inset)량을 달리하는 설계를 한다. 이것을 기능공학적 설계(Ergonomic Inset Design)라고 한다.

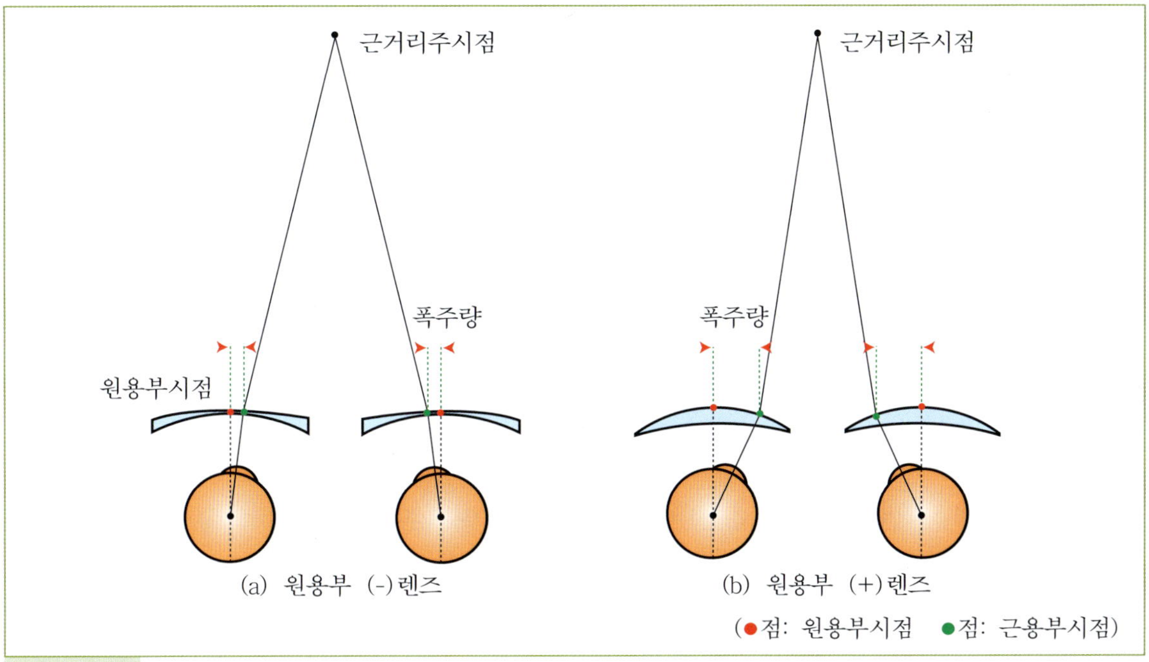

그림 10-9 원용부처방에 따른 인셋(Inset)량 변화

10.2 원용부 두께줄임가공(Prism Thinning or Yoked Base Down Prism)

[그림 10-10]의 (a)에서 보면 근용부는 (+)굴절력이 가입되므로 (+)면의 곡률이 커져 아래 가장자리가 얇게 된다.

가입도가 많거나 원용부의 (+)굴절력이 클수록 아래 부분은 아주 얇아지고 그에 비례하여 원용부는 두꺼워져서 렌즈가 무거워지고 외관도 좋지 않게 된다. 이를 [그림 10-10]의 (a)~(f)와 같이 가공하면 원용부의 두께를 줄일 수 있다. 이와 같이 베이스다운(Base Down)의 프리즘효과가 나도록 윗부분을 많이 깎는 가공을 프리즘디닝가공(Prism Thinning) 또는 요크드 베이스다운 프리즘가공(Yorked Base Down Prism)이라고 한다. 굴절부등시용 2중 또는 3중 렌즈의 근용부에서 실시하는 슬래브 업(Slab off) 가공과 같은 프리즘가공이지만 슬래브업 가공에서는 베이스다운(Base Down)이 아닌 베이스 업(Base Up) 효과의 프리즘가공을 했었다.

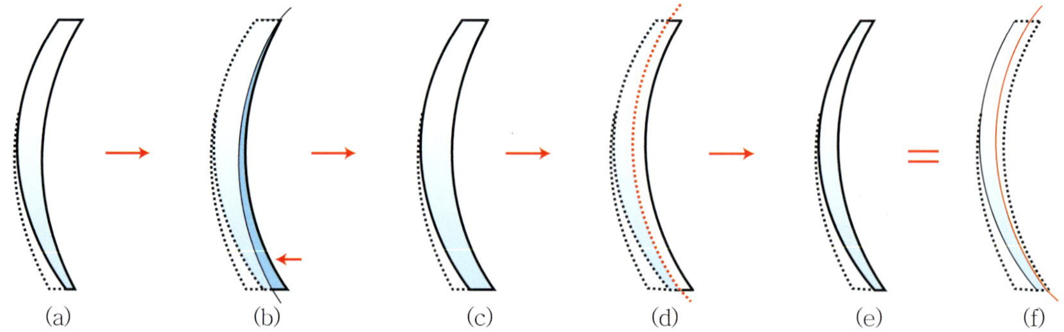

(a) 점선은 프리즘디닝가공을 하지 않은 때 단초점렌즈의 전면
(b) 아래쪽 두께를 위쪽과 같게 하기 위해 B.D.의 프리즘을 뒷면에 가한 상태
(c) (b)의 뒷면 진한 청색 부분 없앤 상태
(d) 뒷면 적색점선따라 상하 같은 양을 깎음
(e) **(a)에서 보다 윗부분 두께 얇아짐**
(f) **(a)의 상태에서 뒷부분 적색선 따라 윗 부분을 많이 깎아 베이스다운 효과가 나도록 하면 (e)의 상태와 같다.**

그림 10-10 프리즘디닝(Prism Thinning)가공

프리즘디닝가공(Prism Thinning)을 한 누진굴절력렌즈 사용시에 좌우의 프리즘량이 같아야 한다. 좌우 가입도가 다른 누진굴절력렌즈 안경에서 한쪽 렌즈만 교환할 때는 주의가 필요하다. 베이스다운(Base Down)효과로 프리즘디닝가공한 누진굴절력렌즈 안경을 처음 쓸 때는 시계(視界) 전체가 위로 떠오른 상태로 보이는 느낌이 있을 수 있다.

10.3 누진굴절력렌즈의 적용

원용 단초점렌즈(Single Vision Lens)를 조제 및 가공할 때 조절을 적게 하게 하려고 검사한 교정 굴절력보다 근시성은 (+)방향으로, 원시성은 (-)방향으로 약간 기울게 가감하는 경우가 많다. 그러나 누진굴절력렌즈의 원용부는 완전교정하는 것이 좋다. 왜냐하면 단초점렌즈와 같이 하면 원시계와 근시계 모두 저교정상태가 되어 근시계는 원용부 주변의 수차를 상승시켜 선명시역 범위가 좁아진다. 원시계는 반대로 원용부 주변 수차가 감소 선명시역이 넓어지나 근용부의 가입도를 증가시켜야 하므로 근용부 주변 수차는 증가하여 선명시역이 좁아진다.

같은 이유로 실린더렌즈 교정값을 줄이거나 실린더렌즈의 축을 수정하는 것은 좋지 않다.

근용부 굴절력은 목적한 작업거리에 맞게 하는 것이 좋다. 또, 근용부 굴절력이 (+)방향으로 치우쳐 있으면 근거리 작업시 누진부에 시선이 닿을 수 있다.

누진대의 폭은 렌즈의 설계에 따라 다르기는 하지만 같은 설계의 렌즈에서는 [그림 10-11]에서와 같이 가입도(Add) 1.00D에서의 시야를 100%로 두었을 때 가입도 2.00D에

서 50%로, 가입도 3.00D에서 약 40%로 줄어든다. 따라서 가입도는 필요한 최소 크기로 처방하여 조제 가공한다.

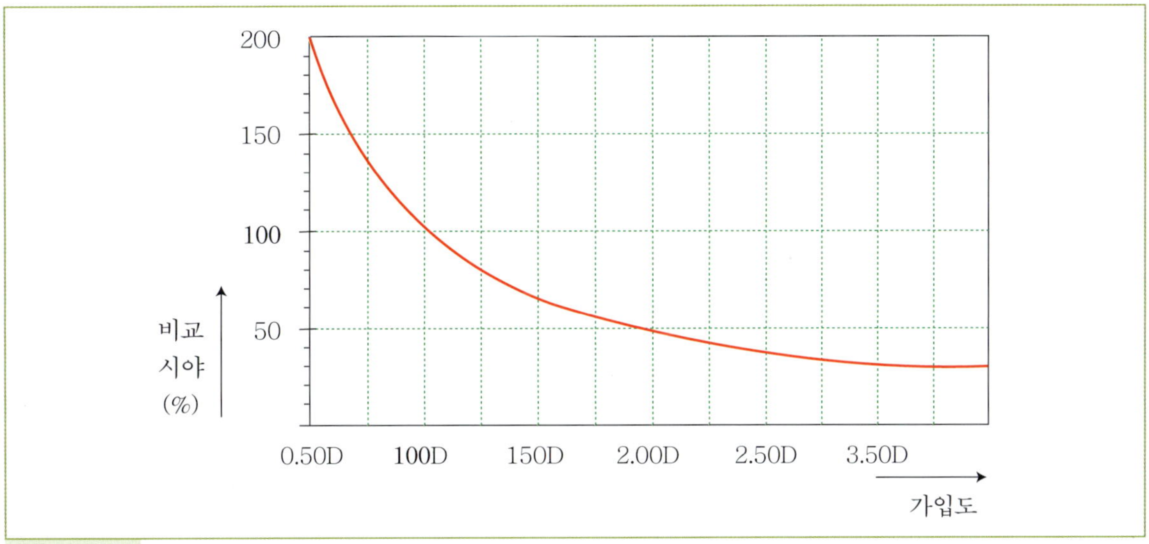

그림 10-11 가입도에 따른 시야 변화

굴절부등시(Anisometropia)를 가진 사람이 누진굴절력렌즈를 사용하면 2중, 3중초점렌즈 때와 같이 좌우렌즈의 근용부에서 수직방향으로 프리즘굴절력의 차가 있어 독서 등 근거리 작업 시에 양안시(Binocular Vision)를 하는데 수직방향의 융합에 부담이 생긴다. 따라서 굴절부등시인 사람에게는 누진굴절력렌즈를 피하고 슬래브 업(Slab-off) 가공된 2중, 3중초점렌즈를 권하는 것이 좋다.

그러나 굴절부등시인 손님이 굳이 누진굴절력렌즈를 원하면 다음 사항을 검사하여 결정한다. 먼저 단안시 또는 교대시와 같이 양안시기능이 없는 손님에게는 누진굴절력렌즈를 권하여도 좋다. 양안시기능이 있을 때는 일단 근용부에서 예상되는 상하 프리즘차만큼의 프리즘렌즈을 처리한 '근용전용안경'을 만들어 써보게한다. 근거리를 볼 때 머리를 상하로 움직이지 않고 시선만 움직여 자연스럽게 보고 있으면 누진굴절력렌즈를 권해도 좋다.

누진굴절력렌즈의 적응 실패율이 적은 사람은 가입도가 1.00D 이하인 노안 초기인 사람이다. 따라서 노안 초기에 2중초점렌즈 등 다른 종류의 원근양용 다초점 렌즈를 사용하지 말고 처음부터 누진굴절력렌즈를 사용하는 것이 좋다. 누진굴절력렌즈 사용을 피해야 할 사람은 가입도 2.50D 이상으로 처음 누진굴절력렌즈를 사용하는 사람, 부등시인 사람 그리고 멀미, 이명 등 균형감각에 민감한 사람, 신경질적이고 참을성이 적은 사람 등이다.

이 밖에 누진굴절력렌즈를 사용시에는 근용부까지의 안구회전각이 2중 및 3중초점렌즈보다 길어서 목운동이 부족하거나 목길이가 아주 짧아서 근용부로 시선을 옮기기 어려운 손님에게는 이 렌즈를 권하지 않아야 한다.

이 렌즈의 '적응실패'를 피하고 손님에게 정확한 상품설명을 위하여 사전에 시뮬레이션

(Simulation)을 하는 것이 중요하다.

누진굴절력렌즈의 어떤 점이 불편하고 어느 점이 좋은지를 실감 할 수 있도록 [그림 10-12]와 같은 **누진굴절력렌즈 시험렌즈셋트**(Demonstration Kit)를 사용한다.

누진굴절력렌즈를 처음 사용하거나 망설이는 사람 또는 현재 다른 형태의 다초점렌즈를 쓰고 있는 사람에게 이 '시험렌즈셋트'로 2중 또는 3중초점렌즈와 누진굴절력렌즈로 보이는 상태를 비교해 볼 수 있다.

'시험렌즈셋트'에는 P.D. 조정이 가능한 시험테(Trial Frame), 높이 조정이 가능한 여러 종류의 연결부(Trial Bridge), 그리고 원용부의 굴절력이 0D인 가입도별 시험렌즈(Trial Lens)로 구성되어 있다. 프리즘 등 특별한 굴절력을 갖는 렌즈와 함께 사용할 수 있고 평소 사용하는 단초점 안경위에 쓸 수도 있다.

누진굴절력렌즈를 사용하고 있거나 사용하려고 굳게 마음먹은 사람들에게는 시뮬레이션이 불필요하다.

시뮬레이션이 실제 상황을 완벽하게 알 수 있게 하지는 않는다. 왜냐하면 시험렌즈가 손님의 눈에서 12 *mm* 이상 멀리 위치하기 때문에 누진대와 근용부를 통한 시야가 작아서 머리의 작은 움직임에도 주변부를 통하여 보이는 물체의 흔들림이 크다. 또 정확한 굴절력이 요구되는 실질적인 실험이 이루어지지 않는다.

'시험렌즈셋트'를 사용할 때 고려해야 할 점은

㉮ 처방에 가까운 시험렌즈를 선택한다. 시험렌즈는 정확한 처방값이 아닐 수도 있어서 때로는 선명하게 보이지 않을 수도 있다는 점을 설명한다.

㉯ 시험렌즈는 될 수 있는대로 손님의 눈에 가깝게 위치시킨다.

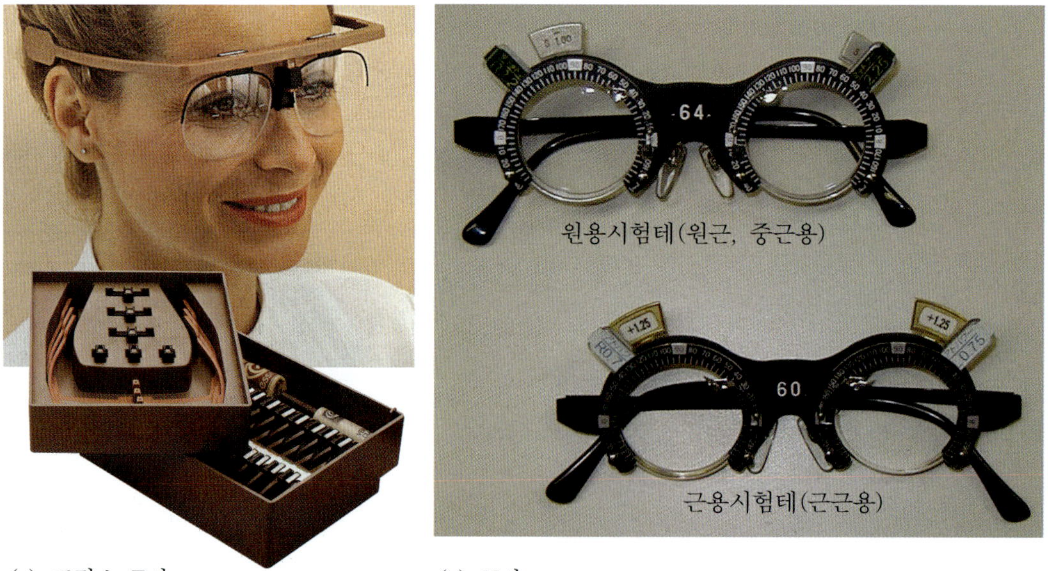

(a) 프랑스 E사 (b) H사

그림 10-12 누진굴절력 시험렌즈셋트(Demonstration Kit)

클립형 시험테 사용방법

일본의 H사가 만든 시험렌즈셋트를 이용한 시뮬레이션(Simulation)을 살펴본다.

먼저 [그림 10-13]과 같이 원근 및 중근용 시험테와 P.D.가 짧은 근근용 시험테를 써 보고 원근과 중근, 중근과 근근용 등 복수의 누진굴절력렌즈를 사용하면 편리하다는 것을 알게 한다. 이때 사용하는 시험테는 일반용이다.

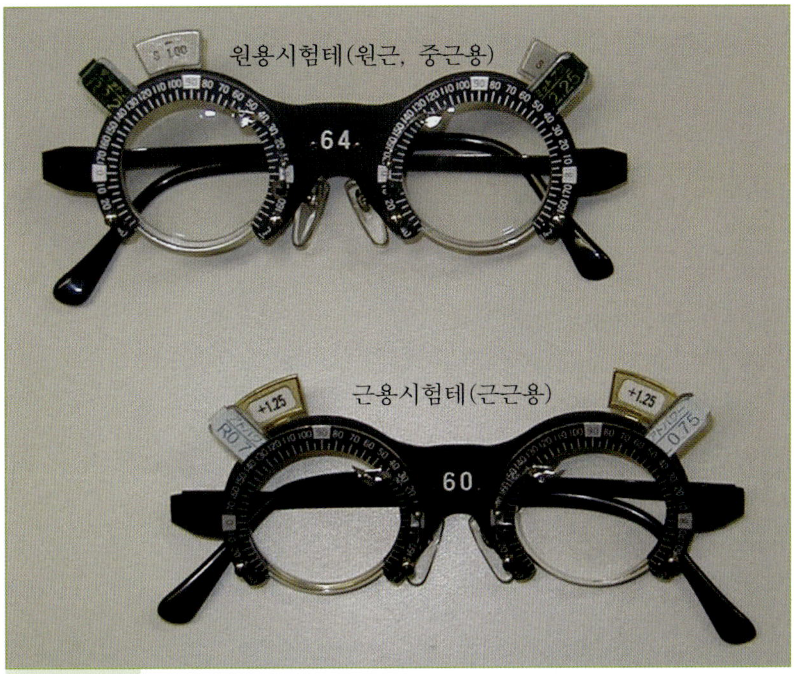

그림 10-13 원근용, 중근용, 근근용의 시뮬레이션 일반시험테

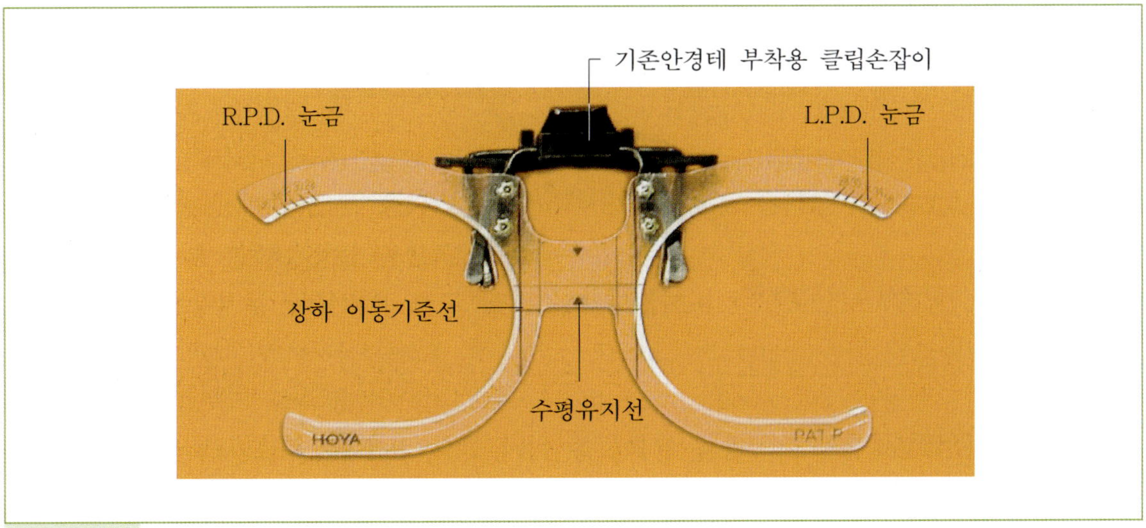

그림 10-14 일본 H사의 클립형 시험테

클립형 시험테는 P.D.와 아이포인트의 높이 즉, Oh 조절이 가능하고 누진굴절력시험렌즈(Trial Lens)를 현재 쓰고 있는 손님의 원용안경 위에 간단하게 부착할 수 있다.

원용안경을 쓰고 있지 않는 손님은 안경원 내에 진열되어 있는 안경테에 부착하여 시뮬레이션을 한다.

원근 또는 중근용 누진굴절력 시험렌즈(Trial Lens)는 [그림 10-15]와 같이 윗부분이 평면(S 0.00D)이고 아래부분은 가입도 크기의 굴절력이 들어있고 근근용은 반대로 아래 부분이 평면(S 0.00D)이고 윗 부분은 적당한 크기의 (−)굴절력을 배치시켰다. 적당한 크기라는 굴절력은 대부분 S-0.75D 이다.

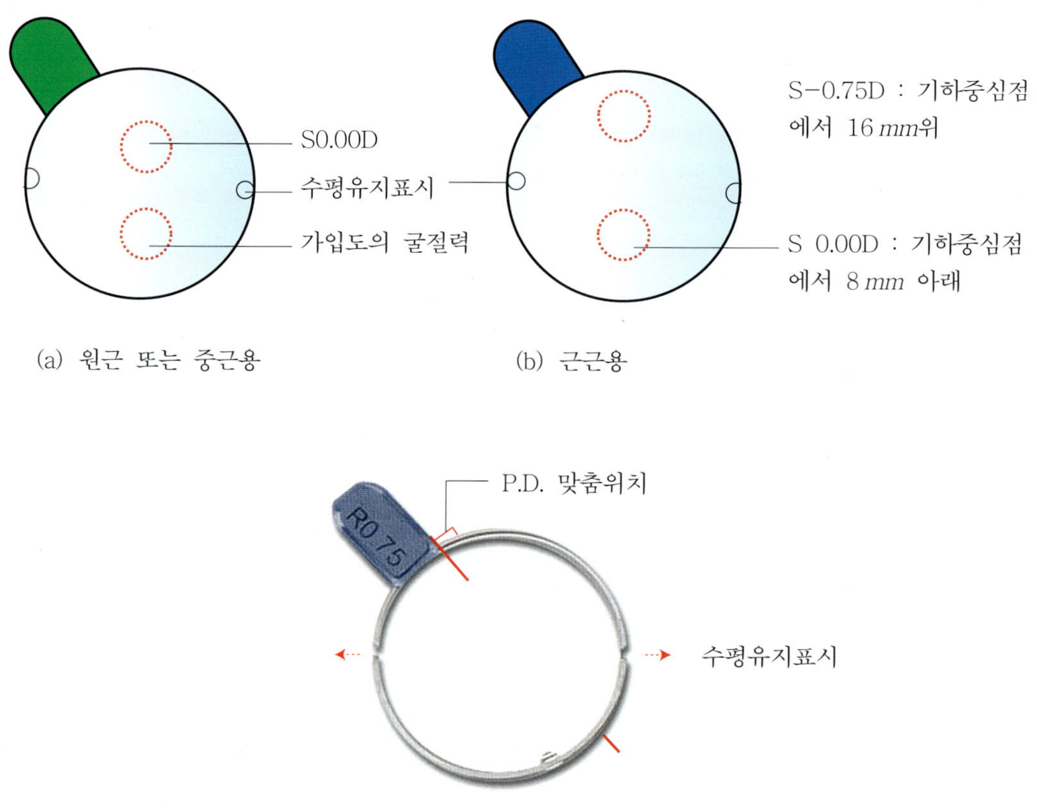

(a) 원근 또는 중근용 (b) 근근용

(c) P.D 맞춤 위치와 수평유지 표시

그림 10-15 누진굴절력 시험렌즈

클립형 시험테로 시뮬레이션을 하는 순서는

㉮ 손님의 안경테에 클립형 '시험테(Trial Frame)'를 부착할 수 있는지 살핀다. 두꺼운 림(Rim)을 가진 안경테에는 부착하지 못할 수도 있다.

㉯ 손님이 쓰고 있는 기존 안경을 올바른 위치에 오도록 피팅한다.

㉰ 처방된 가입도를 가진 '누진굴절력 시험렌즈(Trial Lens)'를 수평과 상하를 정확히 유지하면서 시험테 림의 좌우 바깥 쪽에서 시험테(Trial Frame)의 홈을 따라 살짝 밀어 넣는다.

㉱ '누진굴절력 시험렌즈'를 비스듬히 하고 '시험테 클립손잡이' 상단 귀방향에 새겨진 P.D. 눈금을 움직여 누진굴절력시험렌즈의 'P.D. 맞춤위치'에 측정된 값이 오도록 한다.

㉲ '시험테(Trial Frame)'의 수평기준선과 '시험렌즈(Trial Lnes)'의 코쪽 및 귀쪽의 수평기준표시를 일치시킨다.

㉳ '시험테클립'을 벌려 쓰고 있는 안경에 끼운 다음 전체적인 수평을 확인하면서 높이를 조절한다.

위와 같이 조정을 하고 신문, 원거리시표 등을 사용하여 원거리, 중간거리 그리고 근거리의 보이는 상태를 알아 보도록 한다. 근거리와 중간거리는 신문 또는 컴퓨터 모니터와 자판글자 등을 이용하여 올바른 자세로 보도록 하되 얼굴은 움직이지 말고 눈만 위 아래로 움직이도록 한다.

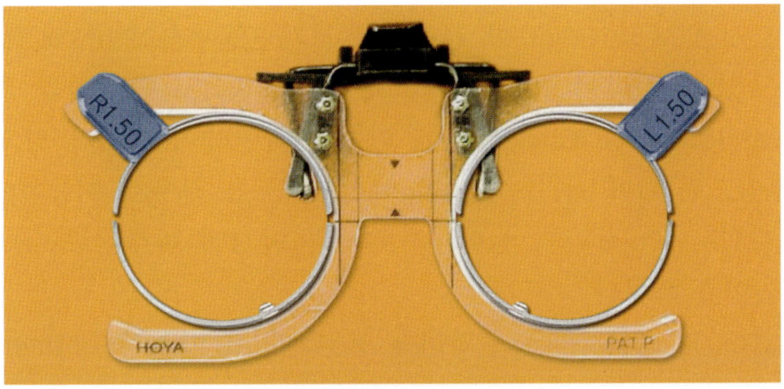

(a) 시험테에 '누진굴절력 시험렌즈' 끼움

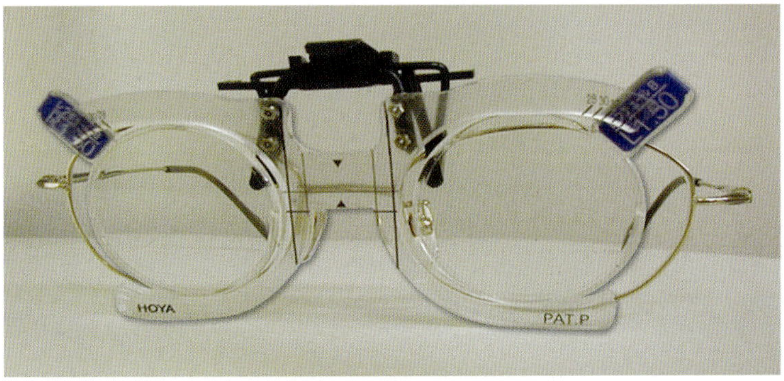

(b) 기존 안경 또는 새 안경테에 시험렌즈 부착

그림 10-16 시뮬레이션(Simulation)

클립형 '누진굴절력 시험렌즈셋트(Demonstration Kit)' 사용시 주의할 점은 다음과 같다.

㉮ 클립(Clip)이 실리콘커버로 되어있어 흠이 나지 않지만 힘을 주어 부착하거나 잘못 끼워 손님의 안경렌즈에 흠이 생기지 않도록 주의한다.

㉯ 진열용 안경테를 사용할 경우에는 더미렌즈(Dummy Lens)를 빼고 사용한다.

10.4 누진굴절력렌즈의 설계 및 가공

2중초점(Bifocal Lens), 3중초점렌즈(Trifocal Lens)의 설계점(Major Reference Point)은 근용부(Near Portion)의 자렌즈(Butlon Lens), 즉 세그먼트(Segment)의 상부경계선의 중앙점을 각각 동공중심 아래 하안검 및 동공가장자리와 일치시켜 조제했다.

누진굴절력렌즈는 메이커마다 렌즈의 표면에 원거리를 볼 때 손님의 조준선, 즉 각막반사상과 일치시킬 원용의 조제 기준점인 아이포인트(Eye Point) 또는 피팅크로스(Fitting Cross)가 표시되어 있어 이 원용조제기준점에 각막반사상을 일치시키는 설계를 한다.

그러나 원용부에 비해서 근용부와 중간누진대의 유효면적이 좁아서 원용을 기준으로 설계하면 근거리를 볼 때의 시점(View Point)이 렌즈에 표시된 근용부참조원(Near Reference Circle)을 지나지 않을 수도 있다. 따라서 거울검사(Mirror Table Test)로 근거리를 볼 때 동공중심이 근용부참조원(Near Reference Circle) 안에 있는지 확인하여 벗어나 있으면 근용 P.D.를 우선하여 '근용부참조원' 안에 올 수 있도록 아이포인트를 좌우로 이동한다.

'원용아이포인트(Eye Point)'의 높이, 즉 Oh_F는 안경테 하부림(Rim)에서 동공중심의 각막반사상까지 높이를 취한다.

근용부(Near Portion)의 중심시점은 원거리를 볼 때의 시점아래 9~11*mm*에 있어야 근용부까지의 안구회전각이 20°~25°가 되어 안정적이다. 일반 누진굴절력렌즈는 설계 구조상 근용부 중심까지의 수직거리가 누진부의 굴절력 배치때문에 14~16*mm*가 되도록 설계되어 있다. 안구회전각이 30°를 넘거나 아이포인트(Eye Point) 위치가 동공선보다 아래로 내려가면 근용부에 조준선이 닿지 않는다.

단초점렌즈의 조제 및 가공시의 굴절력의 선택은 근시 또는 근시성난시 등 (-)렌즈로 교정 받을 때는 약한 저교정(Under Correction)상태로, 원시 또는 원시성난시 교정용 (+)렌즈도 어지러움등을 피하기 위하여 역시 약하게 미교정상태로 하는 것이 일반적이다.

그러나 누진굴절력렌즈에서 저교정상태로 두면 시력이 불충분하고 선명시야의 범위가 변하는 문제가 발생한다. 이는 잔여비정시와 좌우의 '수차몰림부(Unwanted Cylinder or Skew Portion)'의 수차가 많아지기 때문에 생긴다고 했다.

원용부 굴절력의 S값을 (+)방향으로 더 가하면 원용부의 시야가 좁게 되어 좌우주변부를 통해 볼 때 흐리게 된다.

원용부 굴절력의 S값이 (−)방향으로 커지면 원용부 시야는 넓어지고 주변부의 흐림은 적어지지만 근용부에서 가입도값을 원용부 수정분만큼 올려야 처방의 올바른 근용굴절력을 가지게 되는데, 가입도 값을 크게 하면 누진대와 근용부의 시야는 좁아진다. 이상의 문제들을 고려하여 손님의 요구사항에 맞게 원용부의 굴절력 S값과 근용부의 가입도값 Add값을 조정하여 최종 조제 및 가공 처방으로 한다.

수직방향 설계시는 안경테를 기본피팅(Main Fitting)한 후에 '경사각 0°자세'를 취하고 원근용은 눈 높이에 있는 5m용 시표를, 중근용은 주시거리를 보도록 하여 [그림 10-18]과 같이 각막반사상 근처에 가설계점을 설치하는 과정은 단초점 때와 같다.

진설계점과 누진굴절력렌즈의 아이포인트(Eye Point)를 [그림 10-18]과 같이 수평상태에서 일치시켜 가장자리자르기(Edging)를 한다.

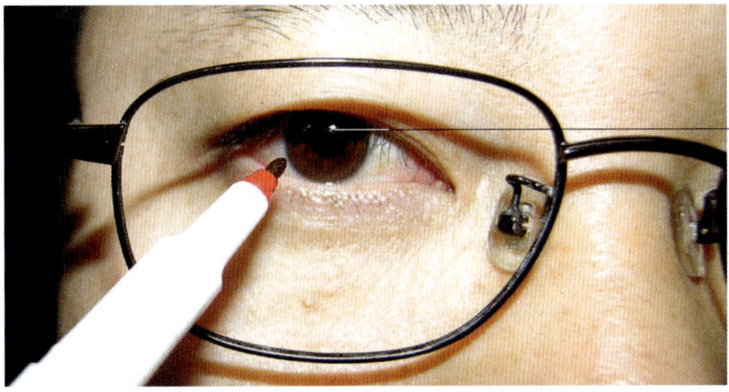

그림 10-17 동공중심의 각막반사상에 인점후 진설계점 설정

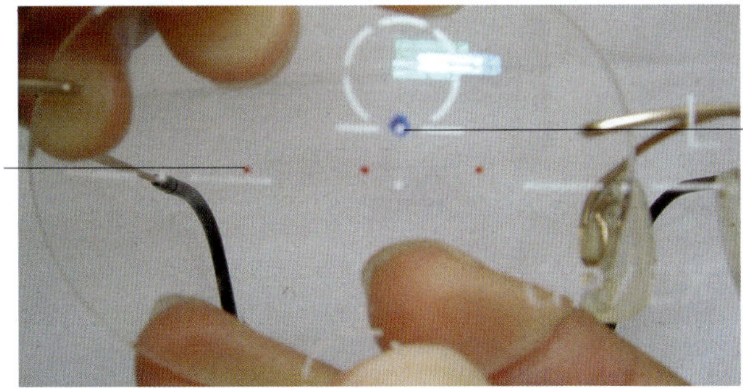

그림 10-18 렌즈의 아이포인트에 더미렌즈의 진설계점을 일치시킨 후 자르기

동공의 각막반사상보다 높게 누진굴절력렌즈의 '아이포인트(Eye Point)'가 위치하면 원거리를 볼 때 시점(View Point)이 누진대를 지나게 되어 흐리게 보이고 시야가 좁게 되며, 상의 흔들림이 많아진다.

반대로 동공의 각막반사상보다 낮게 '아이포인트(Eye Point)가 위치하면 근용부까지 시선 이동량이 커져서 오랫동안 사용하기 불편하고 근거리시야가 좁아진다.

원용을 중점사용하는 것이 일반적이므로 렌즈의 '아이포인트(Eye Point)'가 더미렌즈의 설계점 즉 동공중심 보다 약 2*mm* 낮은 위치에 오도록 하는 것이 좋다. 누진굴절력렌즈에 잘 적응된 손님이 나이가 더 들어 2회 이상 계속하여 쓰게되어 새로운 처방으로 맞출 때는 가입도가 많아지므로 지금까지 쓰던 누진굴절력렌즈보다 근거리시야가 좁아지고 상의 흔들림도 약간 심해진다. 손님에게 이 사실을 사전에 충분히 설명하여야 한다. 좌우의 아이포인트 높이가 다를 때는 좌우 각각의 높이에 맞추어 조제가공 한다. 왜냐하면 좌우 같은 높이로 하여 수평을 맞추어 설계하면 좌우 원용부에서 수직방향 프리즘굴절력차가 생기고 중간거리와 근거리의 시점에서는 좌우 굴절력차가 생겨 양안시에 불편이 있게 된다. 누진굴절력렌즈는 조제 및 가공의 전과정에서 세심한 주의가 필요하다.

기본피팅(Main Fitting)후 설계점(Major Reference Point)을 구할 때 [그림 10-19]에서 [그림 10-21]과 같이 삽입스케일에 의한 방법으로 구하면 정확한 설계점 위치를 구할 수가 있는 것은 단초점렌즈 때와 같다. 단 [그림 10-19]의 삽입스케일은 중심부에 수직 수평의 눈금이 있어 가설계점의 인점작업이 필요없다.

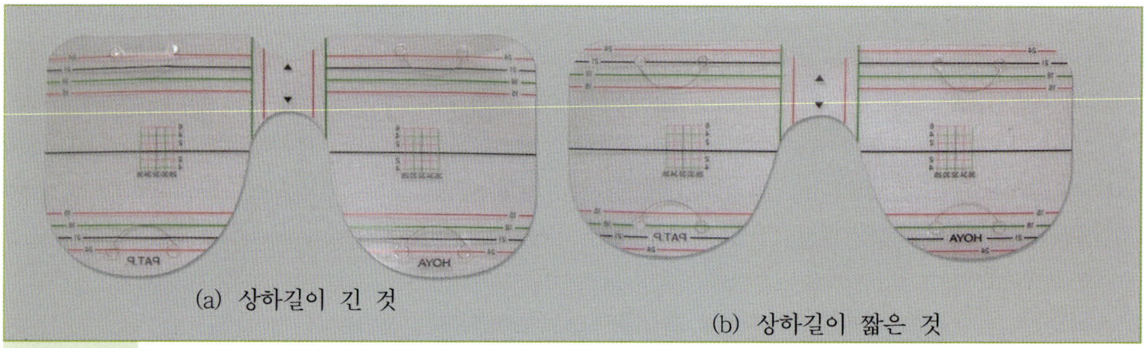

그림 10-19 삽입스케일(한국 HOYA사 제공)

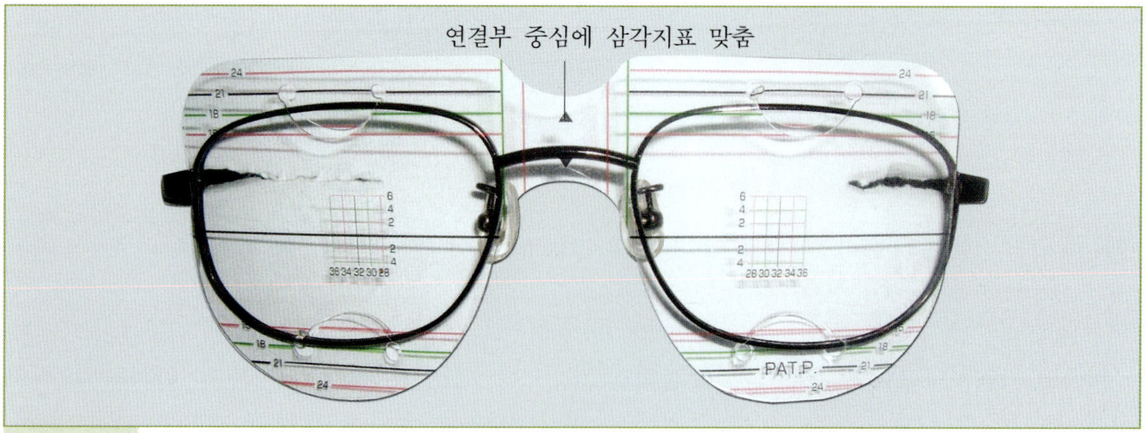

그림 10-20 삽입스케일을 피팅된 안경테에 끼운다.

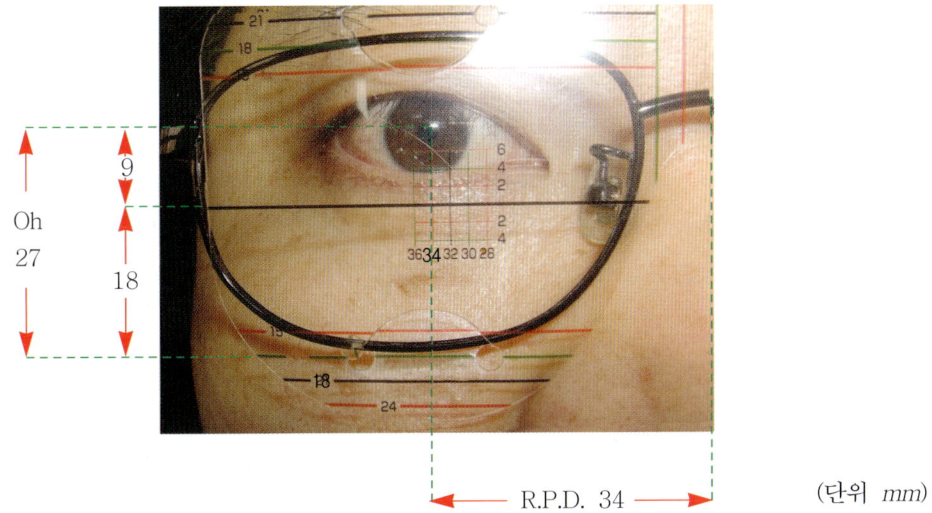

그림 10-21 동공중앙 근처의 각막반사상과 일치되는 눈금을 읽어 정확한 설계점위치를 찾는다.

수평방향의 설계, 즉 조가 P.D. 맞추기의 목적은 원거리에서 중간거리를 거쳐 근거리에 이르는 모든 시점에서 선명한 양안단일시야를 최대로 확보하는데 있다.

이 경우 조준선이 아래로 내려가면 폭주(Convergence)로 시점이 코방향으로 이동된다. 원용부의 '아이포인트(Eye Point)에서 코방향 시점의 수평이동량을 내편심량(Inset)이라고 한다. 이 내편심량은 [그림 10-22]를 보면 알 수 있듯이 원용 P.D.와 정점간거리가 길수록 그리고 주시거리는 짧을 수록 많아진다.

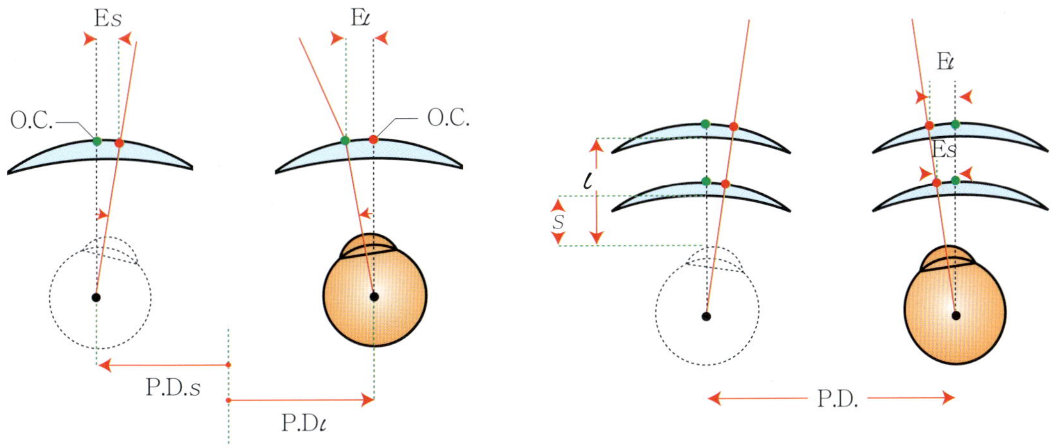

(a) 원용 P.D.l 의 El 이 원용 P.D.s의 Es보다 크다.

(b) 긴 정점간거리 l 의 내편심량 El 이 짧은 정점간거리 S의 내편심량 Es보다 커야한다.

그림 10-22 내편심량 E의 변화(l 은 길때, s는 짧을 때)

대부분의 메이커는 원용부의 아이포인트에서 근용부참조원의 중심까지의 내편심량을 2.5 *mm*씩 고정하여 만들기 때문에 원용아이포인트를 기준으로 조제하게 되면 근용의 조가 P.D.는 2.5 *mm* 짧게 된다 이에따라 원근 P.D.와 근용 P.D.의 차이가 2.5 *mm*가 아닌 손님은 근거리를 볼 때는 중심에 시점이 있지 않을 수도 있다. 또, 같은 누진굴절력렌즈를 사용하더라도 원용 P.D., 정점간길이가 다르면 근용부참조원(Near Reference Circle)의 내편심량이 다르므로 이 역시 근용부참조원(Near Reference Circle)안에 조준선이 지나지 않을 수도 있다. 따라서 거울검사법(Mirror Table Test)으로 근거리를 볼 때 좌우 시선의 시점이 '근용부참조원'을 벗어나지 않는지 확인하여야만 한다.

거울검사에서 양시선이 근용부원을 벗어나지만 않으면 원용아이포인트(Eye Point)가 동공중심의 각막반사상과 일치시키는 원용우선의 조제 가공을 한다.

누진굴절력렌즈는 단초점렌즈와는 달리 조제 가공시 설계점 위치에 오차가 생기면 바로 불편을 자각하게 된다. 따라서 렌즈의 확인으로부터 설계, 최종 점검까지 기본적인 원칙을 지켜서 만들어야 한다.

조제전에 누진굴절력렌즈의 확인 사항은 다음과 같다.

- ㉮ 토릭렌즈이면 주경선의 방향(Ax)
- ㉯ 원용부와 근용부의 굴절력
- ㉰ 기하중심점에서의 좌우렌즈의 프리즘굴절력 확인
- ㉱ 여러 표식이 지워진 때는 손전등(Penlight)으로, 코방향과 귀방향의 '숨긴 마크'를 찾아 수평을 유지 한다.
- ㉲ 원용 '아이포인트(Eye Point, E.P)'의 위치가 규격 수치와 일치하는지를 확인한다.

조제가공에 필요한 누진굴절력렌즈의 최소직경은 각 메이커에서 제공하는 [그림 10-23]의 (a)와 같은 아이포인트게이지(Eye Point Gauge)의 '아이포인트'를 [그림 10-23]의 (b)와 같은 투명형판의 설계점과 일치되도록 붙여 안경테 가장자리에 새겨진 직경눈금으로 구하거나 [그림 10-23]의 (c)와 같이 단초점렌즈의 최소직경을 구할 때 처럼 '설계 및 검사차트(Box-O-Graph)'의 '원형그래프'로 구한다.

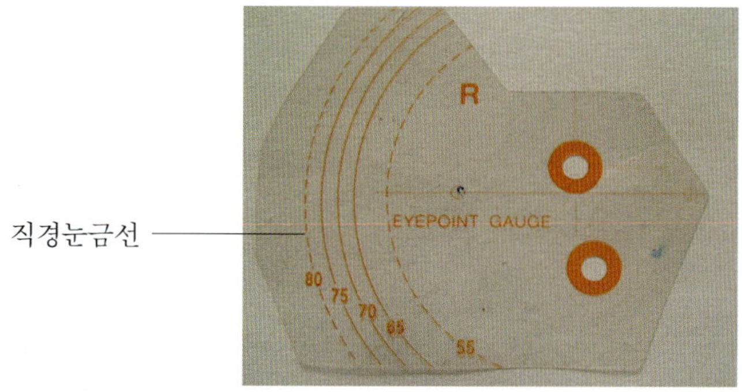

(a) 아이포인트게이지

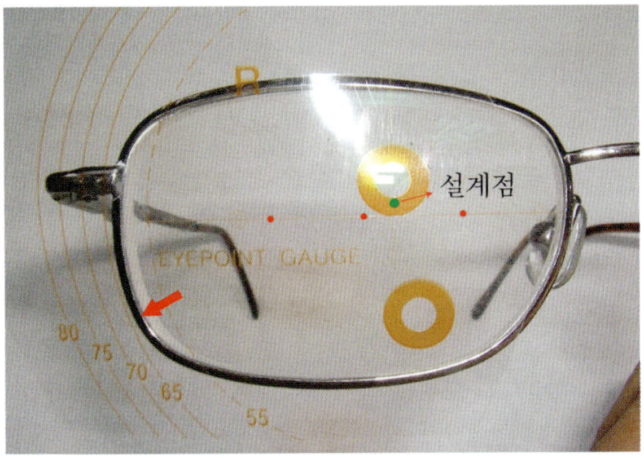

(b) 아이포인트게이지(Eye Point Gauge) 부착으로 최소직경 구하기(70 $mm\phi$)

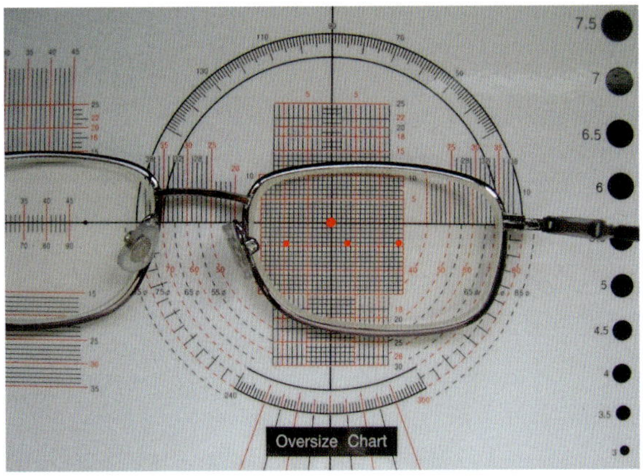

(c) Box-O-Graph로 구하기

그림 10-23 필요한 누진굴절력렌즈의 최소직경 구하기

안경테의 유효렌즈면, 즉 안경테의 렌즈삽입부(Rim)의 상하길이가 동공중심에서 위로는 13 mm 이상이 되어 원용시야가 확보되고 아래로는 22 mm 이상이 되어야 중간거리와 근거리 시야도 확보되므로 안경테 렌즈삽입부 수직길이가 최소 35 mm는 되어야 한다. 적어도 조제 가공후 근용부참조원(Near Reference Circle)의 아래쪽 가장자리가 잘려 나가지 않을 안경테를 택하여야 한다.

그러나 최근의 렌즈 가운데는 [그림 10-24]와 같이 누진대(Progressive Zone) 길이가 종래의 것보다 5 mm 정도 짧은 것도 있어 안경테 렌즈삽입부의 상하길이(Datum Depth)가 25 mm 정도 확보되면 충분하다. 중요한 것은 가공하기전에 렌즈를 테의 설계점에 대어 보고 근용부참조원이 렌즈삽입부에 전부 들어가는 지를 확인하는 것이 중요하다.

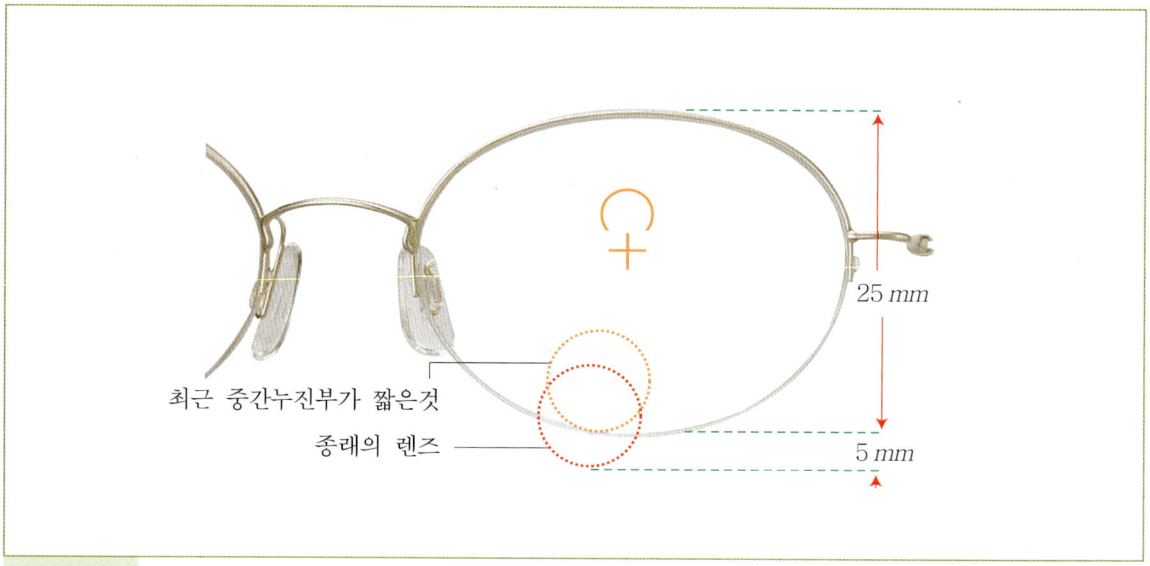

그림 10-24 누진굴절력렌즈용 안경테의 렌즈삽입부 상하 길이

안경테는 포인트테(Point Frame), 하프림테(Half Rim Frame), 브라우라인테(Brow Line Frame), 써몬트테(Sirmont Frame) 와 메탈테 등 림(Rim)이 없거나 가는 테를 선정한다. 또, 후에 미조정을 위하여 반드시 코받침지지대(Clings Wire)가 있는 테를 고른다.

'아이포인트게이지(Eye Point Gauge)'는 렌즈 한 장마다 한 개씩 공급된다.

정점간거리 V.D.는 근용부시야에 영향을 준다. 정점간거리가 길면 근용부 시야가 좁아지고, 반대로 짧으면 원용부에서 근용부로 시선을 움직이는 이동량이 커지는 불편이 있다. 정점간거리는 12~14*mm* 사이에서 조정한다.

경사각(Pantoscopic Angle)이 작으면 누진대와 근용부의 정점간거리가 길어져 안경시야가 좁아진다. 반대로 이 각을 크게하면 안경시야는 넓어지지만 근용부까지 시선이동량이 커져 불편하다.

경사각은 대체적으로 10°정도가 적당하다. 주의할 것은 좌우 경사각의 크기가 다르면 좌우 시점이 다르게 되어 불편하므로 경사각을 같게 하여야 한다.

폭주기능이 비정상적인 손님에게는 누진굴절력렌즈를 권하지 않아야 한다. 또 머리를 옆으로 기울려 보는 습관이 있으면 그 자세에 맞게 기본피팅(Main Fitting)을 하여야 한다. 그리고 우세안(Dominant Eye) 우선의 교정을 한다.

원용부에 프리즘처방이 있으면 [그림 10-25]와 같이 1△에 대하여 아이포인트(Eye Point) 위치를 동공중앙에서 0.25*mm* 씩 베이스(Base)방향과 반대되는 방향, 즉 꼭지점 방향으로 보정 처리하여 조제한다. 왜냐하면 조준선 곧 동공중심은 프리즘의 꼭지점(Apex)방향으로 이동하기 때문이다. 1△당 0.25*mm* 의 이동량은 정점간거리가 10~12*mm* 이면 모든 렌즈에서 적용시킬 수 있다.

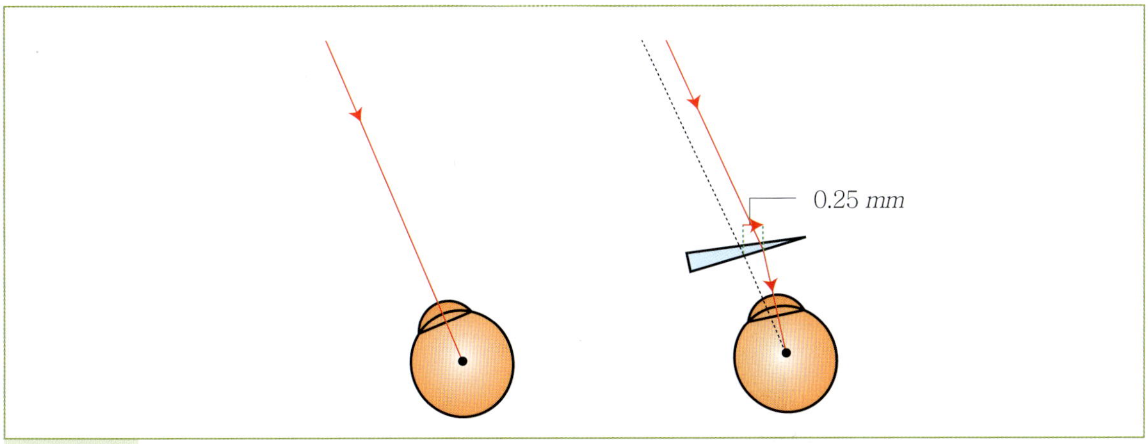

그림 10-25 순수 프리즘처방 1△에서 원용부 아이포인트의 이동량

한쪽 눈만 사용하는 손님의 누진굴절력렌즈의 조제가공시에 주의할 점은 다음과 같다. 단안시에서는 폭주가 없는 것으로 오해되기 쉬우나 약간의 폭주가 있을 뿐더러 실명이 된지 얼마되지 않고 실명된 눈이 우세안(Dominant Eye)일 때는 꽤 큰 폭주를 한다. 이를 확인하여 그에 맞는 '내편심량'의 렌즈를 주문하여 조제한다. 폭주를 하지 않는 눈에는 '수평대칭설계 렌즈(Symmetric Lens)'를 택하여 내편심량이 없도록 한다.

양안을 사용하는 경우라도 사시(Heterotropia) 또는 강한 부등시(Anisophia)와 굴절부등시(Anisometropia)는 실제는 거의 단안시를 하고 있다. 이들도 수평대칭형 설계렌즈를 권하여 내편심 없이 조제한다.

교대성사시는 앞서 단초점렌즈에서와 같이 좌우눈이 각각 안정위에 있을 때 주시안의 동공중심에 누진굴절력렌즈의 '아이포인트'가 오도록 한다.

더미렌즈(Dummy Lens)에 설계점을 설정하는 것이 원칙이다. 더미렌즈가 없으면 앞장에서 설명한 단초점렌즈와 같이 형판만들기(Pattern Making)를 한다.

10.5 근용부의 거울검사법(Mirror Table Test)

근용부 우선으로 근용부에 설계점을 구할 때와 조제가공이 끝난 후 근거리를 볼 때 '근용부참조원' 안으로 양안의 조준선이 통과하는지를 [그림 10-26]에서와 같이 검사하는 방법을 근용부의 거울검사법(Mirror Table Test)이라고 한다. 구체적 검사요령은 다음과 같다.

㉮ 더미렌즈 또는 형판의 원용설계점(M.R.P.)에 수평되게 '아이포인트게이지(Eye Point Gauge)'의 아이포인트(Eye Point)가 위치하도록 부착시킨다.

㉯ [그림 10-27]에서와 같이 손님의 근거리 독서자세에 알맞은 높이의 탁자 또는 진열

대위에 [그림 10-26]의 거울과 형광등이 장치된 작은 거울상자(Mini Mirror Table)를 거울면이 위로 향하도록 놓는다.

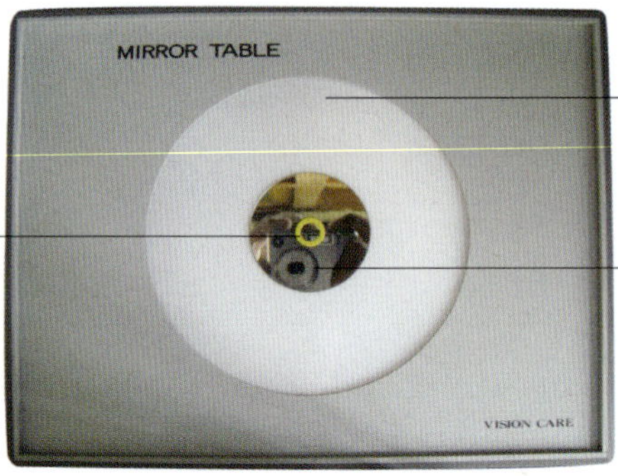

그림 10-26 미니거울상자(Mini Mirror Table)

㉰ 안경사는 손님 맞은 편에 마주 앉는다. 안경사와 손님 모두 거울면의 중앙에 그려진 직경 약 15 mm의 주시원(Fixation Circle)의 중심을 본다.

㉱ 안경사는 거울상자의 주시원을 통하여 손님 안경에 붙인, '아이포인트게이지(Eye Point Gauge)'의 '근용부참조원(Near Reference Circle)'과 손님의 동공중심의 상호 위치를 볼 수 있다.

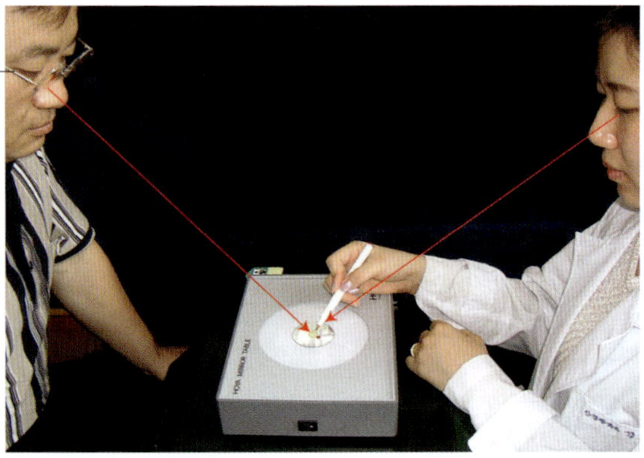

그림 10-27 근용부의 거울검사법의 실제 자세

거울검사후 손님의 동공중심이 '근용부참조원'의 안에 있으면 설계점 변경없이 가공할 렌즈의 '원용아이포인트'를 더미렌즈에 인접된 설계점에 맞추어 조제가공 한다.

거울의 주시원을 통하여 보이는 손님의 동공중심이 게이지의 '근용부참조원' 밖으로 벗어나 있으면 벗어난 방향과 길이를 목측하여 게이지를 떼고 이동하여 다시 붙인다.

'근용부참조원' 중심으로 양안동공중심이 올 때까지 거울검사를 반복한다. 이렇게하여 수정된 '아이포인트게이지'의 '원용아이포인트(Eye Point, E.P.)' 위치를 설계점으로 하여 조제가공 한다.

조제가공이 끝난 안경을 쓰고 거울검사를 한 결과 손님의 동공중심이 '근용부참조원'의 중심에서 약간 벗어나 있을 때는 **정점간거리**(Vertex Distance), **경사각**(Pantoscopic Angle) 그리고 안경테의 **코받침**(Nose Pad)과 **다리 벌림각**(Temple Spread) 등으로 안경테의 위치를 미조정하여 좌우 동공중심이 근용부참조원 중심을 지나도록 한다.

다음은 조제가공후 확인검사 및 **미조정을 위한 거울검사법**(Mirror Table Test)이다.

㉮ [그림 10-28]과 같이 좌우 동공중심이 같은 정도로 '근용부참조원' 중심에서 **코방향**으로 밀려 보일 때는 정점간거리가 긴 것이 주된 원인이이므로 **정간감거리를 짧게하거나** 드물게는 **경사각을 크게** 한다.

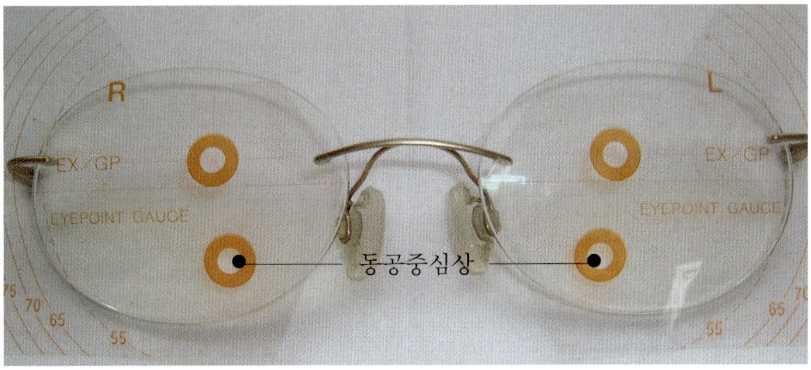

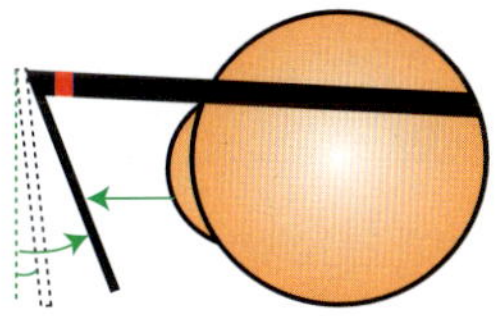

• 정점간거리를 짧게 하거나, 경사각을 크게 한다.

그림 10-28 동공중심이 코쪽으로 몰린 경우

㉯ [그림 10-30]와 같이 좌우 동공중심이 같은 정도로 '근용부참조원' 중심에서 **귀방향**으로 밀려 보일 때는 ㉮와 반대로 정점간거리가 짧은 것이 주된 원인이 되므로 정점간거리를 길게 한다. 경우에 따라서는 경사각을 작게 하여 정점간거리를 길게 한다.

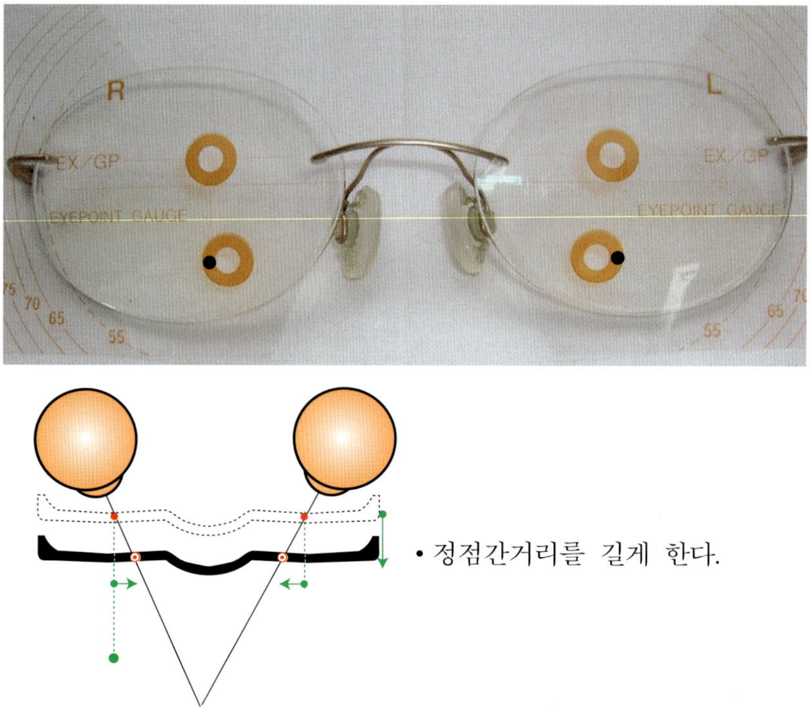

그림 10-29 동공중심이 귀쪽으로 몰린 경우

㉰ 좌우 동공중심이 모두 같은 정도로 '근용부참조원' 보다 위로 또는 아래로 보일 때이다. [그림 10-30]과 같이 위로 보일 때는 경사각(Pantoscopic Angle)이 정상이면 좌우 코받침(Nose Pad)의 위치를 아래로 내려서 안경테의 전면부를 위로 올린다. 경사각이 너무 크면 정상적인 크기로 조정한다. 아래로 밀려 보이면 위로 밀려 보일 때와 반대로 처치한다.

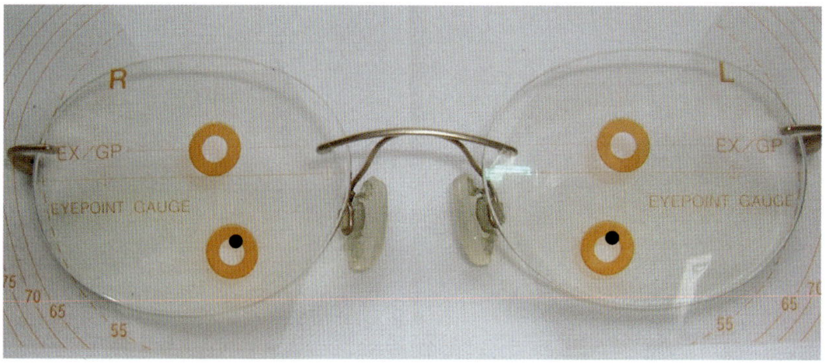

• 코받침 위치를 내리거나 경사각을 작게 한다.

그림 10-30 동공중심이 위로 올라간 경우

㉣ [그림 10-31]과 같이 좌우 동공중심이 모두 같은 정도로 오른쪽 또는 왼쪽으로 밀려보일 때는 좌우 벌림각(Temple Spread)의 피팅이 잘못되어 안경테 전체가 좌우 어느 한 쪽의 귀방향으로 밀려 있을 때가 대부분이고 드물게 조제 가공이 잘못되어 좌우 렌즈의 아이포인트(Eye Point)가 수평, 수직 방향 이동으로 발생될 수 있다.

'원용아이포인트'와 '근용부참조원'에서 동공위치가 모두 같은 방향으로 밀려 있을 때가 대부분이지만 '원용아이포인트'와 동공위치는 일치되어 있으면서 근용부에서 어긋나 있을 때도 있다.

전자는 안경테의 '다리벌림각'이 불균형 상태에 있을 때로 상부관측을 하여서 바르게 피팅을 하여 얼굴 전면에 대해 안경테가 수평이 되게 하고 연결부 중앙이 인중선에 오도록 수정한다. 근용부만 어긋나는 후자는 손님의 눈이 폭주이상이 있을 경우로 처음 설계 때 거울검사로 '근용부우선설계'를 했어야 할 케이스이다.

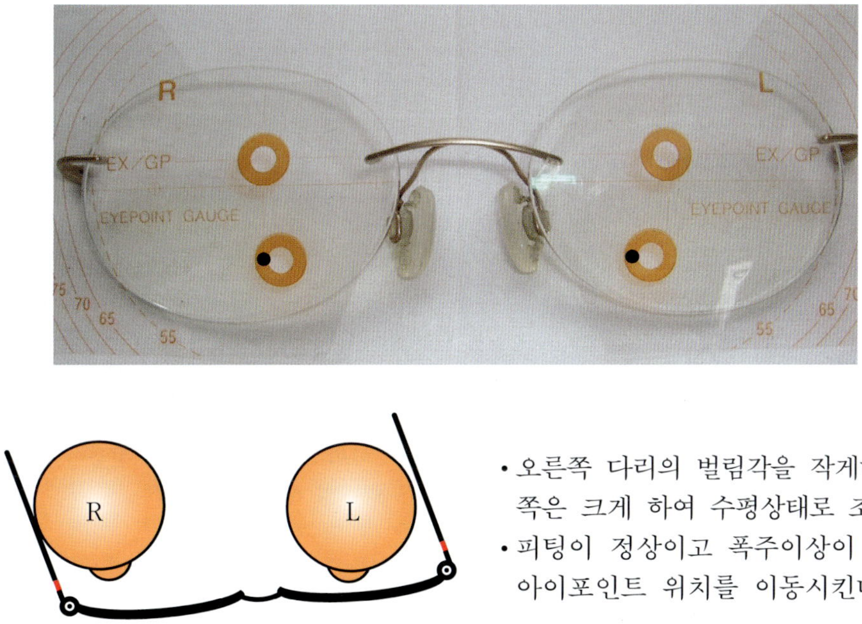

• 오른쪽 다리의 벌림각을 작게하고 왼쪽은 크게 하여 수평상태로 조정할 것
• 피팅이 정상이고 폭주이상이 있으면 아이포인트 위치를 이동시킨다.

그림 10-31 좌우 동공중심이 똑같이 좌우로 이동된 경우

얼굴을 왼쪽으로 돌려보는 습관이 있는 사람은 동공중심이 오른쪽으로, 오른쪽으로 돌려보는 사람은 왼쪽으로 몰린다.

이와 같이 머리 자세에 따라 좌우 동공중심이 평행편위를 일으킬 수 있으므로 습관되어진 평소의 얼굴 자세에서 안경테를 피팅하여 설계점을 구하여야 한다.

10.6 조제가공의 순서

이 렌즈의 조제가공은 단초점 또는 2중초점렌즈와 크게 다르지 않으나 세심한 주의가 필요하다. 누진굴절력렌즈를 조제 가공할 때의 작업순서를 정리하여 [그림 10-32]에 실었다.

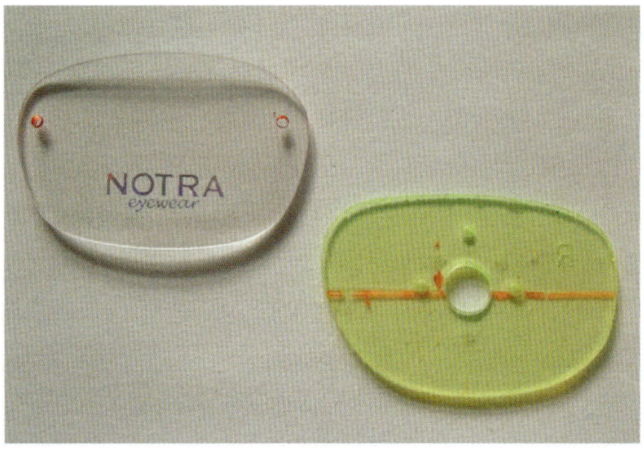

(a) 더미렌즈(Dummy) 사용 또는 형판 만들기

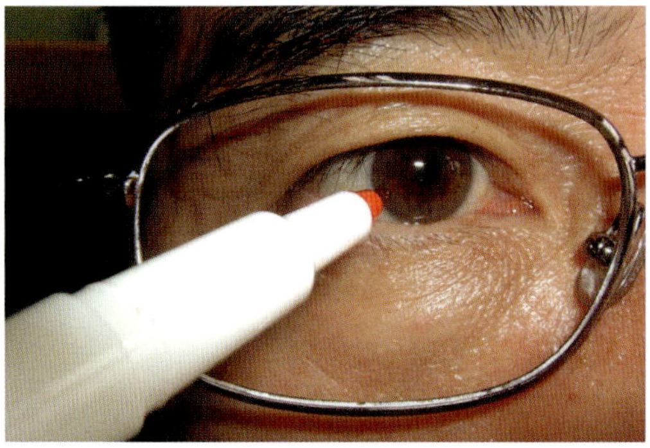

(b) 경사각 0° 자세로 원용각막반사상에 설계점 설정

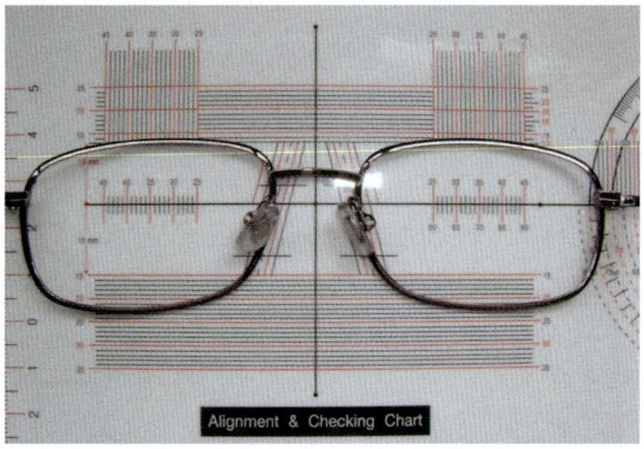

(c) 설계점 위치로 P.D. 와 Oh측정(무형판 옥습기 사용시에 참고로)

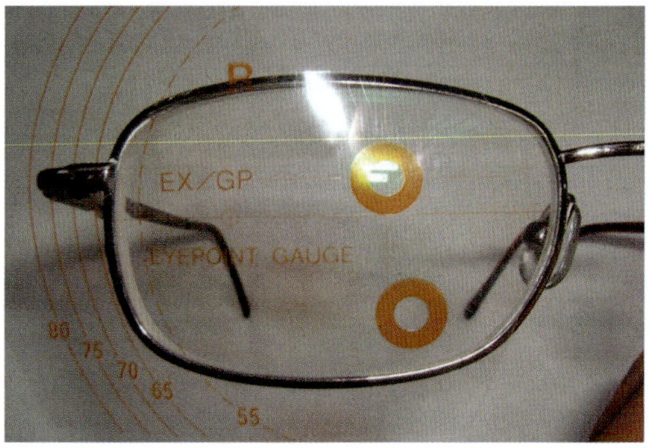

(d) '아이포인트게이지'의 '원용아이포인트'를 형판의 설계점에 부착

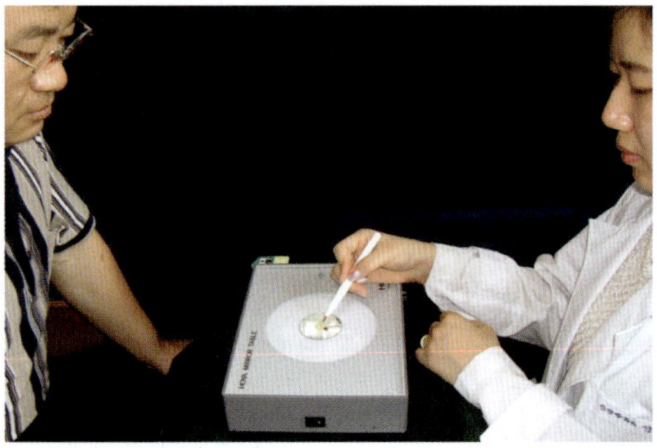

(e) 거울검사

· 정상이면 원용부 설계점으로 조제가공하고
· 비정상이면 근용부 거울검사 결과 좌우 상하로 수정된 원용'아이포인트'를 설계점으로 조제가공

그림 10-32 누진굴절력렌즈의 설계점 설정과 가공

조제가공이 끝난 후 또는 쓰고 있는 누진굴절력렌즈의 원근용부의 점검 순서는 다음과 같다.

[그림 10-33]과 같이 렌즈 전면 좌우 귀와 코방향에 작은 원으로 표시된 '원형숨긴마크(Hidden Engrave Mark)'를 찾아 마크의 정중앙에 유성사인펜으로 표식을 한다. 숨긴마크는 약품처리로 된 것, 날카로운 선으로 각인한 것 그리고 형광물질로 표시한 것 등이 있다. 렌즈를 45°가량 기울려 불빛에 비추어 보면 쉽게 찾을 수 있다.

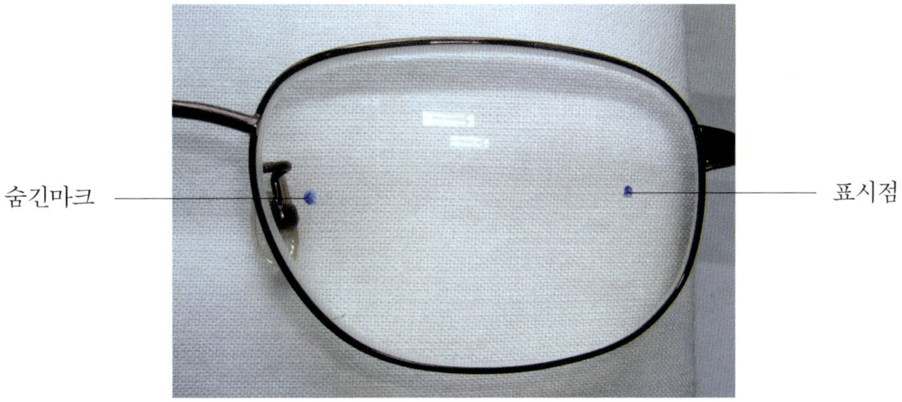

그림 10-33 숨긴마크를 찾은 다음 표식

'아이포인트게이지(Eye Point Gauge)'의 수평기준선 양 끝에 조그만 원으로 표시된 '숨긴마크 일치점'을 유성사인펜으로 표식한 렌즈의 숨긴 마크 위치에 붙인다. 아이포인트게이지의 '원용부 아이포인트(Eye Point)'와 '근용부참조원(Near Reference Circle)'과 일치하는 렌즈 부위에서 각각의 굴절력 등을 확인 한다. '아이포인트게이지'가 없을 때는 [그림 10-34]와 같은 재생차트(Remark Chart)를 이용한다.

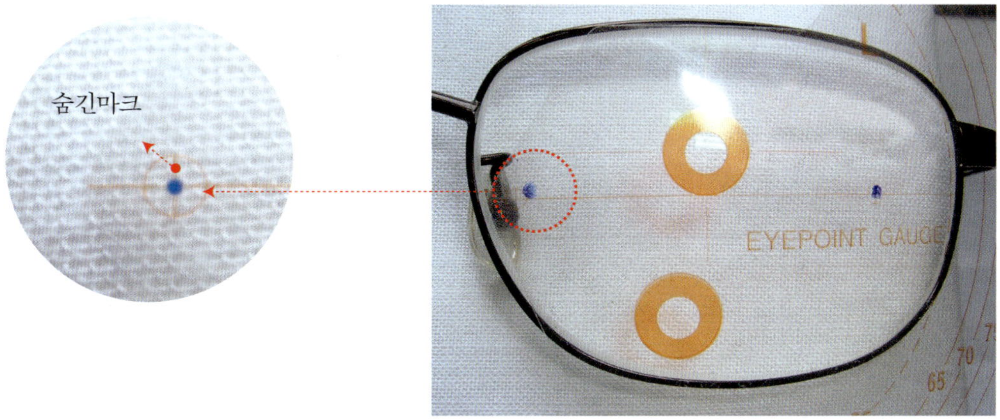

그림 10-34 '아이포인트게이지'의 숨긴마크 위치에 렌즈의 숨긴마크를 일치시켜 부착

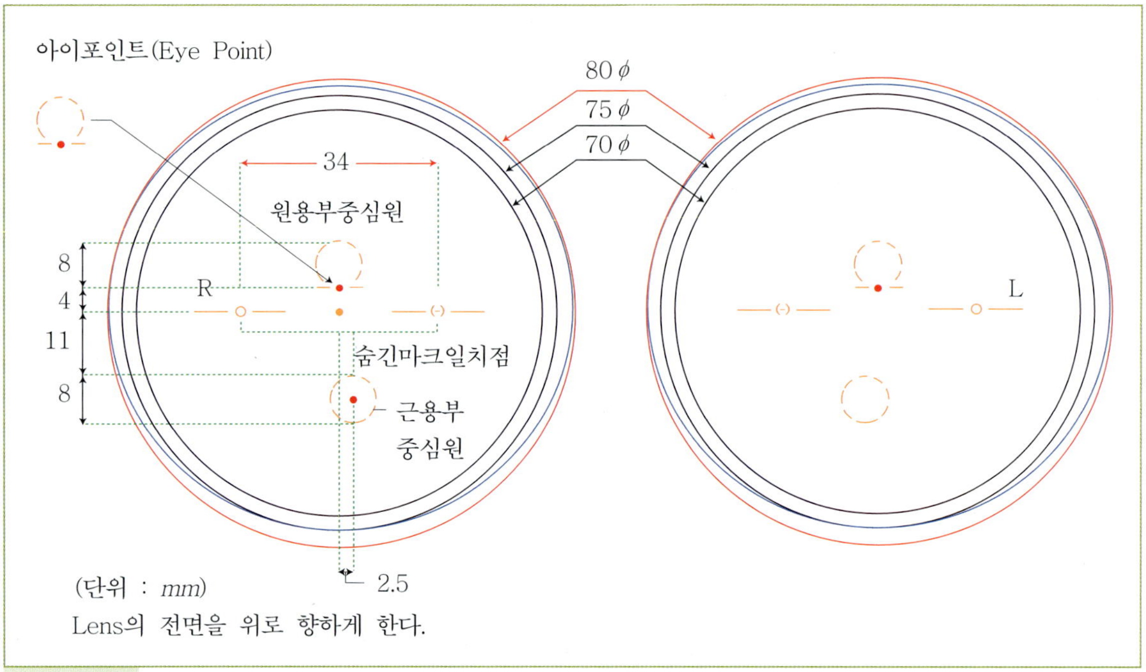

그림 10-35 재생차트(Remark Chart)

'아이포인트케이지'를 붙인 상태로 안경을 씌우고 거울검사를 하여 근용부의 상태를 확인하고 원거리를 보게하여 원용부의 아이포인터에 조준선이 지나는지 확인한다. 피팅후 안경은 손님이 직접 쓰게 하는 것이 좋고 원거리를 보게 하여 아이포인트와 각막반사상의 일치 여부를 확인하는 것은 원용 P.D. 측정 및 점검요령과 같다. 즉, 동공중심점을 측정점으로 할 때는 손님과 마주보고 서서 오른쪽 검사시는 안경사의 왼쪽 눈을, 왼쪽 검사시는 오른쪽 눈을 보도록 한다.

10.7 누진굴절렌즈에 잘 적용하게 하려면

누진굴절렌즈의 안경은 잘 사용하게 되면 2중초점렌즈에 비하여 월등하게 편리하지만 자칫 사용법 등 사전에 충분한 설명을 하지 않으면 손님의 고충과 불만이 많을 수 있다. 또 손님 입장에서 보면 비싼 대가를 준 안경을 사용하지 못하고 방치하게 된다.

클레임 내용의 대부분은 손님을 처음 응대할 때 사용법, 장단점 등을 확실하게 설명하지 않았기 때문에 발생한다. 그러니까 손님의 너무 큰 기대감을 확실하게 조절하지 않았기 때문이다.

안경사가 취할 질문과 유의사항은 다음과 같다.

안경사용이 있었는지에 따라 다음과 같이 분류하자.

㉮ 안경을 처음 쓰는 초기 노안인 손님
㉯ 원용안경은 쓰고 있었으나 근용안경은 처음인 초기 노안인 손님
㉰ 근용안경을 2회 이상 새로 바꾸어 쓰고 있었으나 원근양용안경은 처음인 손님
㉱ 2회 이상 근용부굴절력을 올린 2중 또는 3중초점렌즈의 안경을 사용한 손님
㉲ 2회 이상 근용부굴절력을 올린 누진굴절력렌즈안경을 사용한 손님

첫째, ㉯에서 ㉲까지의 손님에 대해서는 사용빈도 및 구체적인 사용목적을 물어서 설계하고 현재 쓰고 있는 안경렌즈의 원용과 근용의 굴절력(J.B.)[1]이 잘 맞는지를 물어서 그 결과에 따라 수정검사를 한다.

둘째, 사용목적에 따라 렌즈의 타입을 결정한다. 즉, 중간거리, 근거리, 원거리 가운데 어느 곳을 주로 보는지를 물어야 한다. ㉲의 손님은 될 수 있으면 기존에 쓰던 것과 같은 타입의 렌즈를 권하도록 한다.

셋째, 누진굴절력렌즈의 좋은 점과 나쁜 점을 반드시 설명해 주어야 한다. 위에서 ㉮, ㉯, ㉰, ㉱의 손님에게는 먼거리에서 근거리까지 선명하게 잘 볼 수 있으나 머리운동 없이 시선만 돌려 옆을 보면 흐리게 보이고 처음에는 아래 지면이 흔들리고 물체가 변형되어 보여 초기에는 어지러운 현상이 나타난다는 것을 설명한다.

넷째, ㉮, ㉯의 손님에게는 누진굴절력렌즈셋(Denonstration Set)과 시험테(Trial Frame)로 시뮬레이션을 하여 원용부에서 근용부까지의 시선 이동을 크게 하여야 한다는 것을 충분히 숙지시킨다.

다섯째, 광학적 비교 체험은 ㉮, ㉯, ㉰의 손님에게는 단초점렌즈(Single Vision Lens) 안경과 비교하고, ㉱의 손님은 2중초점 또는 3중초점렌즈안경과, ㉲의 손님은 가입도를 올렸을 때의 차이점에 대해서 설명해준다.

여섯째, 완성된 안경을 손님에게 전할 때 움직이지 않고 앉아서 볼 때와 움직이면서 보이는 상태로 나누어 확인한다. 확인사항으로는

- 원거리는 잘 보이는가?
- 20~40cm에 있는 신문 책 등의 글짜는 잘 보이는가?
- 좌우 양조준선을 원용부에서 근용부로 옮기는 량의 크기는 참을만 한 정도인가?
- 시선의 움직임만으로 옆을 볼 때 상의 흐림과 흔들림은 어느정도인가? 이 확인사항에서 ㉮, ㉯, ㉰, ㉱ 손님에게는 처음에는 누구나 같은 불쾌감이 있지만 익숙해지면 괜찮다는 것을 말해준다.
- 움직이지 않고 서서 보는 상태는 좋은가?
- 움직이면서 보이는 상태는 어떠한가?

1) J.B. : 현재 쓰고 있는 안경의 처방 내용

· 계단을 내려갈 때 보이는 상태는 어떠한가?
· 아래 쪽으로 시선만 움직였을 때와 시선과 고개를 같이 움직였을 때의 차이는 무엇인가?
· 좌우 옆으로 시선만 움직였을 때와 시선과 고개를 같이 움직였을 때 지면의 변형으로 울렁임을 느끼는 차이는? 원용부를 통해 볼 때와 근용부를 통하여 볼 때 두가지를 확인한다. ㉮, ㉯, ㉰의 손님에게는 지면의 울렁임은 1~3주 후면 익숙해져서 불쾌감이 없어진다고 말하여준다.

일곱번째, 초기에는 불편이 있을수 있다는 것과 초기의 불편은 참고 계속해서 써야 적응할 수 있다는 것을 설명한다.

10.8 손님 유형별 상품선택과 클레임 대처

시중에 유통되는 대표적 누진굴절력렌즈의 특성별 규격을 [표 10-2]에 실었다.

표 10-2 누진굴절력렌즈의 특성별 분류(H사 제공)

		일반범용렌즈				실내전용렌즈	
		원, 근, 중거리 밸런스 타입			근용와이드	근근사무용	중근실내전용
품명		S1	S2	E1	E2	T1	T2
굴절률		1.5	1.6/1.5	1.6/1.5	1.6/1.5	1.5	1.5
선명 시야	원거리	아주 넓음	넓음	보통	좁음	없음	아주 좁음
	중간거리	넓음	보통	보통	보통	넓음	아주 넓음
	근거리	넓음	넓음	보통	보통	아주 넓음	아주 넓음
누진대길이		14 *mm*	11 *mm*	15 *mm*	14 *mm*	23.5(10+13.5) *mm*	
가입도		0.75D~3.50D	0.75D~3.50D	0.75D~3.50D	0.75D~3.50D	1.00D~3.00D	1.00D~3.00D
설계		· 전영역투과 · 가입도별 · 수평비대칭 · 인체공학적 INSET	· 전영역투과 · 가입도별 · 수평비대칭 · 인체공학적 INSET	· 전영역 투과 · 가입도별 · 수평비대칭	· 전영역 투과 · 가입도별 · 수평비대칭 · 인체공학적 INSET	· 전영역 투과 · 가입도별 · 수평비대칭	· 전영역 투과 · 가입도별 · 수평비대칭

안경을 썼던 경험의 유무와 쓰고 있는 안경렌즈의 형태와 사용방법 그리고 굴절력 별로 누진굴절력렌즈의 적응을 위한 최초 고려할 점과 권장할 상품 등을 [표 10-3]에 실었다.

표 10-3 손님별 누진굴절력렌즈의 고려사항과 선택(H사 제공)

손님유형	고려할 점	[표 10-2]의 권장 품명
안경을 처음 쓰는 손님	· 상의 일그러짐, 흔들림에 민감하므로 렌즈삽입부가 작은 안경테로 노안초기부터 쓰도록 한다. · 최소직경을 지정하여 얇게 제작한다.	S1
콘택트렌즈를 사용한 손님	· 안경이 처음이면 상의 일그러짐, 흔들림에 민감하므로 렌즈삽입부가 작은 안경테로 노안초기부터 쓰도록 한다. · 최소직경을 지정하여 얇게 제작한다.	S1, E1, E2
S+1.00D 미만의 원시 및 원시성난시교정용 원용안경을 썼던 손님	· 동적생활 스타일인 손님은 현재 사용하는 렌즈와 같은 두께이거나 더 얇은 렌즈로 하고 엷은 컬러렌즈로 최소직경을 지정하여 두께를 얇게 한다.	S1, E1
	· 정적생활 스타일의 손님은 동적생활스타일의 손님과 같다. 다만, 컬러렌즈는 피한다.	S1, E2
S-2.00D 미만의 근시 및 근시성난시교정용 원용안경을 썼던 손님	· 동적생활 스타일인 손님은 현재 사용하는 렌즈와 같은 두께이거나 더 얇은 렌즈로 엷은 컬러를 넣는다.	S1, E1
	· 정적생활 스타일의 손님은 위 동적생활 스타일을 가진 손님과 같다. 다만 컬러렌즈는 피한다.	S1, S2, E2
단초점근용안경 사용손님	· 지금까지의 근용안경과 달리 상의 일그러짐, 흔들림이 있으므로 렌즈삽입부가 작은 안경테와 가벼운 렌즈를 권한다. · 최소직경을 지정하여 얇게 제작한다.	S1, S2, E2
원용과 근용안경을 따로 가진 손님	· 동적생활 스타일은 현재 쓰는 렌즈와 같은 두께이거나 더 얇은 렌즈를 쓰게 한다. · 원할 경우 컬러렌즈로, 최소직경지정, METS가공	S1, E2
	· 정적생활 스타일은 현재 사용렌즈와 같은 두께이거나 더 얇은 렌즈(비교판매)를 원할 경우 METS가공을 한다.	S1, S2, E2
원용부 S-1.00D 미만의 2중초점렌즈 사용한 손님	· 밸런스타입을 선택하고 시선이동(측방시, 회전)의 차이를 이해 시킨다. · 중간거리가 잘보이는 장점을 자각 하도록 한다.	S1, E1
원용 S-2.00D 미만의 EX형 2중초점렌즈 사용자	· 하드설계형을 택하고 시선이동(측방시, 회선)의 차이를 이해 시킨다. · 중간거리가 잘보이는 장점을 자각하게 한다. · 렌즈두께를 얇게 한다.	S1, S2, E2
원용부 S-1.00D 미만의 밸런스타입의 누진굴절력렌즈 사용자	· 밸런스타입을 택한다. · 가입도가 많을 때는 고굴절률렌즈로 한다.	S1, E1
원용부 S-2.00D 미만의 하드설계형 누진굴절력렌즈 사용손님	· 하드설계형을 택한다. · 가입도가 많을 때는 고굴절률렌즈로 한다.	S1, S2, EW

누진굴절력렌즈를 사용할 때 문제가 되는 것은 시선만 움직여 옆을 볼 때 상의 일그러짐과 흐려 보임 때문에 불쾌감을 주는 것과 원용부에서 근용부까지 조준선이동량이 많아 턱을 내리거나 고개를 숙여서 보았던 젊을 때 또는 근용전용안경 사용 때의 습관으로는 선명한 근용부 확보가 어렵다는 점이다. 따라서 측방시를 할 때는 시선을 움직이지 말고 고개를 돌려보는 머리운동을 하도록 습관들여야 하고 근용부를 볼 때는 턱은 약간 올리면서 시선만 아래로 움직이는 훈련이 필요하다.

참고로 이에 따른 손님 유형별 조준선(안구)과 고개, 머리 그리고 턱운동의 기존 습관을 [표 10-4]에 실었다.

표 10-4 손님 유형별 시선의 움직임 습관

안경사용 내력		시생활습관
안경을 처음 쓰는 손님	콘택트렌즈 착용 경험도 없는 손님	원거리 옆으로 볼 때 고개보다 눈을 먼저 움직인다. 가까운 곳을 볼 때는 턱을 내리고 보기 때문에 안구회선량이 적다.
	콘택트렌즈 착용 경험이 있는 손님	원거리 옆으로 볼 때 고개보다 눈을 먼저 움직인다. 가까운 곳을 볼 때는 턱을 내리고 보기 때문에 안구회선량이 적다.
안경을 썼던 손님	원시 및 원시성난시교정용 원용안경	원거리를 옆으로 볼 때 얼굴 전체를 움직여서 본다. 가까운 곳을 볼 때는 턱을 내리고 보기 때문에 안구회선량이 적다.
	근시 및 근시성난시교정용 원용안경	원거리를 옆으로 볼 때는 얼굴 전체를 움직여서 본다. 가까운 곳을 볼 때는 안경을 벗고 본다.
	근용안경만 쓴 손님	전체적으로 턱을 내리고 본다.
	원용과 근용 안경 따로 사용	원거리를 옆으로 볼 때 얼굴 전체를 움직이고, 가까운 곳은 턱을 내리고 본다.
	세그먼트형 2중초점렌즈 안경	원거리를 옆으로 볼 때 얼굴 전체를 움직인다. 가까운 곳은 턱을 약간만 내리고 보므로 단초점렌즈안경보다 안구 회선량이 크다.
	EX형 2중초점렌즈 안경	원거리를 옆으로 볼 때 얼굴 전체를 움직인다. 가까운 곳은 턱을 약간 내리고 본다. 단초점렌즈안경 보다 안구회선량이 크지만 세그먼트형 2중초점렌즈 보다는 적다.
	밸런스타입누진굴절력렌즈	원거리를 옆으로 볼 때 얼굴 전체를 움직인다. 가까운 곳은 턱을 약간 내리고 본다. 2중초점렌즈 보다는 안구 회선량이 크다. 근거리를 옆으로 볼 때는 약간 얼굴을 움직인다.
	하드설계형 누진굴절력렌즈	원거리를 옆으로 볼 때 얼굴 전체를 움직인다. 가까운 곳은 턱을 약간 내리고 본다. 2중초점렌즈보다 안구회선량이 크다. 근거리에서 옆을 볼 때는 약간 얼굴을 움직인다.

다음은 누진굴절력 사용시에 흔히 있는 클레임과 그 해결 요령이다.

㉮ 일그러지거나 흔들려 보인다.

원인 1) 가입도가 정도 이상으로 많다.
- 적정가입도로 바꾼다.

원인 2) 원용안경처방에서 잘못된 난시교정
- 난시교정처방검사를 다시 한다.

원인 3) 경사각(Pantoscopic Angle)이 작거나, 정점간거리가 길게 피팅된 때
- 다시 정확하게 피팅한다.

㉯ 물체가 변형되어 보인다.

원인 1) 가입도가 정도 이상으로 많을 때 수차증대
- 가입도를 낮춘다.

원인 2) 난시, 부등시에서 잘못된 양안조절균형검사
- 양안조절균형검사를 다시한다.

원인 3) 안경테가 기본피팅 상태에서 변형이 생겼을 때
- 경사각, 양안수평상태, 정점간거리를 살펴 다시 피팅한다.

㉰ 원거리가 잘 보이지 않는다.

원인 1) 가장 흔한 원인으로 원용굴절력이 맞지 않을 때이다.
- 원용안경처방검사를 다시 한다.
- 노인성원시는 완전교정을 한다.
- 사위보정을 프리즘으로 완전하게 한다.

원인 2) 가입도가 정도 이상으로 많다. 가입도가 많으면 원용부의 수차몰림부가 넓어진다.
- 원근용 안경처방검사를 다시 하여 적정한 가입도로 고친다.

원인 3) 아이포인트(E.P.) 위치가 동공중심 보다 높다. 아이포인트 위치가 동공중심 보다 높으면 누진대가 주시선에 걸려 흐려 보인다.
- 아이포인트 위치를 낮춘다.

원인 4) 렌즈 타입이 손님의 생활패턴에 맞지 않는다.
- 근용우선인지 원용우선인지를 확인하여 그에 따른 렌즈 타입으로 바꾼다.

원인 5) 수평이 맞지 않게 가공하였다.
- 설계 및 조제 가공을 다시 한다.

㉣ 중간거리가 잘 보이지 않는다.

원인 1) 가장 흔한 원인으로 가입도가 정도이상으로 많아 수차몰림부가 넓어져 수차가 많아 졌을 때이다.
- 적정가입도로 고친다.

원인 2) 조제 가공이 잘못되어 시선이 누진대를 지나지 않을 때이다.
- 다시 설계하고 인점하여 바로 고친다.

원인 3) 수평이 맞지 않아서 시선이 누진대를 지나지 않을 때
- 설계 및 가공을 다시 한다.

원인 4) 기본피팅상태(Main Fitting)에서 어그러져 좌우 양조준선의 시점이 불균형상태일 때
- 다시 피팅을 한다.

㉤ 근거리가 잘 보이지 않는다.

원인 1) 가장 흔한 원인으로 가입도가 정도 이상으로 많아 근용부의 넓이가 작아 졌을 때
- 적정가입도로 고친다.

원인 2) 폭주의 불균형으로 근용부에 시점이 오지 않을 때
- 근거리안위와 폭주력검사를 한다.

원인 3) 아이포인트(E.P.)의 위치가 동공중심보다 낮아 회선각이 40°이상이 되어 근용부를 사용하기 힘들 때
- 설계 및 조제 가공을 다시 한다.

원인 4) 렌즈 형태가 손님의 생활 타입과 다를 때
- 근용우선, 원용우선의 구별을 하여 그에 따른 렌즈 타입으로 바꾼다.

원인 5) 정확한 사용법을 숙지하고 있지 않을 때, 특히 단초점, 2중초점렌즈를 사용한 손님으로 근용부사용이 익숙하지 않을 때.
- 안구회선을 크게 하도록 한다.

11장 특수렌즈의 설계

11.1 프리즘처방렌즈의 설계점 높이와 광학중심점높이

동공중심으로부터 안경렌즈의 광학중심점이 편심되면 동공중심에 프리즘효과가 발생하게된다. 따라서 프리즘 처방렌즈를 쓰면 눈의 조준선(Line of Sight)과 렌즈면이 만나는 시점(View Point)은 광학중심점이 아닌 처방된 프리즘이 발생해야 하는 곳이 설계점(M.R.P.)이다.

굴절력 값이 없는 단순프리즘렌즈는 베이스(Base) 방향만 맞추면 되지만 굴절력이 있는 렌즈로 프리즘처방을 하려면 베이스(Base) 방향과 함께 처방 프리즘굴절력에 맞게 광학중심점으로부터 얼마나 떨어진 곳에 형판의 설계점을 일치시킬 것인가 하는 거리도 동시에 결정하여야 한다. [그림 11-1]의 예를 들어 설명하면 처방 'O.D.:S-5.00D ⌒ 1△, B.U.'에서 안경렌즈의 설계점과 광학중심점간 거리는 스칼라형 프렌티스식(Prentice's Rule)에 따라

$\frac{1(\triangle)}{5D} = 0.2(cm) = 2\,mm$로 계산되어 중앙인점은 광학중심점에서 $2\,mm$ 떨어진 곳이다.

두꺼운 쪽이 동공중심의 윗 쪽에 와야하는 B.U. 처방이다. S−5.00D의 구면렌즈이므로 광학중심점이 동공중앙보다 아래쪽에 있어야 동공중심에는 B.U.의 영향을 끼친다. 안경테의 하부림(Rim)에서 동공중심까지의 거리인 측정기준 광학중심점높이가 $y$mm라면, 하부림에서 렌즈의 광학중심점까지 거리인 광학중심점 높이, 곧 조가Oh는 $(y-2)\,mm$가 된다. 실제 작업은 렌즈미터로 1△, B.U.에 인점을 하여 수평 및 상하위치를 유지하고 중앙점을 형판의 설계점과 일치시켜 조제가공 한다.

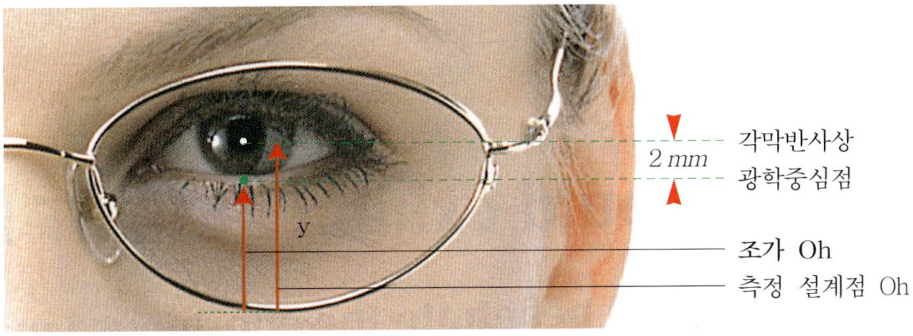

(○백색점 : 각막반사상, ●초록점 : 광학중심점)

그림 11-1 프리즘처방 'O.S.:S−5.00D ⌒ 1△, B.U.'의 설계점 Oh와 조가 Oh

11.2 평면렌즈(Plano-Lens)의 설계

굴절력이 없다고 S 0.00D로 표기하는 평면렌즈도 엄밀하게 살피면 광학중심점이 있다. 평면렌즈의 광학적 구조를 살펴보자. D'_1은 전면의 면굴절력, D'_2은 후면의 면굴절력, D'를 렌즈의 상측굴절력으로 두면 기하광학의 얇은 렌즈의 제작자공식(Lens Maker' s Formula)[1]에서 '$D'=D'_1+D'_2$' 으로 정리된다. 이 식대로라면 렌즈의 (+)면굴절력 D'_1과 (-)면굴절력 D'_2이 같으면 전체 렌즈굴절력 D'은 0D가 된다. 형상은 전면의 곡률반경 r_1과 후면의 곡률반경 r_2 가 같은 메니스커스렌즈(Meniscus Lens)이다. 얇은 렌즈(Thin Lens) 공식에서는 중심두께 t를 무시하였으나 실제는 중심두께가 있다. 중심두께 t를 고려하여 그린 [그림 11-2]를 보자. (+)면을 이루는 구면과 (-)면의 구면이 같은 곡률반경이므로 두께 t만큼 곡률중심 C_1 과 C_2의 위치가 떨어져 있게된다. 그림을 보면 알 수 있는 것처럼 이렇게 형성된 렌즈는 평면렌즈가 아니고 중심은 두껍고 가장자리가 얇은 볼록렌즈, 즉 (+)렌즈의 형상을 지니게 된다. 이는 얇은 렌즈제작자 공식에서 렌즈 중심두께 t를 무시하였기 때문에 생긴 오차이다. 또, 광학중심점이 가장자리 보다 두꺼운 (+)렌즈이므로 광학중심점 이외의 곳에서는 프리즘효과를 유발한다.

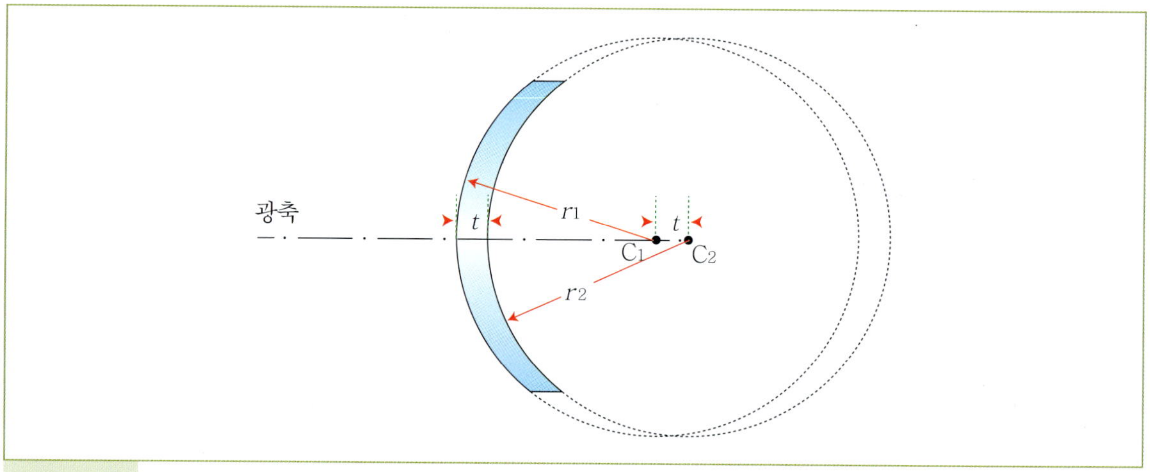

그림 11-2 얇은 렌즈의 제작자공식에 따른 평면렌즈는 (+)렌즈

그렇다면 가장자리와 중심부 두께가 같은 형상의 렌즈는 0D의 평면렌즈일까? [그림 11-3]과 같이 (+)면과 (-)면의 곡률중심 C_1과 C_2가 같은 위치에 있는 동심원으로 된 렌즈는 모든 곳의 두께가 같다. 그러나 이 동심원 조합렌즈는 후면, 곧 (-)면의 곡률반경 r_2가 전면 곧 (+)면의 곡률반경 r_1보다 두께 t 만큼 짧아 (-)면의 면굴절력이 (+)면의 면굴절력 보다 크므로 전체 렌즈는 (-)굴절력을 가지게 된다.

---

1) 얇은 렌즈의 제작자 공식 : [眼鏡士 幾何光學] (4.8) 식 참조

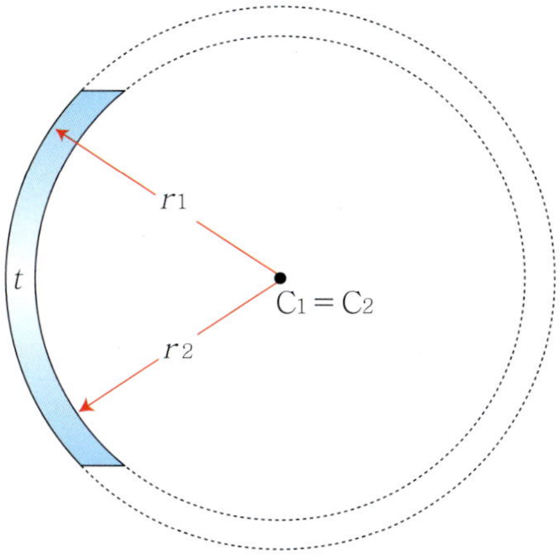

· 시선이 어느 곳을 통하든지 광축이 된다.
$r_1 = (r_2 + t)$

그림 11-3 동심원 평면렌즈는 (-)렌즈

결론적으로 0D인 평면렌즈는 전면과 후면의 곡률반경이 같거나 또는 동심원의 곡률반경을 가져 전체 부위의 두께가 같은 형상이 되어서는 안 된다. 이 두 형상에서 전 후면의 곡률반경 조합의 중간형태, 즉 (+)면의 면굴절력이 (-)면의 면굴절력보다 약간 약해야 된다는 것을 알 수 있다. 이와 같이 전후면의 면굴절력이 차이가 나면 곡률중심점의 위치가 다르므로 두 곡률중심점을 잇는 광축(Optical Axis)이 있고 따라서 **평면렌즈가 광축과 만나는 광학중심점(Optical Center)도 존재한다.** 그러나 전후면의 면굴절력의 차이가 거의 없어 광학중심점 위치를 렌즈의 기하중심점에 오도록 만들기 어렵다. 중심두께 변화에 따른 전면의 실제 면굴절력이 얼마가 되는가를 알아보자. '얇은 렌즈의 제작자공식'에 따른 전면의 면굴절력을 호칭굴절력이라고 한다. 전면의 실제 굴절력을 구하기 위하여 이 **호칭굴절력**에서 보정하여야하는 값을 [표 11-1]에 실었다.

표 11-1 호칭굴절력에서 감할 값 굴절률 (n_d = 1.523)

중심두께 / 전면의 호칭굴절력	1mm	2mm	3mm	4mm	5mm	6mm	7mm	8mm	9mm
1.00	0.00	0.00	0.00	0.00	0.00	0.00	0.00	0.01	0.01
2.00	0.00	0.01	0.01	0.01	0.01	0.02	0.02	0.02	0.03
3.00	0.01	0.01	0.02	0.02	0.03	0.04	0.04	0.05	0.06
4.00	0.01	0.02	0.03	0.04	0.05	0.06	0.07	0.09	0.10
5.00	0.02	0.03	0.05	0.07	0.08	0.10	0.11	0.14	0.16
6.00	0.02	0.05	0.07	0.09	0.13	0.14	0.16	0.21	0.23
7.00	0.03	0.06	0.10	0.13	0.16	0.19	0.22	0.28	0.31
8.00	0.04	0.08	0.12	0.17	0.21	0.24	0.28	0.36	0.40
9.00	0.05	0.11	0.16	0.21	0.26	0.31	0.36	0.45	0.50
10.00	0.07	0.13	0.19	0.26	0.32	0.38	0.44	0.56	0.62
11.00	0.08	0.16	0.23	0.31	0.38	0.46	0.53	0.67	0.70
12.00	0.09	0.19	0.28	0.37	0.46	0.54	0.63	0.80	0.88
13.00	0.11	0.22	0.33	0.43	0.53	0.63	0.73	0.93	0.02
14.00	0.13	0.25	0.38	0.50	0.62	0.73	0.85	0.07	0.18

(단위, D)

그러니까 광학중심점이외의 위치에서 굴절력은 거의 0D에 가깝지만 광학중심점과 두께 차이는 있어 아주 약한 프리즘굴절력(△)이 있다. 그런데 광학중심점이 조제할 평면렌즈 위에 있지 않을 수도 있을 정도로 그 위치가 불안정하여 평면렌즈의 설계에서 렌즈의 광학중심점과 손님의 동공중심을 일치시키는 P.D와 Oh. 맞추기는 쉽지가 않다. 따라서 선글라스 등 평면렌즈의 설계는 렌즈와 안경테를 비교하여 광학중심점을 동공중심에 일치시키려고 하지 말고 렌즈상의 임의점을 동공과 일치시킬 가상광학중심점으로 하여 양안시에 미치는 프리즘영향이 가장 작도록 한다. [그림 11-4]에서와 같이 좌우 렌즈의 실제 광학중심점이 동공중심점과 일치시킨 가상광학중심점에서 수평으로 같은 방향에 같은 거리 만큼 있도록 만들면 양안시에 가장 작은 프리즘영향을 끼치게 된다.

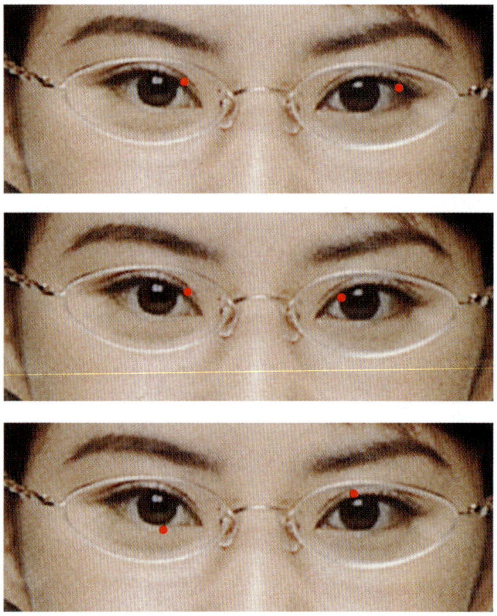

(a) 가장 좋은 상태

(b) 좋지 않은 상태(좌우 모두 귀방향에 있을 때도 같음)

(c) 가장 좋지 않은 상태(오른쪽과 왼쪽의 광학중심점의 위치가 바뀌어도 같음)

(적색점 • 은 광학중심점)

그림 11-4 평면렌즈 조제가공시 광학중심점 위치에 따른 양안시 부담

가상광학중심점을 사용해도 좋은 렌즈는 경선의 굴절력이 ±0.50D 이하의 약한 굴절력을 가진 렌즈이다. 좌우 렌즈의 실제 광학중심점 위치를 동공중앙을 기준으로 같은방향, 같은거리에 놓이게 하면 양안시를 할 때 양안단일시(Binocular Single Vision)[2]를 위한 운동성융합량(Moter Fusion)[3]이 적다. 좌우 동공중심에 미치는 프리즘의 베이스(Base)가 서로 상하 방향으로 위치하면 가장 좋지 않고 다음으로 코, 귀 방향에 배치되어도 운동성융합량이 많다.

1) 얇은 렌즈의 제작자 공식 : [眼鏡士 幾何光學] (4.8) 식 참조
2) 양안단일시(Binocular Single Vision) : 안경광학(OPTOMETRY) 131, 132, 153, 195쪽 두눈에 맺힌 두개의 상을 하나로 보는 기능
3) 운동성융합량(Moter Fusion) : 안경광학 525쪽 양안단일시를 하기 위한 양안구의 교정운동

11.3 편광렌즈(Polar Lens)의 설계

선글라스용도의 편광렌즈와 시력교정보정용 편광렌즈의 설계는 일반 단초점렌즈와 같다.

다만, 지면과 수면에서 반사된 광선 가운데 편광광선을 없애도록 편광렌즈의 **편광투과축(Transmission Axis)**[4]을 위치시켜야 눈부심을 막고 수면 아래를 관찰할 수 있는 효능이 나타나므로 편광투과축의 위치에 유념하여야 한다. [그림 11-5]와 같이 지면 또는 수면에서 자연광이 편광각으로 반사되면 **수평방향으로 진동하는 편광반사광선**이 생긴다. 이 편광반사광선이 눈에 들어오면 지면 또는 수면이 반짝이게 보여 실제 보고자 하는 수면아래 또는 물체를 보는데 방해가 된다. 이 반짝거림을 차단하기 위해서는 편광렌즈의 **편광투과축(Transmission Axis)**을 수직방향, 90°로 위치시켜야 한다. [그림 11-5]와 같이 수면과 지면의 반짝거림이 없어지면 수면 아래의 물체로부터의 광선만 눈에 들어오게 된다.

편광렌즈를 주문할 때 메이커에 사용 용도를 말해주면 [그림 11-6]과 같은 **수평유지표시** 또는 선을 그어 공급한다. 이 수평유지표식을 형판의 수평인점과 평행하게 위치시켜 설계하여 조제가공을 한다.

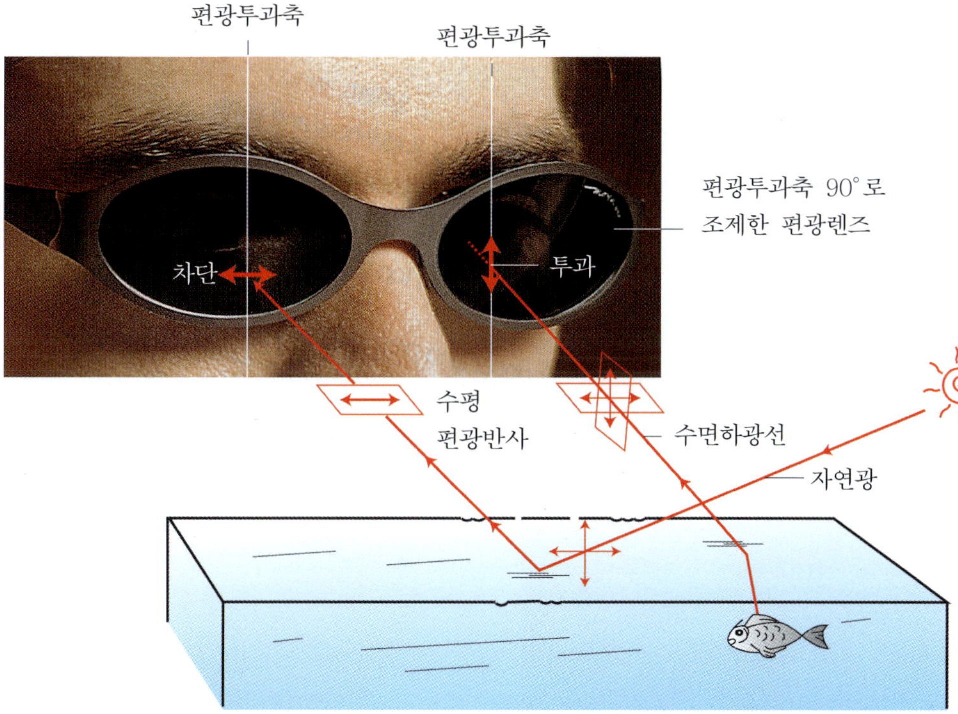

그림 11-5 편광반사광선의 차단과 수면 아래 물체의 보임

4) 편광투과축(Transmission Axis) : 안경재료학 44쪽

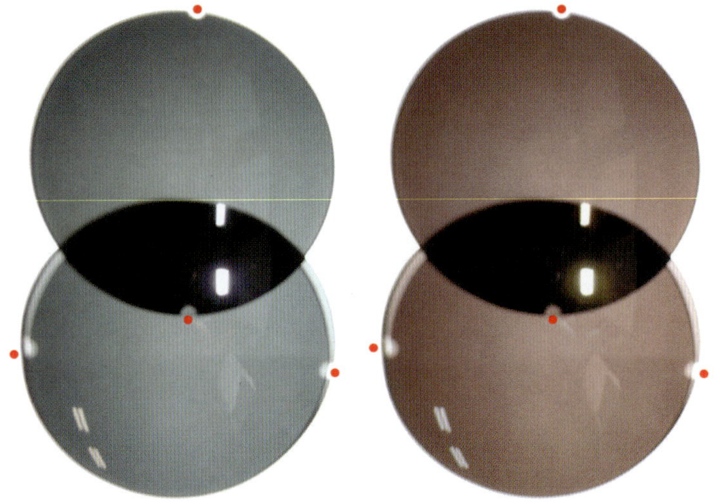

그림 11-6 편광렌즈 조제시 수평유지 표식

특수한 사용용도를 제외한 대부분의 편광렌즈는 사용할 때 지면 또는 수면을 약간 아래쪽으로 보므로 반사편광광선을 차단하기 위해서는 **편광투과축(Transmission Axis)방향을 수직, 즉 90°방향이 되도록** 하여 수평방향 양 끝단에 수평유지 표식을 하고 설계하여 조제 가공한다.

[그림 11-7]은 표식에 없는 편광렌즈의 편광투과축방향을 찾는 방법을 나타낸 것이다. 지면으로 부터의 편광반사광선은 수평진동이라는 사실을 이용하여 수면 또는 지면에서 약 40°~50°의 방향에 편광렌즈를 놓고 회전하여 가장 잘 보이는 위치를 찾았을 때의 수직방향, 즉 90°방향이 편광투과축(Transmission Axis)이다.

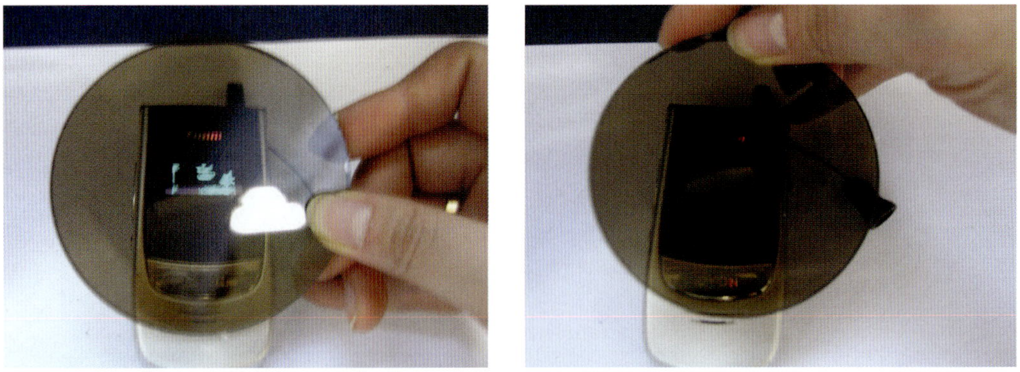

(a) 선명(편광투과축 90°)

(b) 가장 흐림(편광투과축 180°)

그림 11-7 수면 또는 지면을 보면서 편광의 투과축방향 찾기

11.4 두장의 렌즈가 중첩된 복식알바이트 안경

조제가공의 핵심은 P.D.와 Oh 맞추기이다. P.D.와 Oh 맞추기의 중요성을 깨닫고 그 연습을 하는데 가장 적절한 안경이 [그림 11-8]과 같은 원근양용의 복식알바이트안경(Albeit Glasses)이다. 이 안경은 현재는 거의 사용하지 않는다.

앞 뒤 2매의 렌즈가 중첩, 합성되면 두렌즈가 가지는 프리즘굴절력이 중화되는 곳이 합성광학중심점이 된다. 그러므로 뒷렌즈는 단초점렌즈와 같이 손님의 조준선에 광학중심점이 일치되도록 설계, 조제가공하고 뒷렌즈에 중첩되는 앞렌즈의 광학중심점의 위치는 동공중심과 일치시키지 않고 앞뒤렌즈의 프리즘이 서로 중화되어 0프리즘디옵터가 되는 합성광학중심점이 동공중심과 일치되도록 한다. 이 때 앞렌즈의 광학중심점의 위치를 찾아 '조가 P.D.'와 '조가 Oh'로 하여야 한다. 복식알바이트안경을 원근양용으로 사용하는 형식에는 두가지가 있다. 첫째는 [그림 11-8]과 같이 앞렌즈와 합쳐서 원용, 뒷렌즈만으로 근용으로 사용하는 형식과 둘째는 반대로 뒷렌즈를 원용으로 앞렌즈와 합치어 근용으로 사용하는 형식이 있다. 앞뒤 렌즈를 이 합쳐서 원용으로 하는 전자의 형식의 안경이 주로 많이 사용되었다.

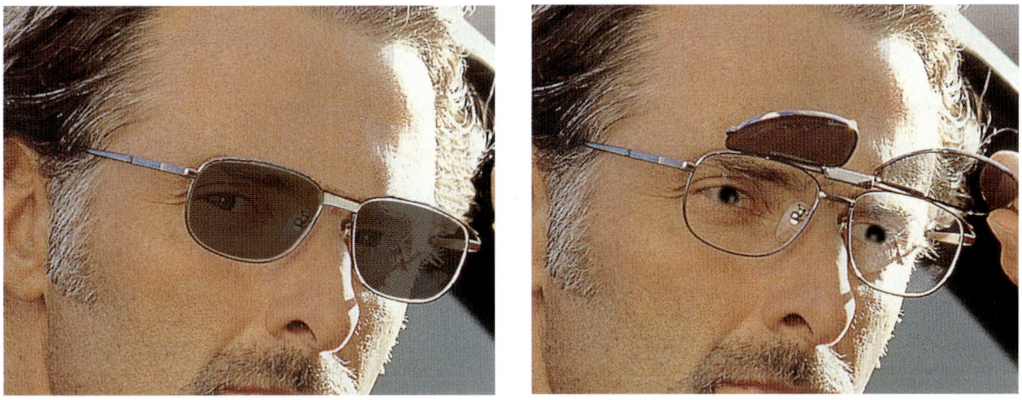

(a) 앞뒷렌즈를 합쳐 원용　　(b) 뒷렌즈만으로 근용

그림 11-8 원근양용 복식알바이트 안경의 구성 예

주로 많이 사용되었던 전자 형식의 알바이트안경(Albeit Glasses)에서 앞렌즈의 '조가 P.D.와 Oh'를 구해보자.

'O.U. : S-1.00D, P.D. 64 *mm*, Oh 27 *mm*'의 원용처방에 근용처방은 'O.U. S+1.00D, P.D. 60 *mm*, Oh 22 *mm*'라면 뒷 렌즈는 단초점렌즈와 같이 좌우 S+1.00D 렌즈로 조가 P.D 60 *mm*가 되도록 설계하여 조제가공하면 된다. 이와 같이 뒷렌즈의 설계 및 조제가공은 간단하다. 문제는 좌우 앞렌즈의 굴절력과 좌우 앞렌즈의 광학중심점사이의 거리인 조가 P.D. 이다.

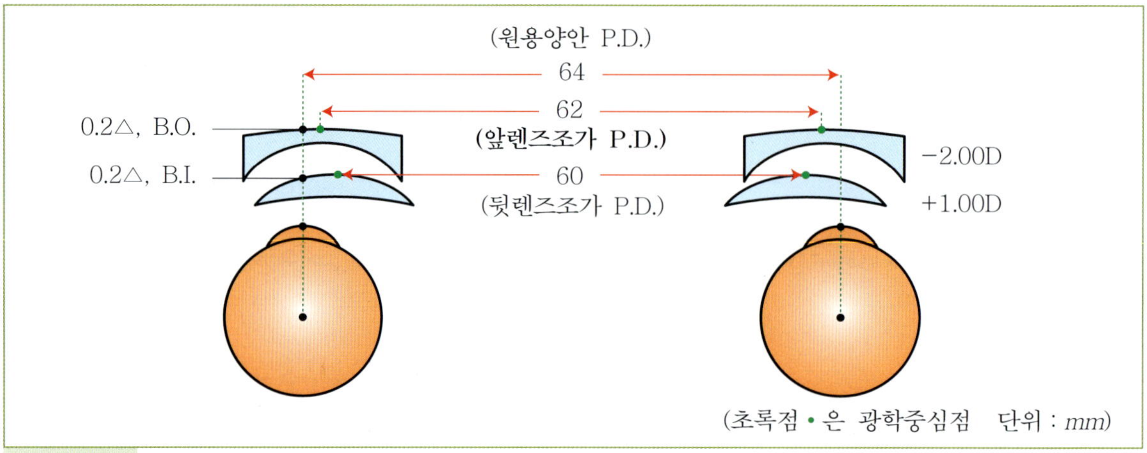

그림 11-9 알바이트안경에서 앞렌즈 조가 P.D. 계산예

뒷 렌즈 S+1.00D와 중첩되어 합성굴절력이 원용처방의 S-1.00D가 되려면 앞렌즈 굴절력은 S-2.00D가 되어야 한다.

원용과 근용처방을 가입도(Add) 표기의 처방형식으로 나타내면 'S-1.00D, Add 2.00D' 이다. 따라서 앞 렌즈의 굴절력은 가입도의 절대값을 가진 (−)구면렌즈 S-2.00D이다.

앞 렌즈의 '조가 P.D.'를 구하자. [그림 11-9]에서 원용양안 P.D. 64 *mm*는 근용양안 P.D. 60 *mm* 보다 좌우안 2 *mm* 씩 길다. 앞 뒤 렌즈가 중첩된 원용형식으로 원거리를 보면 좌우 조준선, 즉 시선은 뒷 렌즈의 좌우 광학중심점에서 각각 2 *mm* 씩 귀쪽으로 벗어난 점을 지나게 되어 뒷 렌즈로 인하여 좌우 각각 '0.2△, B.I.'의 영향을 받게 된다. 원용의 합성광학중심점은 프리즘 굴절력이 0△이 되어야 하므로 이 지점에서 앞렌즈는 좌우 각각 '0.2△, B.O.'이 되어야 뒷렌즈로 인해 생긴 '0.2△, B.I'을 중화시킨다. 0.2△이 되는 곳은 스칼라형의 프렌티스공식(Prentice's Rule) 'P=h×D'를 변형하여 구한다.

즉, $h(cm) = \dfrac{P}{D} = \dfrac{0.2(\triangle)}{2(D)} = 0.1cm$ 가 되어 앞 렌즈의 광학중심점에서 1 *mm* 떨어진 곳은 모두 0.2△의 굴절력을 가진다.

그러므로 앞렌즈의 광학중심점을 동공중심으로부터 코쪽 혹은 귀쪽으로 1 *mm* 이동시키면 눈에 0.2△의 영향을 주게된다. 그런데 B.O.의 영향을 미치기 위해서는 (−)굴절력을 가지는 앞 렌즈에서는 광학중심점을 코쪽으로 이동시켜야 한다. 좌우 각각 1 *mm* 씩 광학중심점을 코쪽으로 이동하여야 하므로 앞렌즈의 '양안 조가 P.D.'는 원용 P.D. 64 *mm*에서 2 *mm*를 감한 62 *mm*로 설계, 조제하여야 한다.

이번에는 앞렌즈의 '조가 Oh'를 구하여 보자. 처방에서 근용 Oh값 22 *mm* 보다 원용 Oh가 5 *mm* 높은 27 *mm* 이므로 앞렌즈를 중첩하면 근용인 뒷렌즈의 광학중심점에서 조준선은 위쪽으로 약 5 *mm* 이동하게 된다. 따라서 앞 뒤렌즈가 중첩된 원용상태로 원거리를 볼 때 먼저 뒷 렌즈에 의해 '0.5△ B.D.'의 영향을 받는다. 또, 이 지점이 원용안경의 합성광학중심점이 되어야 하므로 앞 렌즈로 '0.5△, B.U.'의 프리즘영향을 주어 뒷렌즈에 의 하여 생긴 '0.5△, B.D.'을 중화시켜야 한다.

앞렌즈는 (-)렌즈이므로 합성광학중심점에서 B.U.이 되려면 앞렌즈의 광학중심점은 아래에 위치하여야 한다. 또, 0.5△이 되려면 이동해야 할 거리는 스칼라형 프렌티스(Prentice) 공식 'P=h×D'에서 구하면 2.5 *mm* 이다. 따라서 앞렌즈의 '조가 Oh'는 근용 Oh 22 *mm* 보다 2.5 *mm* 높은 24.5 *mm*(가공시에는 25 *mm*)로 하면 된다.

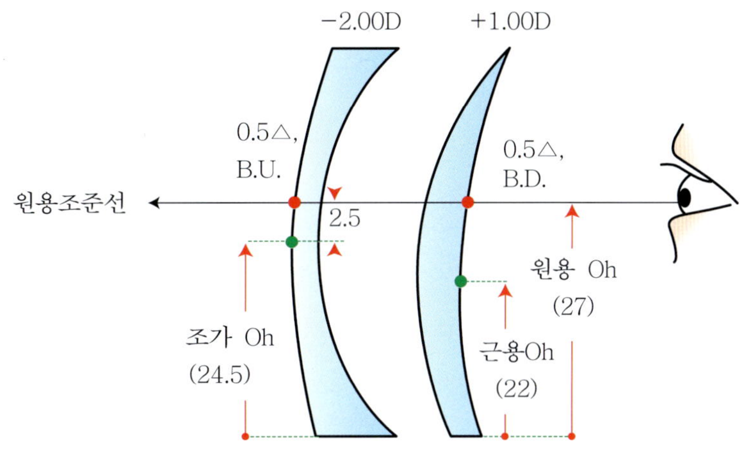

그림 11-10 복식알바이트안경의 앞렌즈 광학중심점높이(조가 Oh)

프리즘벡터(Prism Vector)와 **굴절력행렬**(Refractive Matrix)로 정리된 벡터형의 프렌티스공식(Prentice's Rule)을 변형하여 풀면 앞렌즈의 광학중심점 위치, 즉 설계점을 손쉽게 구할 수 있어 '조가 P.D.' 와 '조가 Oh'를 토릭렌즈까지 확장하여 함께 구할 수 있다. 참고로 아래에 앞 렌즈의 광학중심점위치를 구하는 **벡터형의 프렌티스식**(Prentice's Rule)의 변형식과 예제를 실었다.

[그림 11-1]에서 **뒷렌즈의 광학중심점을 원점**, 즉 기점으로 한 앞렌즈의 광학중심점의 위치벡터를 $\vec{q}_A$, 원용의 P.D.와 Oh 값의 위치벡터를 $\vec{q}_F$, A는 처방의 가입도 S, C, θ는 각각 원용안경처방의 구면굴절력, 실린더굴절력, Ax값으로 두면

$$\vec{q}_A = -\frac{1}{A}\begin{bmatrix} S+C\sin^2\theta & -C\sin\theta\cos\theta \\ -C\sin\theta\cos\theta & S+C\cos^2\theta \end{bmatrix}\vec{q}_F$$ [5]

의 식이 성립한다.

5) 이 공식 : 안경광학(Optometry) 189쪽

원용처방값이 근시 또는 원시교정용 구면렌즈로 구면값 S만 있으면 이 식은

$$\vec{q}_A = -\frac{1}{A}\begin{bmatrix} S & 0 \\ 0 & S \end{bmatrix}\vec{q}_F$$ [6)]

가 된다.

[그림 11-9]~[그림 11-10]의 스칼라식으로 푼 처방 예를 오른쪽 단안에서만 윗 공식에 넣어 확인하여 보자. 오른쪽 원용처방이 'O.D : S -1.00D, P.D. 32, Oh 27' 이고, 근용처방은 'O.D. : S+1.00D, P.D. 30, Oh 22', 가입도 A는 2.00D 이고 원용구면값 S는 -1.00D이다. 뒷렌즈

광학중심점을 기준으로 한 원용설계점의 위치벡터 $\vec{q}_F$는 $\begin{bmatrix} 3.2-3.0 \\ 2.7-2.2 \end{bmatrix} = \begin{bmatrix} +0.2 \\ +0.5 \end{bmatrix}$ 가 된다.

$\vec{q}_F$를 윗 공식에 넣어 정리하면

$$\vec{q}_A = -\frac{1}{A}\begin{bmatrix} S & 0 \\ 0 & S \end{bmatrix}\vec{q}_F = -\frac{1}{2}\begin{bmatrix} -1 & 0 \\ 0 & -1 \end{bmatrix}\begin{bmatrix} +0.2 \\ +0.5 \end{bmatrix} = -\frac{1}{2}\begin{bmatrix} 0.2 \\ 0.5 \end{bmatrix} = \begin{bmatrix} -0.10 \\ 0.25 \end{bmatrix}$$ 가 된다.

윗쪽 수치가 -0.10이므로 앞렌즈의 조가 P.D. (수평방향)는 근용 P.D. 30*mm* 보다 1*mm* 큰 31*mm*로, 또 아래 수치는 0.25이므로 '조가 Oh'는 근용 Oh 22*mm* 보다 2.5*mm* 높은 24.5*mm*로 설계하여 만들면 된다.

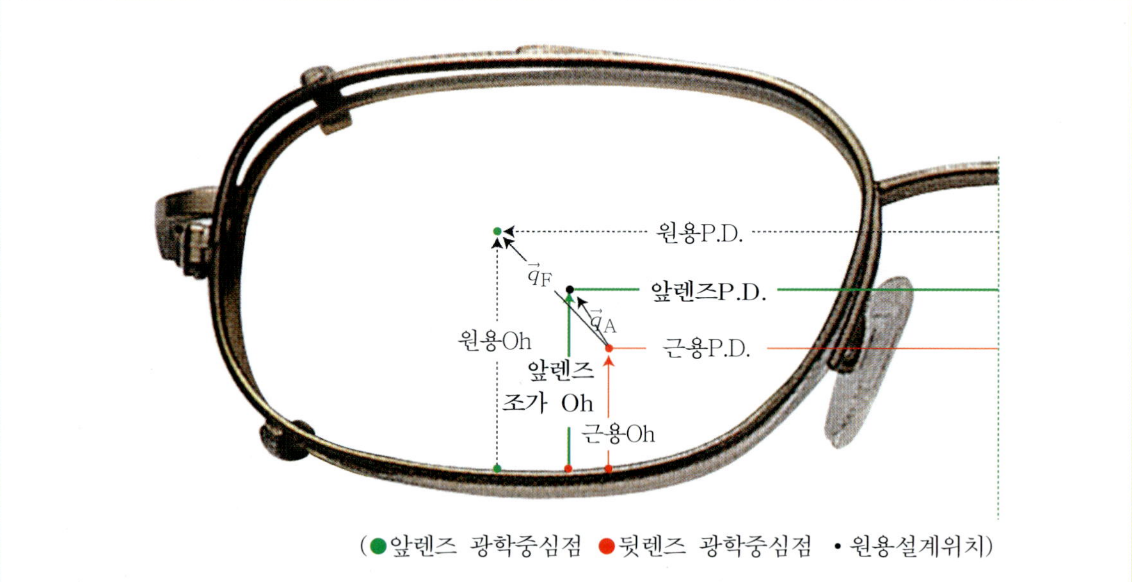

그림 11-11 벡터형식으로 구한 앞렌즈의 조가 P.D. 와 Oh.(뒷렌즈를 근용으로 사용할 때)

6) 이 공식 : 안경광학(Optometry) 189쪽

11.5 하프톤 렌즈(Half Toned Lens)

단일 색농도가 위로 갈수록 진한 렌즈를 하프톤 렌즈(Half Toned Lens)라고 한다. 주로 미용적인 목적을 가진 패션(Fashion)용 안경이다.

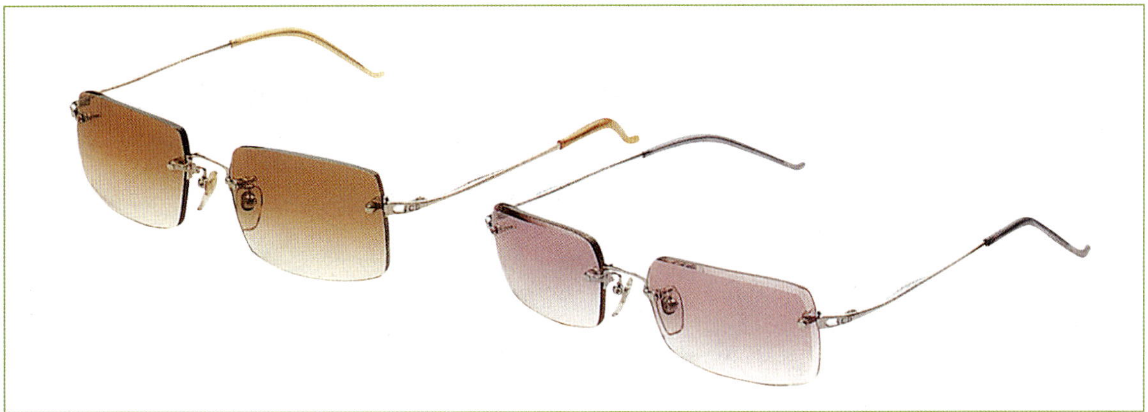

그림 11-12 하프톤 렌즈(Half Toned Lens)

농도가 가장 약한 아랫부분의 색이 무색일 때 농도가 갑자기 변하는 중간부분의 수평방향을 하프라인(Half Line)이라고 한다. 이 하프라인은 광학중심점 아래로 약 10 *mm*로 설정하는 것이 좋다. 이 렌즈는 하프착색(Half Coloring)을 한 다음에 조제 및 가공을 하여야 한다. 착색을 할 때는 '반사광선억제막코팅(Antirefraction Coating)'이 되지 않은 플라스틱렌즈를 사용한다.

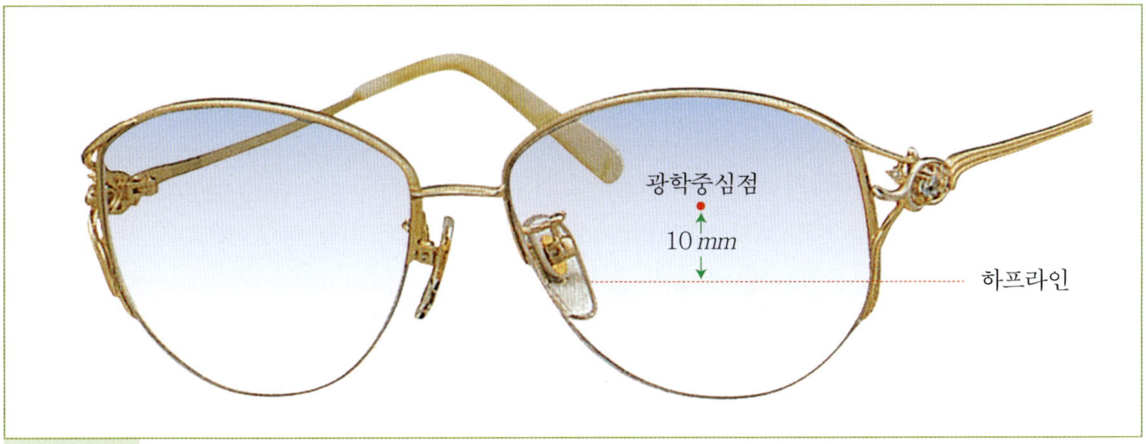

그림 11-13 하프라인의 위치(Half Line)

인점된 설계점 위치로부터 약 10 *mm* 아래 근용부시선 위치에 하프라인이 놓이도록 하면 원거리를 볼 때는 색농도가 진한 곳으로 조준선이 통하고, 독서 등 근거리를 볼 때는 농도가 가장 약한 곳으로 지나게 된다.

아래로 갈수록 색농도가 점진적으로 약해진다고 하여 그래디앤트렌즈(Gradient Lens)라고 불리기도 한다.

11.6 보석아트가공[7]

설계

보석아트가공은 렌즈가장자리 컷팅 그리고 렌즈면에 보석, 그림조각 등을 조화롭게 새겨 넣어 보기좋게 하여 패션기능을 살리고 안경본연의 기능인 안광학적 요소가 최대한 충족되도록 설계해야 한다.

렌즈 크기는 젊은층이면 일반테의 렌즈삽입부 크기보다 작고 심플한 모양이 좋고 중장년층 여성이면 조금 크면서 화려하게, 남성용은 단아하게 보이도록 한다. 그리고 사용자가 원하는 이미지도 고려하여 설계를 한다.

렌즈 굴절력에 따른 분류와 렌즈크기

렌즈의 굴절력에 따라 고굴절력용, 저굴절력용, 보안용 그리고 선그라스용 등으로 나눌 수 있다. 렌즈크기는 고굴절력용 (−)렌즈는 기능과 조건에 영향이 없는 한 되도록 작게 하는 것이 좋다. 저굴절력이나 보안용은 어느 정도 여유를 가지는 일반적 크기로, 선글라스는 안경테의 렌즈삽입부 크기가 큰 것을 감안하여 광학중심점이 동공을 이탈하지 않을 범위에서 크게 해도 된다.

렌즈의 사이즈(Lens Size)를 작게 했을 때 미치는 영향

안경 프레임이 작은 것이 유행했을 때는 렌즈 프레임의 상하(수직) 길이가 불과 20mm까지 시판된 때도 있었는데 이는 유행에만 치중한 것으로 손님의 시생활에서의 스트레스 등은 전혀 고려하지 않고 제작한 것이었다.

굴스트란트의 모형안 데이터에 따라 안구회선점에서 각막까지 거리 13*mm*와 각막에서 렌즈까지 거리인 정점간거리(V.D.)를 12*mm*로 할 때, 안구회선 반경을 50°, 주시선 각 방향 각도를 60°로 두면 정면시를 하고 있을 때, 아래 [그림 11-14]에서와 같이 렌즈 상하길이 14*mm*가 주시거리가 되고 상하시야 23*mm*까지 감지되며 안구를 상하로 움직였을 때의 동적시야는 상하 46*mm*까지 감지할 수 있다.

그러나 주시습관에는 개인차가 있고 대부분 포인트테로 가공하기 때문에 렌즈 가장자리에서 들어오는 빛의 굴절 및 반사로 인한 안경시야의 변화를 생각하면 최소한의 렌즈 상하길이는 30*mm* 이상은 되어야 한다. 일반적으로 렌즈 크기는 클수록 좋다. 단 무게로 인한 중압감이 많거나 광학 중심점이 동공의 위치와 맞출 수 없을 정도로 크게 하지 않도

7) 이절 보석아트가공은 안경사 김광태 님이 지은 'Art 안경 디자인과 제작'에서 발췌한 것입니다. 기본내용은 저자의 의도를 지켰습니다만 일부 용어와 문장은 본서의 편집방향에 맞춰 변경하였습니다.

록 한다.

렌즈크기의 결정

[그림 11-15]는 가공 전 렌즈크기를 구하는 간단한 방법이다.

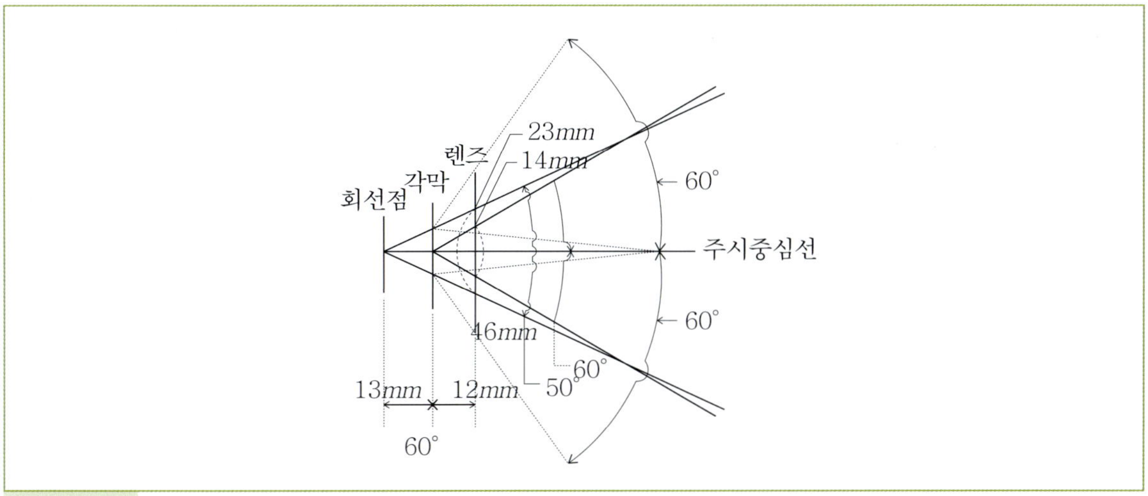

그림 11-14 렌즈 상하길이와 시야 범위

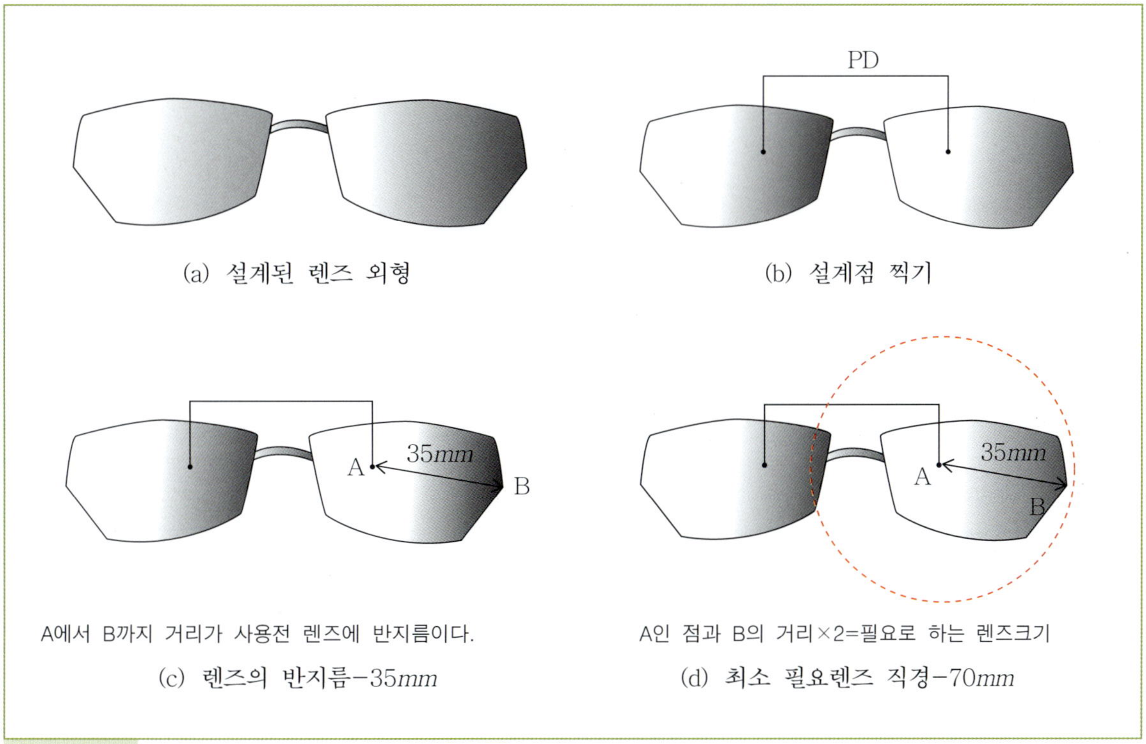

그림 11-15 렌즈직경 구하기

설계한 아트안경의 실제 크기의 외형도면 위에 처방된 P.D.와 Oh에서 결정된 설계점을 표시하고 설계점에서 귀쪽 최장거리 지점 B점까지의 거리([그림 11-15]에서는 35*mm*)가 필요로 하는 가공 전 렌즈의 반지름 그러니까 무편심렌즈 70ø가 된다.

현재 시중에서 판매되고 있는 렌즈는 70*mm*가 대부분이므로 그 이상 크게 하려면 편심렌즈를 사용하여야 한다.

렌즈굴절력에 따른 분류에서 고굴절력용 (—)렌즈는 사이즈를 되도록 작게 한다. 가공여유분까지 포함하여 렌즈 상하길이를 30*mm* 보다 약간만 길게 하여 가장자리 안쪽과 바깥쪽 컷팅 부분에서의 빛의 굴절, 반사가 시야에 영향이 끼치지 않도록 해야 한다.

또 불필요한 빛의 영향을 조금이라도 적게 받으려면 라운드형(Round Type)보다 각진형(Square Type)이 더 좋다. 저굴절력용이나 보안용은 자유롭게 해도 되는데 대체적으로 중장년층에게는 라운드형으로, 젊은 남자들에게는 각진형이 좋다.

선글라스는 크게 하는 것이 바람직하다([그림 11-16] 참조).

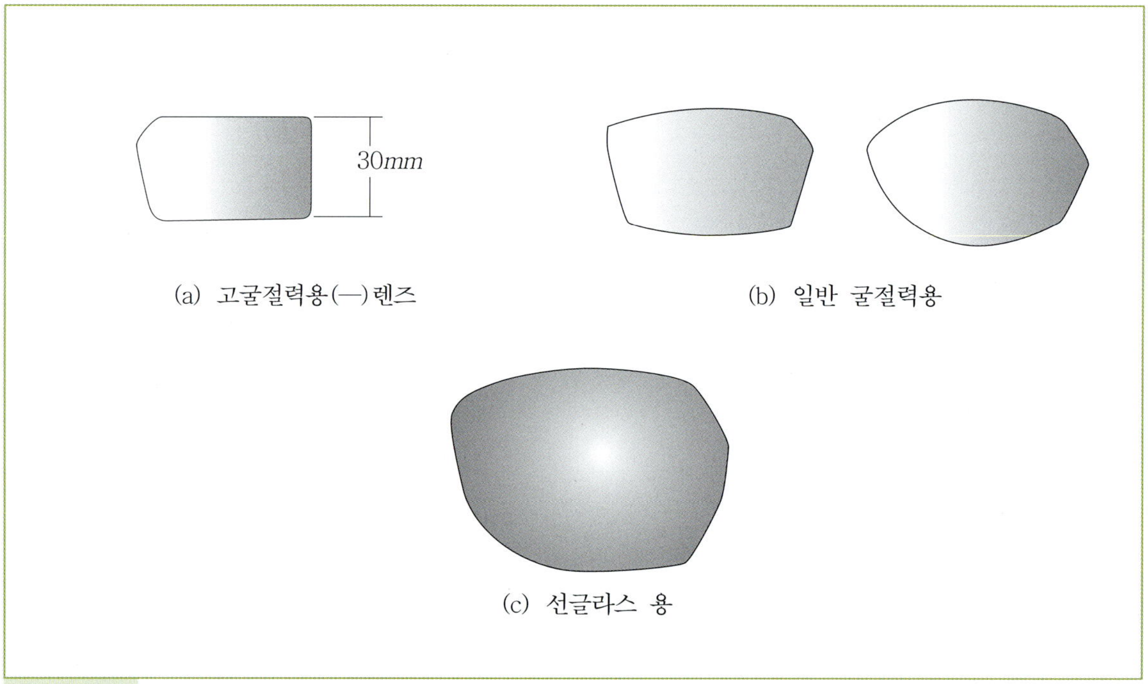

그림 11-16 굴절력에 따른 모양선택과 크기

가장자리컷팅 종류와 설계 도면

[그림 11-17]에서 점선으로 표시한다. 렌즈의 (—)면 즉 안쪽 가장자리에 하는 컷팅을 내컷팅이라고, 실선으로 표시한 렌즈의 (+)면 즉 바깥쪽 가장자리에 하는 컷팅을 외컷팅이라고 한다. 내외컷팅 모두 수직, 수평 방향으로 하는 직선컷팅이 있고 곡선으로 하는 곡선컷팅이 있다. 그 외 둥근줄이나 삼각 줄을 이용해서 둥근 홈이나 삼각모양 등의 컷팅을

할 수 있다.

내외 양쪽을 함께 하는 것을 양면컷팅이라고 한다.

최초 컷팅선 도안시 내외컷팅 너비를 같게 하려면 실선과 점선을 같이 겹치게 표시하면 되고 외컷팅을 내컷팅보다 넓게 하려면 실선을 점선보다 넓게, 내컷팅을 외컷팅 보다 넓게 하려면 점선을 실선보다 넓게 그리면 쉽게 알 수 있다.

렌즈가 두꺼우면 보석처럼 보이게 양면컷팅을 하는데 외컷팅보다는 내컷팅을 넓게 하는 것이 컷팅 부분에서 빛반사와 굴절로 인한 불필요한 빛의 영향을 덜 받는다. 위와 같이 렌즈의 외형을 그리고 컷팅할 곳을 선으로 표시한 후 보석이나 장식그림의 위치를 그려 넣어서 도면을 작성한다.

가장자리 컷팅면에서의 입사광선의 굴절과 반사를 고려해서 컷팅면의 너비와 크기를 결정해야 한다. 빛의 굴절과 반사로 인한 불필요한 빛을 많이 받는 부분의 컷팅면은 좁게 하거나 내컷팅만을 해야 한다.

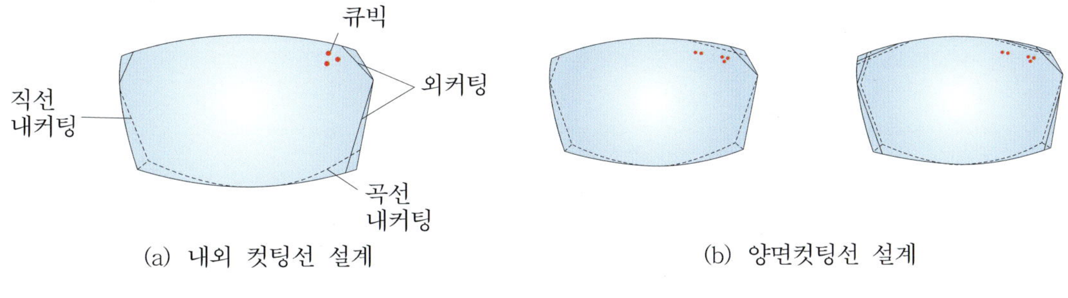

그림 11-17 컷팅선 설계

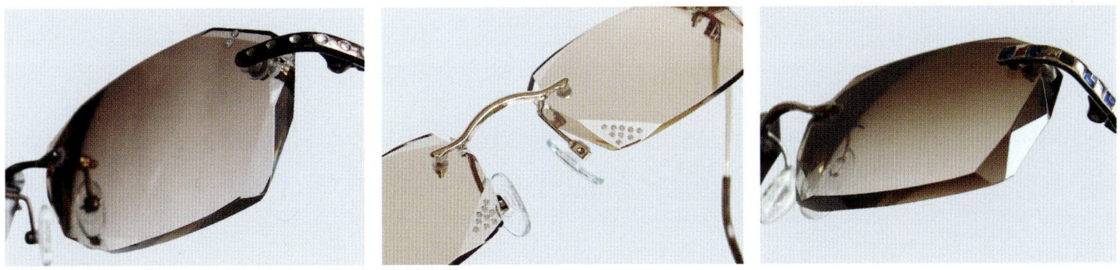

그림 11-18 보석처럼 보이게 하는 양면컷팅 패션

컷팅 부위에서 빛의 반사와 굴절

렌즈의 컷팅 부위에서 생기는 프리즘 영향으로 광학적복시 또는 눈부심이 발생하지 않도록 컷팅을 해야 한다. 입사광선은 프리즘 작용을 하는 컷팅 부위를 통과하면 기저(Base) 방향으로 꺽이므로 컷팅 각도와 너비를 잘 조정하면 주변부의 광선이 동공으로 들어오지 않게 되어 광학적복시 또는 눈부심이 생기지 않는다.

컷팅 부위의 반사에 의하여 눈에 영향을 제일 많이 주게 되는 윗부분은 내컷팅이나 외컷팅 모두 안하는 게 좋다.

특히 외컷팅은 빛의 굴절로 인한 영향을 제일 많이 받게 되므로 꼭 해야 할 필요가 있으면 좌우 가장자리에 약간만 하고 위쪽은 하지 않는게 무난하다.

아래쪽의 내컷팅은 밑에서부터 올라오는 빛을 동공중심이 아닌 다른 곳으로 굴절시켜준다. 따라서 전체적으로 내컷팅을 해도 좋다. 윗쪽은 다시 강조하면 외컷팅은 입사광선의 굴절과 반사로 동공중심에 영향을 끼칠 수 있으니 안 하는 것이 좋다.

코쪽은 상부보다는 하부 쪽이 빛반사의 영향을 받을 수 있으므로 코쪽의 내컷팅은 좁게 하는 게 좋다. 상부 쪽은 내 · 외 컷팅을 구분없이 짧고 좁게 해야 한다. 귀쪽은 동공에서 멀리 있어 영향을 덜 받으므로 외컷팅은 어느 정도 자유롭게 해도 된다. [그림 11-19]에서와 같이 1에서 6의 순서로 불필요한 광선이 생길 확률이 높다.

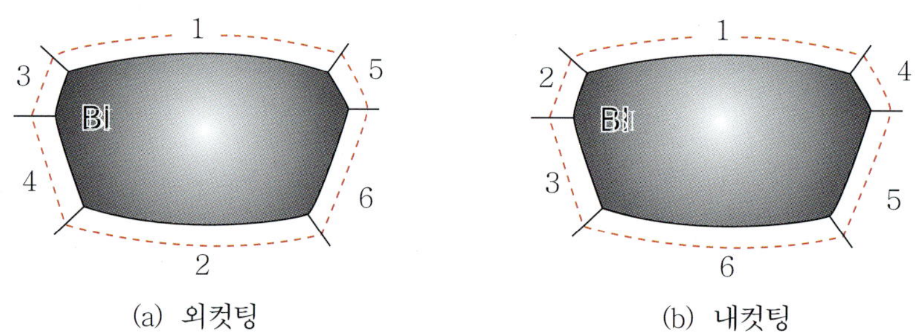

그림 11-19 시각에 불필요한 빛 발생 확률이 높은 순서

컷팅부에서 동공까지의 거리는 15*mm* 이상은 되어야 한다. 선글라스와 같이 어느 부분이든 부담 없이 컷팅을 하려면 적어도 25*mm*의 길이가 되어야 한다.

보석디자인(Design)

보석장식은 보석의 종류, 크기 그리고 컬러를 잘 선택한 후 도안을 한다. 중년이후 여

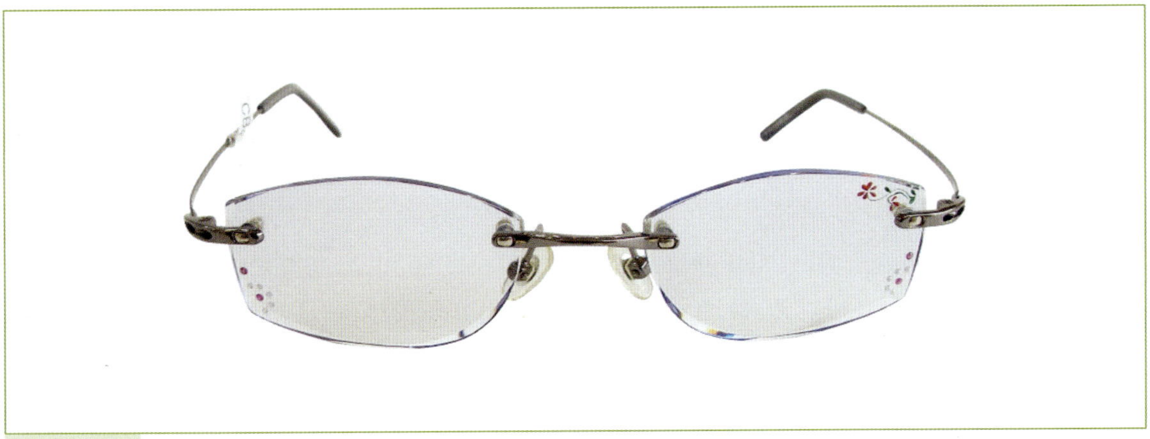

그림 11-20 보석과 조각디자인 예

성들은 화려한 것을 선호하니까 화려한 보석을 되도록 많이 쓰도록 한다. 남성은 큰 보석을 3개 이하로 쓰고, 젊은 여성층은 작은 보석을 조금 쓰도록 하는데 유색 보석은 되도록 사용하지 않는 것이 좋다. 이와 같은 선택은 기본적인 내용이다. 트렌드에 따라서는 렌즈 주위를 온통 보석으로 심는 방법도 있고 보석으로 이니셜을 쓰기도 한다. 특별한 출품작을 만들 때는 자유롭게 예술적인 디자인을 하기도 한다.

나이, 성별에 따라 그리고 개개인의 생활습관까지 고려하여 그림 조각의 구상과 배치를 하고, 용도와 렌즈 크기에 따라 조각의 크기를 결정한 다음, 간결하게 할 것인가 또는 다양하게 할 것인가도 선택한다. 여성용은 일반적으로 꽃조각이 좋다. 중장년층은 화려하게, 젊은 층이나 남성용은 간결하게 하고 경우에 따라서는 채색을 안하는 게 좋다.

조각은 렌즈를 파내거나 흠을 내면서 도안된 그림대로 문양을 만들게 된다. 조각만으로 나타내고자 하는 메시지를 나타낼 수도 있고 보석과 조각을 함께 해서 표현할 수도 있다. 예를 들어 꽃조각 대신 보석을 심어 꽃으로 나타내던지 조각칼로 문양을 그리고 그 사이에 보석을 세팅하는 등 안경사의 개인적인 감각을 발휘하도록 한다.

조각은 오른쪽 렌즈와 왼쪽 렌즈를 모두 하는 것과 한 쪽만 하는 것이 있다. 그러나 양쪽 모두 하면 복잡하고 나타내고자 하는 상징적 의미가 퇴색될 수도 있음으로 한쪽만 하는 것이 일반적이다.

한 쪽에 할 때는 주로 왼쪽이 되는데 대체적으로 오른 쪽 눈이 우위안인 사람이 많기 때문이다. 또 상대방을 볼 때는 왼쪽 눈을 주로 보게 되기 때문이다.

조각할 때는 렌즈에 밑그림을 그려놓고 하거나 백지에 그림을 그려놓고 그 위에 렌즈를 놓고 조각을 한다. 이렇게 하면 렌즈 양쪽을 할 때 모양과 크기가 같아진다.

면컷팅

수동옥습기는 휠이 앞에서 뒤로 돌아가는 수직부착휠과 옆으로 도는 수평평면부착휠 두

종류가 있다. 수직부착휠을 사용할 때는 렌즈를 수평으로 밀착시켜 면컷팅을 한다. 그 후 사포(Sand Paper) 1000#을 시작으로 2000# 이상까지 곱게 다듬기를 한 후 광택을 낸다. 다듬기를 할 때마다 컷팅한 각의 변화가 생기기 쉽기 때문에 정성들여 천천히 해야 한다. 따라서 이런 불편 없이 바로 컷팅을 하고 광택을 낼 수 있는 수평부착휠 옥습기를 사용하는 것이 좋다.

수평부착휠을 사용할 때는 시계반대 방향으로 회전하게 하고 필요한 속도로 조절한 후 밝은 조명으로 휠이 보이도록 한다. 휠회전 방향으로 컷팅할 렌즈부분을 밀착시켜 컷팅한다.

많은 연습을 하여 면에 닿는 느낌과 손놀림의 감각, 세게 대고 약하게 대야 하는 시점 등의 노하우를 익혀야 한다.

대부분 속도가 빨라도 별지장이 없는 800#의 다이아몬드 휠을 많이 사용하고 있으며 면컷팅 후에는 사포1200#에서 한번, 2000#에서 또 한 번 흔들림 없이 천천히 문질러 면 다듬기를 한 후 광택작업을 한다. 면컷팅은 컷팅선이 정확해야 하고 산각이 알맞게 되어 있고, 광택이 잘나야 하는데 수직부착휠로 선과 각을 선명하게 하려면 많은 노력과 시간이 필요하다. 이는 사포질을 할 때마다 산각이 변하고 광택작업 때 또 변하기 때문에 각이 날카롭지 못하다. 이 문제의 해결은 사포질로 다듬기 하는 과정을 없애고 면컷팅을 한 후 1500-2000#의 고운 다이아몬드휠을 사용하여 면컷팅을 하여 바로 광택작업을 하면 된다. 1500-2000#의 곱고 매끄러운 휠은 렌즈를 휠에 대면 뿌드득 뿌드득 하는 느낌을 주면서 튀는 문제가 발생하므로 휠 회전속도를 줄여야 한다. 렌즈둘레 다듬기는 분당 80~120회, 면컷팅은 240~400회가 적당하다.

컷팅을 시작하고 잠시 후부터는 긁히는 느낌이 나타난다. 이는 곱게 갈려진 렌즈가루(Chip)가 휠과 렌즈 사이에 끼여 있어 렌즈에 스크래치(Scratch)를 만들기 때문이다. 이를 없애려면 [그림 11-21]와 같이 스펀지를 휠 위에 밀착시켜 찌꺼기를 걸러내도록 한다.

조명과 컷팅의 순서는 다음과 같다.

[그림 11-22]의 (a)와 같이 먼저 렌즈 둘레 가장자리를 곱게 갈아낸다. 작업렌즈를 비취는 직접조명으로 하고 휠의 속도는 늦을수록 좋다.

그리고 [그림 11-22]의 (b)와 같이 내컷팅을 한다. 조명은 그림 (a)와 같다. 끝으로 외컷팅을 한다. 조명과 렌즈 그리고 눈 위치는 그림의 (c)와 같이 한다.

면컷팅의 요령은 옥습기를 저속 회전시킨 후 렌즈를 수평부착 휠에 대는데 처음에는 힘을 주고 마무리 단계에서는 힘을 빼고 살짝만 대고 있다가 렌즈를 휠면에서 떼면 된다. 이는 표면을 곱게 마무리하기 위해서이다.

직선 컷팅을 할 때 내외 컷팅은 렌즈를 움직이지 말고 끝까지 고정된 상태에서 연마를 해야 하고 끝낼 때는 가했던 힘을 뺀다.

곡선컷팅은 처음에는 상하로 움직여 힘 있게 갈고 끝낼 때는 빠른 속도로 렌즈를 움직

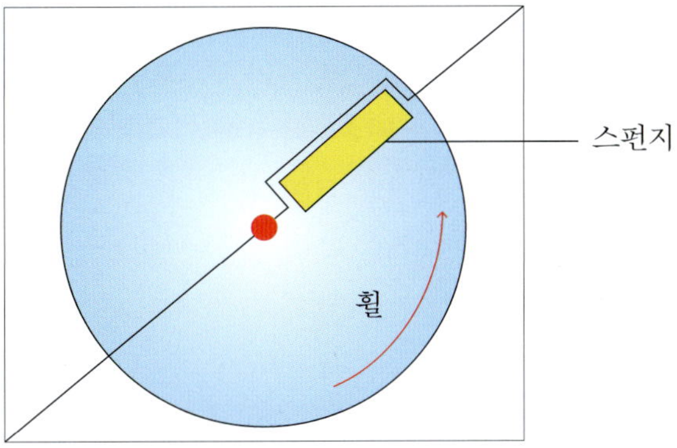

그림 11-21 스크래치 방지 스펀지 부착

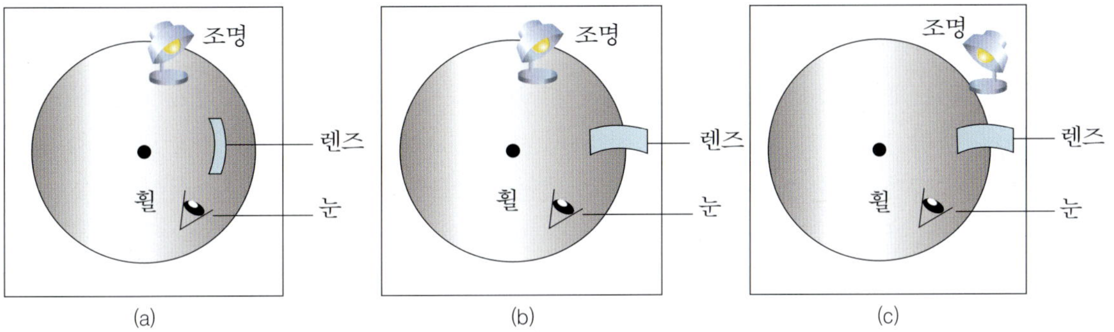

그림 11-22 컷팅 순서

이면서 힘을 빼고 끝내면 된다.

정리하면 고운(1500#)의 수평부착 휠을 사용하여 휠회전 속도를 알맞게 하여야 한다. 연삭수는 작업렌즈에 떨어지게 하고 연삭된 가루는 스펀지로 닦아낸다. 조명은 직접조명으로 작업한다.

㉮ 좌 우 동일하게 컷팅하는 방법

먼저 우측렌즈 일부분을 컷팅하고 이어서 좌측렌즈도 우측렌즈를 컷팅한 만큼만 하면서 좌우 렌즈를 교대로 작업한다. 한 쪽 렌즈를 다하고 난 후에 다른 쪽을 컷팅하면 좌우 같은 크기와 모양이 되지 않을 때가 많다.

㉯ 선글라스의 컷팅기법

선글라스는 컬러의 진하기, 즉 농도가 컷팅을 안했을 때, 한쪽 부분만 컷팅했을 때, 그리고 양면 컷팅을 했을 때 각각 다르므로 3가지 다른 색농도를 연출할 수 있다. 단면만 컷팅할 때는 외컷팅만 하고 양면 컷팅은 외컷팅을 한 후 내컷팅을 한다. 일반 조명으로 약간 어두운 상태에서 하는 것이 더 잘 보인다.

선글라스는 컷팅을 넓게 하는 편인데 양면에서는 내컷팅을 더 넓게 하는 것이 좋다.

광택작업

마무리 단계로서 광택작업은 중요하다. 컷팅된 부분만 광을 내야 하고 렌즈의 코팅은 벗겨지지 않게 해야 한다. 광택기 속도, 광택용 휠천, 광택제와 바르기, 렌즈위치와 렌즈에 가하는 힘이 적절해야 한다.

㉮ 광택용 휠천

양모, 나일론, 일반천 등이 있는데 일반천이 좋다.

양모 등 고급품은 끈끈한 것이 너무 강해서 약간의 실수로 오래 천에 대고 있다든가 위치를 잘못대면 렌즈코팅이 벗겨진다. 총총히 바느질이 된 천은 중간 실을 걷어내어 끝을 부드럽게 해야 한다. 광택작업에서 렌즈에 기포나 딱지가 생기거나 표면이 거칠게 될 때는 휠회전 속도가 너무 빨라 열을 받아 생기는 것이므로 속도를 조절하여야 한다. 속도 조절용 광택기가 없으면 휠에 밀착시키는 힘을 약하게 한다.

㉯ 광택제와 바르기

광택제는 시중에 있는 백색 또는 청색의 고형제로 된 수입품이 좋다.

중요한 것은 광택제를 바르는 분량이다. 양이 많으면 렌즈에 스크래치가 생기고 휠천 표면이 딱딱해진다. 휠천에 가공렌즈를 힘을 많이 가하여 대면 열로 인해서 거칠어진다.

㉱ 광택작업의 요령

광택제를 한번에 조금씩 바르고 없어지면 또 바르는 것을 반복한다.

렌즈를 수직으로 대고 렌즈 가장자리를 먼저 광택을 낸다. 면컷팅 부분은 휠 좌우로 대는데 [그림 11-23]과 같이 좌측에 댈 때는 렌즈를 수직으로 세워 11시 방향으로 우측에 댈 때는 1시 방향으로 대면 코팅이 벗겨지지 않는다. 직접조명을 해서 접촉 부분을 확실히 보면서 가볍게 대야 한다. 여기서 주의할 것은 너무 오래 대지 말고 자주 광택 상태를 확인하면서 작업을 해야 한다는 것이다.

마 휠천의 관리

광택작업을 하기 전에 광택기를 공회전시켜 놓고 나무젓가락 같은 작은 나무조각으로 광택제를 제거한 후 다시 살짝 발라 시작해야 하고 작업을 끝낸 때도 남은 광택제를 없애는 것이 좋다.

요철부분 등 광택기로 작업할 수 없는 특수 부분은 핸드피스에 소형 광천을 물려 광택작업을 한다.

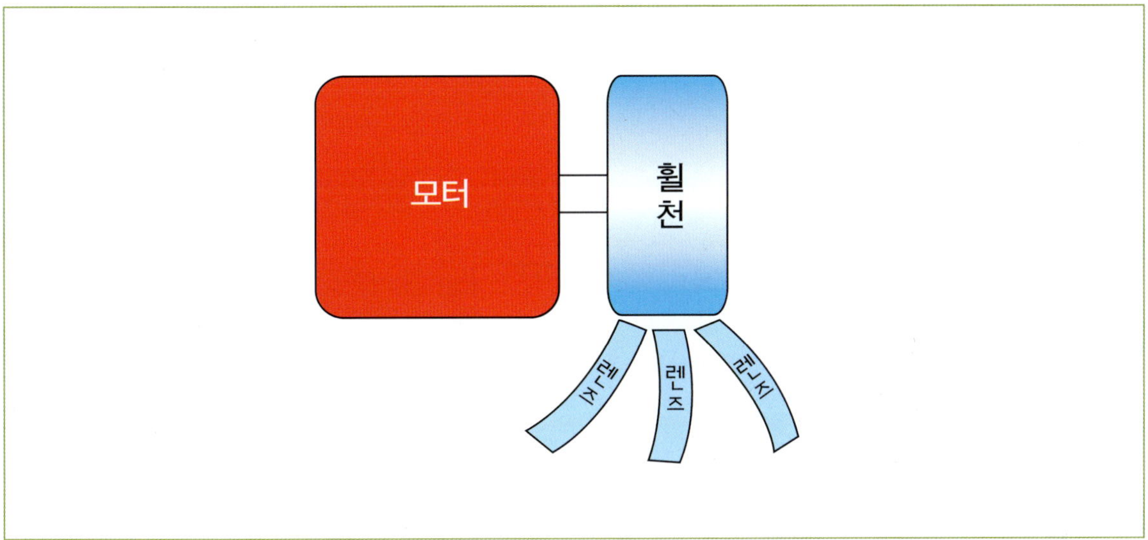

그림 11-23 광택작업시 렌즈위치

보석세팅

장식용 보석을 선택했으면 디자인된 위치에 송곳으로 홈파기를 하여야 한다. 부착할 보석보다 조금 작게 뚫어야 보석이 알맞게 들어가 렌즈가 깨지지도 않고 보석이 빠지지 않는다. 시중에 나와 있는 큐빅용 전문 송곳이 있지만 일반 송곳을 갈아서 사용하는 것이 더 좋다. 사용할 보석을 1.5*mm*로 결정했으면 송곳 직경도 1.5*mm*로 준비하고 아래 [그림 11-24]의 (a)와 같이 송곳을 비스듬히 세워 돌려가면서 약간만 갈아내면 [그림 11-24]의 (b)와 같은 모양으로 홈이 파지고 [그림 11-24]의 (c)와 같이 그 홈에 장식할 보석을 삽입한다.

홈의 크기를 잘 조정해야 한다. 작아서 무리하게 넣다가 렌즈 또는 보석이 깨지거나 헐거워서 빠지지 않도록 해야 한다.

[그림 11-25]에서 수직(×표시)이 아닌 위가 약간 넓게 경사진(○표시) 홈파기를 하여야 한다. 윗쪽이 넓고 밑으로 내려갈수록 조금씩 좁은 형태라야 보석크기가 윗부분에서 조금 작으면 더 깊게 삽입하면 될 것이고, 크면 다시 송곳을 좌우로 움직이면서 구멍을 조금

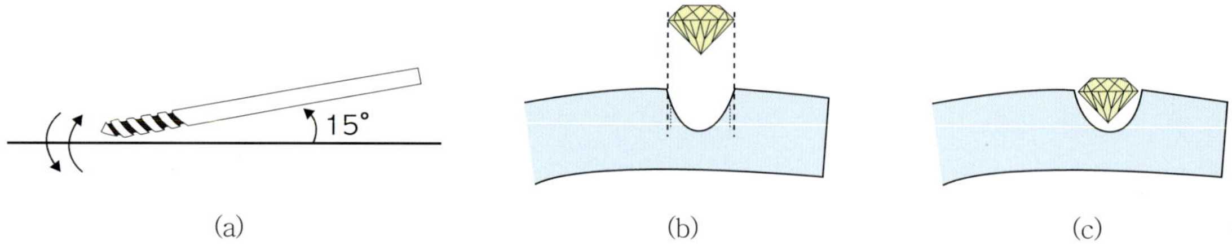

그림 11-24 보석 삽입자리 홈파기와 넣기

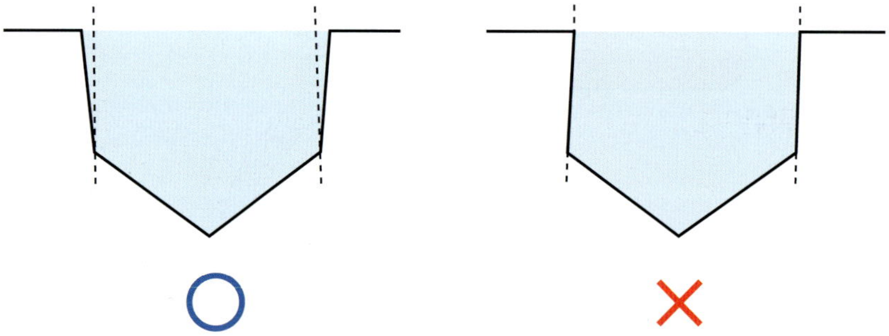

그림 11-25 보석자리 홈은 윗부분을 넓게 한다.

넓히면 된다.

보석 넣기는 디자인된 도면과 같도록 펜으로 보석 위치를 표시한 후 송곳으로 약간 파고 다시 표시를 한 후 다듬기한 송곳을 속도 조절을 할 수 있는 드릴에 장착하여 표시되어 있는 곳을 수직으로 파면된다.

처음에는 약하게 돌리다가 어느 정도 파지면 힘을 주어 보석 높이 만큼 판다. 홈파기 후 세척을 하고 보석을 수평으로 올려놓고 수직으로 눌러 고정시킨다. 이때 보석 삽입 집게를 이용할 수도 있다. 여기서 보석을 정확히 수평이 되게 올려놓고 눌러 넣는 것이 중요하다.

홈자리를 약간 물에 적신 후에 보석을 올려놓으면 수평으로 놓이게 되고 눌러 고정할 때 깨지지 않는다. 특히 보석이 조금 클 때 유용한 방법이다. 보석 강도는 다이아몬드가 가장 강하고 큐빅, 루비 그리고 에메랄드도 강도가 좋다. 시중에 판매하고 있는 스톤 또는 미러큐빅 등 액세서리(Accessory)용 보석은 광채는 좋지만 강도가 약하다. 따라서 강도가 약할 때 눌러서 고정시키는 압입방법은 파손되기 쉬우므로 혼합 접착제를 사용하여 접착한다.

그림무늬 장식과 보석아트가공 작업

그림조각 무늬를 착색할 때는 그림조각 보다 깊게 파거나 옆면을 절개해서 무늬를 만들고 거기에 혼합 접착제에 유색도료 또는 빤짝이를 섞어 바르거나 넣는다. 이렇게 착색하면 아름답게 보이며 유색 도료는 광택과 색감이 오래 간다. 여기에 쓰이는 공구는 다음과 같다.

㉮ 우산모양 송곳

가장 널리 쓰이는 것으로 선을 굵게 또는 가늘게도 그릴 수 있는 장점이 있다. 꽃잎과 나뭇잎을 그릴 때 많이 사용하고 작은 홈을 팔 때도 쓰인다.

㉯ 도토리모양 송곳

작은 홈을 파거나 굵은 글씨를 쓸 때 사용된다.

㉰ 둥근줄과 실톱

둥근줄은 홈을 둥글게 팔 때, 실톱은 렌즈외곽을 절개할 때 사용한다.

착색용 혼합도료는 경화제와 수지에 유색물질을 혼합하면 광채와 색을 오래 유지할 수 있다. 다음은 여러 착색용 혼합도료를 만드는 예이다.

㉮ 투명한 주원액은 액체 경화제와 수지를 1 : 1로 섞어 만든다.

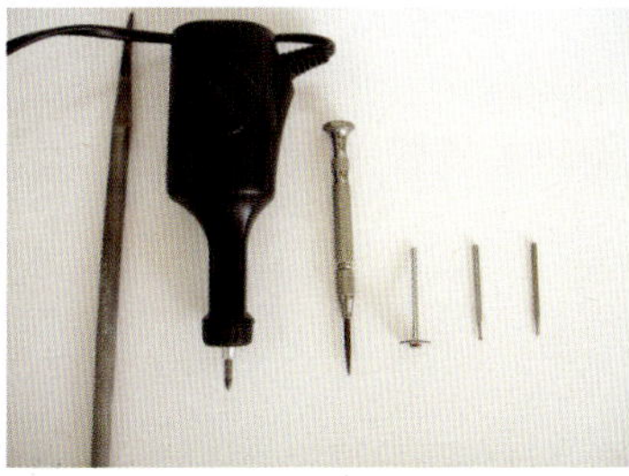

(a) 공구

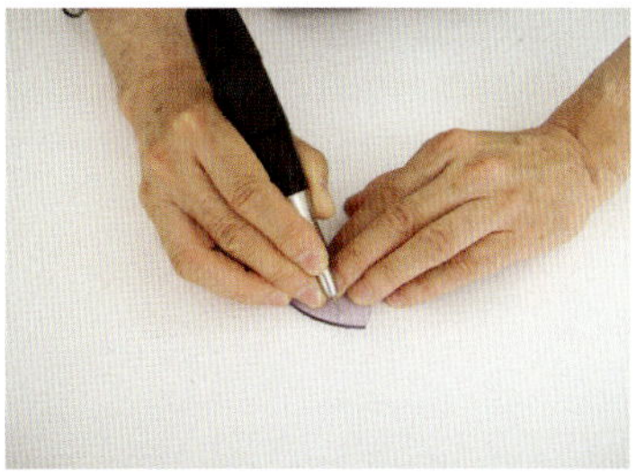

(b) 디자인

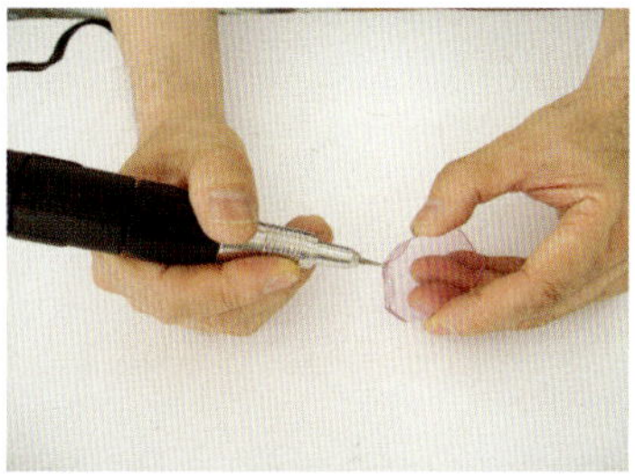

(c) 파내기

그림 11-26 그림조각 작업

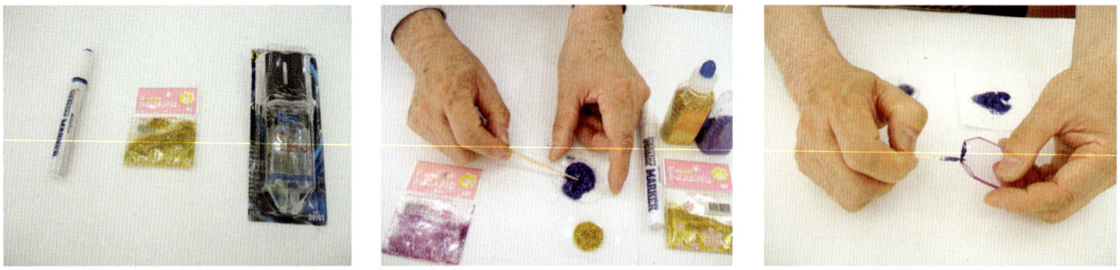

(a) 유색도료와 접착제　(b) 혼합액 구성작업　(c) 액을 밀어 넣는 모습

그림 11-27 그림 무늬 착색작업

㉯ 단색접착액은 페인트 마커에다 주원액을 약간만 혼합하여 만든다.

㉰ 빤짝이액은 주원액에 여러 색의 빤짝이(Pearl Peace)를 섞어 만든다. 금색이나 은색 또는 두가지 색을 섞어서 사용하면 좋다.

위의 착색용 혼합도료액은 작업 후 최소 6시간이 지나야 마무리 작업을 할 수 있고 완전히 굳으려면 하루가 지나야 한다. 긁어서 그렸거나 조각한 것은 일반 페인트마커로 칠하는게 좋다. 조각과 색을 넣는 작업이 끝나면 렌즈 전후 표면에 있는 그림조각 주변에 붙은 불필요한 착색물을 닦아낸다. 옆면은 굳은 후에 수동 옥습기로 깍아내어 마무리 손질을 하고 먼컷팅과 보석심기를 한다.

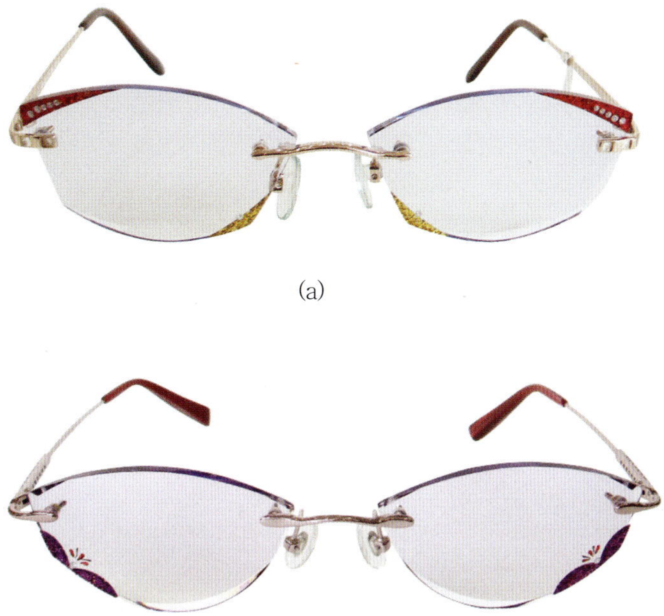

(a)

(b)

그림 11-28 완성품의 예

12장 가장자리갈기 및 산각(山角) 세우기(Edging & Beveling)

수동형식의 '가장자리갈기 및 산각세우기(Edging & Beveling)'는 조제 및 가공의 모든 과정 중 숙련되기까지 피팅(Fitting) 다음으로 많은 시간과 숙련이 필요하다. '수동형식'에서는 형판과 같은 모양으로 자른 플라스틱렌즈 또는 '다듬기(Trimming)'를 마친 유리렌즈를, 자동옥습기를 사용하는 '자동기기병행형식'에서는 설계가 끝난 모든 렌즈를 가장자리를 매끈하게 하면서 안경테와 렌즈의 형상에 따라 선택한 산각(山角, Bevel)을 정확한 위치에 세우고(Beveling) 안경테의 렌즈삽입부의 모양과 크기가 딱 맞게 가는(Edging)과정이다.

수동에 의한 방법은 수동옥습기(Edger)로, 자동기기병행형식은 자동옥습기(Edging Machine)를 사용하게 된다. 주의할 점은 형판의 모양과 크기가 같도록 가는 것이 중요한 것이 아니고 설계점과 인점이 수평되게 일치되도록 갈아야 한다는 것이다. 요즈음 '수동에 의한 방법'으로 가장자리 갈기를 하는 안경사는 드물다. 그러나 안경사가 갖추어야 할 기본기능이므로 이 책에서는 '수동형식'의 옥습기(Edger)와 '자동기기병행식'의 자동옥습기(Edging Machine)의 사용방법 모두 실었다.

모든 안경사가 자동옥습기를 사용하는 요즈음에는 플라스틱렌즈의 '자르기(Cutting)'와 특히 유리렌즈는 안경원에서 거의 취급하지 않아 '자르기와 다듬기(Cutting & Trimming)'는 거의 행하고 있지 않지만 참고로 실었다.

12.1 자르기와 다듬기(Cutting & Trimming)

'인점에 의한 방법(Dotting Method)' 등으로 만든 형판 위의 설계점(M.R.P.)을 구면렌즈는 렌즈미터로 찍은 렌즈의 중앙인점에 일치시키고, 토릭렌즈이면 렌즈의 세 인점과 형판의 수평기준점의 세 인점이 수평으로 평행되게 형판의 설계점과 렌즈의 중앙인점을 일치시킨다. 프리즘처방렌즈는 위 토릭렌즈의 맞춤 상태에서 다시 상하의 위치까지 일치시킨다. 형판의 둘레, 즉 외주선(外周線) 따라 선을 긋고 외주선 바깥부분을 유리칼 혹은 플라스틱렌즈용 컷터(Cutter) [단순한 칼]와 집게(Plier) 등으로 없앤다. 이를 자르기(Cutting)라고 한다. 자르기를 한 렌즈 가장자리의 날카로운 상태를 다듬상자(Trimming Box)로 썰어 다듬는 것이 다듬기(Trimming)이다. 수동형식에서는 두꺼운 유리렌즈를 가공할 때 '자르기'와 '다듬기' 과정은 중요하다. 대부분 플라스틱 렌즈이고 자동 또는 반자동 옥습기를 사용하는 요즈음에는 자르기와 다듬기를 하지 않거나 대략적인 자르기(Cutting)만을 행한다.

수동형식에서 외주선긋기는 유성사인펜으로 렌즈의 (-)면에 형판을 댄 외주선 따라 긋는다. 바쁠때면 외주선 긋기를 하지 않고 컷터(Cutter)로 직접 긋기도 한다. 그러나 '컷터(Cutter)'로는 정확하게 그을 수 없으므로 물에 지워지지 않게 유성싸인펜으로 형판 둘레에 따라 외주선을 긋도록 하여야 한다.

렌즈의 수평인점과 형판의 수평기준점을 평행하게 위치시켜 외주선을 긋는 자세는 [그림 12-1]과 같다.

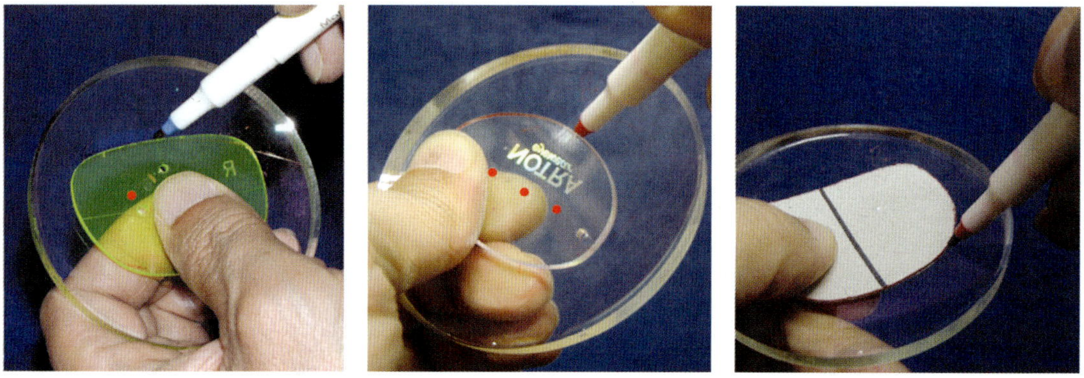

(a) 자동형판 (b) 더미렌즈 (c) 종이형판

그림 12-1 외주선긋기

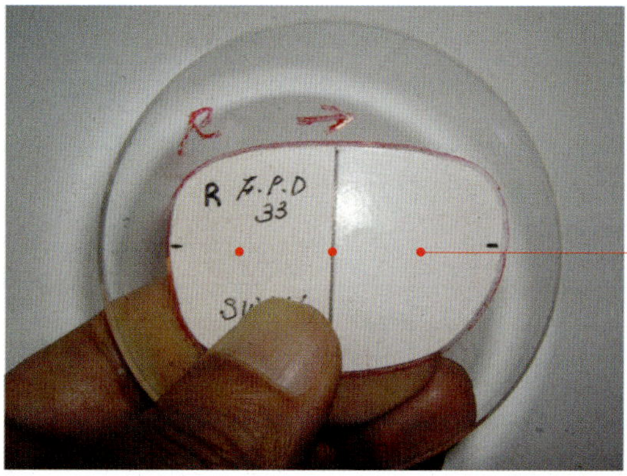

그림 12-2 외주선긋기 때 전면에서 본 종이 형판 표식들

유리렌즈를 자르는데 오래동안 사용하였던 컷터(Cutter)는 창유리 등을 직선으로 자르는 일반 유리칼과 곡선을 긋는데 사용하는 안경렌즈 전용 '롤러컷터(Roller Cutter)'가 있다. 안경렌즈 자르기에는 롤러컷터(Roller Cutter)를 사용하여야 한다.

플라스틱렌즈의 자르기는 두께가 얇으면 유리렌즈용 컷터를 사용할 수 있다. 두꺼운 플라스틱렌즈는 인장에 이름을 새기는 칼을 사용하면 편리하다.

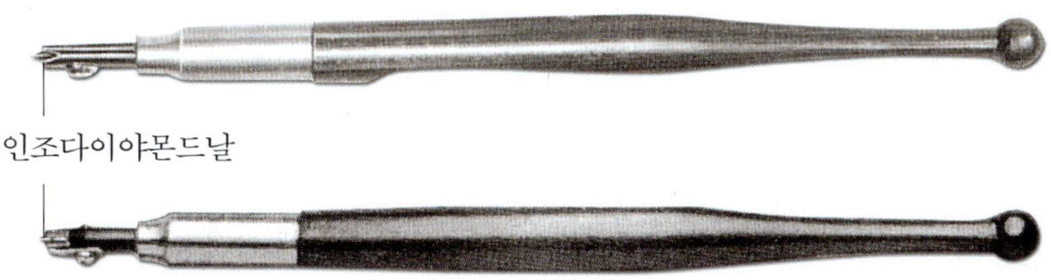

그림 12-3 유리안경렌즈 전용컷터(Cutter)

'렌즈컷터'의 끝은 인조다이아몬드로 되어 있다. 컷터의 끝으로 렌즈 외주선을 따라 힘을 주어 그으면 강도가 약한 렌즈는 [그림 12-4]와 같이 국부적으로 내면에 파괴가 일어난다. 컷터선을 그을 때는 일정한 각도로 균일한 힘으로 그어야 한다.

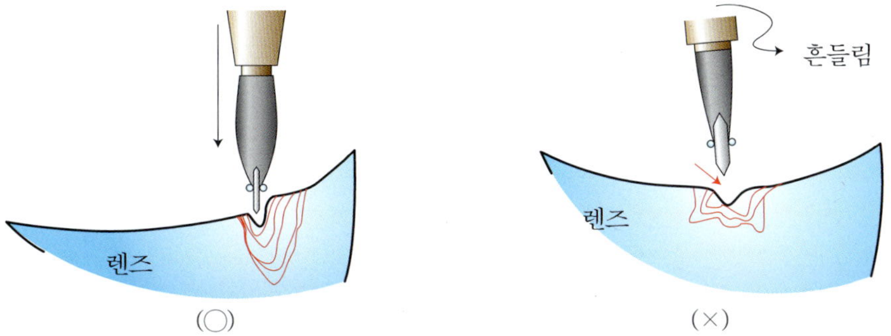

그림 12-4 컷터에 의한 내면 파괴

'창유리 절단용 컷터'는 [그림 12-5]의 (a)와 같이 연필을 쥐는 자세로 앞으로 당기면서 긋는다. 안경렌즈전용 '롤러컷터(Roller Cutter)'는 [그림 12-5]의 (b)와 같이 주먹을 쥐는 자세로 잡고 연직선 방향에서 10°~20°간격으로 기울린다. 힘의 중심은 인조 다이야가 닿는 접촉점에 둔다는 마음으로 앞으로 밀면서 긋는다.

인조다이아몬드의 날을 렌즈면에 접촉하는 위치에 따라 내부파괴를 일으키는 정도가 다르므로 날의 각도를 맞추어야 한다. 바른 각도로 그으면 예리한 금속성 소리가 나고 렌즈 표면의 그어진 선은 가늘고 깨끗하다.

'창유리절단용 컷터'는 인조다이아몬드가 떨어져 나가거나 손상을 입는 것을 막기 위해서 선긋기를 끝마치는 부분에서는 힘을 순간적으로 빼고 컷터를 위로 들어 올린다. (+) 렌즈는 끝마치는 렌즈가장자리에서 미끄러지기 쉬우니 조심한다.

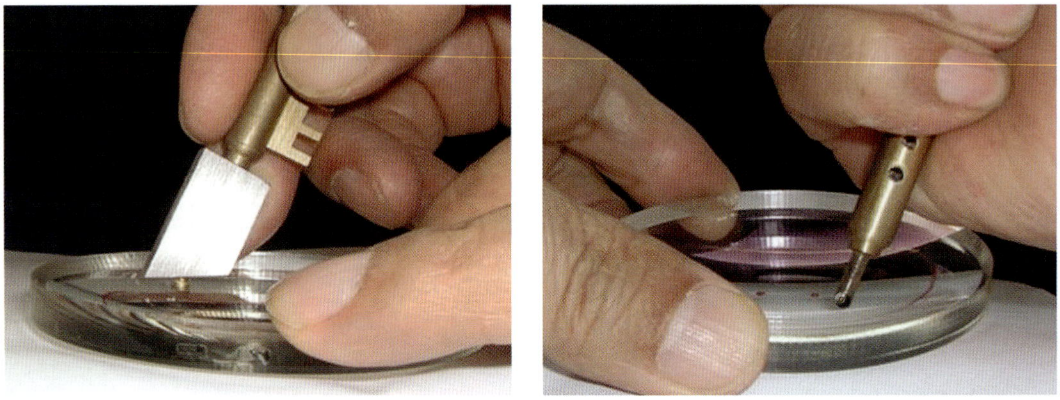

(a) 일반창유리절단용 (b) 안경렌즈전용 롤러컷터

그림 12-5 컷터(Cutter)의 사용자세

가장자리갈기(Edging & Beveling)의 작업시 여유를 두기 위해 그어진 외주선 밖 0.5 *mm* 간격을 두고 컷터선긋기를 한다.

컷터선은 집게로 떼어내기 쉽게 [그림 12-6]과 같이 팔랑개비형으로 긋는다.

렌즈아래 고무판, 잡지 등을 놓고 선긋는 위치와 지면과 밀착시켜 긋는다.

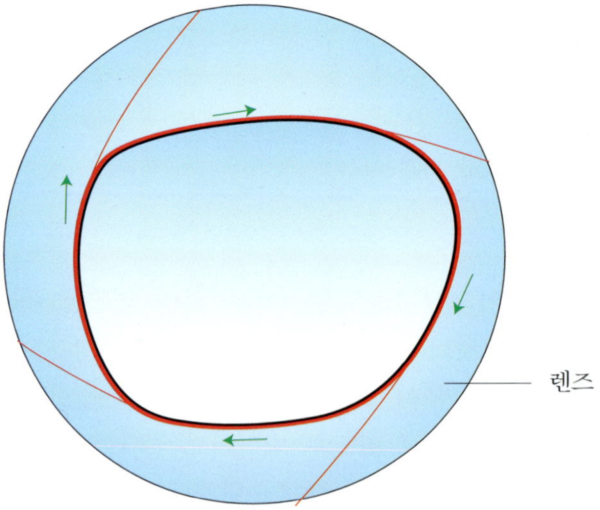

그림 12-6 컷터(cutter) 선긋기 요령

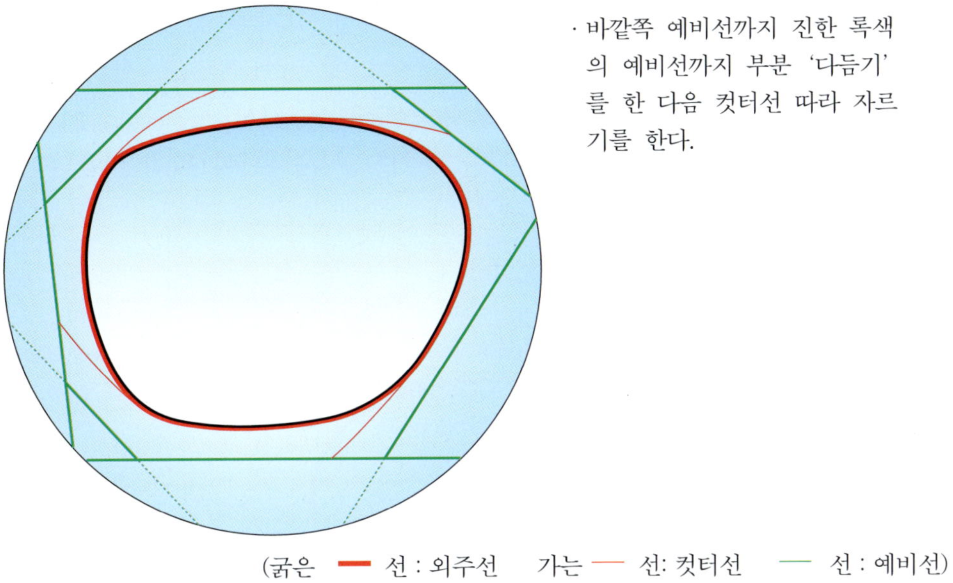

그림 12-7 가장자리가 두꺼운 렌즈의 자르기

유리렌즈의 컷터선긋기가 끝났으면 고무판 위의 유리가루 또는 플라스틱 칩(Chip) 등을 꼭 털어내어 다음 사용 때 렌즈에 흠이 생기지 않도록 한다.

선긋는 곳이 두꺼우면 자르기가 힘이 들고 미숙련자는 집게사용시 렌즈가 파손된다든가 상해를 입을 우려가 있으므로 예비선을 그은 다음 예비선까지 다듬상자(Trimming Box)로 '다듬기(Trimming)'를 하고 집게로 떼어내기를 한다.

컷터선에 따라 '집게(Plier)'를 물려서 가장자리 부분을 떼어낼 때 집게를 물리는 위치와 손의 위치를 잘 정하고 힘의 방향과 배분을 적절하게 하여야 한다.

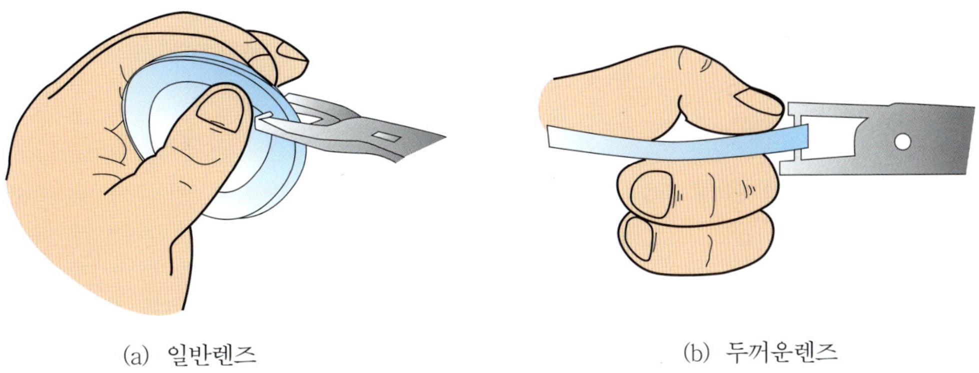

그림 12-8 떼어내기 때 집게위치와 렌즈를 잡는 자세

엄지와 집게손가락으로 렌즈의 컷터선에 가깝게 렌즈를 잡는다. '집게(Plier)'를 물리는 위치는 [그림 12-9]와 같이 컷터선 긋기를 시작한 위치의 선에 거의 닿도록 물린다. 두꺼운 렌즈는 집게손가락의 옆등이 렌즈의 (+)면에 많이 닿도록 한다.

외주선 바깥 부분을 떼어 내는데 필요한 유리렌즈전용 집게(Plier)는 끝이 탄력성이 있는 비닐 재료로 되어 있어야 렌즈의 파손이 안 생기고 미세파편이 튀지 않는다.

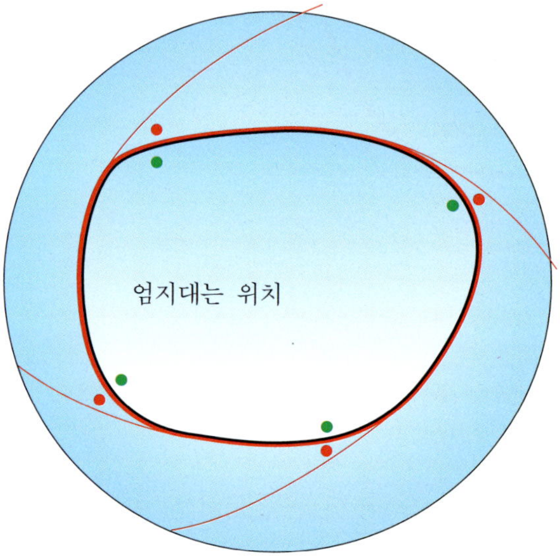

그림 12-9 집게 고정 위치

힘의 방향과 배분은 유리의 기계적 성질을 이용한다. 유리의 인장강도(引張强度)는 3~9 kg/cm^2으로 금속 중 구리(銅)의 40~100 kg/cm^2에 비해 약 1/10정도로 약한 반면 압축강도(壓縮强度)는 유리가 60~200 kg/cm^2에 비해 구리(銅)의 경우는 40~100 kg/cm^2으로 누르는 힘에 강하다. 즉, 잡아당기는 힘에 약한 것이 유리가 파괴되기 쉬운 원인인 것이다. 따라서 집게로 떼어낼 때는 수직방향으로 꺾으면 파손되기 쉬우므로 밖으로 잡아당긴 후 꺾으면 쉽게 떼어낼 수 있다.

플라스틱렌즈는 표면에 흠이 생기기 쉬우므로 렌즈의 양표면에 투명테이프 붙인다. 형판을 지지대로 하여 안내선을 이용해서 외주선에 따라 되도록 칼자국이 깊게 나도록 컷터선을 긋는다. 떼어내기는 유리렌즈와는 다르게 수직방향으로 꺾은 다음 밖으로 당긴다.

자르기가 끝난 유리렌즈의 가장자리는 예각(銳角)으로 되어 있어 불규칙적이고 날카로울 뿐 아니라 외주선의 모양과 정확하게 일치하지 않고 거칠다. 이를 [그림 12-10]과 같은 작두 모양의 다듬상자(Trimming Box)로 곱게 썰어 가면서 유성싸인펜 등으로 그은 외주선과 거의 일치되게 만드는 것이 다듬기(Trimming)이다.

다듬기 요령은 다음과 같다.

가 다듬상자(Trimming Box)는 파편모음 상자에 쇠로된 추 등을 넣어 작업 중 움직이지 않게 하여야 한다.

나 렌즈는 가장자리를 엄지와 집게손가락으로 잡고 렌즈지지대에 다듬을 부분을 밀착시킨다.

다 먼저 (-)면을 다듬고 난후에 (+)면을 다듬는다. 좌우상하 네 부분으로 나누어 다듬기를 한다.

라 렌즈를 잡은 가운데 손가락은 렌즈 밀착부분인 렌즈지지대에 대고 다듬봉은 오른손의 엄지와 검지로 가볍게 쥐고 위아래로 흔들어 썬다.

마 렌즈를 연직선에서 30~40°정도로 뉘여서 작업한다. 렌즈의 위치를 수평에 가깝도록 뉘여서 작업하면 한번 써는데 썰어지는 양은 많으나 파손되기 쉽다.

바 렌즈의 위, 아래 (+)면을 다듬을 때는 렌즈지지대에 다듬는 부분이 간격에 생기므로 파손되지 않도록 렌즈를 위로 세워 지지대에 닿도록 한다.

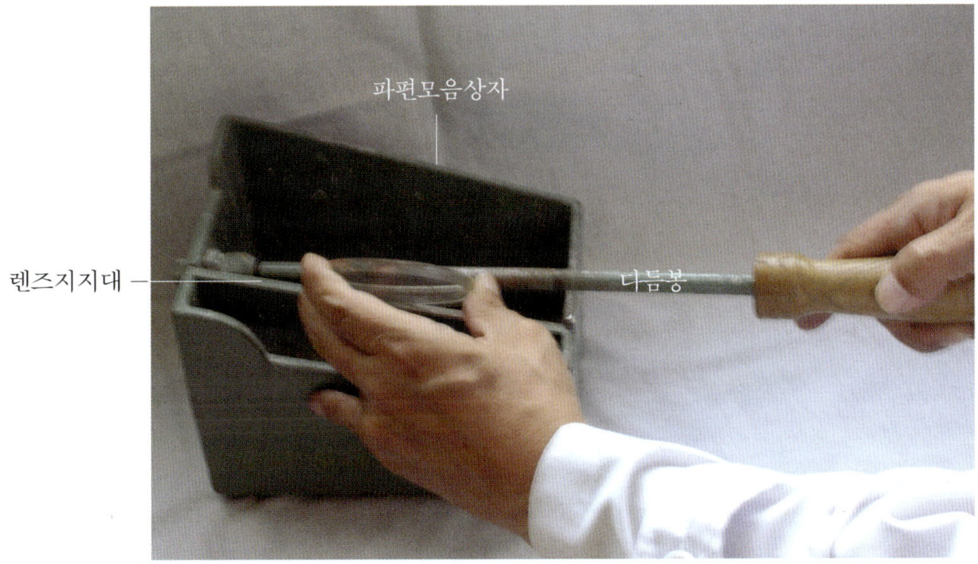

그림 12-10 다듬기자세와 다듬상자

자르기가 끝난 렌즈의 (-)면의 면적이 (+)면보다 작아지기 쉽다. 형판의 모양에 기준이 되는 것은 (-)면이므로 (-)면을 다듬을 때는 작아지지 않도록 한다.

렌즈의 (+)면을 다듬을 때는 (-)렌즈는 좌우 부분보다 상하의 중심부가 가장 얇아서, 다듬상자의 렌즈지지대에 밀착되지 않아 파손되기 쉽다. 이것을 피하기 위하여 좌우 부분을 먼저 다듬고 위아래 가장자리는 렌즈를 세워서 다듬어야 한다.

12.2 산각세우기(Beveling)

안경테 림(Rim)의 홈에서 렌즈가 이탈되지 않도록 하기 위해 홈깊이(0.5~0.7 *mm*)에 맞는 높이로 110~120°정도의 산각(Bevel)을 만드는 것을 산각세우기(Beveling)라고 한다.

수동에서 산각(Belveing)의 크기는 휠의 절삭면에 대는 렌즈를 기울여 조절한다.

[그림 12-11]과 같이 렌즈를 절삭면에 가깝게 많이 기울려 갈면 산각줄기의 높이는 높게되고 산각 크기가 작고 날카로워진다. 반대로 기울리지 않고 세워서 갈수록 산각줄기의 높이가 낮고 산각크기는 크게 된다.

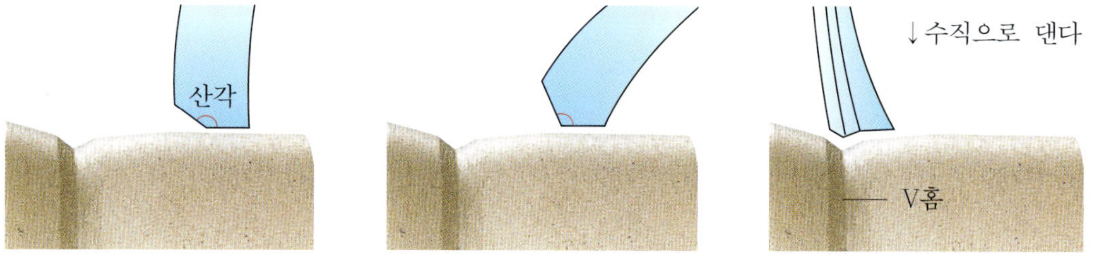

(a) 세울 때 산각이 크다 (b) 누일 때 산각작다 (c) 수직으로세워 V홈에 넣는다.

그림 12-11 산각세우기(Beveling)

산각(Bevel)의 종류가운데 '포인트테(Point Frame)'에 넣을 렌즈는 [그림 12-12]와 같이 산각크기 180°의 평평한 평산각(Flat Bevel)으로 가공한다. 평산각으로 가공하려면 안경렌즈를 휠 절삭면에 수직으로 대고 간다.

[그림 12-13]은 안경테의 림(Rim)이 굵은 플라스틱테 또는 일반적인 림(Rim)의 테에 가장자리가 얇은 안경렌즈에 세우는 중산각(V-Type Bevel)으로 산각줄기 높이는 0.5~0.7 *mm* 이고 산각크기는 약 120°로 가장 많다.

산각(Bevel)의 모양이 뒤집힌 영문자 Λ자형의 형상으로 (-)면을 60°로 뉘여 간 다음, (+)면을 간다.

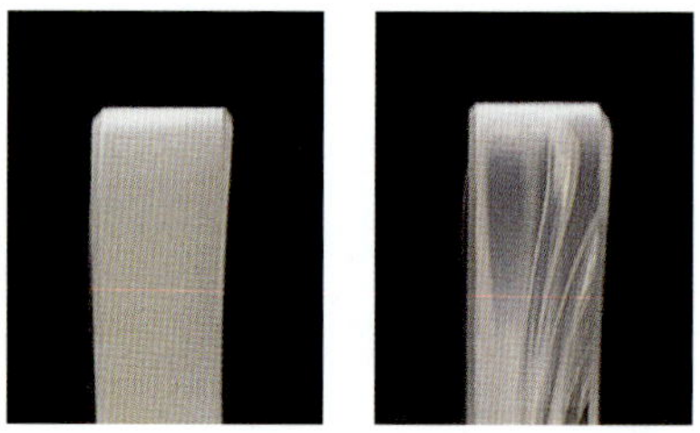

(a) 일반가공 (b) 경면가공

그림 12-12 평산각(Flat Bevel)

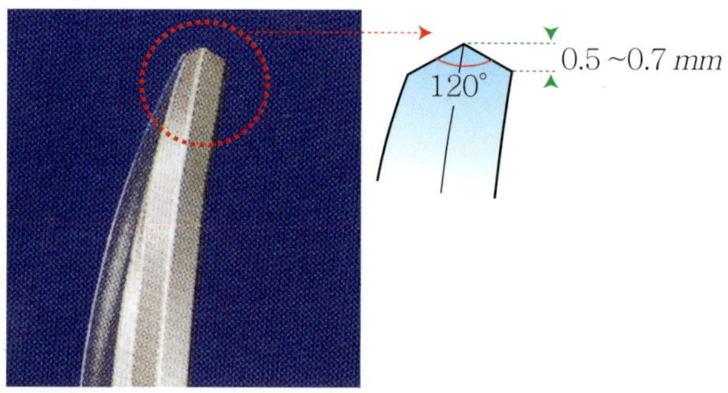

그림 12-13 중산각(V-Type Bevel)

다음으로 많이 세우는 산각으로 자르기가 끝난 렌즈의 가장자리의 가장 두꺼운 곳이 안경테의 림(Rim)보다 두꺼울 때 세우는 [그림 12-14]와 같은 고산각(Hide Type Bevel)이 있다.

림(Rim)이 가는 테에 가장자리가 두꺼운 렌즈를 중산각(V-Type Bevel)으로 가공하면 [그림 12-14]의 (b)의 설명대로 산각줄기 높이가 높아진다. 그리고 안경테의 림(Rim) 밖으로 산각줄기가 노출된다. 이를 고산각(Hide Bevel)으로 하면 산각줄기가 [그림 12-14]와 같이 짧고 테의 V홈안으로 들어가게 되고 나머지 가장자리는 평산각 형태로 되어 전면에서 봤을때 외관이 좋다. 자동옥습기에서는 모든 렌즈를 휠의 V홈에 수직으로 떨어지게 하여 얇은 렌즈는 중산각으로, 두꺼운 렌즈는 고산각으로 만들어 지게 한다.

수동옥습기는 휠절삭면에 있는 고산각용(Hide Type Bevel) V홈에 안경렌즈를 수직으로 대어 산각을 세운다. 수동으로 고산각을 세울 때 주의할 것은 먼저 평산각으로 하여 V홈에 가볍게 한 바퀴 돌려서 산각 위치를 바로 잡아야 한다. 처음 렌즈의 산각을 잘못 위치시키면 수정하기 어렵다.

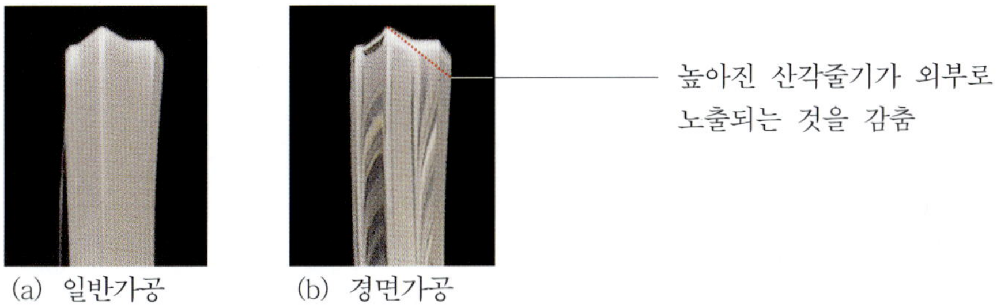

그림 12-14 고산각(Hide-Bevel)

역산각(Reverse Type Bevel)은 평산각으로 가공한 렌즈가장자리에 홈을 파듯 산각을 거꾸로 세운다. 산각줄기 깊이를 0.3~0.5 *mm*로 만든다. 역산각은 하프림테(Nyrol or Half Rim Frame)에 끼워 넣는데 쓰인다. 옛날에는 수직부착휠식 옥습기의 휠면의 모서리 부분에 렌즈를 대어 홈을 파는 것으로 고도의 숙련성이 요구되었으나 요즈음은 [그림 12-15]와 같은 역산각기기(Groover)를 사용하여 신속하고 정확하게 처리할 수가 있다. 역산각기기의 사용법은 13장의 렌즈끼워넣기(Insertaion)에서 자세히 설명한다.

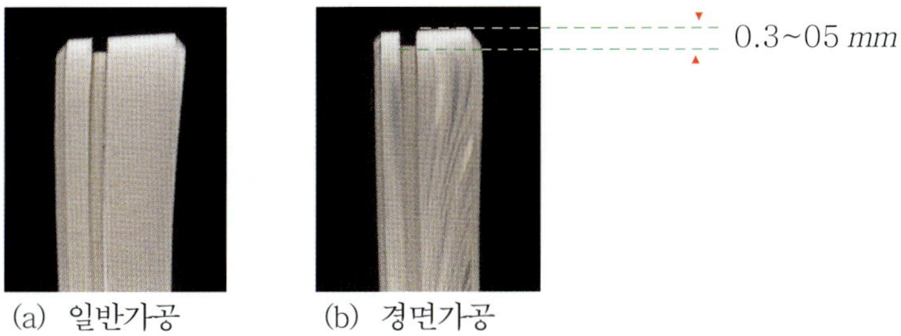

그림 12-15 역산각(Reverse Type Bevel)

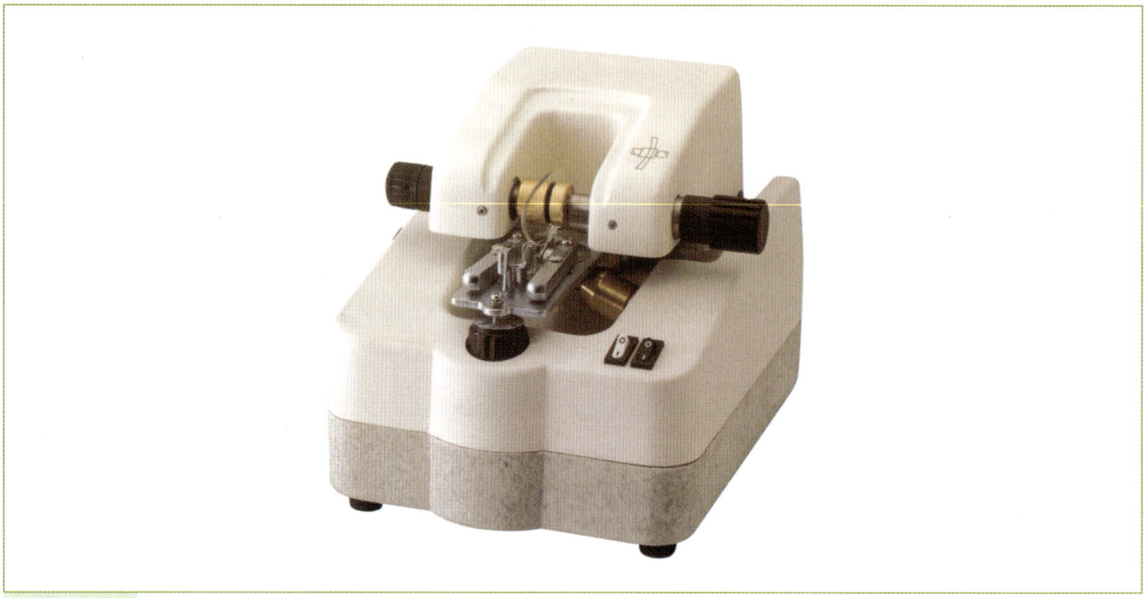

그림 12-16 역산각기기(Groover)

산각크기가 기본적으로 120°라고 해도 실제 여러 형상의 안경테와 렌즈모양에 따라 산각의 크기에는 여기에서 ±10°정도 변화가 있다. 산각줄기의 위치는 중산각은 가장자리두께의 중앙에 세우고 고산각은 안경테 림(Rim)의 모양에 따라 전면 즉 (+)면이 안경테 림으로부터 균일하게 약 0.5 *mm* 정도 나오게 하고, (-)면에 두꺼운 부분이 튀어 나오게 한다.

옵틸(Optyl)테는 산각이 110°이상이 되면 렌즈가 안경테로부터 이탈되기 쉬우므로 각크기를 작게하여 조금 높은 산각으로 세운다. 메탈테는 산각이 크면 렌즈가 빠지기 쉽고, 반대로 산각이 작으면 렌즈가장자리가 파손되기 쉽다.

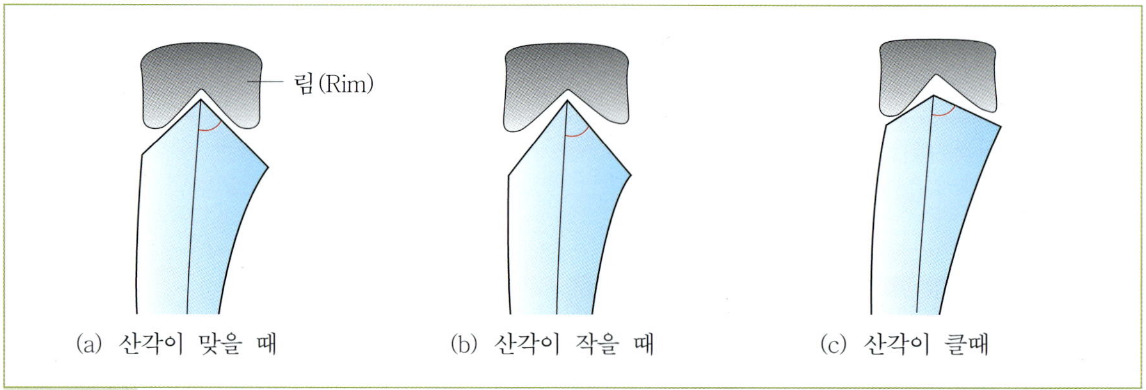

그림 12-17 좋은 산각과 잘못된 산각

산각줄기의 휘어짐은 기본적으로 테의 림커브(Rim Curve)에 맞도록 하는 것이 좋다. 그러나 현장에서는 (-)구면 렌즈와 내면토릭렌즈(Toric Lens)는 [그림 12-18]과 같이 같은 간격으로 (+)면과 평행하게, (+)렌즈와 외면토릭렌즈는 (-)면과 평행하게 만든다.

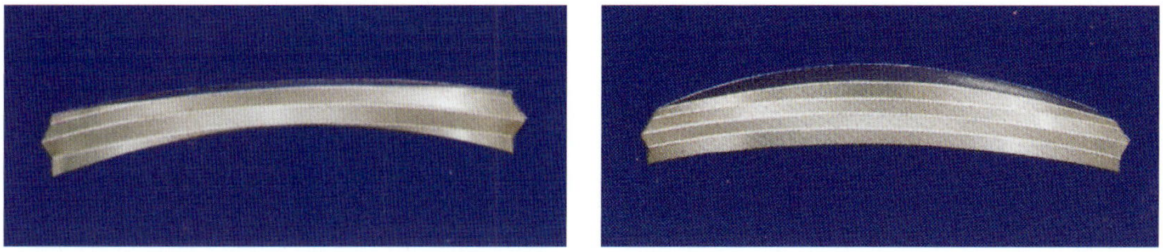

(a) (−)렌즈는 (+)면과 평행

(b) (+)렌즈는 (−)면과 평행

그림 12-18 두꺼운 렌즈의 일반적 산각줄기 위치 정하기

수동으로 가장자리갈기(Edging)를 할 때는 둘레를 돌리면서 두꺼운 부분은 힘을 가하고, 얇은 부분은 힘을 뺀다. 그러니까 (-)렌즈는 구석진 모서리에서 중앙부로 올 때는 힘을 빼고 (+)렌즈는 중앙부에서 힘을 가하고 가장자리에서 힘을 뺀다.

수시로 형판과 가공렌즈의 크기를 맞추어 보고 더 갈기를 하여야 될 곳과 더 이상 갈아서는 안 되는 곳을 확인하면서 설계점 위치에 변동이 없도록 산각을 세운다. 토릭렌즈(Toric Lens)와 프리즘처방렌즈는 렌즈의 상부 가장자리를 정확하게 테의 상부림(Rim)과 일치시키면서 갈어야 기준경선(Ax)과 베이스방향의 오차가 나지 않는다.

플라스틱테는 신축성이 있으므로 형판 보다 약간 크게 자른 다음 평산각으로 가장자리갈기를 한 후에 마무리 산각(Bevel)을 세운다. 여러번 해보면 크기의 가늠이 생긴다.

크기의 조정은 상부림으로 수평을 유지시키고 코방향 림(Rim) 부분에 밀어넣어 상하를 맞춘다음 귀방향을 마지막으로 크기를 조정한다.

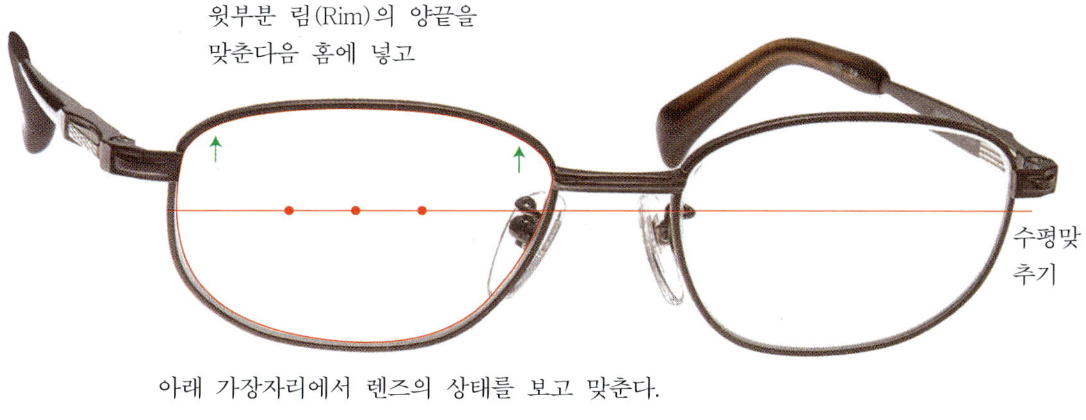

그림 12-19 렌즈의 크기 맞추기 요령

컴비네이숀(Combination)테는 플라스틱으로 된 전면(Front)의 '윗덮개'를 분리시키고 메탈테와 같은 요령으로 크기와 모양을 조정한다. '림(Rim)조정 플라이어(Plier)'로 우선 림의 커브를 렌즈 산각줄기의 커브에 맞도록 조정한 다음에 '가장자리갈기'를 하면서 모양과 크기를 맞춘다. '림(Rim)고정나사'는 완전히 풀지말고 약간만 풀어놓고 렌즈를 테에 넣어 크기와 모양을 맞추어야 한다.

수동형식 또는 자동기기병행형식으로 좌우 렌즈의 가장자리 갈기와 산각세우기가 끝나면 두 렌즈를 (-)면이 마주 보이게 대칭으로 겹쳐놓고 크기와 모양이 같은지 확인하고 다르면 미조정한다. 다음은 [그림 12-20]의 (b)와 같이 렌즈의 산각줄기의 끝선과 렌즈 전후면이 만나는 모서리와 산각줄기 능선을 가볍게 갈어 매끄럽고 가는 선을 만들어 외부의 충격으로부터 가장자리 미세파손을 막고 외관을 보기좋게 한다. 이를 **면다듬기(Chamfering)**라고 한다.

면다듬기 요령은 날카로운 모서리를 휠 절삭면에 수직으로 대고 가볍게 1~2회 정도 회전시킨다. (-)렌즈의 상하 중앙부분의 면다듬기를 할 때는 좌우 구석진 모서리 부분에서는 렌즈를 세워야 한다.

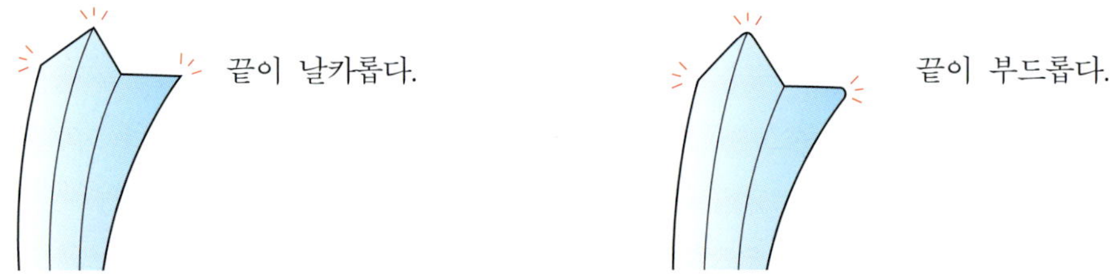
끝이 날카롭다.
끝이 부드롭다.
(a) 면다듬기전
(b) 면다듬기후

그림 12-20 면다듬기(Chamfering)

프리즘처방에서 조준선(Line of Sight)이 안경렌즈를 지나는 시점(View Point)의 프리즘굴절력(△)이 크면 렌즈의 광축과 눈의 조준선의 어긋나는 기울기가 커져 비점수차, 색수차 등으로 상의 질이 떨어진다. 일반적으로 1 프리즘디옵터(△) 증가에 상의 질은 3% 정도가 떨어지는 것으로 알려져 있다. 조제가공시에 산각줄기의 위치를 조정하여 이 수차들을 조금이나마 줄일 수 있다.

눈의 조준선과 렌즈의 광축이 어긋나는 것과 외관을 동시에 고려하면 (-)렌즈에서 산각줄기의 위치는 [그림 12-21]의 (b)와 같이 렌즈의 (+)면과 평행하게 하면 된다.

실제 안경원에서는 외관에 무게를 두어 (+)면과 평행하게 산각줄기를 세우고 있다. 그러나 광학적 성능으로 보면 (c)와 같이 (-)면과 평행하게 하여야 좋다.

이는 렌즈미터에서 프리즘굴절력과 그 위치를 정할 때 측정렌즈를 '렌즈받침부(Lens Support)'에 밀착시켜 (-)면과 평행하게 측정하는 것을 상기하면 자명하다. 또 (-)렌즈는 (-)면의 면굴절력이 크기 때문에 (-)면에 조준선이 직교하여야 여러 수차가 적어진다.

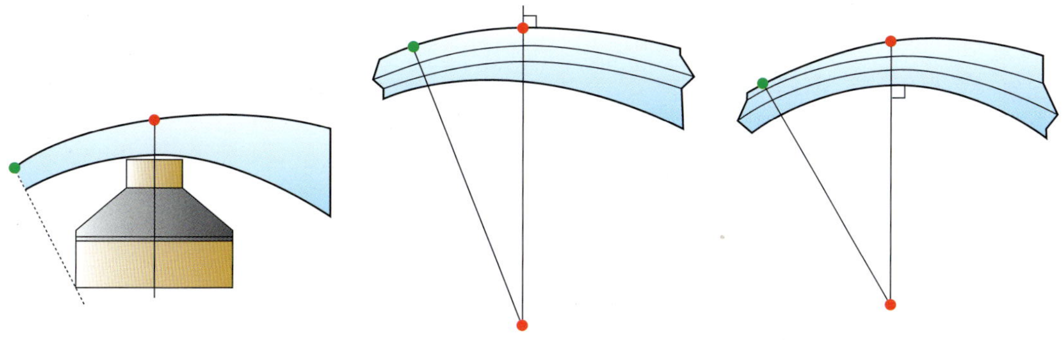

(a) 프리즘굴절력 측정시 렌즈 위치

(b) (+)면과 평행하게 산각줄기를 위치 시켰을 때는 외관이 좋다.

(c) 조준선과 (−)면이 직교하면 테에 넣으면 외관이 좋지 않으나 프리즘굴절력은 충실하게 재현된다.

(적색 ● 점은 설계점위치, 초록 ● 점은 광학중심점)

그림 12-21 프리즘처방의 (−)렌즈의 산각세우기

(+)렌즈의 프리즘처방은 (+)면의 면굴절력이 크므로 수차의 경감차원에서 보면 (+)면과 수직으로 교차되게 (+)면과 평행하게 산각줄기를 세우는 것이 좋다. 그러나 (-)렌즈에서처럼 렌즈미터에서 측정한 프리즘굴절력에 맞추려면 산각의 위치는 (-)면과 평행하여야 된다.

선택은 각자 안경사에 따라 다르지만 (+)면의 커브가 크면 안경테의 림커브를 거기에 맞추기 어려워 전둘레 두께 중앙에 산각줄기를 세우는 것이 일반적이다.

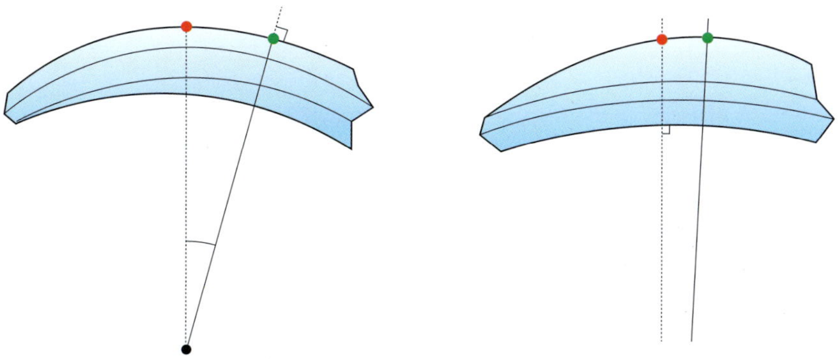

(a) 산각줄기가 (+)면과 평행

(b) 산각줄이기가 (−)면과 평형

(● 점은 설계점위치, ● 점은 광학중심점)

그림 12-22 프리즘처방의 (+)렌즈 산각세우기

근용프리즘처방렌즈는 폭주를 고려해서 양조준선이 면굴절력이 큰 면과 수직으로 직교하도록 산각줄기를 세운다. 즉, 기저내방(B.I.)의 처방이면 (+), (-)렌즈 모두 앞면, 곧 (+)면에 평행하게 산각줄기를 세우고, 기저외방(B.O.)의 처방이면 (+), (-)렌즈 모두 뒷면, 곧 (-)면에 평행하게 산각줄기를 세운다.

12.3 수동옥습기(Edger)

옥습기는 렌즈가장자리를 형판의 모양으로 복사하여 갈면서(Edging), 산각(Bevel)을 세우는 기기이다. 수동과 자동 그리고 역산각세우기와 면다듬기를 하는 무형판 자동옥습기(Patternless Edging Machine)가 있다. 옥습기의 기본은 수동옥습기이다. 자동옥습기로 대부분의 작업을 편리하고 쉽게 끝낼 수 있으나 면다듬기(Chamfering)와 미조정갈기는 수동옥습기를 사용하여야 한다. 렌즈를 가는 휠(Wheel)면은 인조다이아몬드를 청동금속 등에 결합시킨 '메탈본드' 형식과 전기분해 형식으로 결합시킨 '전착본드' 가 있다. 폴리카보네이트, 일반플라스틱 등 소재에 따라 나누어 전용휠(Wheel)을 사용한다.

휠은 절삭면의 위치에 따라 가장 많이 쓰는 [그림 12-23]의 (a)와 같은 휠의 가장자리 원주면에 렌즈를 대고 가는 절삭면이 있고 회전방향은 전후 양방향으로 돌릴 수 있는 '수직부착휠(Wheel)' 이 있다. 후면으로 회전하는 것이 작업하는데 훨씬 수월하다. 휠면에는 '산각(Bevel)세우기' 를 위한 V홈이 파여있다.

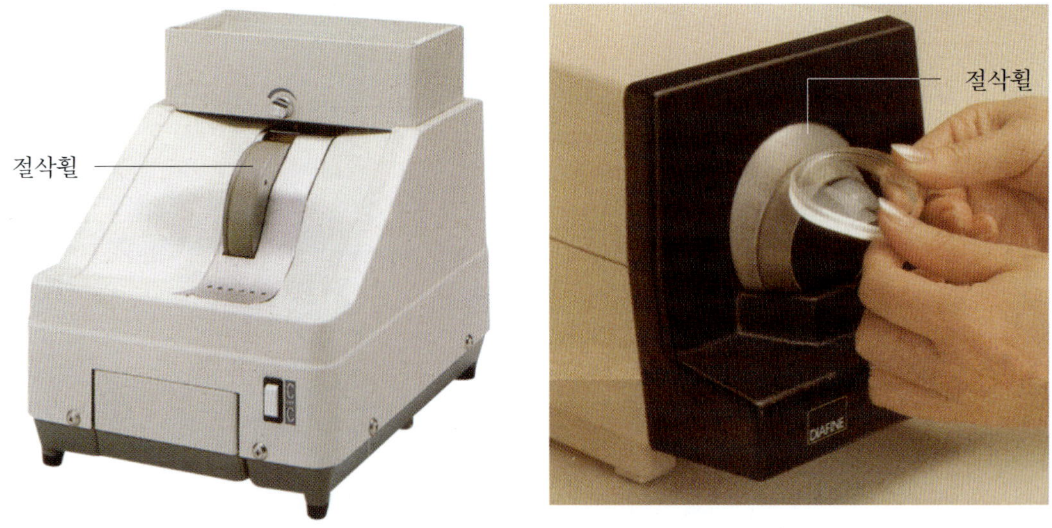

(a) 수직부착 휠 (b) 수평부착휠

그림 12-23 수동옥습기의 종류

'수직부착휠'은 V홈을 이용하여 고산각(Hide Bevel)을 세울 수 있다.

수직부착휠에 비하여 [그림 12-23]의 (b)와 같은 '수평부착휠'은 휠의 원반면에 렌즈를 대고 갈 수 있어 렌즈를 댈 면적이 넓고 편안한 자세를 유지할 수 있게 하지만 V홈이 없어 '고산각(Hide Bevel)'을 세울 수 없다.

[그림 12-24]에 많이 쓰고 있는 수동옥습기의 구조와 기능 그리고 각 부분의 이름을 실었다.

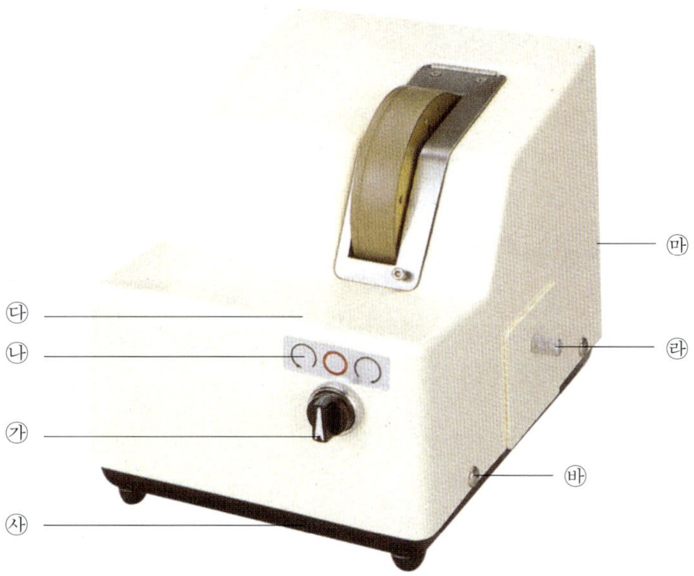

㉮ 주전원 스위치
휠의 회전 방향을 바꾸려면 주전원 스위치를 일단 끄고 모터회전이 끝난후 다시 역전 스위치를 켠다.

㉯ 역전 스위치
수정(Dressing)을 할 때와 칩(Chip) 등이 튀는 것을 막기위해 회전을 반대로 할 때 쓴다.

㉰ 손받침대(물튀김 막음대)
들어올려 앞으로 당기면 분리된다.

㉱ 스펀지 조정나사
이 나사를 돌리면 내부에 부착된 스펀지가 휠(Wheel)의 표면에 접하게 되어 물튀김을 막는다

㉲ 연삭액 벨브
이 벨브를 조정하여 휠 표면에 물을 가한다.

㉳ 커버고정 나사
이 나사들을 풀면 옥습기의 전체 커버가 벗겨져 내부의 모터와 벨트 등을 볼 수 있으며 정기청소 때 사용한다.

㉴ 배수상자
기기의 밑부분에 놓아 흘러 내리는 물을 받는다.

그림 12-24 수동옥습기의 외부명칭

휠을 오랫동안 쓰면 휠 절삭면의 인조다이아몬드의 날이 무뎌지고 렌즈의 미세가루가 표면에 부착되어 연삭력이 약해진다. 입자의 날을 세우고 미세가루를 털어내어 연삭력을 강하게 하는 작업을 수정한다(Dressing)고 한다.

수정작업은 시중에서 판매하는 다이아몬드휠 수정용 탄소막대(Carborn Stick)을 양 손으로 쥐고 휠의 절삭면을 4~5회 가볍게 비비면 된다.

옥습기의 일상 관리 사항은 아래와 같다.

- ㉮ 오래동안 사용하지 않을 때는 플러그를 뺀다.
- ㉯ 옥습기 전체의 수평을 유지한다.
- ㉰ 스펀지는 매일 깨끗이 씻는다.
- ㉱ 주위에 부착된 미세연삭가루는 수시로 씻어낸다.
- ㉲ 손받침대는 물기가 없도록 청소한다.
- ㉳ 연삭수는 매일 버린다.
- ㉴ 주변을 깨끗이 정리정돈 한다.

다음은 렌즈를 잡는 가공자세와 작업 순서이다.

- ㉮ 옥습기 휠(Wheel)이 안경사 우측 어깨 끝(왼손잡이는 좌측 어깨 끝)으로부터 좌우 어깨 너비의 1/3 위치 안쪽에 오도록 옥습기 앞 약 40~50 *cm* 떨어져 선다.
- ㉯ 상체를 20~30°정도 기울인다.
- ㉰ 왼발을 오른발보다 20~30 *cm* 가량 앞으로 내고 몸의 중심을 앞발에 둔다(왼손잡이는 반대).
- ㉱ 왼손의 손등을 옥습기의 '손받침대'에 넓게 밀착 고정시킨다(왼손잡이는 오른손).
- ㉲ '손받침대'에 있는 손의 엄지와 집게손가락을 휠의 잘삭면에 가깝게 위치시킨다.
- ㉳ 렌즈를 돌릴 때의 렌즈회전중심점 부근을 엄지와 집게손가락으로 잡는다. 왼손이 렌즈회전시에 지지대 역할을 하므로 움직이지 않도록 한다(왼손잡이는 반대).
- ㉴ 오른쪽의 엄지와 집게손으로 렌즈의 가장자리 부근을 잡고 휠의 절삭면에 렌즈를 대고 천천히 회전시킨다. 오른손은 렌즈의 기울일 각도 조정, 산각의 크기, 연삭시간의 조정 등을 하는데 기능한다(왼손잡이는 반대).

가장자리 갈기의 실제 동작은 다음과 같다.

- ㉮ (-)면부터 갈기 작업을 한다. 지지대 역할을 하는 왼손의 엄지는 회전중심으로, 집게손가락은 보조지지 및 렌즈를 돌리는데 쓴다.
- ㉯ 산각(Bevel)의 각도 조정은 오른손으로 렌즈를 뉘어서 한다.
- ㉰ 안경렌즈의 네모서리 부분과 상하, 좌우 가장자리의 힘의 배분을 달리한다. 즉, 상하, 좌우의 긴 곡선부분은 힘을 가해서 한숨에 같은 기울기로 밀어간다. 이때 휠 절삭

면에서 렌즈를 떼지 말아야 한다. 모서리 구석진 부분을 갈면서 돌릴 때는 상하, 좌우의 긴 곡선 부분에서 가했던 힘을 약간 뺀다. 같은 힘을 가하게 되면 모서리부분이 많이 갈려 크기가 작아진다. 특히 (+)렌즈에서는 더욱 힘을 빼야한다.

㉣ 자르기(Cutting)가 끝난 플라스틱렌즈와 다듬기(Trimming)가 끝난 유리렌즈를 휠 절삭면에 수직으로 대어 [그림 12-25]의 (a)와 같이 **평산각**(Flat Type Bevel)으로 한 다음 [그림 12-25]의 (b)와 (c)와 같이 **중산각**(V-Type Bevel)과 **고산각**(Hide Bevel)을 세운다.

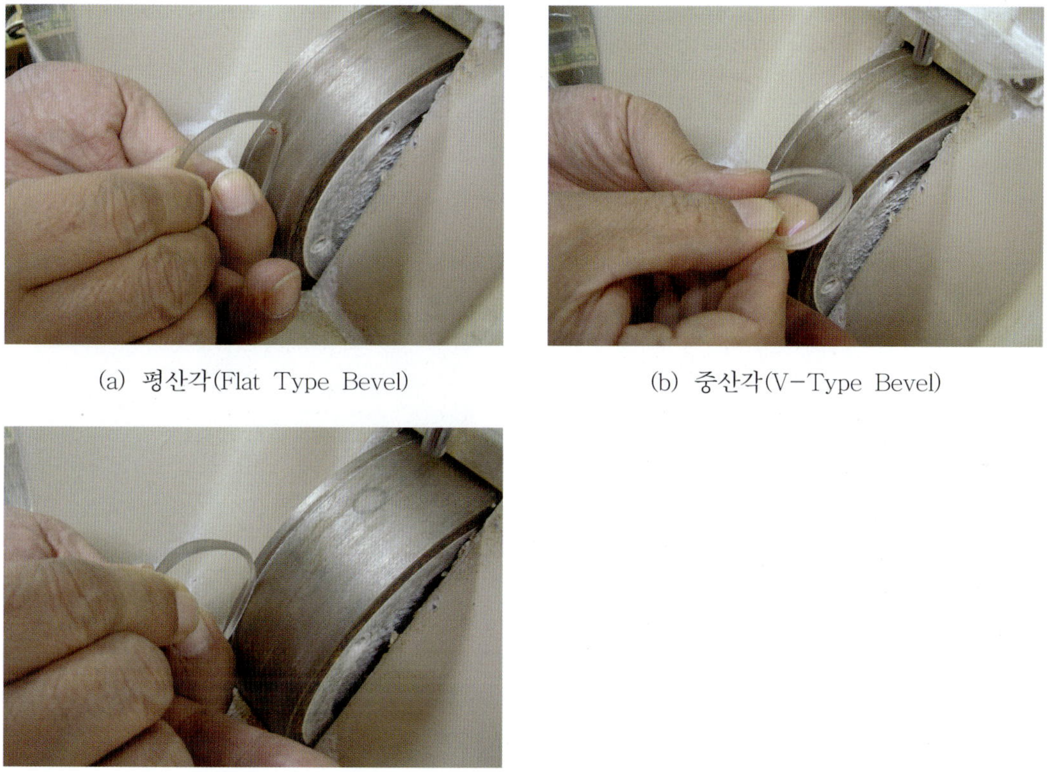

(a) 평산각(Flat Type Bevel)

(b) 중산각(V-Type Bevel)

(c) 고산각(Hide Bevel)

그림 12-25 가장자리갈기의 기본자세

'가장자리갈기'를 하면서 수시로 렌즈를 안경테에 대어보면서 모양과 크기를 맞추어 본다. 메탈테는 렌즈고정나사를 풀어 렌즈를 넣고 집게로 조여서 크기와 모양을 가늠한다.

렌즈의 크기와 모양이 테의 크기와 모양의 미세한 부분까지 같지 않으면 '끼워넣기(Insertation)'를 했을 때 렌즈크기가 형판보다 큰 부분에 집중적으로 림(Rim)의 압력이 가해져 렌즈에 내부왜곡이 생기고 파손의 원인이 된다. [그림 12-26]은 내부 왜곡상태를 검사하는데 쓰이는 왜곡검사기(Strainer)이다.

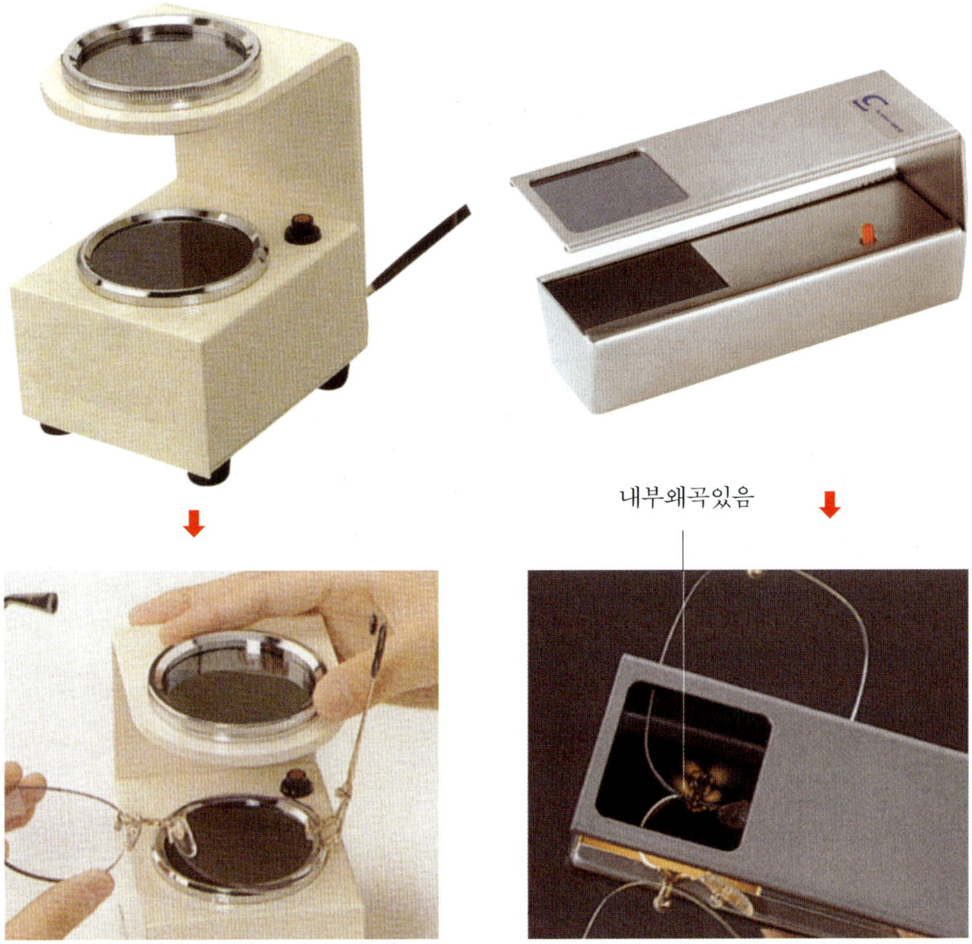

(a) 왜곡검사기　　(b) 내부왜곡

그림 12-26　왜곡검사기(Strainer)와 내부왜곡

12.4 자동옥습기(Edging Machine)

자동옥습기는 수동옥습기를 사용하여 조제가공하는 것보다 편하고 힘이 들지 않으며 숙련을 위하여 많은 시간을 보내지 않아도 좋다. 그러나 정확성과 신속성은 수동으로 하는 방법과 그다지 차이가 나지 않는다.

취형기(Pattern Maker, Pattern Former)로 자동형판을 만들어 [그림 12-28]과 같은 **축출기**(Lay-Outer)에 형판을 넣어 설계한 다음, 설계된 위치가 유지되도록 고무흡착반(Sucction Cup)을 렌즈에 부착하고 **자동옥습기**(Edging Machine)에 셋팅하여 가장자리갈기와 산각을 세운다.

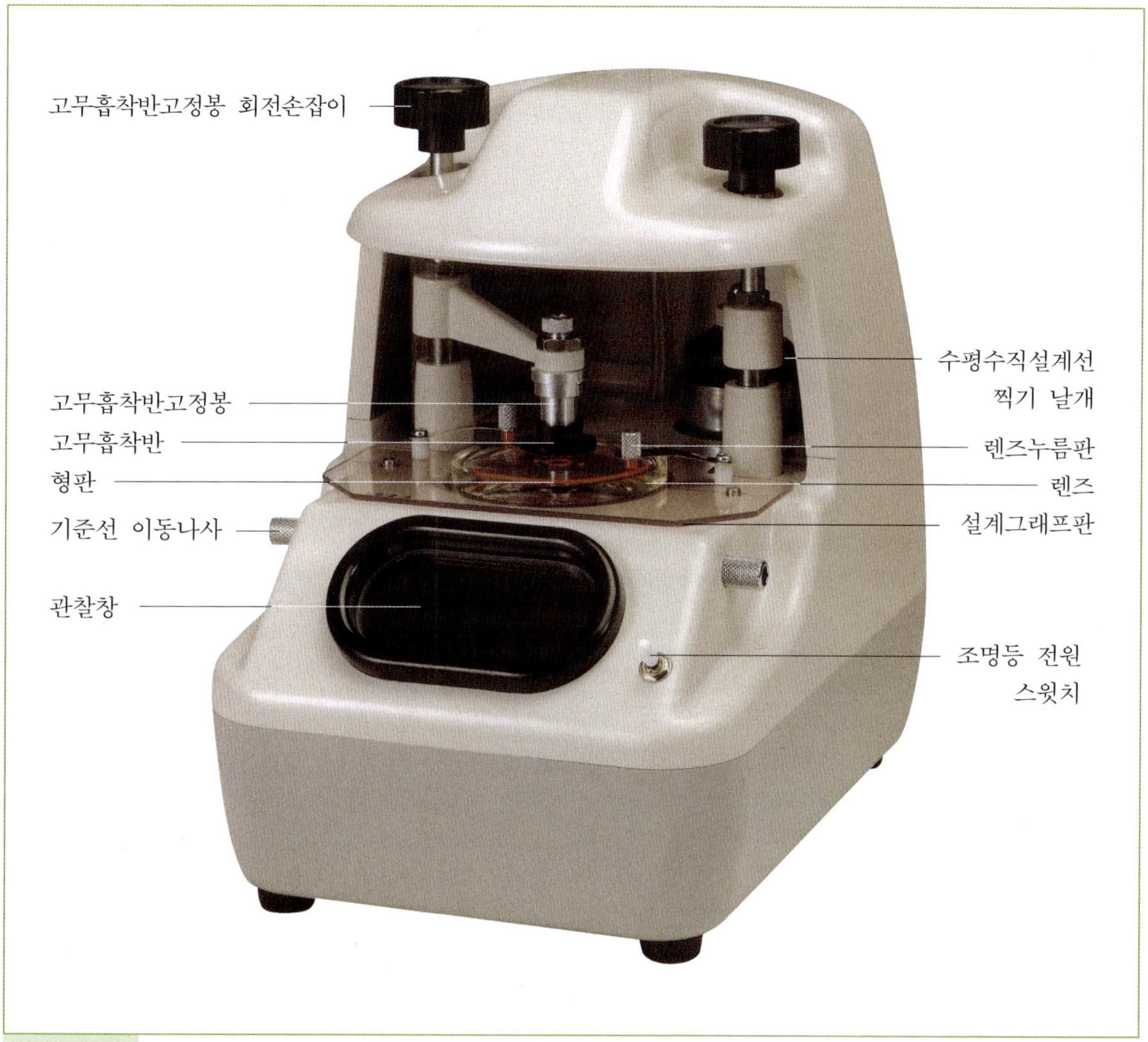

그림 12-27 축출기의 외부구조와 명칭

형판을 사용하는 **자동옥습기**(Edger with Pattern)와 옥습기에 부속된 설계장치에 안경테를 넣어 안경테의 렌즈삽입부의 형상을 가지고 설계하는 **무형판 자동옥습기**(Patternless Edging Machine)가 있다.

형판을 사용하는 자동옥습기를 사용하는 순서이다. 설계점(M.R.P.)이 인점된 자동형판을 테에 넣어 설계차트(Box-O-Graph)를 사용하여 좌우 형판의 대칭성, 크기, 수평상태를 점검한다. 또 수직기준선을 이용하여 F.P.D. 값도 확인한다.

다음은 형판을 [그림 12-28]과 같이 **축출기**(Lay-Outer)의 '형판고정핀'에 셋팅한다. 인점작업이 끝난 렌즈를 (-)면이 지면을 향하도록 형판의 위 또는 축출기의 구조에 따라서는 아래에 올려놓는다. 인점에 의한 방법으로 설계점을 설정했으며 형판의 설계점과 가공할 렌즈의 중앙인점이 일치되도록 렌즈를 놓는다. 안경자 또는 삽입스케일로 측정한 '조가 P.D.와 Oh' 그리고 안경테의 F.P.D.의 데이터로부터 계산한 설계점의 위치를 잡을 때는 직접 '축출기'의 눈금판을 설계차트로 이용한다. 설계차트(Box-O-Graph)에서와 같이 렌즈의 광학중심점을 수평, 수직 편위량만큼 좌우와 상하로 이동시킨다. 토릭렌즈(Toric Lens)와 프리즘 처방렌즈는 축출기의 눈금판의 수평눈금선과 렌즈의 3개 수평인점(2중 및 3중 초점렌즈는 근용부 상부경계선)이 평행되게 이동한다.

다음은 축출기의 고무흡착반고정봉에 '고무흡착반고정봉 회전손잡이'를 돌려 고무흡착반이 눈금판의 기준중앙점의 상부에 왔을 때 아래로 눌러서 고무흡착반을 렌즈에 부착한다.

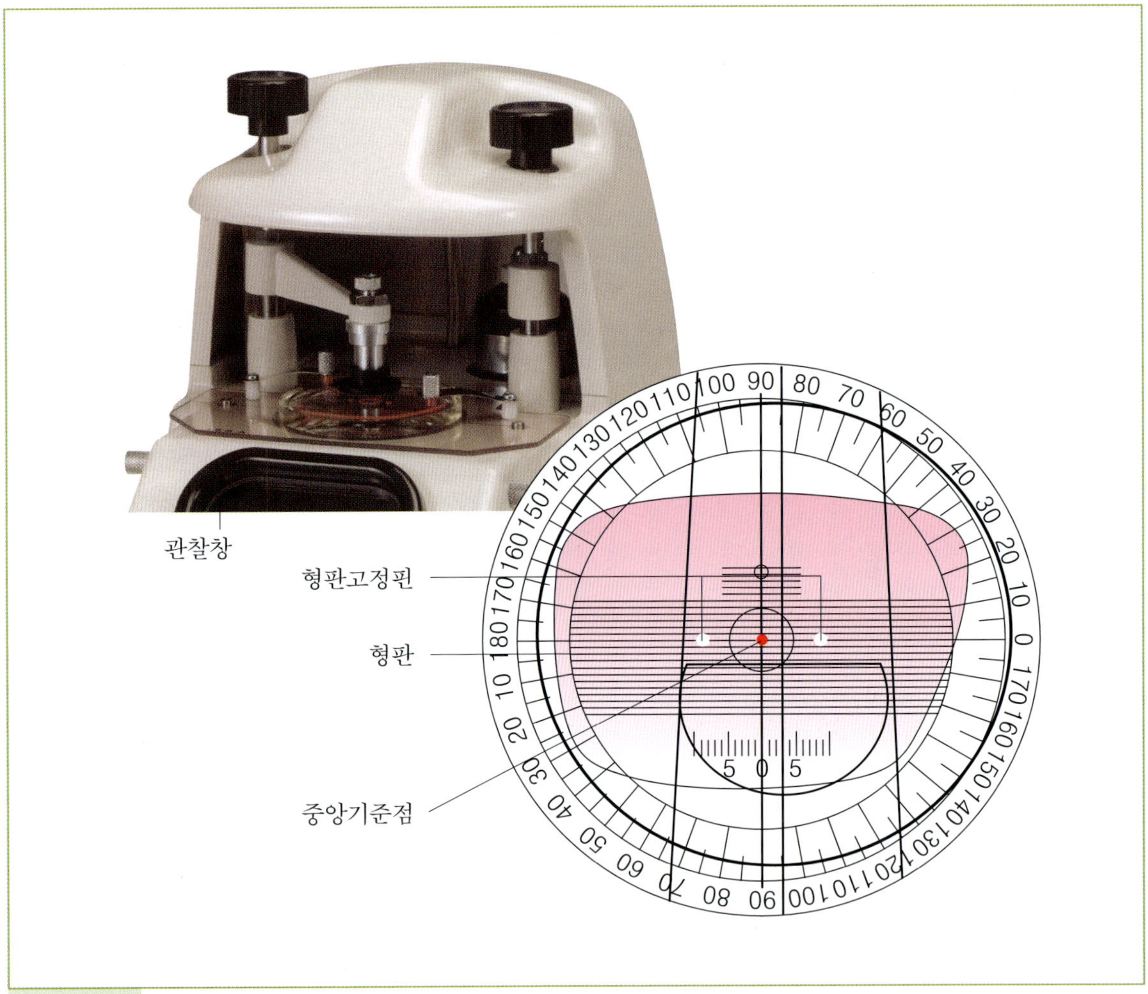

그림 12-28 관찰창 안쪽에 보이는 축출기의 설계그래프와 눈금

[그림 12-29]와 같이 고무흡착반의 고정금구의 적색점이 위로 가도록 '고무흡착반 고정봉'의 고정위치에 넣은 다음 아래로 눌러 렌즈에 고무흡착반을 붙여야한다. 손으로 '고무흡착반'이 붙은 렌즈를 축출기의 고정봉에서 분리한다.

고무흡착반(Suction Cup)은 눈금판의 중앙, 즉 '형판의 기준점'과 일치하는 렌즈면에 부착된다. 편위형판을 사용하면 렌즈의 광학중심점 위에 부착된다.

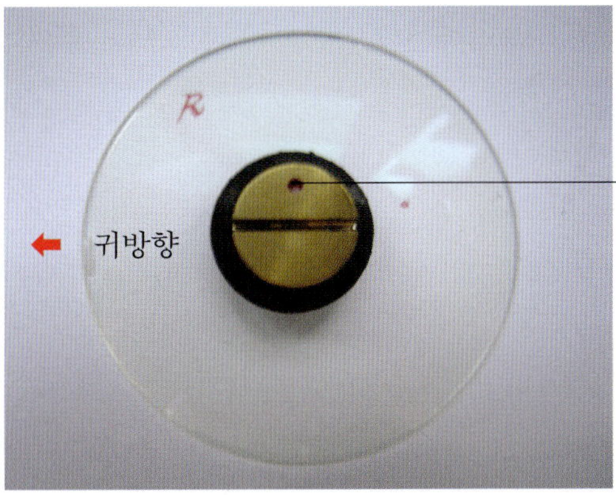

그림 12-29 고무흡착반(Suction Cup)의 상하 및 수평위치

고무흡착반이 부착된 렌즈를 자동옥습기에 셋팅한다.

자동옥습기는 메이커에 따라 디자인이 여러 가지이지만 기본적인 사용방법은 같다. 국내에서 많이 사용되는 기종의 사용방법을 소개한다.

외부명칭과 그 구조는 [그림 12-30]와 같다.

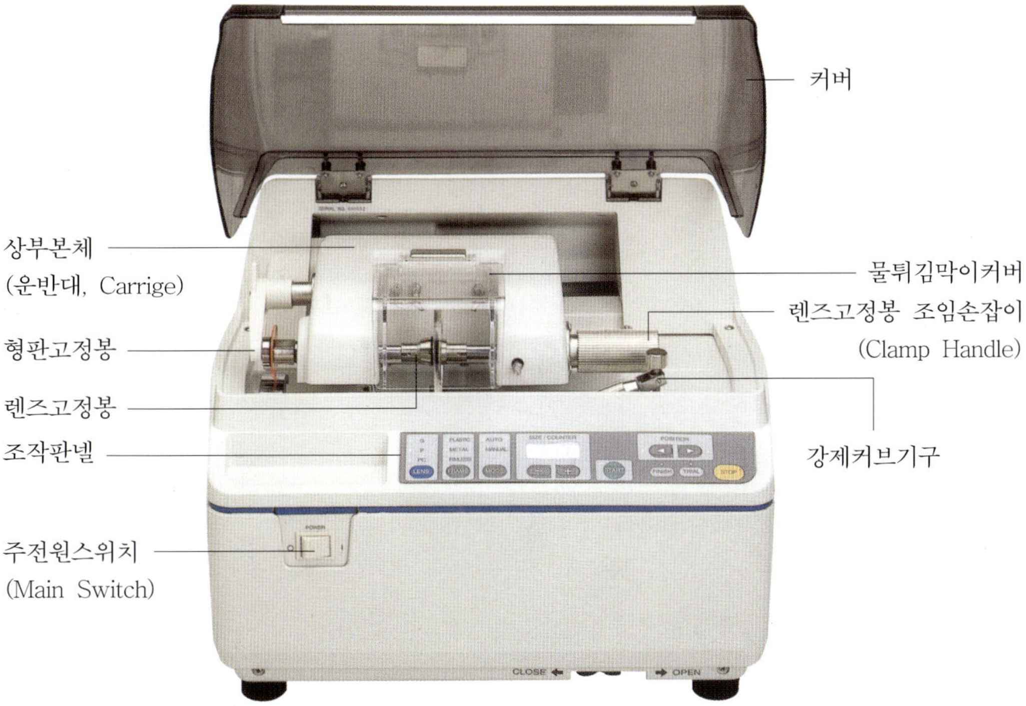

그림 12-30 자동옥습기의 외부명칭

렌즈를 절삭하는 성능은 순전히 휠(Wheel)의 품질에 달려 있다.

휠(Wheel)의 연삭면은 수동옥습기에서와 같이 구리, 청동 등의 연삭면에 인조다이야 입자를 박은 메탈본드휠(Metal Bond Wheel)과 인조다이야를 전기분해 하여 연삭면에 입힌 전착본드휠(Electronic Bond Wheel)이 있다.

다이야의 입자가 굵으면 연삭시간은 단축되지만 연삭면이 거칠다. 따라서 입자가 굵은 휠을 '1차 거친연삭용휠(Roughing Wheel)'로 쓰고, 입자가 고운 휠을 '2차 산각마무리용휠(Finishing Wheel)'로 사용한다.

포인트테(Point Frame), 하프림테(Half Rim Frame) 등 렌즈 가장자리가 노출될 경우는 미용상의 목적으로 가장자리 산각부분을 거울처럼 투명하게 하는 경면가공(鏡面加工, Polishing)용 휠이 설치된 자동옥습기도 있다. [그림 12-31]과 같이 최소 3개 휠, 최대 4개휠(면다듬기 휠과 역산각 홈파기 휠은 제외)이 있어야 한다.

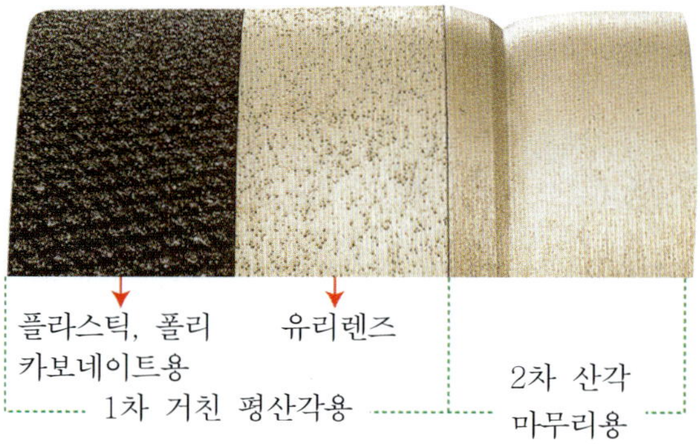

(a) 3휠 구성

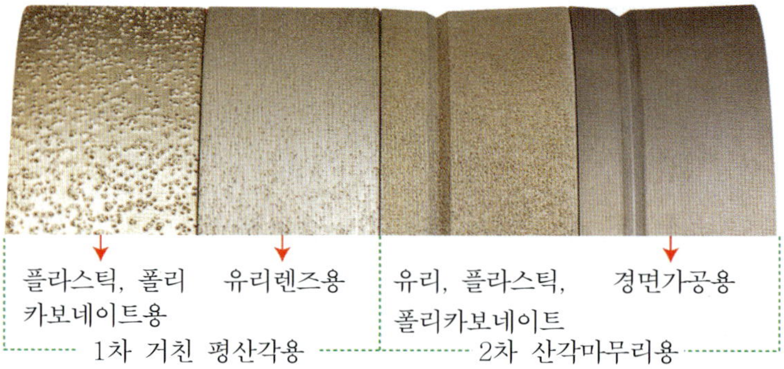

(b) 4휠 구성

그림 12-31 자동옥습기의 연삭휠(Wheel)

자동옥습기의 '형판고정봉'에 형판을 셋팅할 때 형판의 위치에 주의한다. 형판의 코방향과 귀방향의 전후 위치로 오른쪽 렌즈를 가공하는것인지, 왼쪽 렌즈 가공인지를 결정한다.

대부분 옥습기를 동작시킬 때는 [그림 12-32]와 같은 버튼텃취 형식의 조작판넬(Pannel)을 이용하여 가공한다. 각 버튼의 명칭과 기능은 다음과 같다.

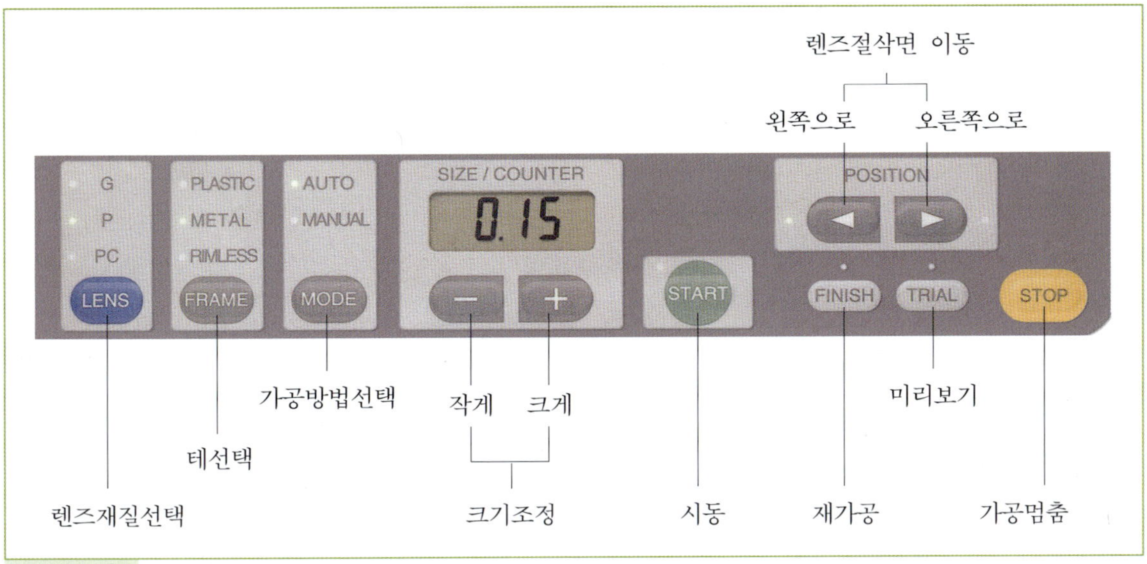

그림 12-32 조작판넬(Pannel)의 기능버튼

- **가** '렌즈재질선택' 버튼은 G 표시의 유리렌즈, P 표시의 플라스틱렌즈, P.C. 표시의 폴리카보네이트렌즈로 되어 있다. 렌즈재질에 맞는 표시를 택하여 가공휠(Wheel)의 종류를 정한다. 재질에 안 맞는 가공휠을 선택하면 가공휠이 손상된다.
- **나** '테선택' 버튼은 플라스틱(PLASTIC), 메탈(METAL), 포인트테(RIMLESS)등 가공렌즈를 넣을 테의 종류를 선택할 때 사용한다.
- **다** '가공방법선택' 버튼은 AUTO로 표시된 원텃취로 작업을 끝나게 하는 일반적인 가공과 MANAUAL로표시된 폴리카보네이트렌즈와 산각위치와 커브를 강제로 조정하기 위한 셋팅을 할 때의 수동조작가공을 선택할 수 있다.
- **라** '재가공' 버튼(FINISH로 표시)은 렌즈의 사이즈가 커서 다시 한번더 가공하고자 할 때 사용한다.
- **마** '미리보기' 버튼은 산각(Bevel)이 어떻게 형성되는지 미리 알고 싶을 때 사용한다.
- **바** '렌즈절삭면이동' 버튼은 렌즈가 가공휠의 V홈에 떨어지는 위치를 조정하거나, 가공중의 렌즈절삭면의 위치를 좌(◁표시), 우(▷표시)로 조금씩 이동할 때 누른다.
- **사** 가공멈춤버튼은 시동후 조작이 잘못된 것을 알았을 때 등 '가장자리갈기' 를 멈출 때 쓴다.

가공시작과 조작순서는

- **가** 렌즈고정대(Clamps)의 '렌즈고정 조임봉' 이 최초 위치, 즉 기준위치에 있을 때(윗쪽표시의 적색점이 위쪽으로). 가공렌즈에 붙은 고무흡입반(Sucction Sup) 금구의 적색점도 위쪽에 맞추어 고정봉의 고정위치 홈에 넣는다. 렌즈를 가볍게 돌려서 회전되지 않으면 정확하게 들어 간 것이다.

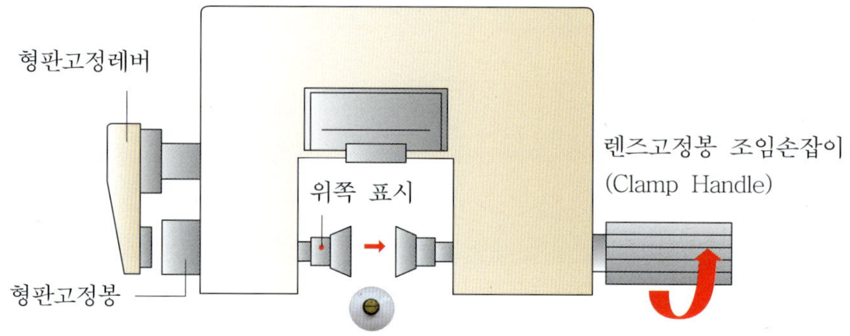

그림 12-33 렌즈조임봉을 열고 고무흡착판을 고정봉에 셋팅한다.

㉯ '형판고정레버'를 올리고 형판고정핀에 형판을 장착한다.

좌우렌즈의 구분은 형판의 귀방향을 앞쪽으로 할 것인가 뒤쪽으로 위치하느냐로 정한다. [그림 12-34]과 같이 렌즈조임봉에서 가공렌즈의 (−)면이 우측으로 셋팅되었을 때 형판의 귀방향(R표시 부분)이 뒤쪽에 있으면 오른쪽 렌즈, 앞쪽으로 향하면 왼쪽렌즈를 가공하게 되는 것이다.

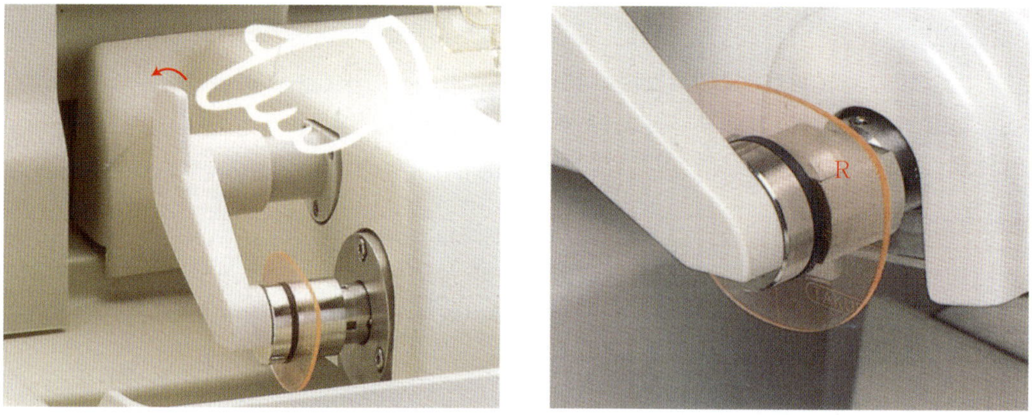

(a) 형판을 고정레버로 고정 (b) 형판위의 R자가 앞 쪽으로 오게

그림 12-34 왼쪽렌즈가공시 형판의 셋팅

㉰ [그림 12-35]와 같이 '형판고정레버' 를 내리고 방음/방수 커버를 닫는다. 조작버튼으로 '렌즈재질선택', 테의 종류를 선택하고 가공방법을 선택한다.

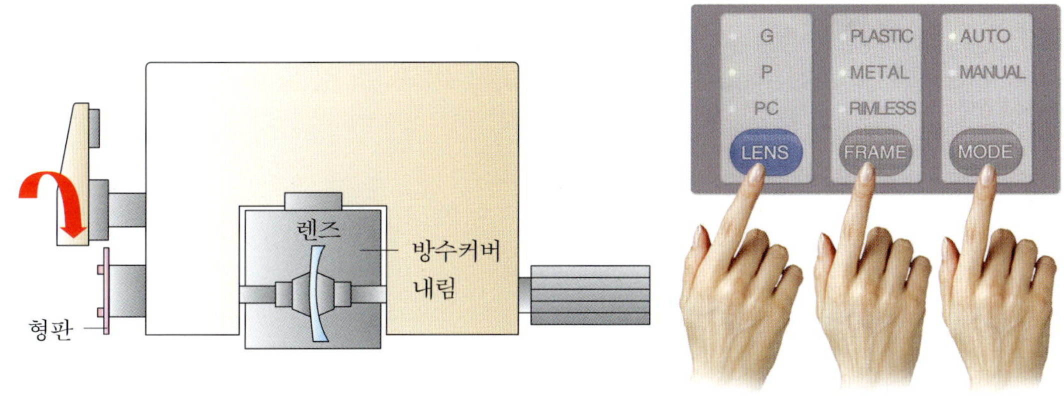

(a) 절삭수조정 (b) 버튼선택

그림 12-35 재질, 테종류, 가공방법의 선택

㉣ 적당하게 절삭수가 나오도록 [그림 12-36] 에서와 같이 급수밸브를 열고 가공 시작(start) 버튼을 누른다. 이 조작에서 폴리카보네이트렌즈(P.C. Lens)는 급수밸부를 닫고 절삭수가 나오지 않도록 하여야 한다.

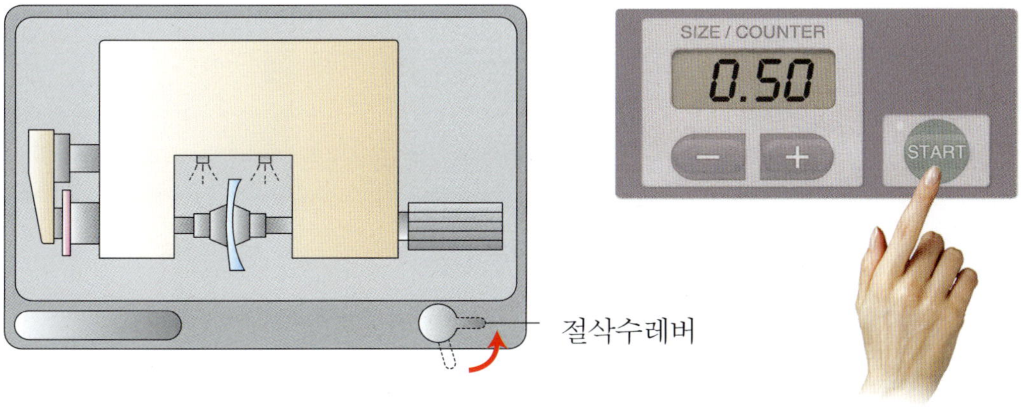

(a) 절삭수조정 (b) 시작

그림 12-36 급수밸브를 열어 연삭수 공급과 가공시작

㉤ 가공이 끝났으면 렌즈조임봉을 열어 렌즈를 손으로 꺼낸다. 고무흡착반(Suction Cup)을 렌즈에서 떼어내지 않고 안경테의 렌즈삽입부에 넣어 크기가 맞는지 확인한다. 만약 렌즈가 크게 가공되었다면 렌즈를 다시 장착하고 [그림 12-37]과 같이 '크기조정' 버튼으로 사이즈를 조정하여 '재가공버튼' 을 눌러 재가공을 한다. 폴라카보네이트렌즈

(P.C. Lens)를 가공할 때에 산각을 투명하게 광택을 내는 경면가공(Polishing Bevel)을 하려면 0.1~0.2 *mm* 정도 크게 마무리 하고 이때는 급수밸브를 열어 급수한다.

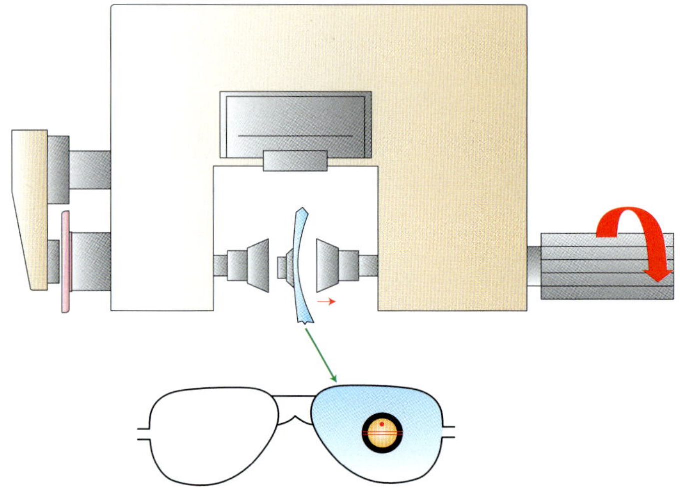

그림 12-37 가공 종료후 테에 넣어 크기 확인

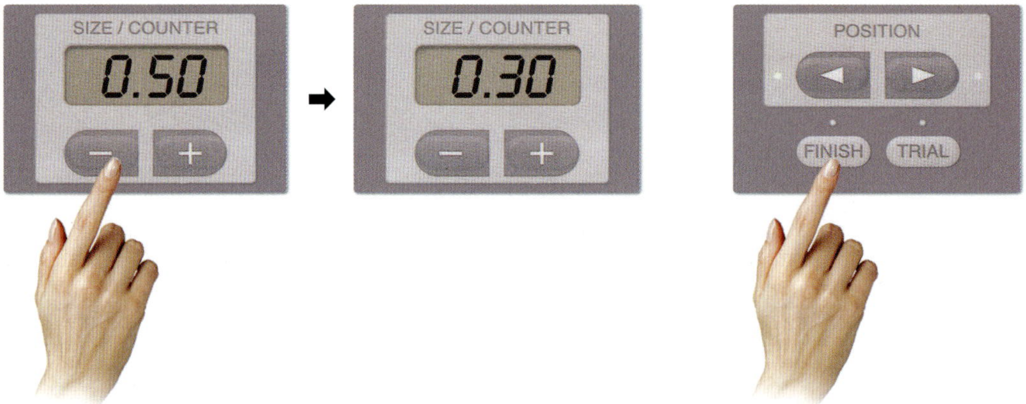

(a) −를 누른다 (b) 숫자를 줄인다 (c) 재가공시작

그림 12-38 크기가 클 때 재가공

폴리카보네이트렌즈(P.C. Lens)는 고무흡착반(Suction Cup) 대신 [그림 12-39]와 같은 '테입부착반(Tape Cup)' 에 양면 접착 테이프를 붙인 후에 가공렌즈에 부착한다. 테잎부착반의 곡률에는 일반적으로 0~5커브(Curve), 4~10커브와 9커브이상의 3종류가 있다. 렌즈의 전면커브와 가장 잘 맞는 것을 사용한다.

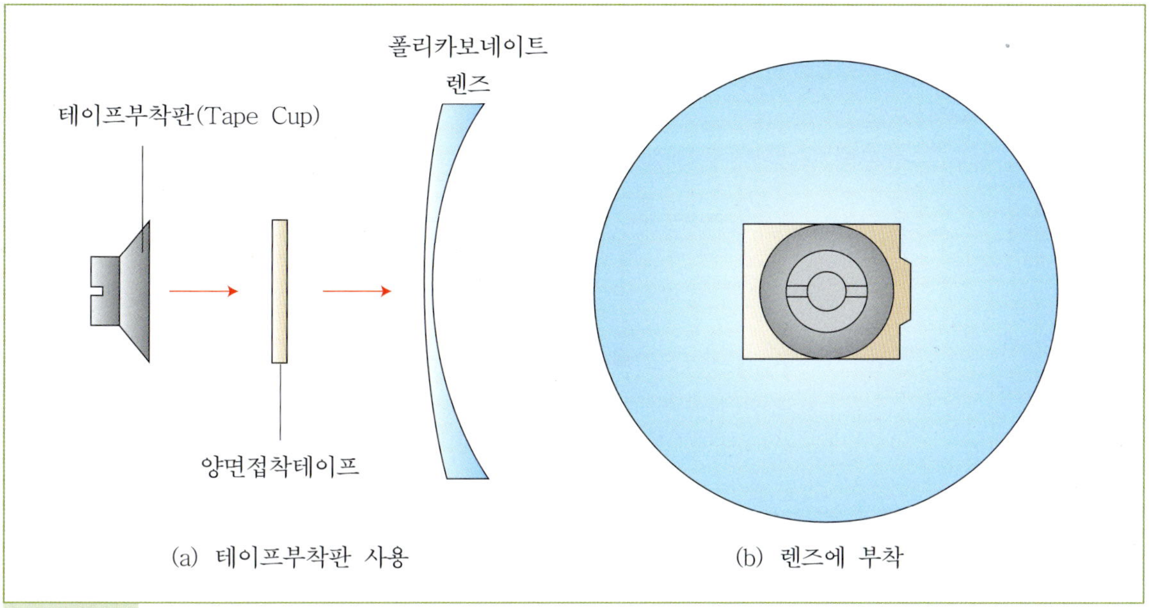

그림 12-39 폴리카보네이트(P.C)렌즈와 테잎부착판(Tape Cup)

산각(Bevel)줄기의 휘어짐, 즉 렌즈의 커브를 안경테의 림커브에 강제로 맞추어야 할 때는 다음과 같이 조정한다.

㉮ [그림 12-40]의 (a)와 같이 방음/방수 커버를 열고 '강제커브선정기'의 끝 부분에 있는 구멍에 '커브고정축'을 연결한다.

㉯ [그림 12-40]의 (b)와 같이 '커브조정손잡이(Knob Adjusting the Bevel Curve)'를 돌려 원하는 커브에 맞춘다. [그림 12-40]의 (c)와 같이 '가공방법선택' MODE 버튼을 누르고 렌즈만 회전시킨다. 렌즈의 가장 얇은 가장자리가 가공휠을 향하면 누르기를 멈추어 렌즈를 정지시킨다.

㉰ [그림 12-40]의 (d)와 같이 '산각위치 조정손잡이(Adjusting the Bevel Setting Knob)'를 돌려 렌즈를 좌우로 이동시켜 산각위치가 휠의 V홈에 오도록 맞춘다. MODE 버튼을 다시 눌러 렌즈를 회전하여 렌즈의 가장 두꺼운 가장자리의 산각위치가 적절한지 확인한다.

㉱ [그림 12-40]의 (e)와 같이 TRIAL로 표시된 '미리보기' 버튼을 눌러 시험가공을 하여 적절하다고 여겨지면 FINISH로 표시된 '재가공' 버튼을 누른다. 시험가공은 2회까지 가능하다.

㉲ 가공이 끝났으면 고무흡착반에서 렌즈를 분리하고 폴리카보네이트렌즈(P.C.)는 [그림 12-40]의 (f)와 같은 분리봉으로 양면테이프로 붙인 테잎부착판(Tape Cup)을 뗀다.

㉳ 강제 커브선정기를 몸체에서 빼고 '상부가공 운반대(Carrige)'를 처음 위치로 이동한다. 운반대가 원래 위치에 있지 않으면 가공할 수 없다.

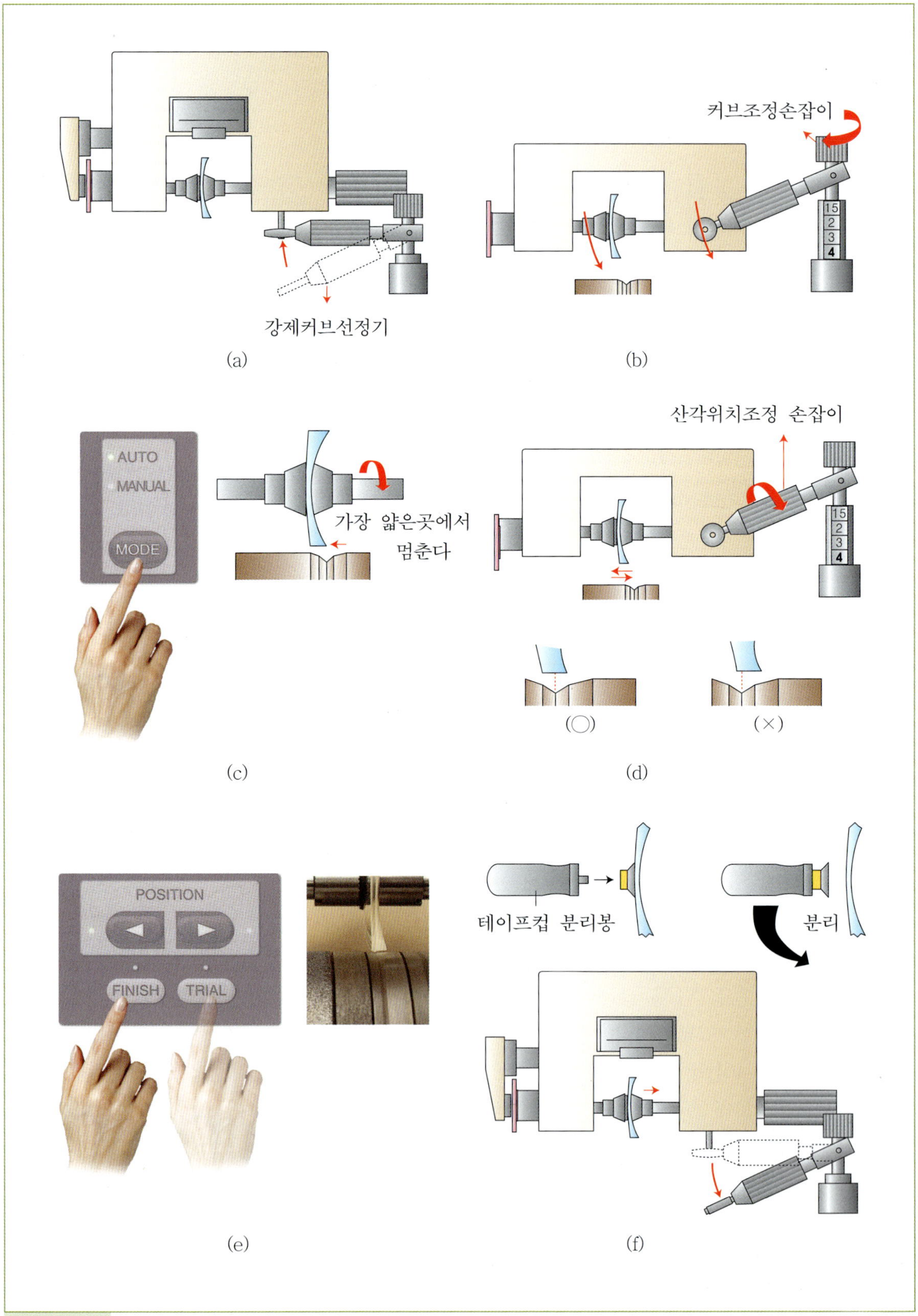

그림 12-40 강제커브 선정기 사용

산각부분 광택을 내기 위한 경면가공(鏡面加工)을 할 수 있는 휠(Wheel)이 있을 때는 조작판넬에서 '경면가공' 버튼을 누른다.

가공할 수 있는 렌즈 직경은 일반적으로 평산각은 26 *mm*, 산각세우기가공은 28 *mm* 까지 가능하지만 아주 작은 렌즈삽입부를 가진 테에 넣을 렌즈를 가공할 때는 '렌즈고정금대'를 교환하여야 한다. 그 방법은 다음과 같다.

- 가 [그림 12-41]의 (a)와 같이 '렌즈고정금대'의 나사를 풀어 분리한다.
- 나 [그림 12-41]의 (b)와 같이 아주 작은 렌즈용 렌즈고정금대를 끼워 넣고 '렌즈고정금대'의 나사를 조인다.
- 다 [그림 12-41]의 (c)와 같이 양면 접착테이프를 잘라서 아주 작은 렌즈용 '테이프부착반(Tape Cup)'에 붙이고 그위에 렌즈를 붙여 옥습기에 셋팅한다.
- 라 [그림 12-41]의 (d)와 같은 '아주 작은 렌즈용 형판고정판'으로 형판을 형판고정봉에 잘 고정시킨다.

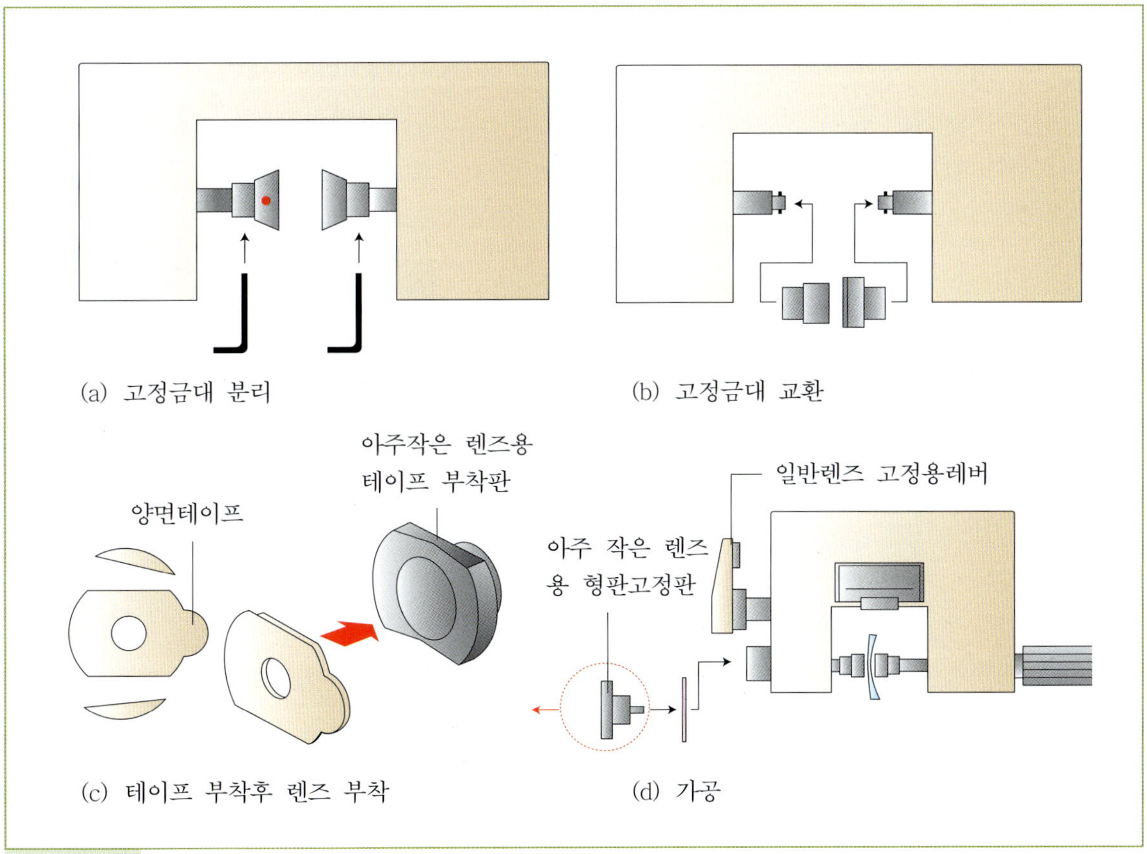

그림 12-41 아주 작은 렌즈 가공

최근의 자동옥습기에는 정상상태로의 유지와 관리를 위하여 아래와 같은 부가적 기능이 있다.

㉮ 총 가공한 렌즈 수량 알기
㉯ 가공 휠(Wheel)등 마모로 기준가공 크기의 변화가 있을 때 수정하여 맞추기
㉰ 렌즈를 '1차 거친연삭'을 하는 휠면을 고루 사용하기 위하여 절삭 휠면 위치 바꾸어 놓기
㉱ 산각위치 변경하기
㉲ 테에 따른 기준크기의 초기 설정 바꾸기

등이다. 그 외의 사항은 각 메이커의 '사용설명서(Manual)'를 숙지하고 사용하도록 한다. 문제 발생예와 그 대처는 다음과 같다.

㉮ 재가공(Finishing)을 할 때 가공 중 작동이 멈춘다.
재가공시에 렌즈가 휠에 떨어지는 위치를 자동으로 저장해 주는 기능이 있다. 다음과 같은 경우에는 자동저장기능이 작동하지 않는다.
- 재가공 중에 가공멈춤(STOP) 버튼을 누르거나 전원을 켜고 바로 재가공(FINISH) 버튼을 눌렀을 때 이 현상이 발생한다. 렌즈가 산각용 휠에서 벗어나 있지 않으면 재가공(FINISH) 버튼을 누르고 산각용 휠(V홈)에서 벗어나 있으면 상부본체 운반대(Carrige)를 [그림 12-42]와 같이 손으로 조정하여 적정한 위치에 놓고 재가공(FINISH)버튼을 누른다.

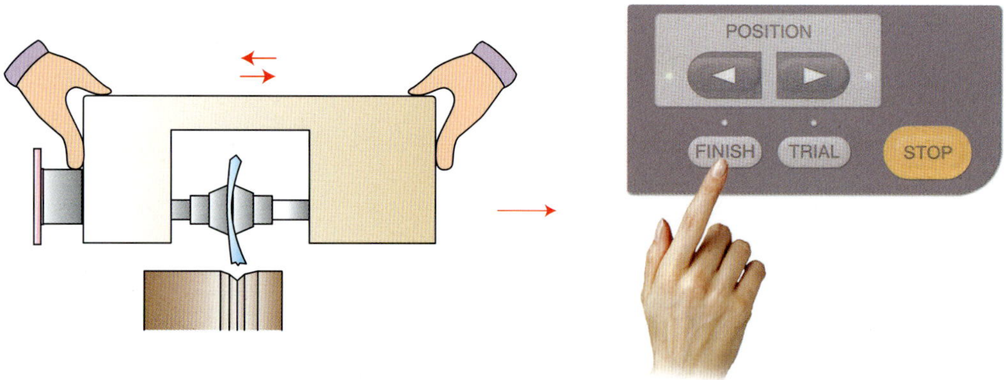

(a) 운반대를 손으로 들어 올려 조정 (b) 재가공

그림 12-42 재가공시 멈춤의 처치

㉯ 재가공(Finishing)을 하면 렌즈의 크기가 다르게 된다.
- 테선택(FRAME)을 잘못한 것이다.

㉰ 물이 많이 튄다.
- 급수의 양이 많거나 절삭수가 직접 휠에 닿고 있다. 급수량을 적게 하거나 급수 노즐(Nozzle)의 방향을 손으로 조정한다.

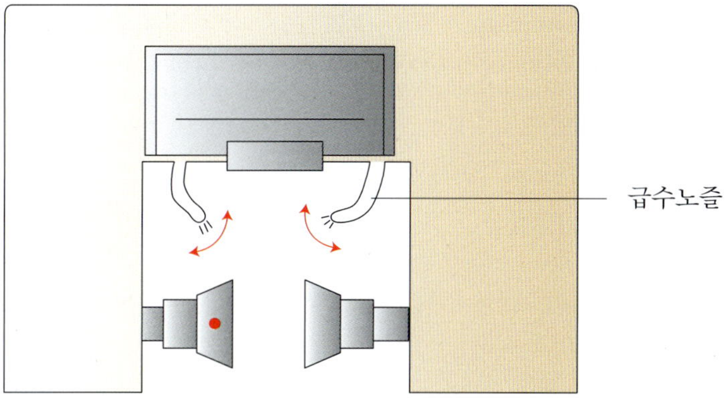

그림 12-43 급수노즐의 변경

㉣ 자동가공(Auto)에서 산각이 제대로 서지 않는다.

- 본체 '운반대(Carrige)'의 수평이 맞지 않는다. 옥습기아래의 받침다리를 조정하여 수평을 맞춘다.
- '2차 마무리 산각용휠(Finishing Wheel)'의 V홈 상태에 변화가 있다. 이때는 [그림 12-44]와 같이 드레싱봉(Dressing Cabborn Stick)으로 V홈의 오른쪽 사면을 수정한다.

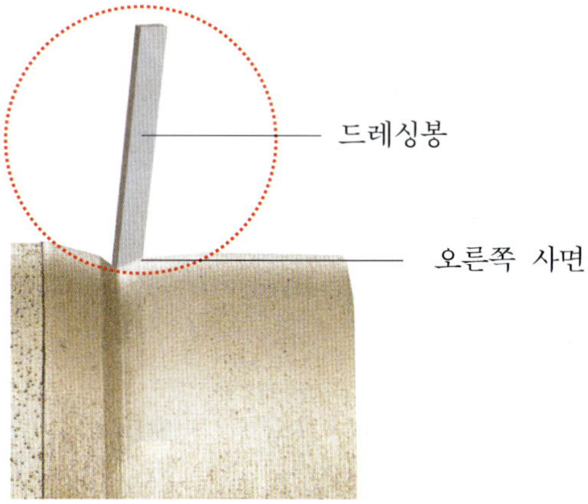

그림 12-44 V홈의 오른쪽 사면 수정

㉤ 가공시간이 길다.

- '1차 거친연삭휠면(Roughing Wheel)'의 위치를 변경하거나 드레싱봉으로 수정한다.

㉶ 토릭렌즈의 기준주경선(Ax)과 프리즘의 기저위치(Base)가 부정확하게 가공 된다.

- 고무흡입반(Suction Cup) 또는 테이프부착반(Tape Cup)의 홈이 [그림 12-45]와 같이 옥습기의 렌즈고정조임봉의 돌출부에 정확하게 끼워졌는지 확인한다. 또, 흡입반의 흡착면에 물이 묻거나 '렌즈조임고정봉(Clamp)'을 완전히 조이지 않으면 절삭중 렌즈의 회전으로 오차가 생긴다.

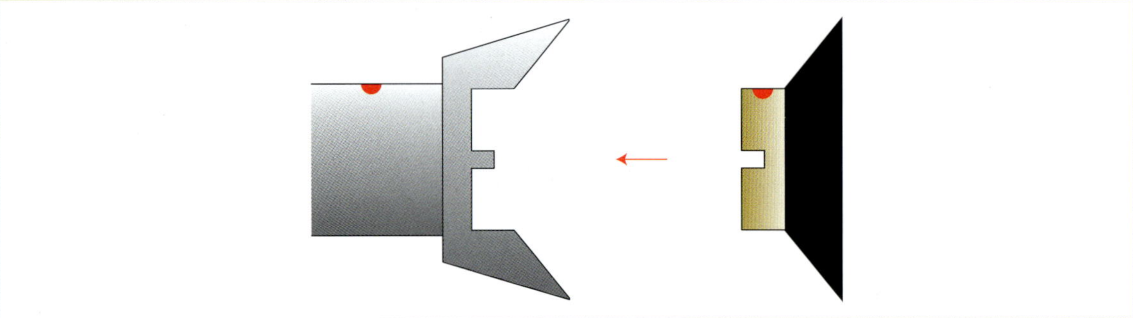

그림 12-45 고무흡입반(Suction Cup)의 정확한 장착

12.5 무형판 자동옥습기(Patternless Edger)

구성과 조작버튼

[그림 12-46]에 국내에서 많이 쓰는 '무형판 자동옥습기(Patternless Edger)'의 사진과 각 부분의 이름을 실었다.

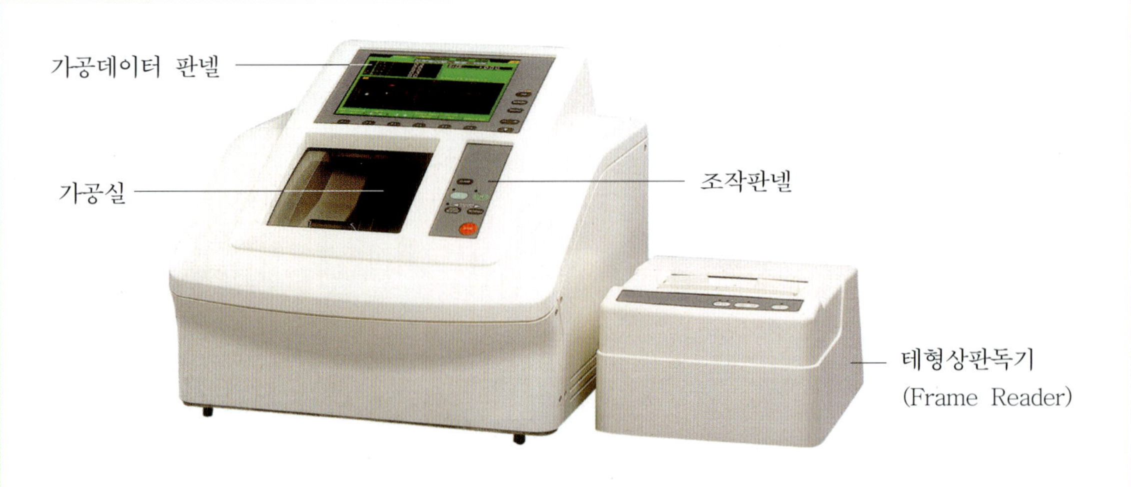

그림 12-46 무형판 자동옥습기(Patternless Edger)와 테형상판독기(Frame Reader)

조작판넬은 [그림 12-47]과 같이 구성되어 있다.

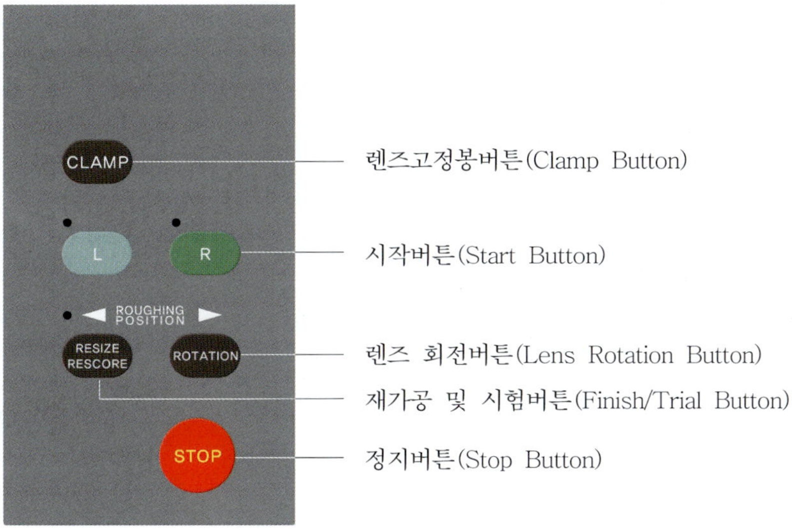

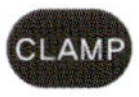

렌즈고정고정봉(Clamp)스위치 버튼 :
좌우 고정봉을 조여 렌즈를 고정하고 풀고 한다.

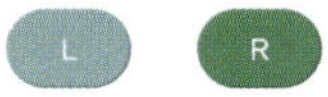

시작(Start) 스위치 버튼 :
오른 쪽(R)과 왼쪽(L) 렌즈의 가공을 시작한다.

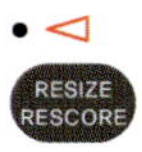

재가공 및 시험스위치 버튼 :
- 재가공을 시작한다. • 시험가공 모드시에는 시험가공을 한다.
- 본체 운반대(Carringe)를 왼쪽으로 이동한다.

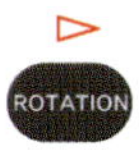

렌즈회전용 스위치 버튼:
가공이 끝났거나 시험가공시에 렌즈를 회전시킬 수 있다. 가공중 운반대(Carrige)의 위치를 오른쪽으로 이동할 수 있다.

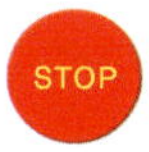

정지(Stop) 스위치 :
가공을 중단하고 초기상태로 복귀한다.

그림 12-47 조작판넬 버튼

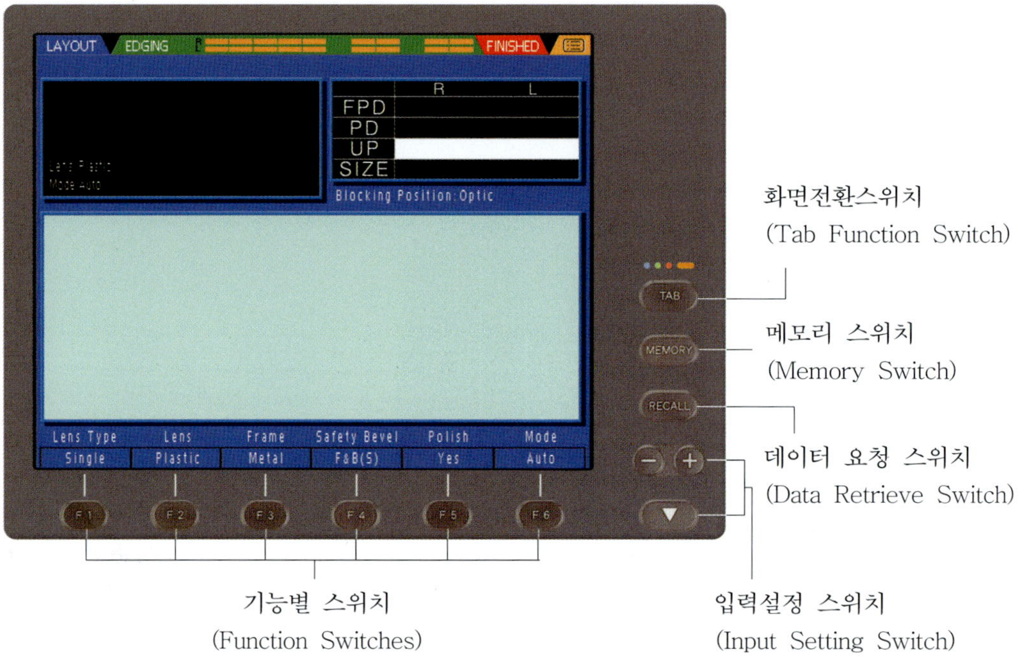

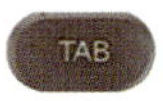

화면전환스위치 :
설계(LAYOUT), 가장자리갈기(EDGING), 재가공(FINISHED) 등 메뉴(MENU)의 각 화면으로 전환한다.

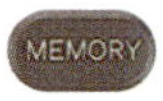

메모리 스위치 :
안경테와 처방 데이터를 저장하고 호출한다.

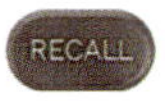

데이터 요청 스위치 :
'테형상판독기(Frame Reader)'로 측정한 안경테의 데이터를 읽어 온다.

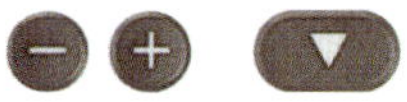

입력설정 스위치 :
커서(Cursor)를 이동하고, 수치를 입력한다.

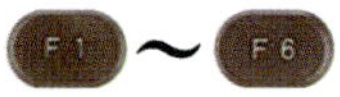

기능 스위치 :
화면에 표시된 각종 기능의 설정 및 조작을 한다.

그림 12-48 가공데이터 판넬의 스위치

기본모드(Mode)로 가공하는 순서

[그림 12-49]와 같은 **테형상판독기**(Frame Reader)로 테의 렌즈삽입부모양, 즉 형판(Pattern)의 크기와 모양을 아래의 순서로 측정한다.

㉮ 테형상판독기(Frame Reader)의 테홀더(Frame Holder)를 넓히면서 안경테를 '테받침대'에 평행하게 넣고 테의 연결부의 중앙이 좌우중심에 오도록 위치시킨다.

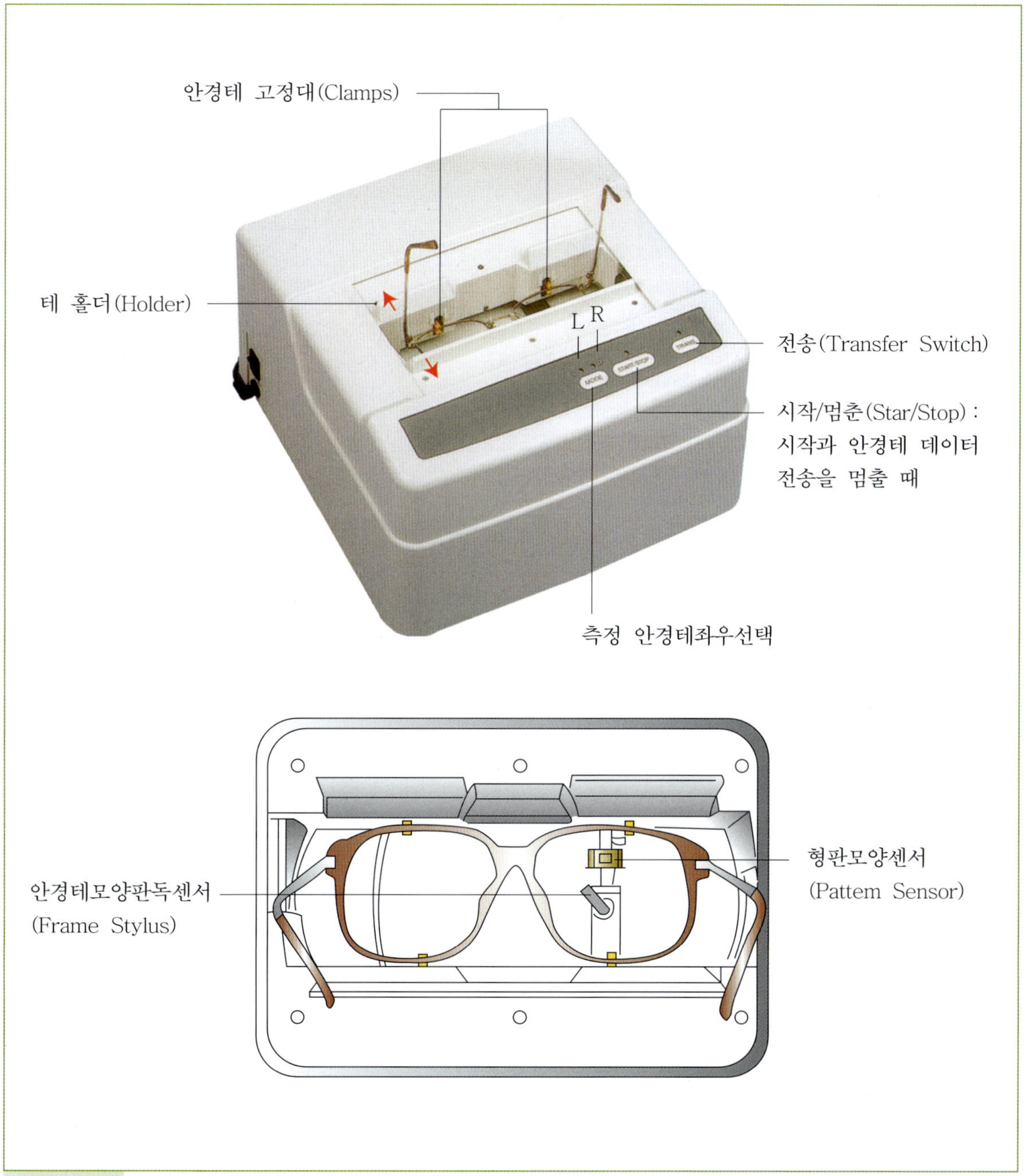

그림 12-49 테형상판독기(Frame Reader)에 안경테 셋팅

㉯ 안경테를 좌우 상하 네군데의 고정대(Clamps)에 물리고 [그림 12-50]의 (a)와 같이 중앙에 위치시킨다.

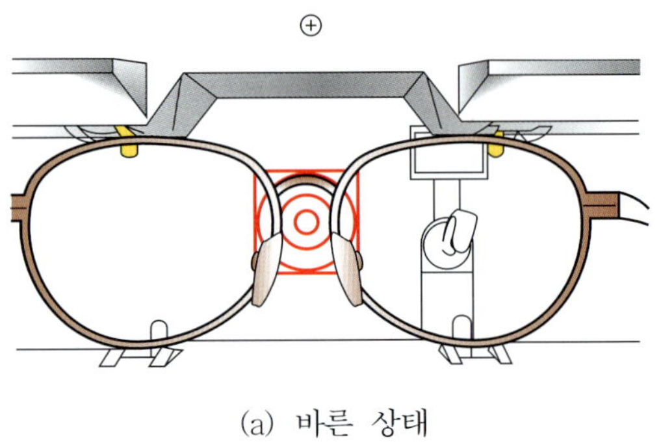

그림 12-50 테의 고정대 셋팅

㉰ 조작판넬의 MODE버튼을 눌러 R, L에 불이 들어오도록 한 다음 'START/STOP' 버튼을 누르면 선택한 렌즈삽입부의 림(Rim)형상을 읽는다.

㉱ TRANS 버튼을 눌러 측정한 데이터를 옥습기로 송신한다.

측정할 안경테의 홈에 '안경테안내센서핀(Stylus)' 을 바르게 설치할 수 없으면 다음과 같이 반자동 측정을 한다. 바르게 설치되지 않으면 '안경테 센서핀' 이 일단 정지하므로 확인할 수 있다.

㉮ MODE 버튼으로 좌우 중 측정할 쪽을 선택하고 'START/STOP' 버튼을 1초 이상 계속 누르고 있으면 램프가 점멸되면서 반자동상태임을 알려준다.

㉯ 센서(Stylus)의 끝부분이 [그림 12-51]과 같이 안경테 홈에 설치되어 있는 것을 반드시 확인하고 한번 더 'START/STOP' 버튼을 누르면 선택한 쪽의 측정을 하게 된다.

㉰ 'TRANS' 버튼을 눌러 옥습기에 측정한 데이터를 송신한다.

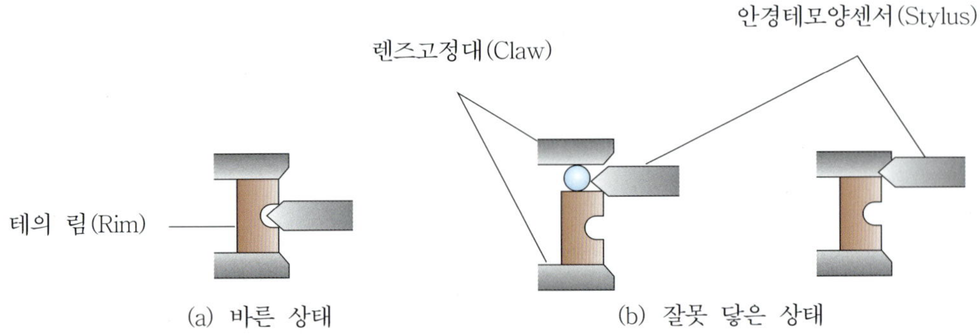

그림 12-51 안경테 안내센서핀(Stylus) 의 접촉

안경테 대신 형판으로 림(Rim)형상을 판독하려면 다음과 같이 한다.

㉮ [그림 12-52]와 같이 형판(Pattern)의 가운데 큰 구멍을 형판받침대(Pattern Cup)의 중앙돌출부에, 좌우 축핀(Axis Pin)에는 형판의 좌우 작은 구멍이 꽂히도록 하여 형판을 확실히 장착한다. 형판을 뺄 때는 중앙돌출부를 누르면서 형판을 천천히 당긴다.

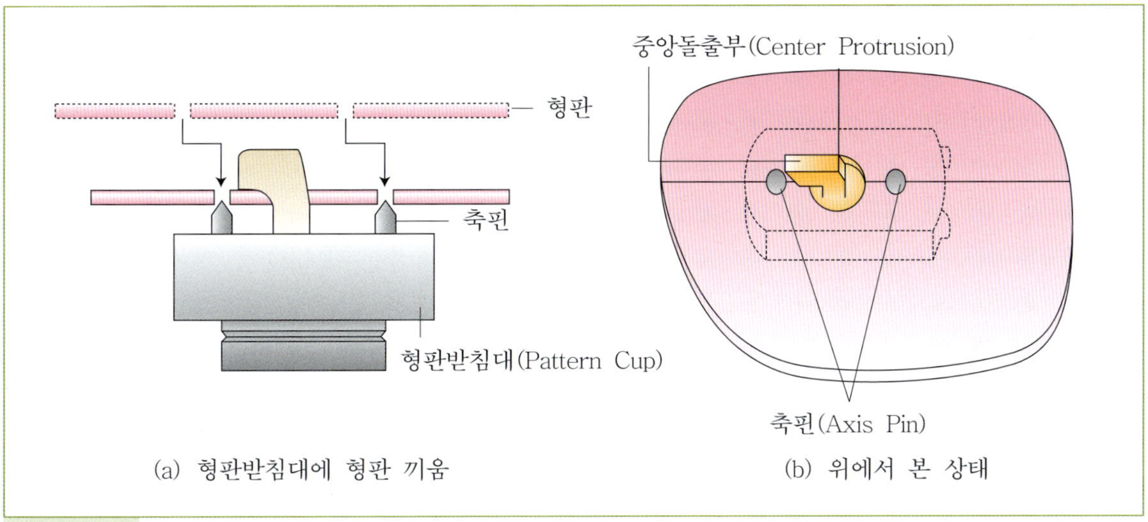

그림 12-52 형판의 장착

㉯ [그림 12-53]과 같이 형판홀더(Pattern Holder)에 형판받침대(Pattern Cup)를 장착하고 고정손잡이를 화살표 방향으로 돌려 조인다.

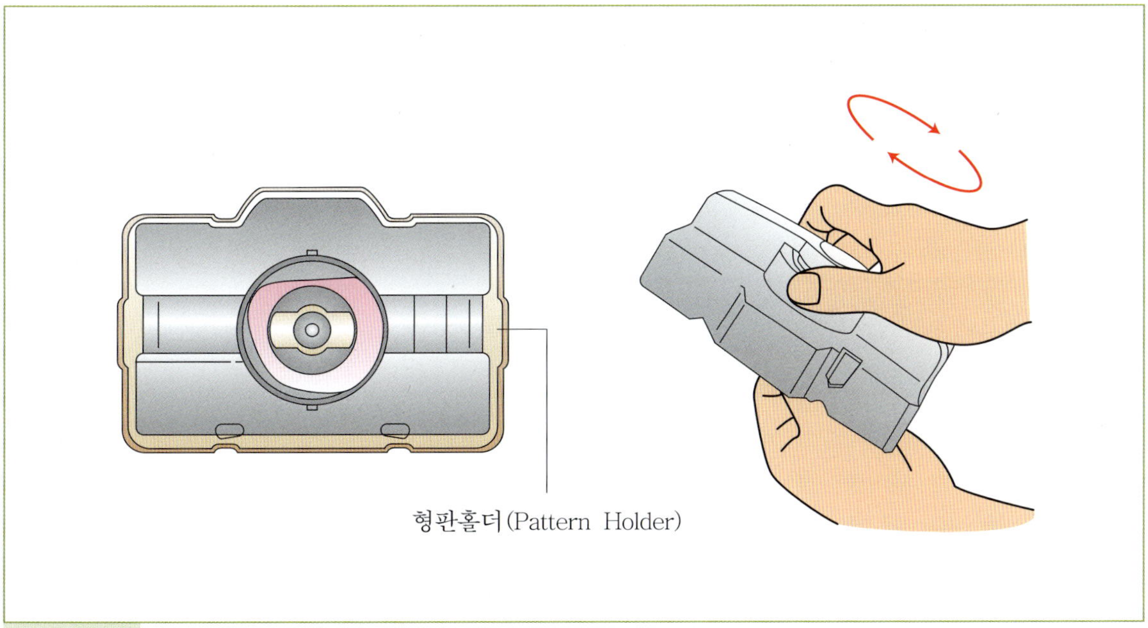

그림 12-53 형판받침대(Pattern Cup)의 고정

㉰ 테홀더(Holder)의 네 군데 안경테 고정대(Clamps)에 바르게 세팅되어지면 부저소리가 나고 'MODE' 버튼의 R 또는 L 표시의 램프가 점등된다.

㉱ 다음 조작은 안경테로 측정하는 순서와 같다.

㉲ 기존안경의 렌즈형상을 판독할 때는 렌즈의 수평을 잡아 양면테잎을 사용하여 받침대(Tape Cup)에 붙여 '형판(Pattern)으로 읽기'와 같은 방법으로 측정한다.

무형판 옥습기(Patternless Edger)의 기본조작

㉮ 버튼을 눌러 테형상 데이터를 전송받는다. '테형상판독기(Frame Reader)'에서 전송 버튼을 눌러 전송받을 수도 있다. 화면전환기능버튼(TAB)을 눌러 설계화면-'LAYOUT'로 놓으면 [그림 12-54]와 같이 좌우 렌즈삽입부간 거리(D.B.L, 또는 F.P.D.) 등의 수치와 함께 안경테 전면부의 모양이 화면에 나타난다.

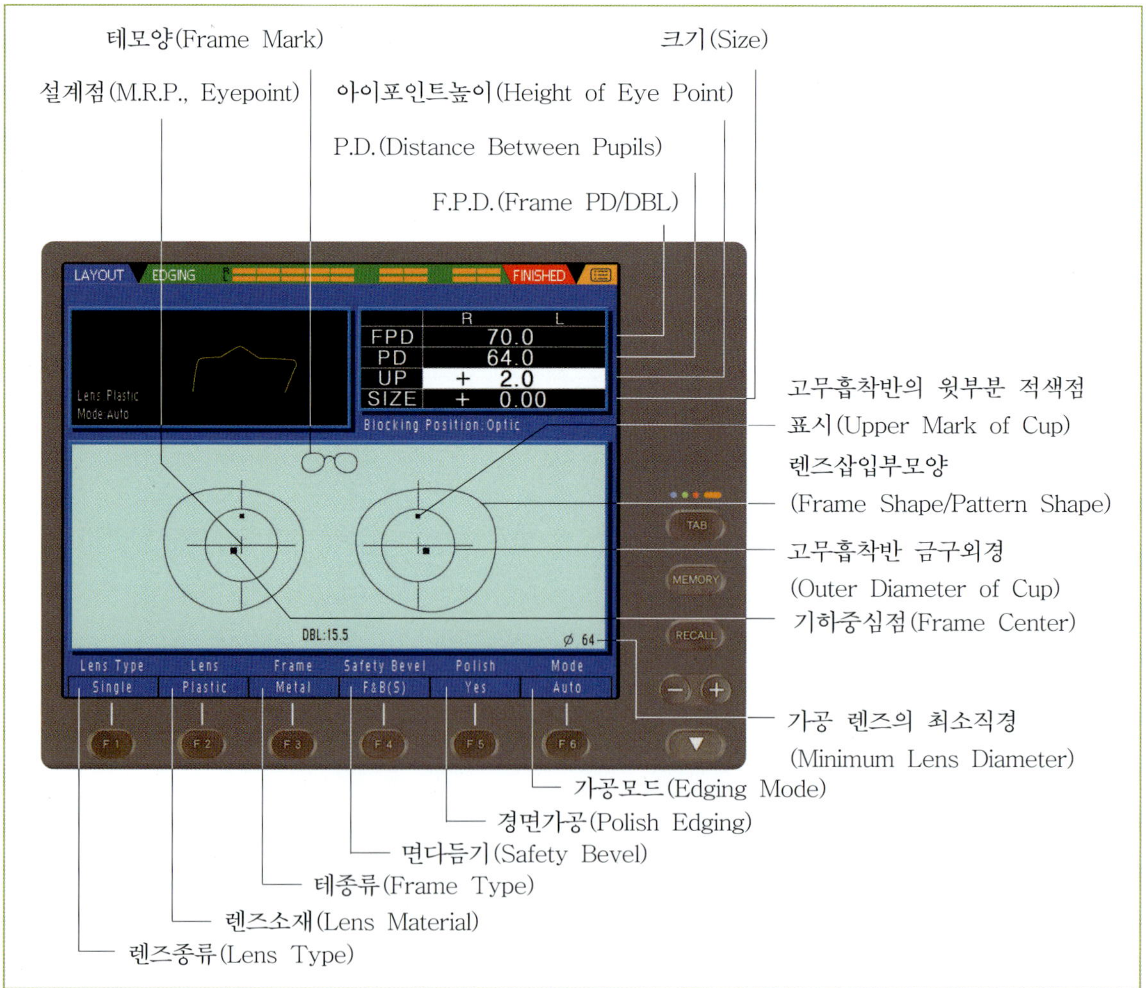

그림 12-54 데이터 전송후 'LAYOUT' 초기 화면

㉯ 초기화면에서 아래에 배열된 기능버튼 'F1~F6' 스위치를 사용해서 가공과정을 선택한다.

- F1 버튼으로 가공할 렌즈의 종류를 선택한다. 아래에서는 단초점렌즈를 선택하였다.

Single	Prescription	Progressive	Bifocal	EX

- F2 버튼으로 가공할 렌즈의 재질을 선택한다. [그림 12-55]은 플라스틱렌즈를 선택한 것이다.
- F3 버튼으로 안경테 종류를 선택한다.
  [그림 12-56]에서 메탈테를 선택한 것이다. Groove는 하프림(Half Rim) 테, 즉 반무테를 뜻하고 S(Small), M(Medium), L(Large)는 역산각의 홈 깊이의 깊고 얕음을 뜻한다.
- 면다듬기가공(Chamfering)은 F4 버튼으로서 선택한다. [그림 12-57]에서는 앞 뒷면 가늘게 면다듬기를 택한 것이다.
  F&B에서 F(Foward)는 앞면, B(Back)는 뒷면을 뜻하고 괄호안의 S(Small), M(Medium), L(Large)는 각각 가늘게, 보통, 그리고 두껍게 면다듬기 하는 것을 뜻한다.
- 경면가공은 F5 버튼으로 선택한다. [그림 12-58]에서는 경면가공을 택한 것이다.

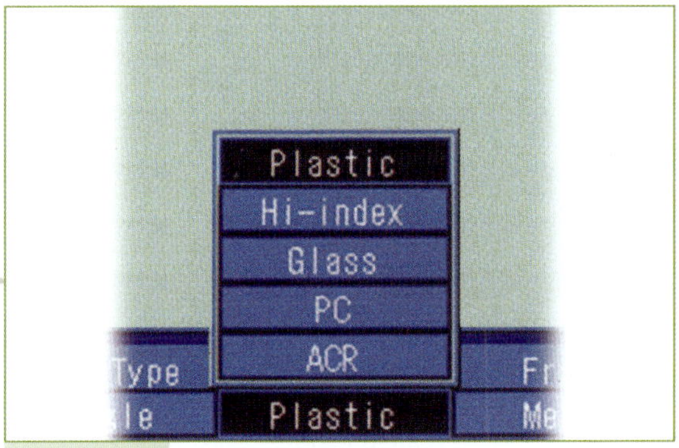

그림 12-55 렌즈재질 버튼 메뉴

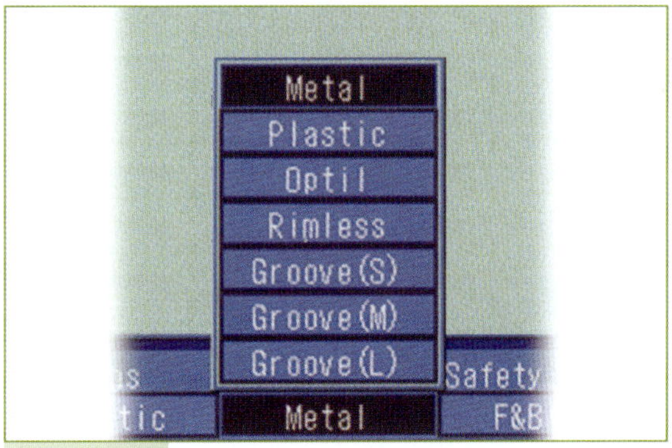

그림 12-56 안경테 종류 버튼 메뉴

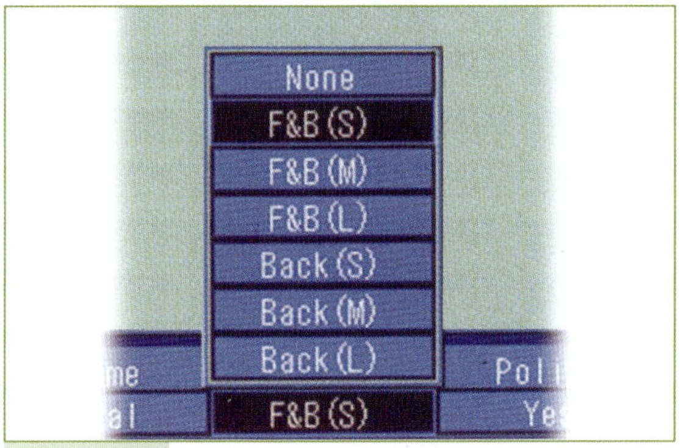

그림 12-57 면다듬기(Chamfering) 버튼 메뉴

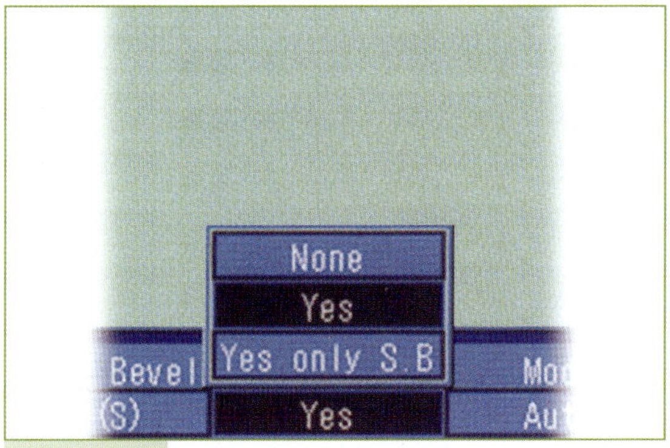

그림 12-58 경면가공(Polishing)

• 가공양식(Mode)는 F6 버튼으로 선택한다. 종류는 전자동가공(Auto), 크게 가공되었을 때의 재가공(A-SC), 데이터를 조정하는 수동가공(Manual), 기존 안경렌즈를 새로운 테에 넣을 때의 '테바꿈 가공(Ch.Frame)' 등이 있다.

㉰ [그림 12-59]의 LAYOUT로 표시된 설계화면의 우측 상단의 데이터란에 P.D.값과 Oh값을 입력한다. Oh값은 측정한 박싱시스템(Boxing System)의 수평기준선에서 설계점, 즉 동공중앙까지의 높이 값으로 UP란에 입력한다.

순서는 [그림 12-59]와 같이 화면 우측 아래에 잇는 삼각지표 ▼를 눌러 P.D. 또는 UP을 선택하고 (- +) 버튼을 눌러 원하는 값을 입력한다. 양안 P.D.와 Oh 에 관련된 UP의 초기 설정값은 각각 64 *mm*, +(위로) 2.0 *mm*로 해두는 것이 일반적 이다.

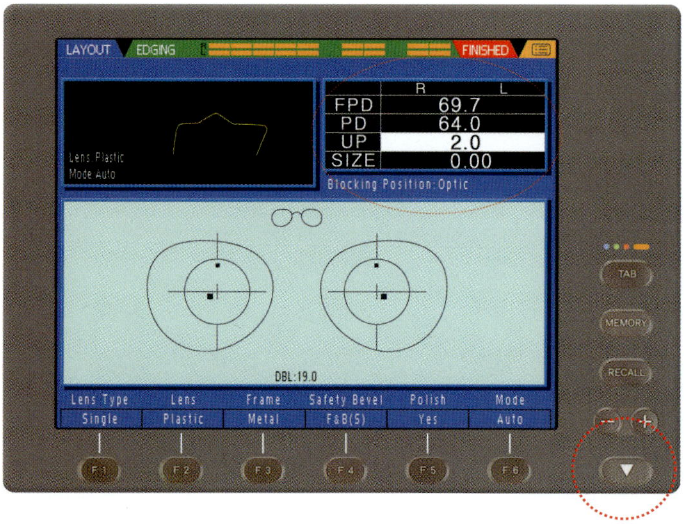

그림 12-59 설계화면(Lay Out)

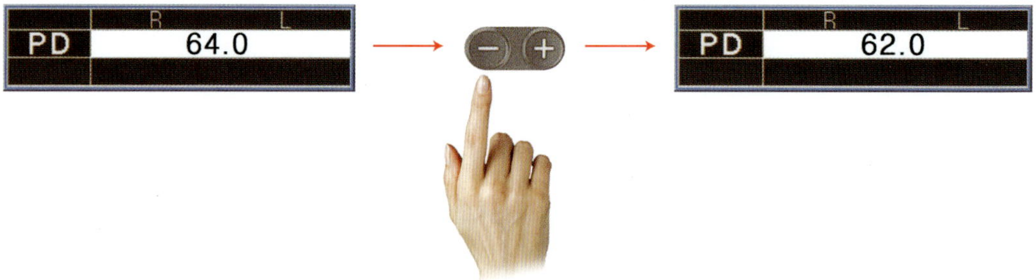

그림 12-60 P.D.값 입력

레이아웃(Lay out) 화면에서 고무흡착반(Suction Cup)의 흡착위치를 정하는 흡착설계모드(Blocking Mode)를 정한다. 대부분의 무형판자동옥습기에서는 일반자동 옥습기의 편심형판을 사용하는 것과 같은 광학중심점에 '고무흡착반'을 붙이는 **광학중심점 설계모드(Optic Mode)**로 가공한다. 형판의 기하중심점에 '고무흡착반'을 붙이는 **박싱시스템모드(Boxing Mode)**가 있다. [그림 12-61]은 흡착모드(Blocking Mode)에서 '광학중심점설계(Opic Mode)'를 선택한 화면이다.

[그림 12-62]와 같이 최초의 설계화면으로 가서 P.D.와 조가 Oh값(그림에서는 UP)을 확인한다.

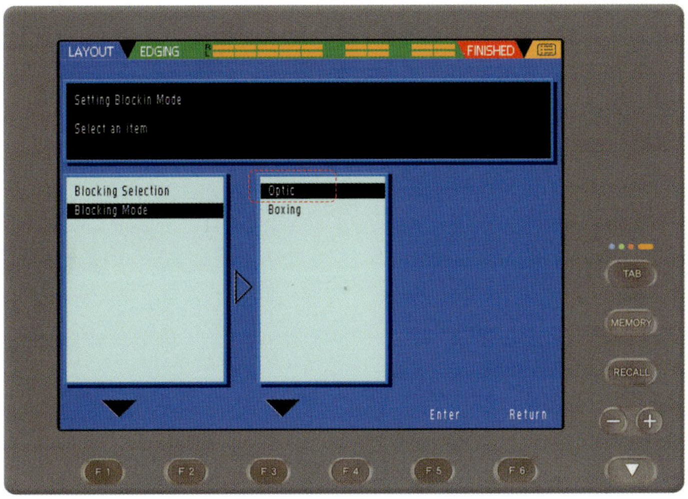

그림 12-61 흡착모드에서 '광학중심점설계(Optic Mode)'를 택한 화면

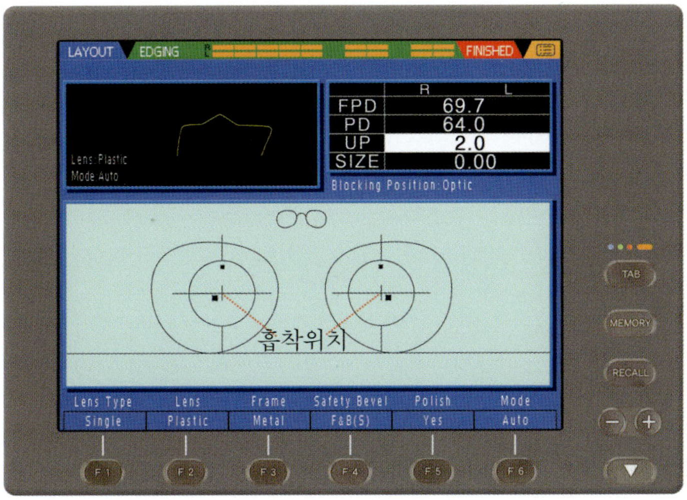

그림 12-62 P.D.와 Oh관련 UP값 입력

P.D.와 Oh값 입력시에 누진굴절력렌즈는 원용 P.D.와 원용조가 Oh값을 입력한다.

2중초점렌즈는 근용 P.D.와 근용부상부경계선까지의 높이인 가상 Oh값을 입력한다.

단, 2중초점렌즈는 편심량 초기값을 설정해놓아야 한다. 대부분 초기값은 양안 P.D.로 코방향으로 5*mm*, Oh는 위로 5*mm* 이다.

라 [그림 12-63]과 같은 축출기(Lay-Outer, Lens Blocker)로 가공렌즈의 광학중심점에 고무흡착반(Suction Cup)의 중심이 일치되도록 붙인다.

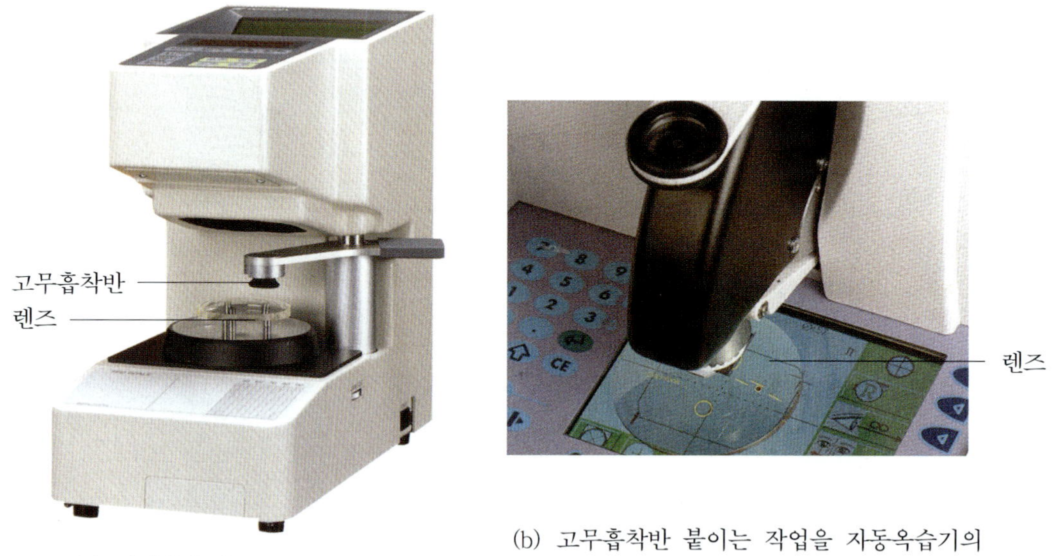

(a) 일반축출기

(b) 고무흡착반 붙이는 작업을 자동옥습기의 화면에서 직접할 수 있는 것

그림 12-63 축출기(Lay-Outer, Lens Blocker)

축출기(Lens Blocker)에 고무흡착반(Suction Cup)을 부착할 때는 [그림 12-64]와 같이 윗 표시 적색점의 방향을 렌즈의 윗 방향에 맞추어 위와 아래가 바뀌지 않도록 하는 것은 자동옥습기 때와 같다.

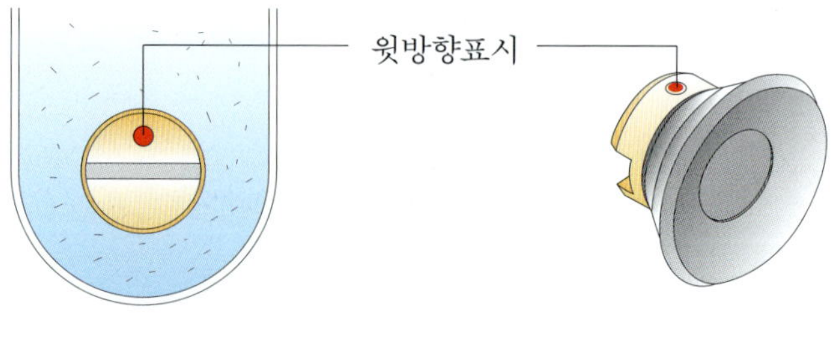

그림 12-64 축출기에 고무흡착반 부착

광학중심점에 '고무흡착반'이 붙도록 설계하려면 [그림 12-65]와 같이 축출기의 설계 그래프 중앙기준점, 즉 중심점에 가공렌즈의 중앙인점(광학중심점)을 가져다 놓고 그 위에 고무흡착반을 붙인다.

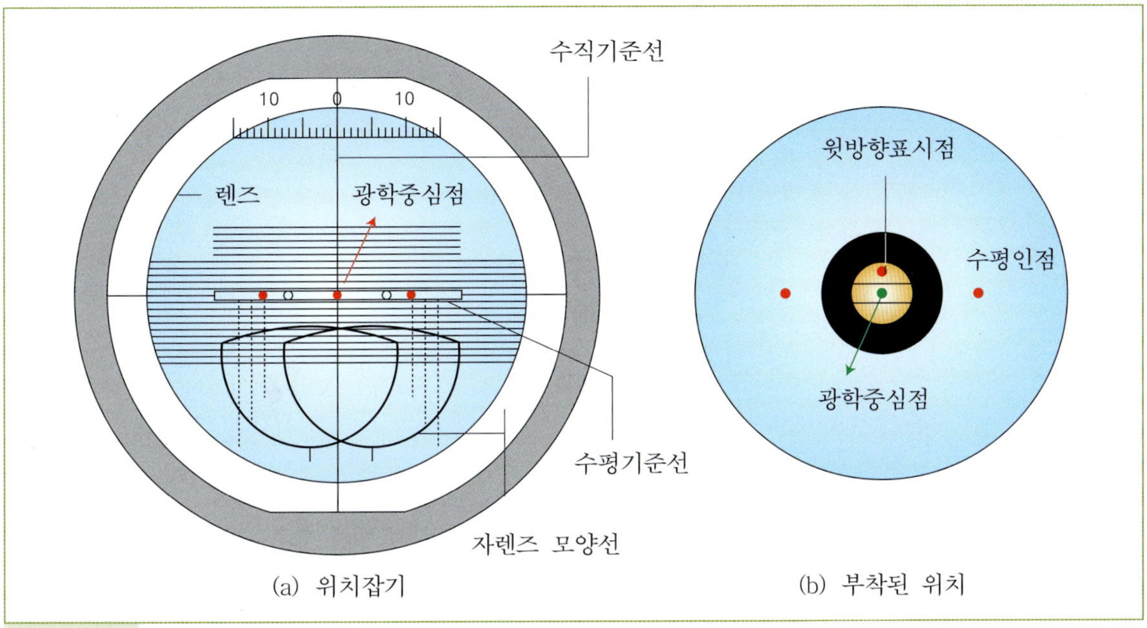

그림 12-65 광학중심점 설계(Optic Mode)

좌우 단안 P.D.로 설계할 때는 좌우 데이터를 따로 입력하여 '고무흡착반(Suction Cup)'이 각각의 광학중심점에 붙도록 한다. 누진굴절력렌즈는 [그림 12-66]과 같이 원용부 아이포인트(Eye Point)에 붙도록 한다. [그림 12-67]은 오른쪽 이중초점렌즈의 편심량 설정에서 초기값을 5 *mm* 코방향, 위로 5 *mm*로 설정했을 때 축출기의 설계화면에서 렌즈 세팅과 흡착 위치의 그림이다.

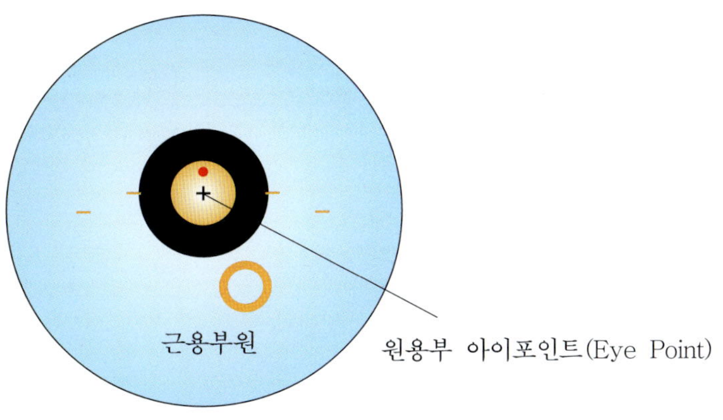

그림 12-66 누진굴절력렌즈의 고무흡착반 부착위치

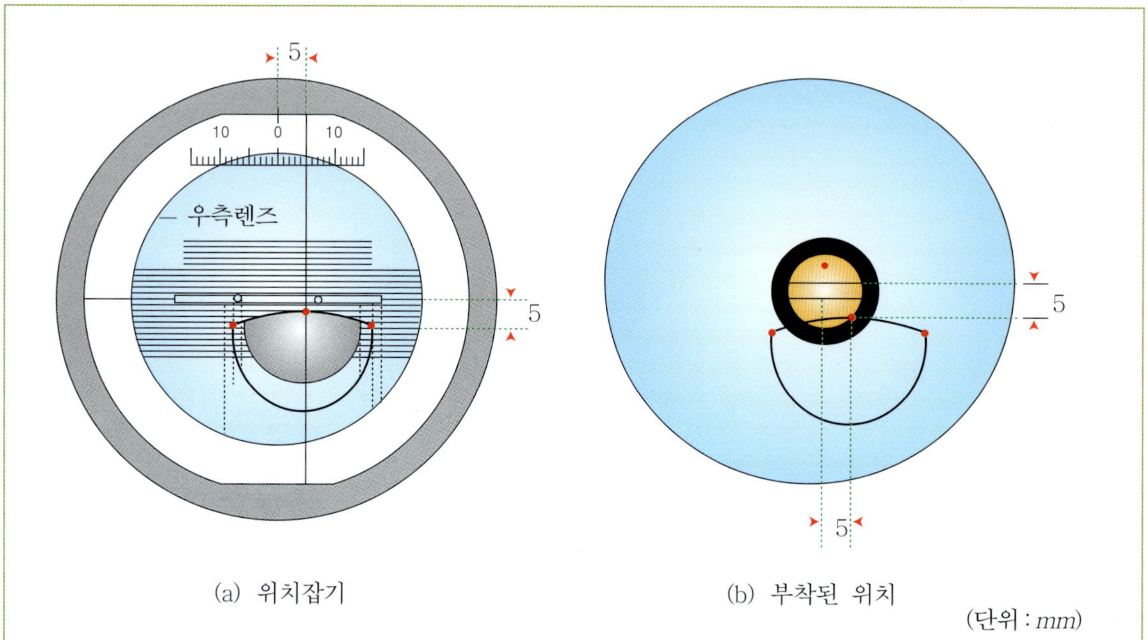

그림 12-67 2중초점렌즈의 설계와 테이프컵 흡착반의 부착 위치

㉮ 고무흡착반(Suction Cup)을 붙인 렌즈를 무형판 자동옥습기의 '렌즈고정봉(Clamp)'에 넣고 조인다.

[그림 12-68]과 같이 고무흡착판의 윗부분과 옥습기의 '렌즈고정고정봉(Clamp)'의 윗부분에 표식된 적색점을 맞추어 끼워 넣어야 하는 것은 자동옥습기 때와 같다.

R 또는 L 버튼을 누르면 가공이 시작된다. 다른 쪽 가공도 같은 순서로 한다.

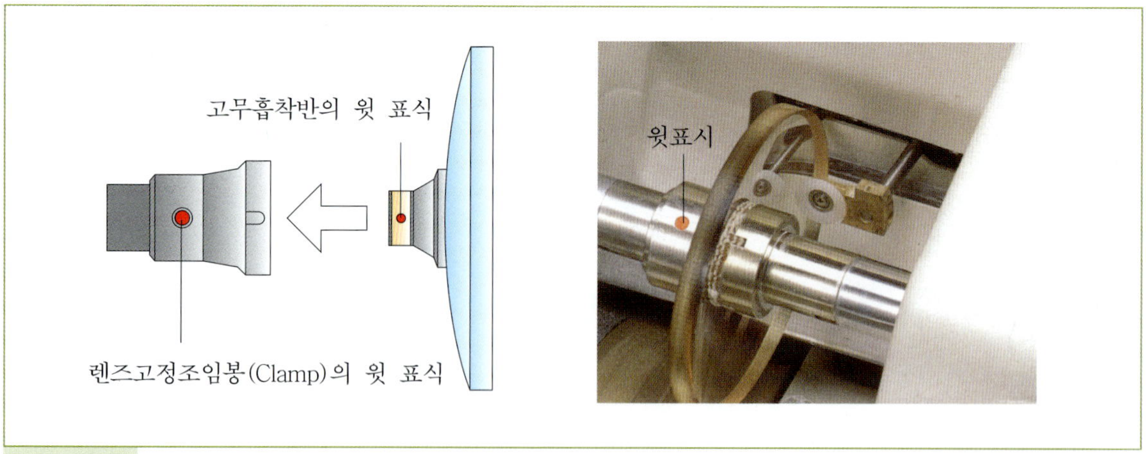

그림 12-68 렌즈고정고정봉에 렌즈 셋팅

이 밖의 특수 기능의 사용방법은 각 메이커의 사용설명서를 참고하기 바란다.

13장 렌즈 끼워넣기(Insertation)

'가장자리갈기와 산각세우기(Edging & Beveling)'가 끝난 다음에 안경렌즈와 안경테를 조합시키는 과정이 렌즈끼워넣기(Insertation)이다. 단순히 렌즈를 테에 끼워넣는 것이 아니라 안경렌즈를 설계내용에 어긋나지 않게 안경테에 끼워넣어야 한다.

예전에는 플라스틱테와 메탈테에 끼워넣기가 주된 작업이였는데 요즈음은 포인트테(Point Frame)와 하프림테(Half Rim Frame)가 많아졌다. 플라스틱테는 열풍기(Heater), 또는 글래스피스(Glass Picece)식 전열기로 열을 가하여 안경테를 연화시킨 후에 렌즈를 끼워넣는다. 메탈테는 림(rim)의 렌즈 고정나사(Rimrock Screw)를 나사드라이버(Driver)로 풀어 렌즈를 넣고 조여서 고정시킨다.

포인트테(Point Frame)는 고정나사 구멍, 곧 포인트(Point)를 렌즈 좌우 또는 위 가장자리에 뚫어 고정시킨다. 가장자리에 나사로 고정하지 않고 직접 찔러넣어 고정시키는 핀(Pin) 투입식 고정방법도 있다. 하프림테(Half Rim Frame)는 역산각의 홈을 파고 거기에 나일론실을 넣고 당겨서 테에 고정시킨다.

13.1 플라스틱테(Plastic Frame)에 넣기

다음과 같은 점을 유의하면서 끼워넣기를 한다.

㉮ 아세테이트, 셀루로이드 등 재질에 따른 연화온도를 알고 재질에 맞게 히터(Heater) 온도를 맞춘다. 처음에는 69~70℃ 정도로 해놓는다.

㉯ 안경테에 흠이나 긁힘이 있을 때는 끼워넣기 작업 전에 [그림 13-1]과 같은 버퍼(Buffer)로 없앤다.

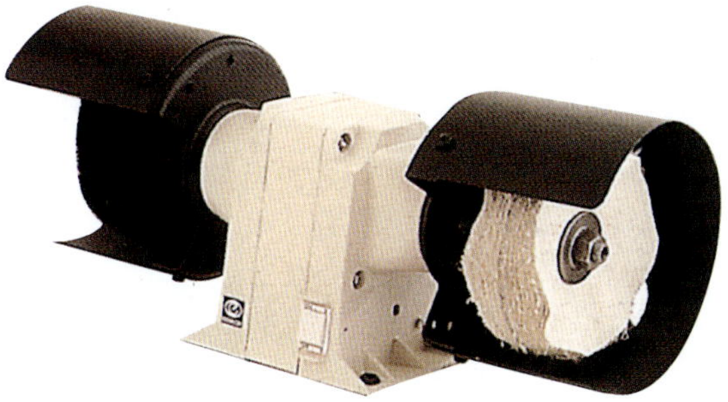

그림 13-1 버퍼(Buffer)

㉰ 원칙적으로 다리의 '경첩나사(Hinge Screw)'를 풀어서 안경다리를 분리해서 작업한다.

㉱ 안경테 전면부(Front)의 앞, 뒤, 옆 부분을 고르게 가열하되 엔드피스(Endpiece)의 경첩부와 코받침부분은 심한 가열을 피한다. 너무 가열하면 안경테가 오무라들거나 표면광택이 없어진다. 또, 재질의 노화(老化)를 촉진시킨다.

㉲ 연화(軟化)되어 렌즈를 넣을 때가 되었는지를 아는 방법은 전면부의 림(Rim) 중앙에 중지를 펴서 대고 약간의 힘을 주어 휘여지면 적당하다.

㉳ 가열이 끝난 후 지체없이 '끼워넣기'를 할 수 있게 렌즈방향을 정돈해 놓는다.

㉴ 홈에 넣는 순서는 [그림 13-2]와 같이 렌즈의 귀쪽부분이나 코방향에서 두께가 얇은 방향을 먼저 끼우고 상하 부분의 위치가 틀어지지 않도록 하면서 양 손으로 가볍게 밀면서 아래로 눌러 넣는다. 각이 진 테는 각진 곳부터 끼워 넣는다.

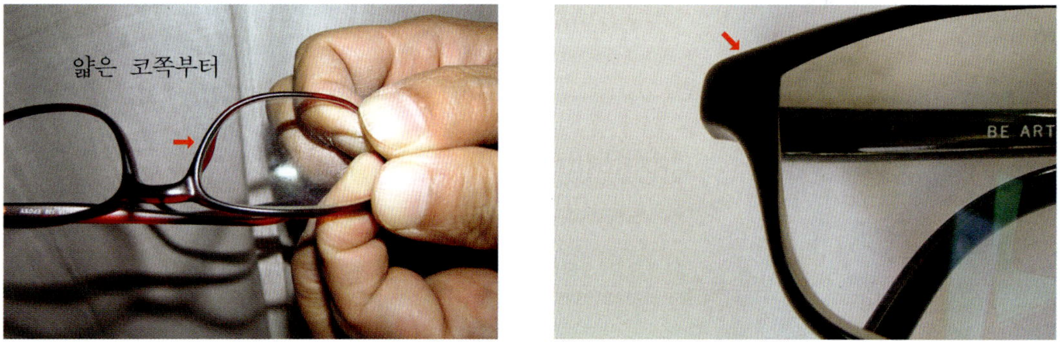

(a) 일반 테 (b) 각진 테

그림 13-2 플라스틱테에 렌즈끼우기

㉵ 옵틸(Optyl)테는 플라스틱테 보다 높은 온도로 충분히 가열한다. 또 렌즈 가장자리 갈기가 끝난 최대 직경길이는 일반 플라스틱보다 약 1 *mm* 정도 커야 한다.

13.2 메탈테(Metal Frame)에 넣기

㉮ 플라스틱테보다 재질의 신축성이 떨어지므로 렌즈의 크기와 모양이 정확해야 된다.

㉯ 브라우라인(Browline)테 등의 윗덮개는 분리하고 끼워넣기를 한다.

㉰ 나사조임 드라이버(Screw Driver)는 나사의 크기와 모양이 같은 것을 사용하고 작업 중 드라이버가 미끄러지지 않도록 [그림 13-3]과 같이 위에서 곧바로 잡는 자세를 취한다. 나사가 경사지게 들어가지 않도록 한다.

엔드피스를 모서리에 고정시키고 드라이버는 수직으로 무리 없이 돌린다.

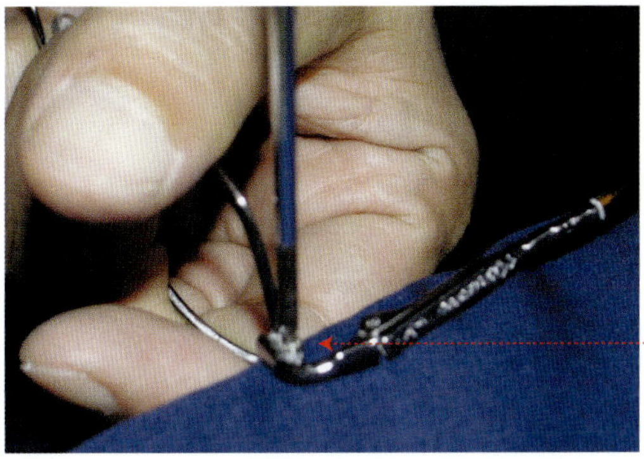

엔드피스를 모서리에 고정시키고 드라이버는 수직으로 무리없이 돌린다.

그림 13-3 나사드라이버로 조이고 푸는 자세

㉣ 코방향의 가장자리가 두꺼운 렌즈는 코받침지지(Clings)에 렌즈의 가장자리가 접촉되는지의 여부를 확인한다.

㉤ 되도록 렌즈의 산각(Bevel)커브와 테의 림(Rim)커브를 일치시킨다.

13.3 하프림테(Half Rim Frame) [반무테]에 넣기

[그림 13-4]와 같은 순서로 평산각(Flat Type Bevel)으로 간 후에 가장자리에 따라 [그림 13-5]와 같은 반무테용 나일론 고정실을 넣을 홈, 즉 역산각(Reverse Bevel)을 판다. 가공된 역산각 홈으로 하프림테(Half Rim Frame)의 고정 나일론실을 끼워 넣는다.

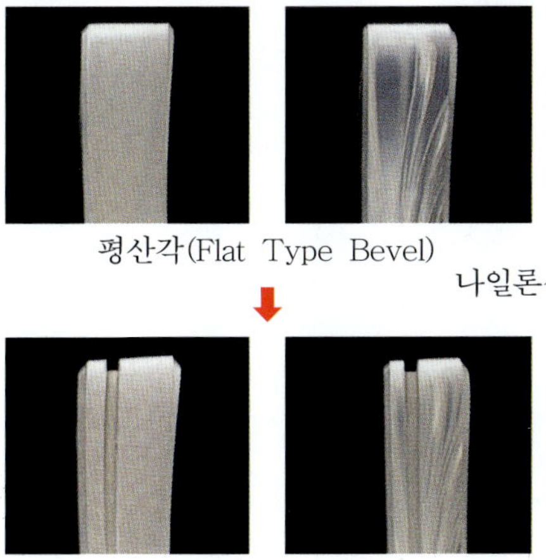

(a) 순서

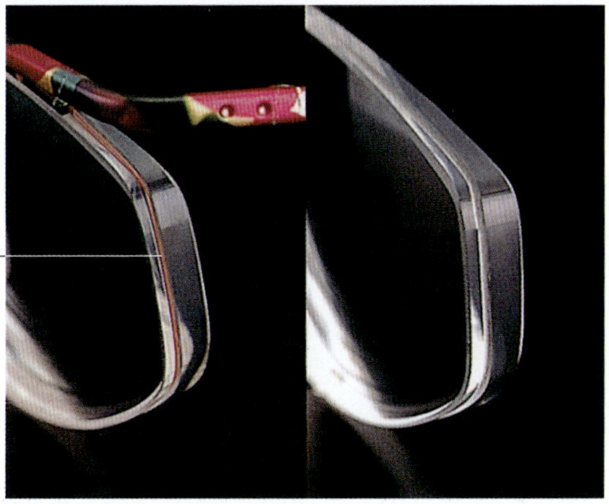

(b) 고정

그림 13-4 역산각세우기 순서와 고정된 모습

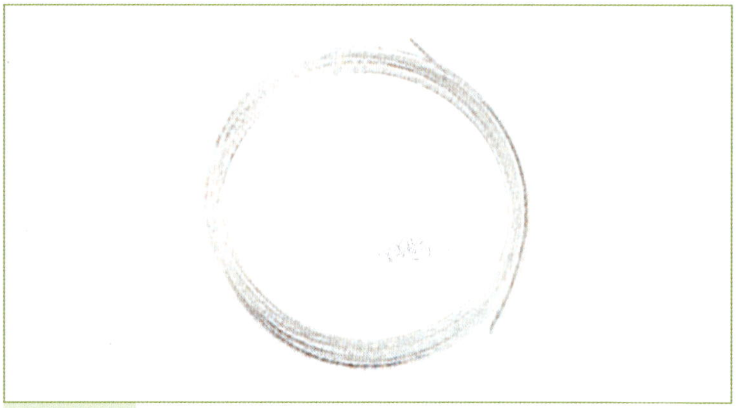

그림 13-5 반무테용 나일론 고정실

하프림테에 렌즈 끼워넣기의 관건은 역산각 만들기에 있다. 역산각은 [그림 13-6]과 같은 '역산각기기(Grooving Machine)'를 사용한다.

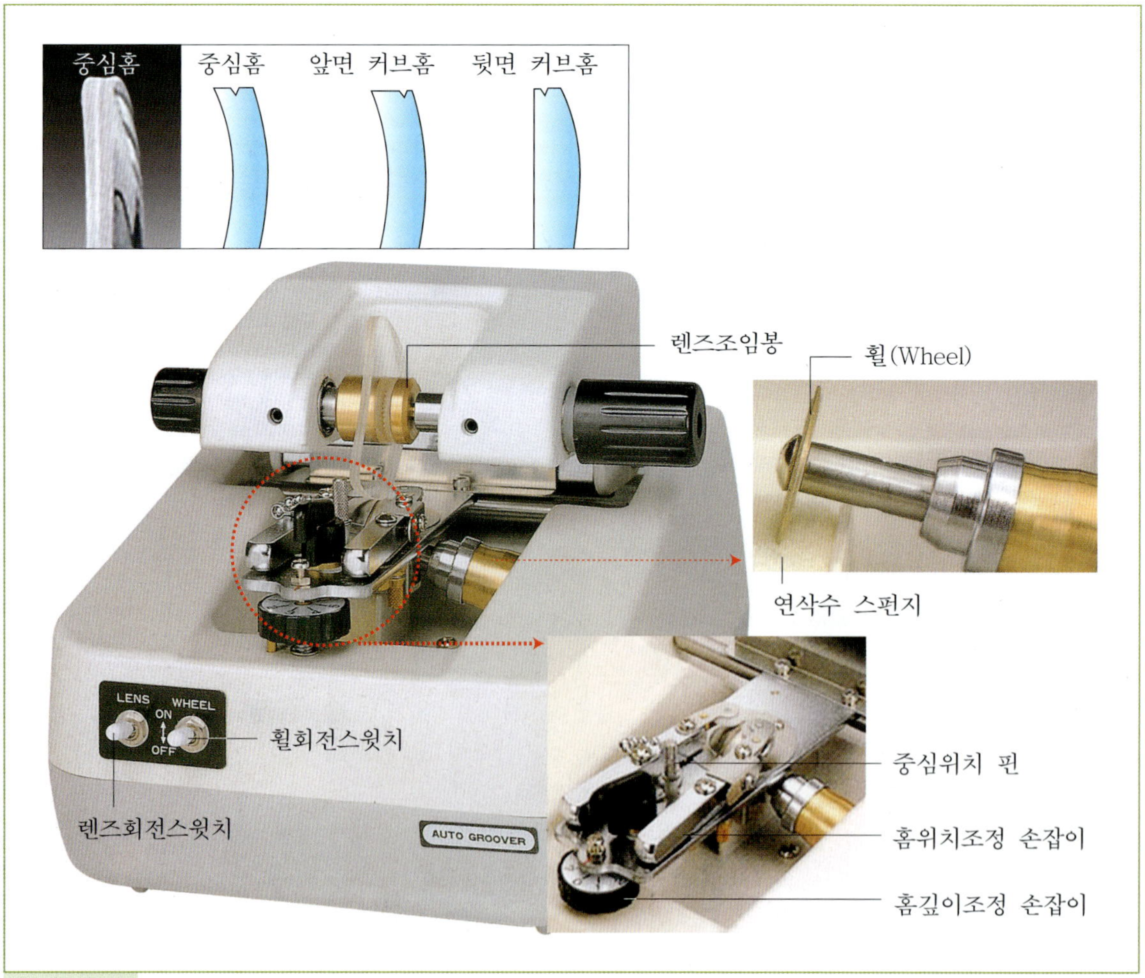

그림 13-6 역산각기기(Grooving Machine)

가공할 순서는 다음과 같다.

㉮ 형판모양과 같게 자동 또는 수동으로 평산각을 세운다. 이때 산각이 [그림13-7] (b)와 같이 평평하게 하여 좌우로 기울지 않게 주의한다.

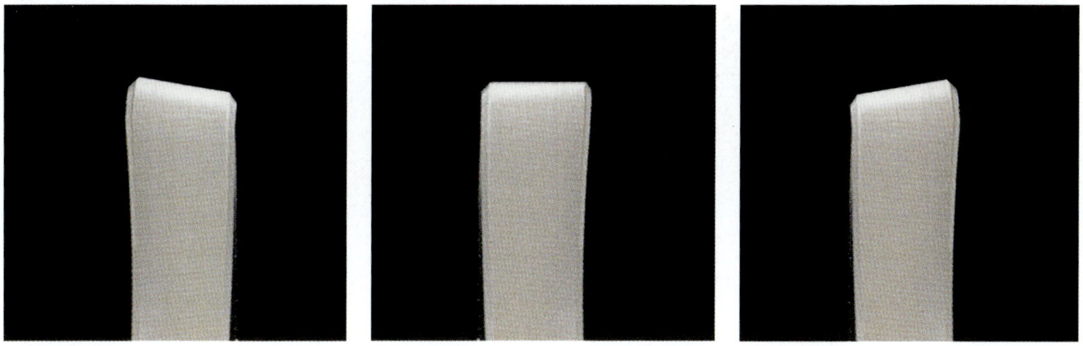

(a) 우로 기운 평산각 (b) 바른 상태 (c) 좌로 기움

그림 13-7 역산각홈파기전의 초기평산각 가공

㉯ 안경테 윗부분의 림(Rim), 즉 렌즈지지대(Bar)에 렌즈를 대어 봤을 때 [그림 13-8]의 (a)와 같이 렌즈 윗부분의 가장자리에 렌즈와 간격이 벌어지거나 모양이 다르지 않고 정확히 밀착되게 평산각을 미조정한다.

㉰ 안경테의 렌즈지지대(Bar)인 윗림(Rim)을 [그림 13-8]의 (b)와 같이 렌즈의 앞면 커브와 평행하게 커브를 조정한다. 렌즈 지지대(Bar), 곧 윗림(Rim)에 렌즈가 완전 밀착되어 일치되는 것이 렌즈를 안전하게 고정하는 관건이다.

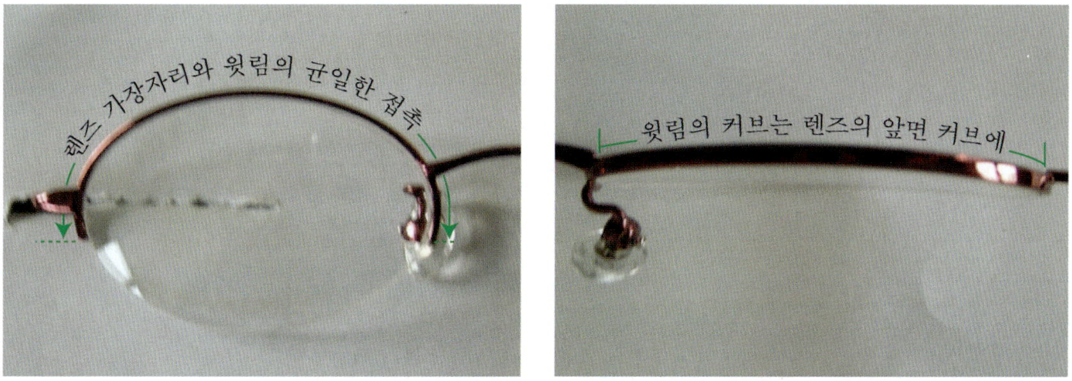

(a) 렌즈 윗부분의 양코너를 약간 둥글게 미조정 (b) 앞면 커브에 렌즈지지대를 맞춤

그림 13-8 렌즈지지대 윗림(Rim)에 맞추기가 안전고정의 관건

㉣ 가장자리가 두꺼운 렌즈일 때 코받침지지(Pad Arm)가 렌즈에 접촉되지 않도록 이 부분은 약간 깊게 '면다듬기(Chamfering)'를 한다.

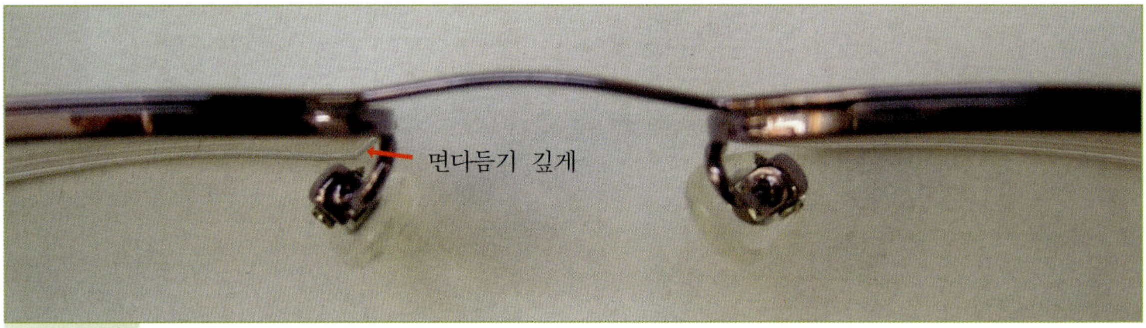

그림 13-9 코받침에 닿을 때 면다듬기

㉤ 렌즈를 안경테의 렌즈지지대 윗림(Rim)에 맞추어 놓고 나일론 고정실의 길이를 조정한다. [그림 13-10]과 같이 렌즈 아래 가장자리 중앙에 왔을 때 귀방향, 또는 코방향 나일론실 고정부에서 중앙까지 팽팽하게 될 때가 대략적으로 적당한 길이이다.

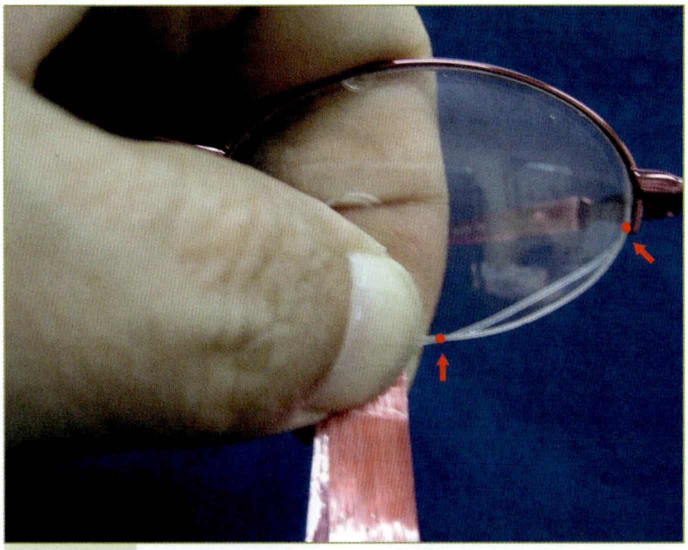

그림 13-10 나일론실의 적당한 길이

㉥ 나일론 실은 0.5~0.6 *mm* 직경의 낚시용이면 되고 역산각 홈의 깊이는 나일론실 두께의 $\frac{1}{2}$ 또는 $\frac{2}{3}$ 정도인 0.3 *mm* 정도가 좋다. 이렇게 하면 나일론실이 돌출되어 바깥으로 나온 나일론실이 외부의 충격을 일차로 흡수하므로 렌즈의 가장자리 파손을 막을 수 있다. 단 렌즈를 지지하는 윗 림(Rim)이 닿는 부분은 렌즈 고정을 위하여 0.4 *mm* 정도 깊게 하여 홈에 나일론실이 안정되게 들어가게 하는 것이 좋다.

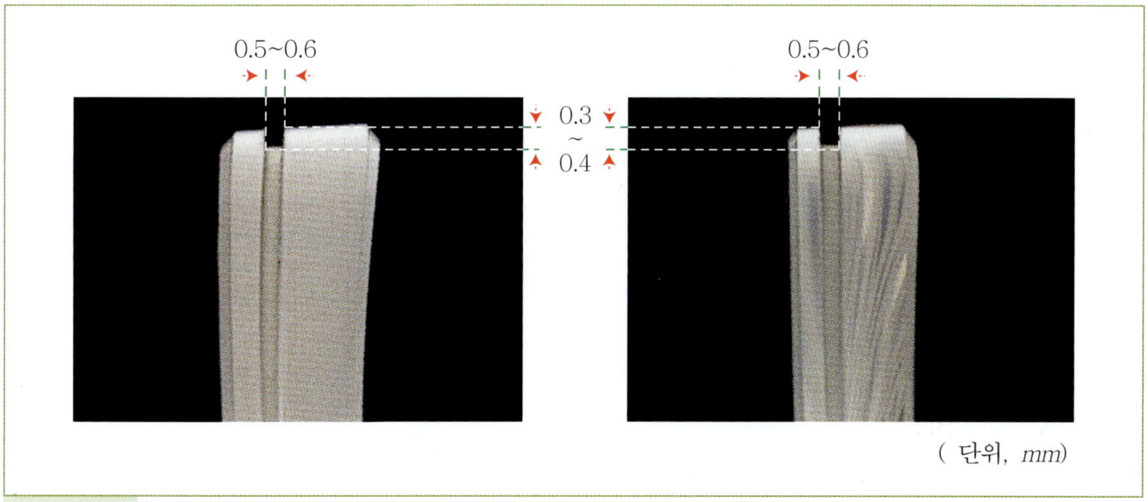

그림 13-11 역산각 홈의 폭과 깊이

㉳ 렌즈 조임봉(Lens Holder)에 [그림 13-12]와 같이 평산각으로 가공된 렌즈를 (+)면이 우측으로 향하게 하여 셋팅하고 렌즈 면적의 중앙부분을 조여서 고정시킨다.

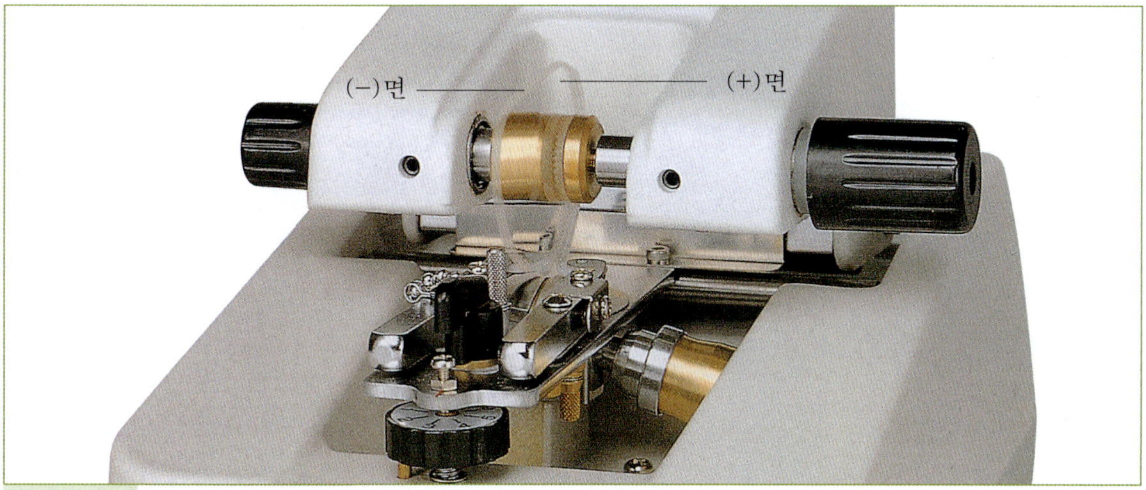

그림 13-12 렌즈 장착 위치

㉴ '중심홈세우기'(Free Grooving)를 하려면 렌즈 회전장치를 이용하여 [그림 13-13]과 같이 (-)렌즈와 (+)렌즈의 가장자리 가운데 가장 얇은 곳 위치에 휠(Wheel)날이 닿도록 한다.

강한 굴절력의 (-)렌즈는 전면의 면커브와 평행하게 '앞면커브 홈파기'로, (+) 렌즈는 후면의 면커브와 평행한 '뒷면커브 홈파기'의 역산각을 만들고 약한 굴절력에서서는 가장자리 전체의 중앙 위치에 역산각 홈을 세우는 '중심 홈파기'를 한다.

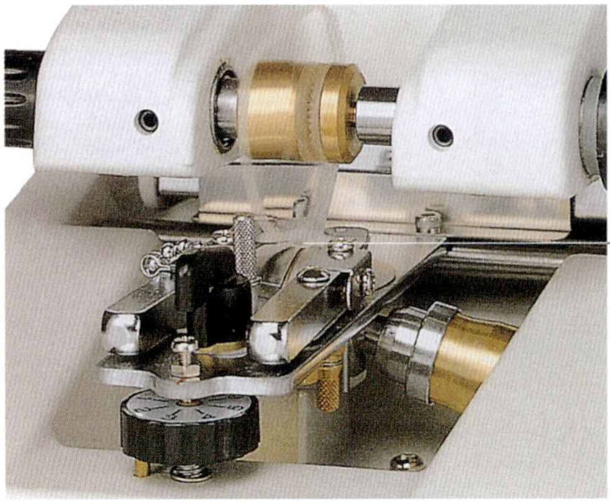

그림 13-13 최초 산각홈 위치 잡기

㉮ 전원을 넣어 휠을 돌리고 스펀지의 절삭액이 휠 주위를 흐르게 되면 렌즈 조임봉을 들어 렌즈를 휠 위에 올려 놓고 렌즈를 천천히 회전시킨다. 이 때 주의할 것은 휠과 렌즈 가장자리 평산각이 수직으로 되게 위치하도록 하여 모든 곳의 홈깊이가 같도록 한다.

역산각 V홈을 만들었으면 끼워넣기를 한다. 안경테 윗 림(Rim)의 렌즈지지대(Bar)에 렌즈 윗부분을 밀어 끼워 넣고 왼손의 엄지와 집게 손가락으로 잡아 렌즈를 고정시킨다. [그림 13-14]와 같이 나일론실을 얇은 비닐끈으로 감싸고 오른쪽의 엄지와 집게 손가락으로 비닐끈을 잡아당겨 귀방향, 또는 코방향에서부터 홈에 넣어 간다. 힘을 주어 홈에 넣어야 렌즈가 안정감있게 고정된다. 힘들이지 않고 들어가면 나일론실의 길이가 긴 것으로 렌즈 고정이 좋지 않게 된다.

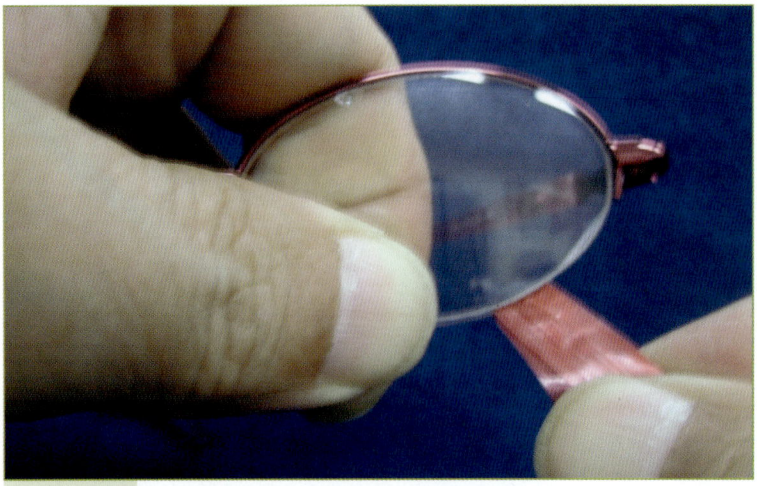

그림 13-14 비닐끈으로 나일론실 홈에 넣기

테에 렌즈를 넣은 다음 고정되면 비닐끈을 하부 중앙으로 옮겨 힘주어 잡아 당겨보아 렌즈 가장자리로부터 1.5~2.0 *mm* 정도 떨어진 간격이 생기면 최적상태로 들어간 것이다.

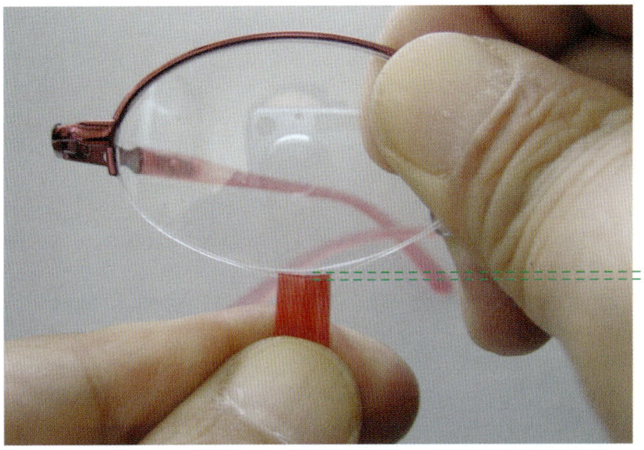

그림 13-15 나일론실의 최적 고정상태

렌즈가 윗림(Rim)의 렌즈지지대(Bar)에 완전하게 일치되어 안정되게 고정되었는가를 확인하는 방법은 [그림 13-16]과 같이 좌우 렌즈의 아래 가장자리를 양손으로 전후로 약간 비틀어 렌즈와 윗림지지대(Bar)사이에 틈이 생기지 않으면 끼워넣기가 잘 된 것이다.

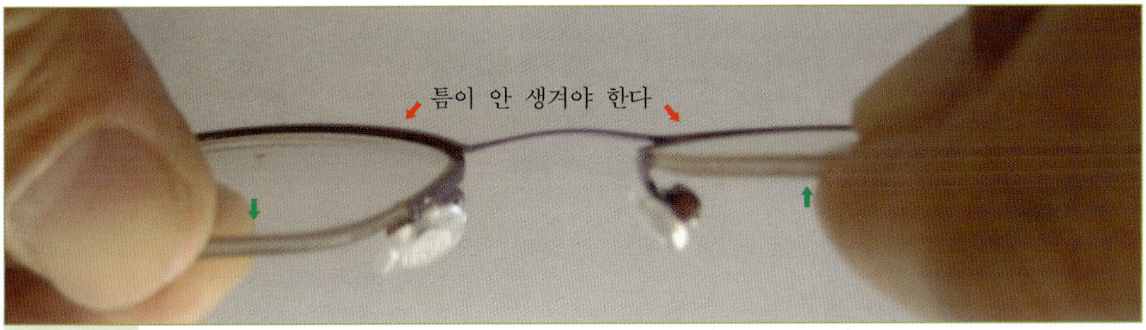

그림 13-16 전체 안정감 점검

13.4 포인트테(Point Frame) [무테]에 넣기

포인트테(Point Frame)에서는 조제 및 가공의 전과정 가운데 가장 중요한 것이 끼워넣기 (Insertation) 이다.

왜냐하면 끼워넣기가 제대로 되어야 광학적, 해부역학적, 미적요소들을 충족시킬 수 있기 때문이다. 렌즈를 고정하는 구멍이 몇 군데 뚫린 것인지에 따라 원포인트테(One Point Frame)는 고정나사 구멍이 한개(One Point), 투포인트테(Two Point Frame)는 두개(Two Point), 쓰리포인트테(Three Point Frame)는 세개가 되는데 이 중 가장 많이 사용하는 것은 투포인트테이다.

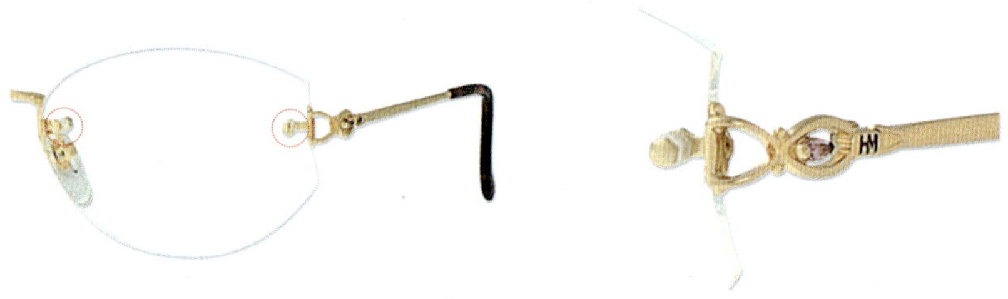

(a) 코와 귀방향 두군데 구멍이있는 투포인트(Two Point)

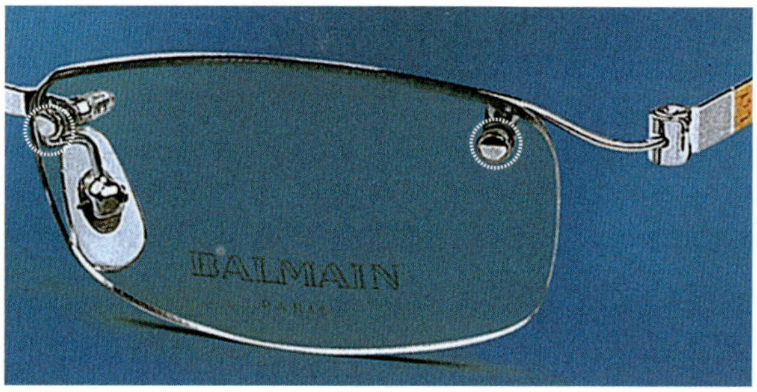

(b) 상부림 쪽에 두개 구멍이뚫린 투포인트(Two Point)

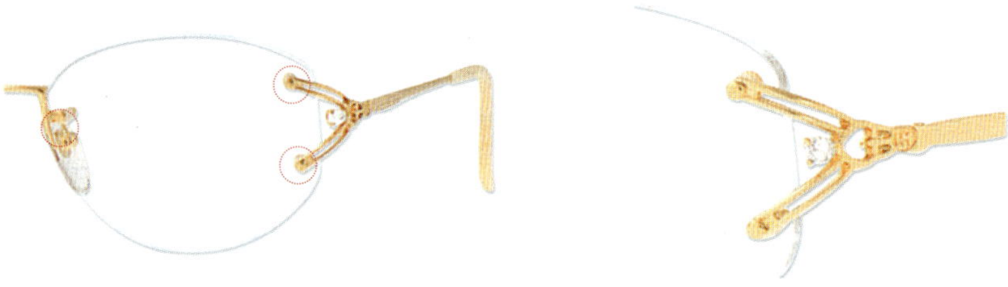

(c) 쓰리포인트(Three Point)

그림 13-17 포인트테의 여러형상

렌즈를 안전하게 고정시키는데는 쓰리포인트테(Three Point Frame)가 제일 쉽고, 다음이 원포인트테(One Point Frame)고 가장 세심하게 신경을 써야 하는 것이 투포인트테(Two Point Frame)이다.

포인트테에서 일반테의 엔드피스(Endpiece)에 해당되는 부분이 렌즈고정금대(Strap)이다. 렌즈고정금대는 지엽(Ear)과 측엽(Shoe)으로 이루어져 있다. 측엽과 렌즈 가장자리가 밀착된 상태에서 지엽에 있는 나사구멍(Point)의 위치와 렌즈에 뚫은 나사고정구멍(Point)이 정확하게 일치되어야 한다.

그러니까 렌즈의 나사고정구멍, 즉 포인트 위치가 정확하여야 하고 구멍의 기울기와 직경크기까지 포인트테의 지엽 나사구멍과 일치되는 것이 중요하다.

측엽은 하프림테(Half Rim Frame)의 윗림(Bar)과 같이 렌즈지지(Bar) 역할을 하게 되므로 렌즈 옆 가장자리와 측엽의 전 부분이 고르게 렌즈에 밀착되어야 한다.

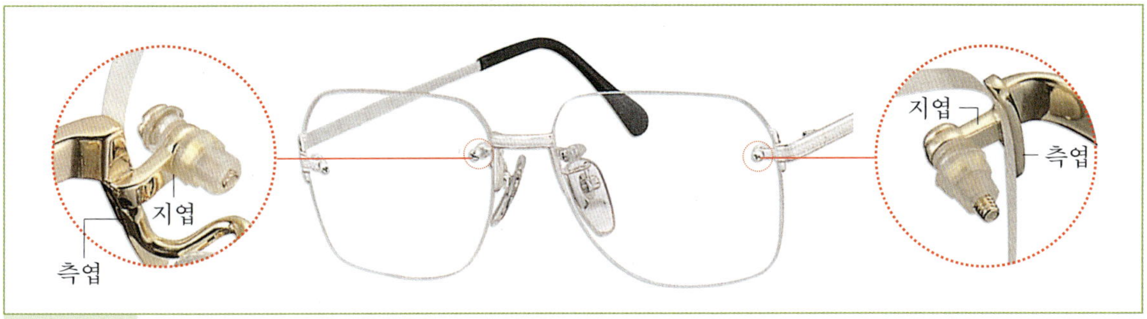

그림 13-18 투포인트테의 끼워넣기에서 중요한 렌즈고정금대

렌즈 가공의 작업순서는 다음과 같다.

㉮ 대부분의 포인트테는 메이커에서 디자인이 결정된 **더미렌즈**(Dummy Lens)가 부착되어 나오므로 [그림 13-19]의 (a)와 같이 더미렌즈 모양대로 복사하면 된다. 그러나 손님이 '더미렌즈'과 다른 모양을 원하면 [그림 13-19]의 (b)와 같이 손으로 만든 형판의 모양대로 포인트 위치를 복사하여야 한다.

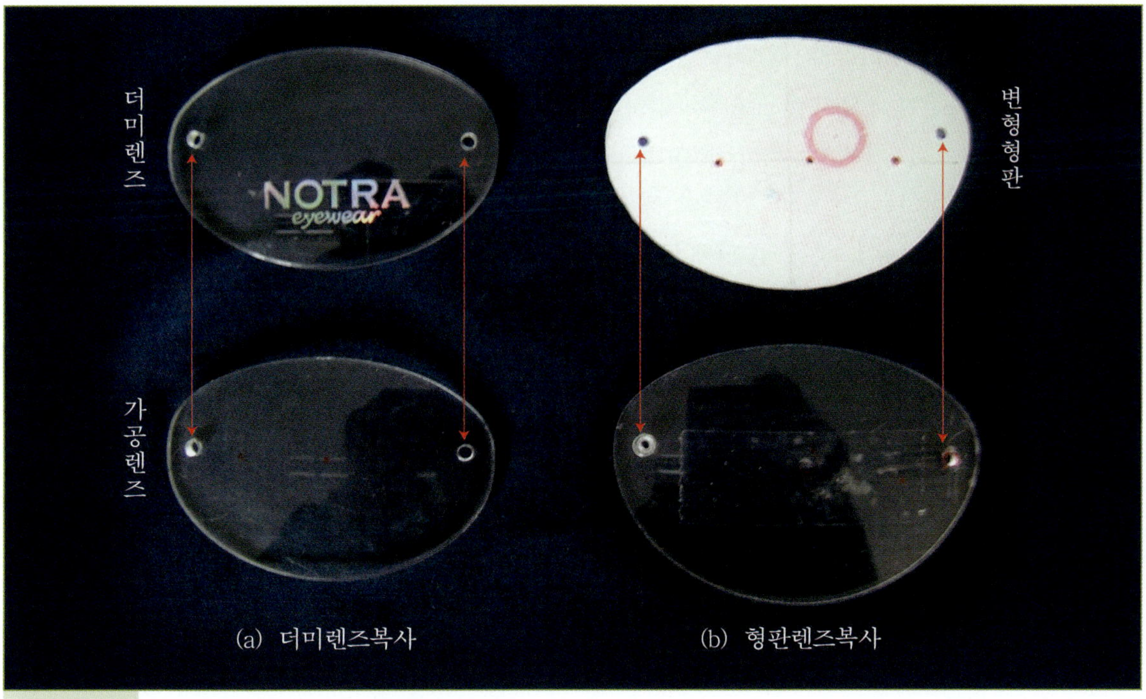

그림 13-19 더미렌즈복사와 변형형판 복사

㉯ 좌우렌즈는 크기가 같고 완전한 대칭형으로 평산각(Flat Type) 또는 평산각 경면가공(Flat Polishing Type)을 한 다음 전후면 면다듬기(Chamfering)를 한다.

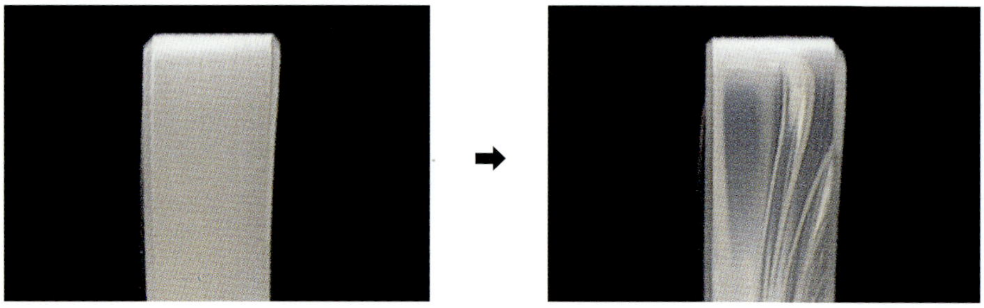

(a) 평산각(Flat Type) (b) 경면가공(Flat Polishing Type)

그림 13-20 평산각 경면가공

㉰ 포인트(Point)위치 설정

메이커에서 더미렌즈에 포인트 위치를 정확하게 뚫어 출하한다. 더미렌즈와 다르게 변형하려고 형판을 만들 때는 아래와 같은 내용에 유의하면서 포인트를 만든다.

- 원형(Round Type), 타원형(Oval Type)으로 변형할 때는 귀방향과 코방향의 포인트(Point) 모두 안경테 렌즈삽입부의 수평기준선상, 즉 데이텀라인에 두고, 보스턴형(Boston Type), 웰링톤형(Wellington Type) 등은 코방향의 구멍은 데이텀라인상에 귀방향 구멍은 데이텀라인보다 2~3 *mm* 위쪽에 오게한다.
- 귀쪽 가장자리로부터 포인트(Point) 까지 거리는 더미렌즈를 복사하는 때나 디자인 변경을 위해 만든 형판을 사용했을 때나 모두 안경테의 고정금대(Strap)를 렌즈 가장자리의 정해진 높이에 밀착시켜 대어놓고 [그림 13-21]처럼 지엽의 나사구멍과 일치하는 렌즈 부위까지 거리를 실측한다. 실측 방법은 지엽 나사 구멍 위로 송곳 끝을 넣어 렌즈 표면에 표시를 남긴다.

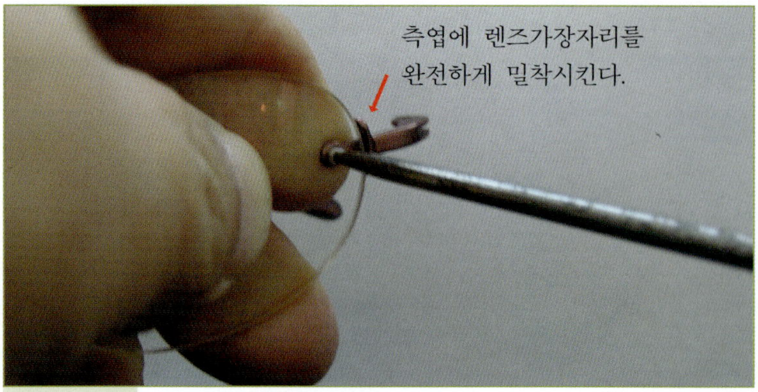

그림 13-21 지엽 나사구멍 위치 확인

㉱ 구멍 뚫기

- ㉰ 에서 렌즈 안쪽(-) 면에 표시한 송곳자국에 끝이 가는 봉 또는 삼각형 줄(File)로 약 1 *mm* 깊이로 **안내구멍자국**(Guide Scratch)을 낸다.

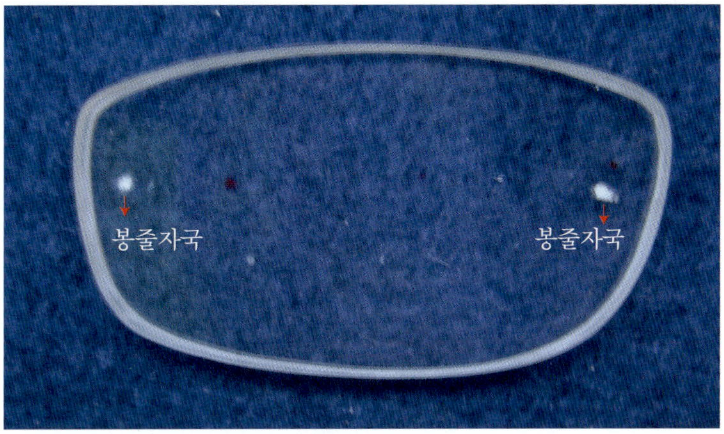

그림 13-22 안내구멍 자국(Guide Scratch)

- (-)면에 낸 안내구멍자국에 드릴(Drill)을 대고 수직으로 구멍을 만든다.

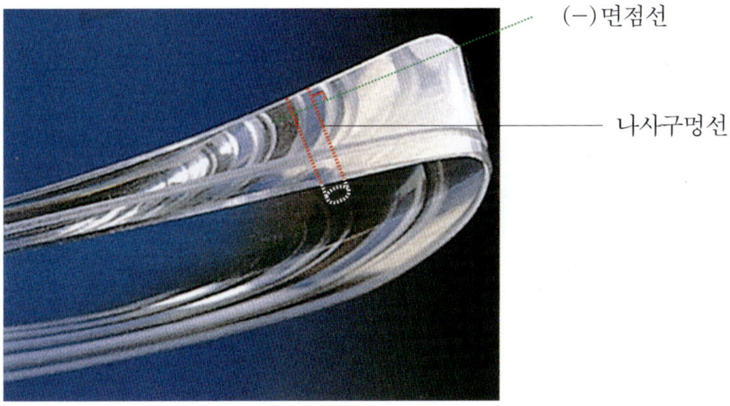

그림 13-23 구멍선 세우기

- 구멍 뚫기는 [그림 13-24]와 같은 포인트테 구멍뚫기 드릴기(Driller for Point Frame)를 이용하는데 [그림 13-25]의 간단한 수동드릴기를 많이 사용한다.

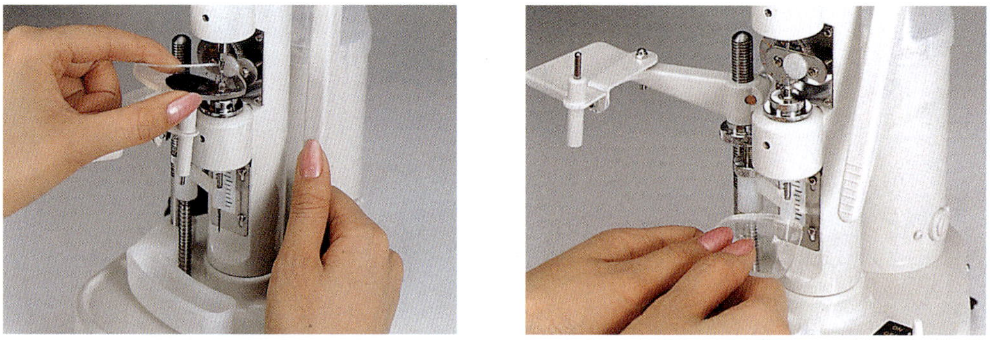

그림 13-24　포인트테 렌즈 구멍뚫기용 드릴기(일본 T사)

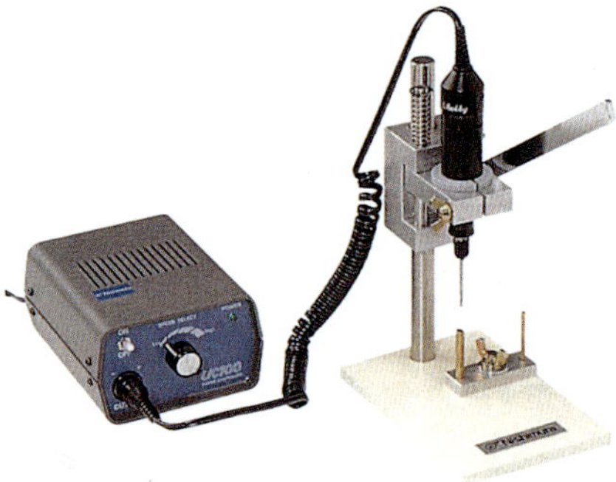

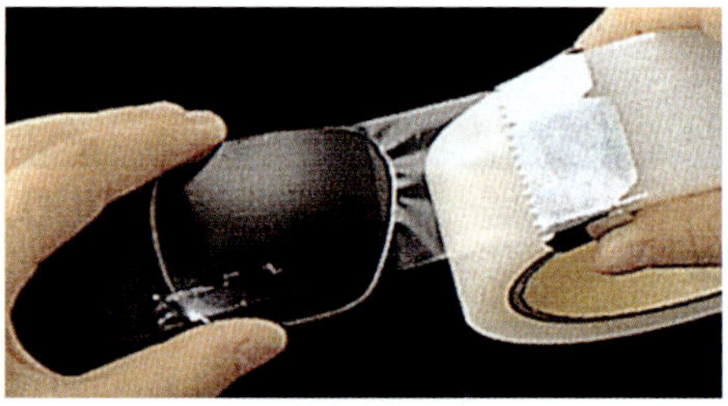

(a) 구멍을 뚫을 곳에 보호테잎을 붙이고 인점한다.

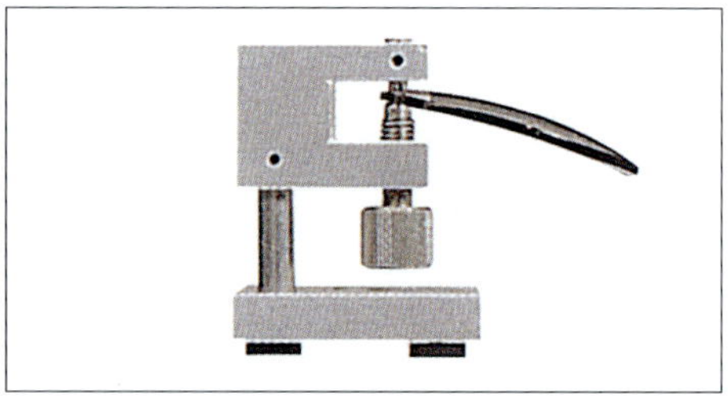

(b) (-)면이 아래 쪽에 밀착되도록 렌즈 장착

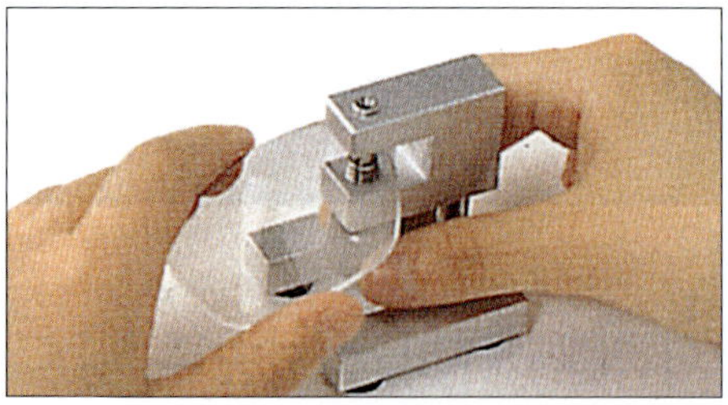

(c) 드릴 넣을 구멍에 포인트 인점이 오도록 하여 고정시킨다

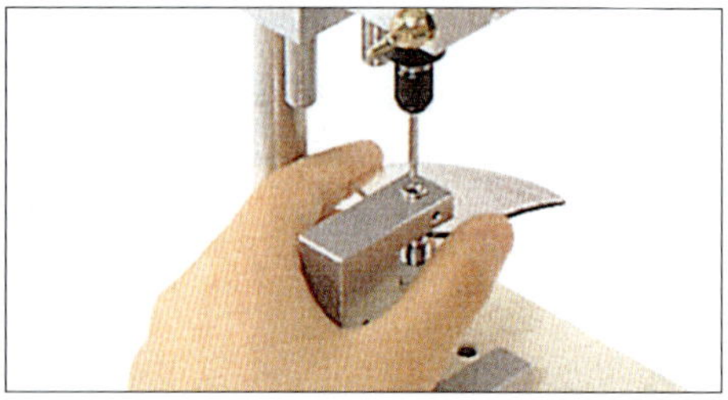

(d) 엄지와 집게 손가락으로 렌즈를 잡고 드릴구멍에 드릴을 넣어 구멍을 뚫는다.

그림 13-25　포인트테 렌즈 구멍뚫기용 드릴기(일본 N사)

- 일반적으로 포인트테의 렌즈 고정나사는 직경 1.4*mm*가 가장 많다. 따라서 구멍의 직경은 이 보다 약간 큰 1.8~2.0*mm* 정도 드릴을 꼽아 사용한다.
- 렌즈 (-)면에 수직으로 뚫은 드릴 끝이 (+)면을 관통하면 드릴을 빼어 (+)면에 대고 가볍고 조금 얕게 드릴을 회전시킨다.
- [그림 13-26] (a)와 같이 전후면의 곡률의 차이가 큰 굴절력이 센 (±)렌즈를 쌍지엽에 고정시키려면 앞 뒤 지엽이 평행하게 렌즈에 끼워지지 않거나 나사가 잘 들어가지 않게 된다. 이 때는 판모양의 줄(File) 끝으로 [그림 13-26]의 (b)의 적색 실선 부분과 같이 凹의 홈을 만들어 전후면의 커브를 평행하게 한다.

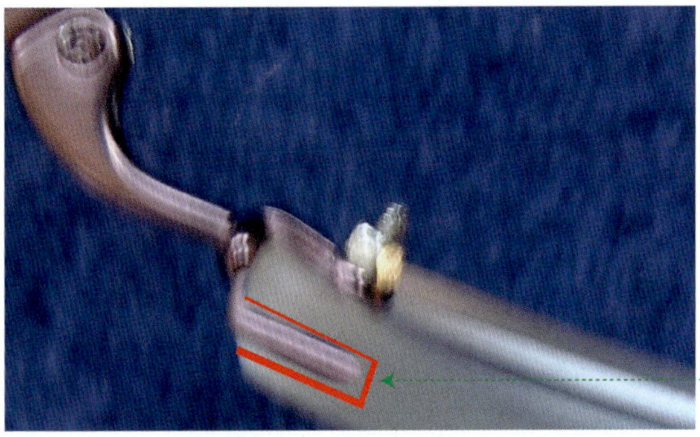

그림 13-26 굴절력이 강한 렌즈의 쌍지엽자리 만들기

㉮ 고정 나사 조이기

- 다시 고정금대를 렌즈에 대어 지엽구멍과 뚫기 작업을 한 렌즈의 구멍이 일치하는지 확인한다. [그림 13-27]의 (a)와 같이 가는 봉형태의 줄 또는 송곳을 구멍에 넣어 세워 보면 일치 여부를 알 수 있다. 다음은 지엽을 렌즈의 커브에 맞게 조정한다.

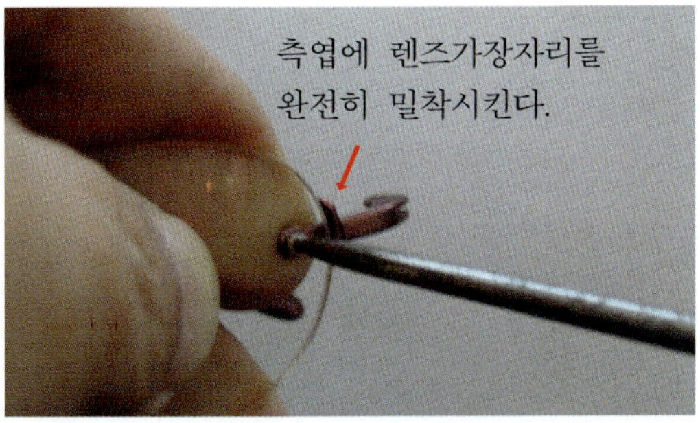

(a) 지엽 위치와 포인트 일치 확인

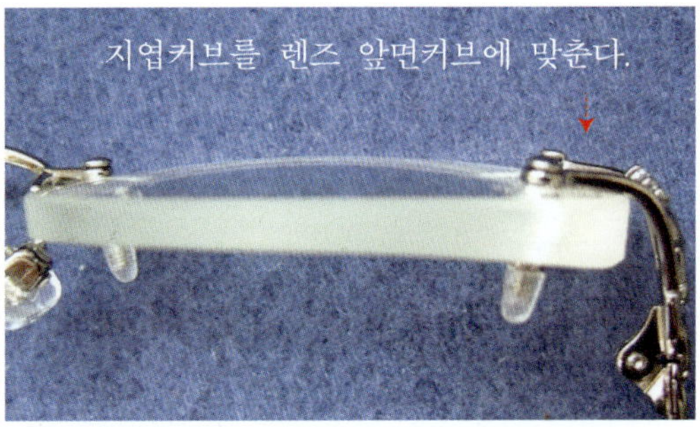

(b) 지엽 커브 조정

그림 13-27 지엽위치와 커브 조정

• 플라스틱으로 된 쿳션용 와셔패킹(Washer Type Packing)을 렌즈 양면에 대어 렌즈와 지엽의 금속이 직접 닿지 않도록 한다. 고정나사를 앞쪽 지엽구멍에 넣고 와셔형(Washer Type)의 플라스틱 패킹(Packing) 통하여 렌즈 구멍을 지나 렌즈 뒷면의 패킹과 지엽 구멍 통하여 넣는다. [그림 13-28]과 같은 '포인트테 나사 조임장치'에서 육각너트나사를 드라이버를 이용하여 조인다. 끝까지 힘을 주어 완전히 조인 상태에서 반회전 정도 역으로 풀어 놓는다. 그래야 외부 충격에서 렌즈가 파손되는 것을 막을 수 있다.

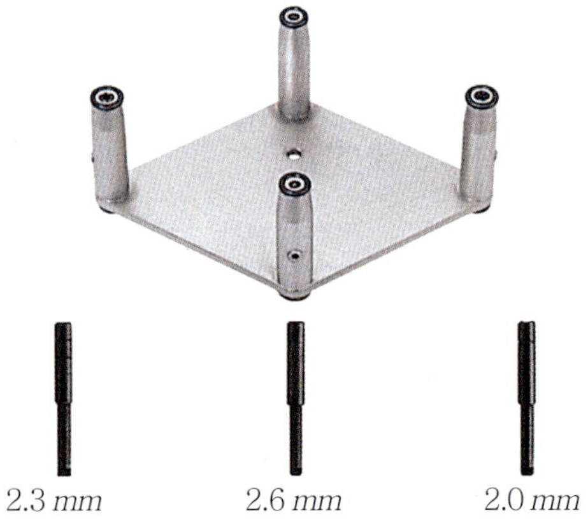

(a) 조임장치와 육각너트나사 드라이버

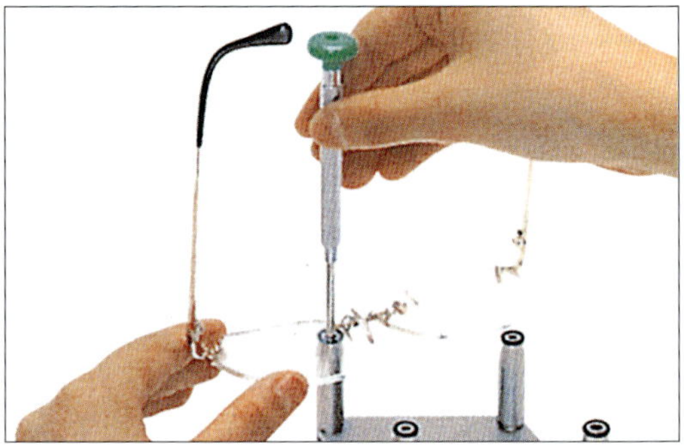

(b) 조이는 자세

그림 13-28 육각너트나사와 조임장치

㉥ 렌즈 고정후 마무리

• 렌즈를 고정시켰으면 전체 균형상태를 살펴서 필요하면 연결부와 귀방향 엔드피스를 미조정하여 균형을 잡는다. 나사를 조여 렌즈 고정 후 안경테의 상태는 일반적으로 [그림 13-29]의 (a)와 같이 안면각(Face Form)이 큰 상태가 된다.

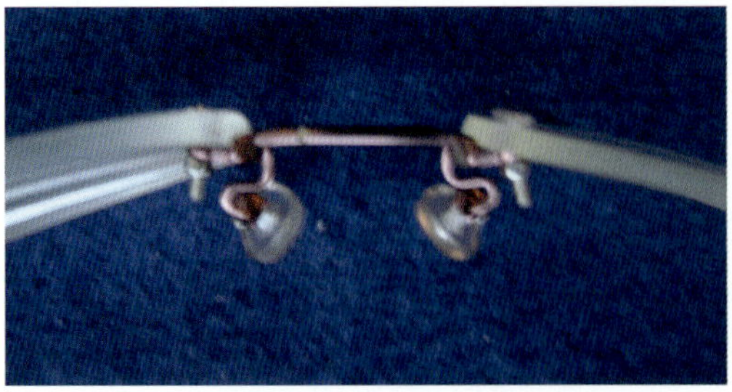

(a) 나사를 조인 직후

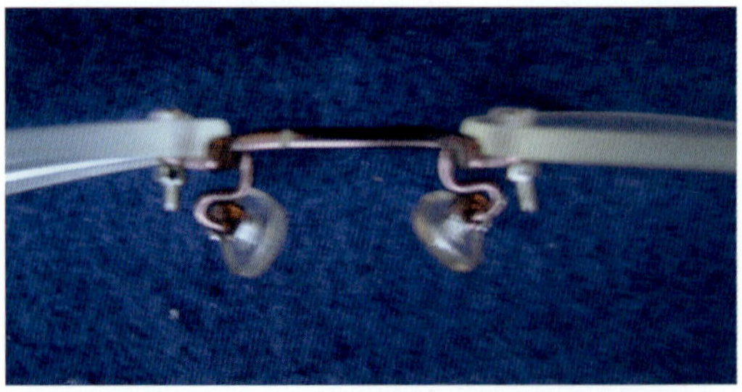

(b) 조정 후

그림 13-29 고정후 미조정

- 렌즈 (-)면에 길게 돌출된 고정나사 끝은 니퍼(Nipper)로 자르고 [그림 13-30]의 (a)의 드릴로 끝을 부드럽게 하여 끝 마무리 보호 캡(cap)을 씌운다.

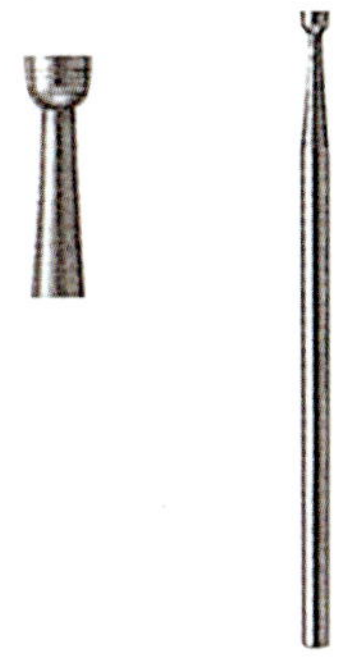

(a) 나사 끝 다듬기용 드릴

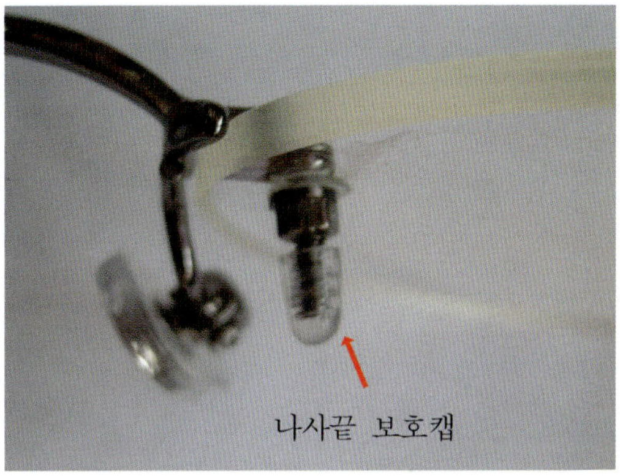

(b) 나사 끝 보호 캡(cap)

그림 13-30 나사 끝 다듬기용 드릴과 보호캡(Cap)

- 조립 가공후 고정금대의 측엽 전체가 렌즈 가장자리에 고르게 밀착되어 있으면 고정상태는 잘 된 것이다. 그리고 고정나사의 심한 조임상태 또는 포인트부의 파손이 쉽게 될지 여부는 왜곡검사기(Strainer)를 사용하여 검사한다.

포인트테는 구멍뚫기 작업이 관건이기는 하지만 그보다 힘이 드는 것은 사후 피팅(After Fitting) 이다. 좌우 렌즈의 대칭성, 좌우 고정구멍 즉, 포인트의 대칭성 그리고 지엽과 측엽의 기울기 및 폭을 제대로 맞추어야 한다. 이 가운데 좌우 렌즈의 포인트, 즉 고정나사구멍의 대칭성을 지키는 것이 아주 중요하다. 이 대칭성이 어긋나면 테 전체의 균형이 완전히 어긋나기 때문이다.

13.5 거북등테(龜甲枠, Tortoise Frame)에 넣기

거북등의 단단한 껍질을 사용하여 만든 고가의 귀갑테, 즉 거북등테가 좋은 것은 동물 특유의 광택이 있고, 쓰는 도중에 변형이 없고, 가벼우며 피부에 자연스럽게 어울리기 때문이다.

좋지 않은 점은 단단하지 않아 수축되기 쉬워 겨울철에는 부러지거나 깨지기 쉽다. 또 습기가 적은 공간에서는 내부균열이 생기기 쉽다. 탄력성이 없어 렌즈끼우기(Insertation)가 어렵고, 수리를 할 수는 있지만 상당한 기일이 걸리는 것 등이다. 끼워넣기의 어려움 때문에 최근에는 전체를 귀갑으로 만든 테 보다는 렌즈를 넣을 전면의 림(Rim) 부분을 금속으로 한 컴비네이션형의 귀갑테가 많아졌다.

일반적으로 이 테는 다리와 전면부가 단일체로 형성된 것은 없고 [그림 13-31]과 같이 전면부 및 다리 모두 4~7개의 블럭을 접합하여 만든 것이다.

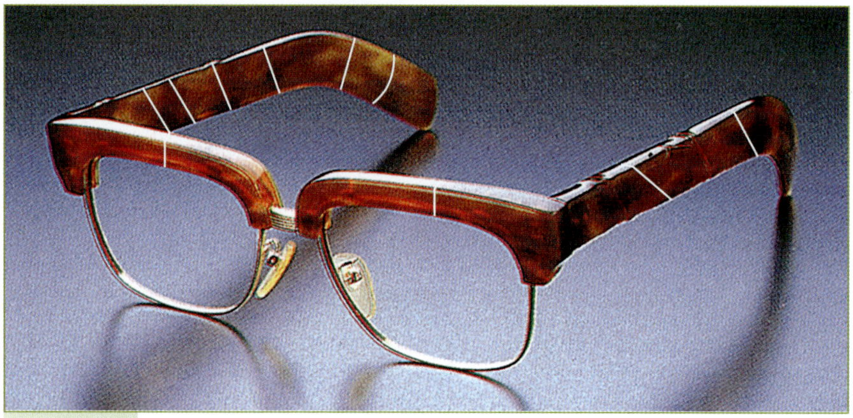

그림 13-31 거북등테의 접착 결합 구조

거북등테의 위와 같은 특성을 고려하여 가공시 유의할 점은 다음과 같다.

가 거북등테는 손작업으로 만들기 때문에 렌즈삽입부의 좌우 형태가 완전히 같지 않으므로 형판은 좌우 따로 만들어야 한다(렌즈삽입부의 림이 금속인 경우는 제외).

나 자동형판기(Pattern Maker)를 사용할 때는 일반테때 보다 안내핀(Stylus)이 테에 가하는 압력을 적게하여 테가 파손되지 않도록 한다(림이 금속인 경우는 제외).

다 전면부(Front) 특히 연결부(Bridge)에 흠이 가지 않도록 자동형판기에 세팅할 때 기기와 테의 접촉부위에 얇은 종이 등을 깐다.

라 손작업으로 만들기 때문에 거북등테의 홈깊이는 얕은 곳과 깊은 곳 그리고 홈의 위치도 전면 또는 후면으로 치우쳐 있을 수 있으므로 산각을 어떻게 가공할 것인가를 사전에 확인하여야 한다.

마 산각줄기의 커브는 테의 커브에 맞추어야 테를 수정하지 않고 끼워넣기를 할 수 있다.

바 끼워넣기는 이 테의 가공 내용중 제일 중요하다. 아래와 같은 점에 유의한다.

- 좌우다리는 반드시 분리시킨다.
- 거북등테는 열을 가하여 건조하게 되면 내부균열이 생기고 각 블럭의 이음새 부분이 노출된다. 따라서 가열은 수분을 공급하면서 하여야 한다.
- 가열부분에 가습기를 이용하여 집중적으로 수분을 공급하면서 히터와 함께 사용하도록 한다.
- 끼워넣는 순서는 코방향 홈, 귀방향 엔드피스 부분과 윗 림(Rim) 그리고 마지막으로 아래 쪽 림에 넣으면 된다. 안경테가 각진 형태이면 각진 부분부터 넣

는다.
손으로 밀어 넣을 때 너무 힘을 가하여 손톱자국 또는 지문이 테에 남지 않도록 한다.

- 가열 후 급냉시키면 귀갑이 상하거나 흠이 생기므로 서서히 식히는 것이 중요하다. 단 한번에 신속하게 끼우고 서냉한다. 2회 이상 반복하여 가열하면 균열과 흠이 생긴다. 피팅시에도 같다.
- 가열하게 되면 광택이 엷어지므로 버프를 이용하여 광택을 낸다.

14장 최종점검 및 수정

(Final Checking & Adjusting)

렌즈끼워넣기(Insertation)가 끝나면 렌즈가 안경테에 고정되어 외관상으로는 안경이 잘 만들어진 것처럼 보인다. 그러나 반드시 설계대로 되었는지를 검사해야만 한다. 이 마지막 과정을 검사 및 수정이라고 한다. 검사 내용은

- ㉮ 광학적요소 점검 및 수정
- ㉯ 외관 점검 및 수정
- ㉰ 가공후피팅(After Fitting)이다.

이 가운데 ㉮의 광학적요소의 점검 및 수정이 제일 중요하다.

14.1 광학적 요소 점검

광학적요소는 설계점 위치, 즉 조가 P.D.와 조가 Oh 및 경사각(Pantoscopic Angle) 그리고 앞면수평휨각(Face Form)의 순서로 살핀다. 그러나 이 가운데서 가장 중요한 것은 조가 P.D. 와 조가 Oh의 확인이다.

가공 중 오차가 생겼을 때 허용된 오차내에 있는지를 점검하고 허용오차 범위를 넘었으면 다시 가공하여야 한다.

일반적 점검 내용을 [표 14-1]에 정리하였다.

좋은 안경은 굴절이상을 교정하거나 조절력을 보정하여 쾌적한 사생활을 제공해야 하는 것이다. 그러기 위해서 중요한 것은 양안시기능에 저해를 초래하지 않도록 하여 편한 안경이 되도록 하는데 있다. 좌우안의 기준 P.D.와 기준 Oh를 재어 조가 P.D.와 조가 Oh가 맞도록 가공하는 것은 양안단일시(Binocular Single Vision)를 하기 위한 운동성융합(Fusional Movement)에 필요이상의 부담을 주지 않도록 하기 위한 것이다.

그러므로 가공 중 발생된 설계점 오차 즉, 수평방향의 P.D.오차와 수직방향의 Oh 오차가 있으면 동공중심에 프리즘영향을 미치게 되고 양안단일시를 위한 조준선 정렬을 하는, 즉 운동성융합에 부담을 주게 된다.

좌우 동공중심에 각각 몇 프리즘디옵터(△)가 기저 어느 방향으로 영향을 미치고 결과적으로 양안단일시를 하는데 운동성융합을 어느 방향으로 몇 프리즘 디옵터(△) 하게 될 것인가를 계산해야 한다. 안경으로 발생된 인위적인 양조준선의 불균형을 해소하려면

표 14-1 일반적인 광학적 요소 점검 내용

점검내용	사용기구	주안점
렌즈의 굴절력	렌즈미터(Lens meter)	· 굴절력은 정확한가? · 좌우렌즈를 바꾸어 끼우지 않았는가?
조가 P.D.	설계차트(Box-O-Graph) 렌즈미터(Lens meter)	· 단안 P.D.로 확인할 것 · 양안시에 미치는 프리즘굴절력으로 허용오차량이 많은 쪽은 1.0△, 적은쪽은 0.5△이 넘지 않도록 할 것
조가 Oh	설계차트(Box-O-Graph) 렌즈미터(Lens meter)	· 광학중심점높이 · 좌우 렌즈의 Oh 차이가 있어 수직방향에 프리즘영향이 미치면 0.25△이 넘지 않도록 할 것
기준경선의 방향(Ax)	렌즈미터(Lens meter)	· 'S-C'와 'S+C'표기 혼동은 없는가? (C±1.00D 이내는 2° 이내로, C±1.25D 이상은 1° 이내로 오차를 허용)
프리즘굴절력과 기저방향	렌즈미터(Lens meter)	· 좌우에 분배한 프리즘의 혼동은 없는가?

안구회선으로 수정하는, 곧 운동성융합량이 어느 정도가 될 것인지와 그로 인한 안정피로(Asthenopia)는 어느 정도일지를 살펴서 '안정피로'가 없을 정도의 '조제오차'를 정하여 이를 지킴으로써 양안시를 하는데 편한 안경이 되도록 한다. 광학적 점검의 포인트는 바로 양안시에 미치는 프리즘값을 알려는데 있다.

일본의 JIS, 미국의 ANSIZ 등과 같이 우리의 KS 규격에는 안경렌즈 및 테를 만들 때의 공업규격은 있지만 안경조제의 규격은 없다. 정작 국가로부터 면허를 득한 안경사가 지켜야 할 안경조제 및 가공 기준이 국내에 만들어져 있지 않은 것은 좋은 안경만들기의 직업윤리를 지켜야 할 안경사로서 부끄러운 일이다. 안경의 '조제 및 가공 기준'을 합리적으로 만들어 '오차 허용범위' 안에서 조제된 안경만을 공급할 때 안경사의 직업윤리가 정립되는 것이다.

'안경 조제 및 가공 규정'이 가장 합리적이고 과학적으로 된 독일의 'RAL-(RG)-915'의 규약을 중심으로 '광학적 요소'의 점검 내용을 알아 보도록 한다.

'RAL-RG 915'에서 RAL은 'Reichs-Ausschus fur Lieferbedingungen und Gutebesicherung'으로 '품질보증과 공급조건에 관한 독일국가위원회'의 머리글자이다. 이 위원회가 정한 독일국가자격인정안경사인 아우겐옵티커(Augenoptiker)의 손작업에 의한 품질규정항의 '사용자 각개인의 조건에 맞도록 손으로 조제한 시력교정 및 보정용 안경의 품질규정(Gutebestimmungen im Augenoptiker hand werk: individuell angepasste und handwerklich fertiggestellte Korrektionsbrillen)'이 RG 915이다. 여기에는

㉮ 광학적 피팅(Fitting)에서 측정기준점과 용어
㉯ 설계점잡기의 측정정도와 허용오차

(다) 경사각과 정점간거리 변화
(라) 프리즘처방에서의 산각위치의 규정
(마) 평면렌즈의 조제규정
(바) 피팅(Fitting)의 규정
(사) 조제된 안경의 종합적인 검사규정
(아) 조제에 사용하여야 할 설계차트

등이 규정되어 있다.

다음에 소개하는 것은 위 (나)의 '측정정도와 허용오차'에서 '양안 설계점 잡기'의 설명이다.

처방서에서 지시된 '조가 P.D.'와 '조가 Oh' 단위는 *mm*이다. 그러나 점검할때 '허용오차범위'를 정하는 단위는 양안단일시를 위한 운동성융합량으로 프리즘디옵터(△)가 된다. 그러니까 만들어진 안경의 조가 P.D.의 점검에서 길이 단위로 오차가 많고 적은 것은 큰 의미가 없다.

또, 양안단일시를 위한 눈의 양안구운동인 운동성융합량은 폭주, 개산, 수직융합의 운동방향에 따라 다르다. 때문에 원용안경의 점검에서는 운동성융합량의 여유가 있는 폭주를 강요하는 오차는 많이 생겨도 좋으나 운동성융합량이 적은 수직융합을 강요하는 조가 Oh의 오차는 그 허용범위를 적게 두어야 한다. 오차량의 범위를 정하는데 고려할 것은 안경의 사용용도이다. 즉, 원용안경은 좌우 양조준선이 충분히 개산된 상태에서 사용하기 때문에 개산력의 여유는 적고 폭주력은 많은 여유가 있어 원용에서는 오차 범위를 크게 설정해도 좋은 쪽은 폭주를 강요하는 오차가 되고 개산을 강요하는 오차는 거의 생기지 않아야 되므로 허용범위를 작게 두어야 한다. 똑같은 설명으로 근용안경은 양안이 충분히 폭주된 상태에 있으므로 잘못 조제된 안경으로 더욱 폭주를 강요하게 해서는 된다. 그러므로 근용안경에서는 개산을 강요하는 허용 오차량은 크게 둘 수 있다. 양안의 주시선이 렌즈의 광학중심점을 지나지 않으면 양안단일시를 위해 안구운동을 강요하게 되고 안구회선방향은 프리즘의 꼭지점(Apex)쪽이다. 따라서 원용안경의 프리즘오차는 기저방향이 눈의 개산을 강요하는 내방(B.I.)으로 되지 않도록, 근용안경은 폭주를 강요하는 외방(B.O.)이 되지 않도록 한다.

표 14-2 프리즘 굴절력으로 환산된 P.D. 허용오차

오차방향 / 렌즈 굴절력의 절대값(D)	수평방향(조가P.D)		수직방향(조가 Oh)
	허용오차가 작은 방향	허용오차가 큰 방향	허용오차량
0.25<D′ ≦1.00	0.25△	0.5△	0.25△
1.00<D′ ≦6.00	0.50△	1.0△	0.25△
6.00<D′ ≦12.00	0.50△	1.0△	0.50△
12.00<D′	1.00△	1.5△	0.50△

(독일 RAL-RG 915중에서 발췌)

다시 정리하면 [표 14-2]의 수평방향의 조가 P.D.에 있어 허용오차가 작은 방향이란 보다 정확하게 조제 가공해야 되는 방향이다. 원용안경에서는 조준선을 개산시키는 B.I.의 오차를 주는 방향이고, 근용안경에서는 양조준선을 과도하게 폭주시키는 B.O.의 오차를 주는 방향이다.

원용안경처방 'O.U : S-4.00D, P.D. 60'을 '갑' 과 '을' 두사람이 조제가공한 결과 잘못된 '조가P.D.'가 '갑'은 좌우 각각 설계점으로부터 1 *mm* 커져 62 *mm* 가 되었고, 을은 1 *mm* 씩 작아져 58 *mm* 가 되었다. '갑' 과 '을' 이 만든 안경 가운데 어느 것이 쓰는데 보다 편하겠는지 살펴본다. 단, 조가 Oh는 정확하다고 가정한다.

두 안경 모두 좌우 각각 1 *mm* 씩 광학중심점이 동공중심으로부터 벗어나 있으므로 양안단일시에 미치는 프리즘굴절력(△)은 스칼라식 프렌티스공식(Prentice's Rule)으로부터 0.2(*cm*)×4(D) = 0.8△이다. 동공중심을 기준으로 '갑'이 만든 안경은 광학중심점 즉, 프리즘으로는 꼭지점이 귀방향에 위치하므로 동공중심에 B.I.의 영향을주고, '을'의 안경은 광학중심점, 곧 프리즘으로는 꼭지점이 코방향에 위치하므로 B.O.의 영향을 준다.

원용안경이므로 개산을 강요하는 B.I.의 영향을 주는 오차는 되도록 없어야 하므로 길이로는 같은 2 *mm* 오차이지만 조제된 P.D.가 58 *mm*인 '을'의 안경이 '갑'의 안경보다 편한 안경이 된다.

아래 문제에서 [표 14-2]의 허용오차범위를 기준으로 하여 만든 안경의 합격과 불합격을 정하여 보자. 단, 지시된 양안 조가 P.D.는 모두 60 *mm*이고 조가 Oh는 지시된 대로 조제 가공 되었다.

(가) 원용 : 'O.U. : S-2.00D'
잘못된 조가 P.D. : R.P.D. 28 *mm*, L.P.D. 28 *mm*

(나) 근용 : 'O.U. : S+2,00D'
잘못된 조가 P.D. : R.P.D 28 *mm*, L.P.D 32 *mm*

(다) 원용 : 'O.U. : S+2.00D ⊂ C-1.00D, Ax 180'
잘못된 조가 P.D. : R.P.D. 28 *mm*, L.P.D. 26 *mm*

(가)는 지시된 단안 P.D. : 30 *mm* 보다 좌우 2 *mm* 씩 짧게 되었으므로 (-)렌즈의 광학중심점이 동공중심에서 코방향으로 밀려있는 상태이므로 동공중심에는 B.O.의 영향을 미친다. 원용으로 폭주를 강요하므로 허용오차범위가 큰 방향이다. 조제렌즈의 굴절력이 S-2.00D로 [표 14-2]에서 1.00 〈 D' 〈 6.00에 포함되므로 1△까지가 허용된다. 각각 단안에 미치는 프리즘굴절력은 스칼라형 프렌티스공식(Prentice's Rule) 'h×D'' 에서 '0.2(*Cm*)×(D)'로 0.4△이고 양안 모두에서는 0.8△, B.O.이 된다. 따라서 허용차 범위안에 있으므로 검사과정에서 수정하거나 다시 조제할 필요가 없다.

㉯에서도 같은 요령으로 풀면 오른쪽 눈에 미치는 프리즘크기는 0.4△, B.I.이고, 왼쪽 눈에 미치는 프리즘크기는 0.4△, B.O.이다.

오른쪽의 B.I.과 왼쪽의 B.O.은 타보(T.A.B.O)식 방향각으로 나타내면 모두 'Base 0°' 이다. 같은 기저방향으로 같은 프리즘영향을 주게 되면 좌우 조준선의 불균형은 생기지 않는다. 따라서 양안단일시를 위한 융합기능에는 지장을 주지 않는다. 다시 말하면 양안단일시에 미치는 프리즘영향은 없다.

㉰는 렌즈의 수평경선(Ax 180°)의 굴절력이 +2.00D이므로 오른쪽에 미치는 프리즘크기는 0.4△, B.I.이고 왼쪽에 미치는 프리즘 크기는 0.8△, B.I.이다. 따라서 양안단일시에 미치는 프리즘 양은 '0.4(B.I.) + 0.8(B.I.) = 1.2△, B.I.' 이 된다.

원용안경에서 B.I.의 오차는 개산을 강요하기 때문에 허용오차는 적게 두어야 한다. [표 14-2]의 '1.00〈D′ ≦6.00D'의 란에서 허용오차가 작은 방향의 허용오차량이 0.5△이므로 불합격이다. 따라서 이 안경은 다시 조제가공 하여야 한다.

원용안경을 써왔던 손님에게 독일의 아우겐옵티커(Augenoptiker)가 취하는 단초점렌즈의 근용 P.D.는 우리와 같이 주시거리에 있는 주시점을 볼 때의 좌우 동공중심간거리를 취하지 않는다. 오랜 동안 원용교정안경을 썼던 근시 또는 원시 등의 사람은 원용안경을 쓰고 가까운 거리를 볼 때 양안이 폭주하게 되어 원용안경의 광학중심점을 통하여 보지 않게 되므로 프리즘영향을 받게되고 이 프리즘에 익숙해져 있다. 따라서 같은 거리의 주시점을 볼 때의 양조준선의 폭주각 크기가 원용안경을 쓰지 않았던 사람과는 다르다. 이렇게 오래동안 원용안경을 썼던 사람은 가까운 곳을 양안으로보면 원용안경의 프리즘 작용에 길들여져 있는 폭주각 상태로 보는것이 편하다. 그런데 양조준선이 정확하게 광학중심점을 지나게 만든 근용안경을 사용하게 되면 프리즘영향이 없어 지금까지 익숙했던 크기와는 다른 폭주각이 요구되어 불편하게 된다.

(−)렌즈의 원용안경으로 가까운 거리를 봤던 근시에서는 B.I.의 영향에 익숙하고, (+)원용안경으로 교정한 원시는 가까운 곳을 볼 때 B.O.의 영향에 익숙하다.

기존 원용안경으로 가까운 곳을 볼 때 익숙하게 된 프리즘영향을 근용안경에서도 받도록 하자는 것이 RAL-RG915의 생각이다.

원시교정용안경에서는 가까운 곳을 볼 때 정시보다 큰 폭주에 익숙해져 있고 (+)굴절력의 근용안경 P.D.를 우리가 취하는 근용 P.D. 보다는 약간 길게해서 일부러 폭주부담을 주게 하였다.

근시교정용안경에서는 근거리를 볼 때에 정시보다 적은 폭주각으로 양안시를 하였다. 따라서 근거리를 볼 때 큰 폭주각에는 익숙하지 않으므로 근용안경이 (-)렌즈일 때는 원용 P.D.와 근용 P.D.를 같게 하고 있다.

[표 14-3]에 독일의 아우겐옵티커(Augenoptiker)가 취하는 원시교정용 안경을 썼던 원시의 근용 P.D.값을 실었다. 근용안경의 광학적요소 점검시에 참고할 사항이다.

표 14-3 원용안경사용자의 근용 단안PD의 계산 (단초점 근용안경)

원용단안 P.D.값에서 코측으로 편심할 거리(*mm*)										
가입도 (Add)	원용 양안 P.D	원용렌즈의 정점굴절력								
(D)	(*mm*)	0.0D	+1.0D	+2.0D	+3.0D	+4.0D	+5.0D	+6.0D	+7.0D	+8.0D
+1.00D	60	2.0	1.0	1.0	0.5	0.5	0.5	0.5	0.5	0.5
	64	2.5	1.5	1.0	0.5	0.5	0.5	0.5	0.5	0.5
	70	2.5	1.5	1.0	1.0	0.5	0.5	0.5	0.5	0.5
+2.00D	60	2.0	1.5	1.0	1.0	1.0	1.0	1.0	0.5	0.5
	64	2.5	1.5	1.5	1.0	1.0	1.0	1.0	1.0	1.0
	70	2.5	2.0	1.5	1.5	1.5	1.0	1.0	1.0	1.0

[근용안경이 (-)렌즈이면, 원용 P.D.=근용 P.D.으로 한다.]
※25 *cm*의 경우는 위 값에서 20% 증
※40 *cm*의 경우는 위 값에서 20% 감

예
원용 'S+4.00D, Add 2.00D, PD. 64'의 경우 윗 일람표에서 가입도가 2.00D이고 원용안경굴절력이 +4.00D이므로 코방향으로 1.0 *mm* 편심

(독일 RAL-RG 915 중에서 발췌)

14.2 외관검사

가공 도중 생길 수 있는 렌즈와 테의 흠과 대략적인 불균형을 점검한다. 그 내용은 다음과 같다.

렌즈(Lens)

- ㉮ 표면의 흠과 파손유무
- ㉯ 코팅렌즈는 코팅막의 벗겨짐
- ㉰ 산각(Bevel)의 각도, 산각줄기, 평행도
- ㉱ 렌즈의 크기
- ㉲ 형판과의 모양일치와 좌우가 대칭인가?
- ㉳ 안경테의 림(Rim)과 렌즈 사이에 틈이 생기지 않았는가?

테(Frame)

- ㉮ 렌즈의 커브와 림(Rim) 커브 일치 여부

- (나) 플라스틱테인 경우는 림(Rim)의 뒤집힘
- (다) 표면의 흠, 광택이 엷어졌으면 버핑(Buffing)을 한다.
- (라) 메탈테에서 나사조임은 확실한가?
- (마) 전체적인 균형
- (바) 포인트테(Point Frame)에서 고정금대(Strap)의 렌즈지지 및 고정은 단단한가?
- (사) 하프림테(Half Rim Frame)에서 고정 나일론줄이 홈에 단단하게 장착되었는가?

14.3 가공후피팅(After Fitting)과 사용중피팅(Maintenance Fitting)

가공중에 안경테의 작은 변형이 발생할 수 있다. 가공후피팅(After Fitting)은 안경테에 렌즈를 끼워넣기 전에 잡은 기본피팅(Main Fitting)의 상태로 되돌리는 것이다. 또, 이때 점검사항과 그처리 및 조치는 사용중에 발생한 테의 변형을 기본피팅상태로 고치는 사용중피팅(Maintenance Fitting)에도 적용할 수 있다.

아래에 점검 및 조치 내용을 정리하였다.

안경의 위치(Postition of Glasses)

상 태 **안경이 정위치에서 벗어나 있다.**

(원인 1) 안경다리의 벌림각(Temple Spread)이 크다.

조 치
- 연결부(Bridge)를 조정하여 앞수평휨각(Face Form Angle)을 크게 한다.
- 엔드피스(Endpiece)를 안쪽으로 구부리거나 다리부경첩(Hinge) 뒤쪽의 다리를 궁형으로 또는 똑바로 펴서 다리벌림각을 작게 조정한다.

(원인 2) 귀받침부(Earpiece)의 꺾임위치(Bend)가 귀 뒷 쪽으로 너무 나가 있거나 꺾임각이 작다.

조 치
- 꺾임부(Bend)위치를 앞쪽으로 옮긴다.
- 귀바퀴 뒷부분의 접촉 부위가 넓게 되도록 꺾임각을 크게한다.

(원인 3) 좌우 코받침(Nose Pad)사이가 넓거나 연결부(Bridge)가 길다.

조 치
- 좌우 코받침간 거리를 줄인다.

(원인 4) 코 위에 자연스럽게 걸리지 않는다.

조 치
- 넓은 코받침으로 교환한다.
- 실리콘 코받침(Silicon Nose Pad)으로 교환한다.

(원인 5) 안경이 너무 무겁다.

조 치
- 가벼운 안경테로 바꾼다.
- 가벼운 재질의 렌즈로 바꾼다.

상 태 **안경테의 전면부(Front)가 너무 높게 놓여 있을 때는 각각의 원인에 따라 아래와 같이 조치한다.**

조 치
- 좌우 코받침(Nose Pad) 사이의 거리를 길게 한다.
- 좌우 코받침지지대(Pad Arm)를 조정하여 코받침을 위로 올리고 모든 '코받침각'을 다시 조정한다.
- 다리의 귀받침부(Earpiece)의 꺾임위치(Bend)를 뒤로 옮긴다.

상 태 **안경의 전면부(Fornt)가 낮게 놓여 있을 때도 각각의 원인에 따라 아래와 같이 조치한다.**

조 치
- 좌우 코받침(Nose Pad)사이를 좁힌다.
- 좌우 코받침지지대(Pad Arm)를 조정하여 코받침을 내리고 모든 '코받침각'을 다시 조정한다.
- 다리의 귀받침부(Earpiece)의 꺾임부(Bend)를 앞으로 옮긴다.

상 태 **안경테 상부림(Rim)이 눈썹에 닿을 때**

(원인 1) 다리의 귀받침부의 꺾임각이 크거나 꺾임위치(Bend)가 앞으로 당겨져 있다.

조 치
- 경사각을 크게 한다.
- 귀받침부 꺾임각을 작게한다.
- 귀받침부의 꺾임위치(Bend)를 뒤로 이동한다.

상 태 **안경테가 얼굴에 너무 가까워 착용감이 나쁘다고 할 때**

조 치
- 렌즈 삽입부의 수직길이가 짧은 안경테로 바꾸어 본다.
- 좌우 코받침(Nose Pad) 사이의 거리를 길게 해준다.

상 태 **렌즈삽입부(Eyewire)의 하부림(Rim)이 뺨에 닿는 것은 아래 열거한 원인 때문이다. 합당한 조치를 한다.**

조 치
- 경사각이 크면 작게한다.
- 좌우 코받침 사이 길이가 길면 좁힌다.
- 좌우 코받침이 낮게 놓여 있으면 높힌다.
- 안경테 전면부의 수직길이(Datum Depth)가 길면 테를 바꾼다.
- 코받침지지가 림(Rim)에 바짝 붙어 있으면 길게 편다.

상 태 속눈썹이 양쪽 렌즈에 닿을 때 아래의 각각 원인에 따른 조치를 한다.

조 치
- 좌우 코받침이 서로 너무 떨어져 있으면 좁힌다.
- 코받침지지대가 림(Rim)쪽으로 바짝 붙었거나 꼬였으면 펴준다.
- 렌즈의 곡률이 너무 작으면 정점간거리를 길게 하고 교정굴절력을 수정한다.
- 다리 귀받침부의 꺾임부 위치(Bend)가 너무 앞쪽에 있으면 뒤로 옮긴다.

상 태 좌우 렌즈삽입부(Eyewire)의 전후돌출상태가 다를 때도 아래 원인에 따라 대응되는 조치를 한다.

조 치
- 좌우 다리벌림각(Temple Spread Angle)이 같지 않으므로 균형을 잡는다.
- 좌우 엔드피스(End Piece)를 제대로 정렬한다.

상 태 렌즈가 얼굴에서 너무 멀리 떨어져 있을 때 원인에 따라 다음과 같이 조치한다.

조 치
- 좌우 코받침(Nose Pad) 사이가 너무 가까우면 길게 한다.
- 코받침지지(Clings, Pad Arm)가 직선적이거나 또는 길면 짧게 한다.

상 태 정면관측에서 좌우렌즈삽입부의 수평이 맞지 않고 좌우로 기울어 있을 때의 원인은 다음과 같다.

(원인 1) 표준상태정렬(Truing)이 되어 있지 않거나 손님의 얼굴이 좌우 비대칭이다.

(원인 2) 좌우 다리경사각(Angle of Temple)의 균형이 잡히지 않았다.

조 치
- 전면 렌즈삽입부가 낮은 쪽의 다리를 내려(다리경사각을 작게하여) 올리고, 렌즈삽입부가 높은 쪽은 그 쪽다리를 올린다.

다음은 손님이 좌우 높낮이 차이가 나는 것처럼 느끼는 경우다.

- 다리벌림각이 작은 쪽의 렌즈는 다른쪽보다 멀리 있게 되고 정면관측으로는 좌우수평이 잡혀 있는데도 경사각(Pantoscopic Angle) 때문에 손님은 벌림각이 작은 쪽의 렌즈삽입부가 높다고 느낀다. 특히 이중초점을 비롯한 다초점렌즈는 상부경계선의 높낮이가 다르게 느껴지게 된다.

다초점렌즈의 근용부 위치(Position of Near Portion)

상 태 자렌즈 상부경계선이 낮을 때는 원인에 따라 아래와 같이 조치한다.

조 치
- 좌우 코받침간 거리를 가깝게 한다.
- 좌우 코받침위치를 낮춘다.
- 경사각을 작게한다.

상 태 **자렌즈 상부경계선이 높을 때는 원인에 따라 아래와 같이 조치한다.**

조 치
- 좌우 코받침 사이를 넓혀준다.
- 좌우 코받침위치를 높힌다.
- 경사각을 크게한다.

상 태 **좌우 자렌즈 상부경계선높이가 같지 않을 때는 아래와 같이 조치한다.**

조 치
- 좌우 잘못된 쪽의 경사각을 조정한다.
- 손님 얼굴이 좌우 비대칭이면 안경테의 연결부(Bridge)를 구부려서 높이를 맞춘다.
  (안경을 쓰고 한쪽 눈씩 번갈아 가며 글 한줄을 읽어보도록 하면 알 수 있다.)

코 접촉부위의 압박감(Nose Hurts)

상 태 **어느 한쪽 코받침이 코를 아프게 할 경우에는 다음의 조치를 취한다.**

(원인 1) 여러 코받침각이 맞지 않는다.

조 치
- 코받침각을 재교정한다.

(원인 2) 모든 코받침각이 맞다면 어느 한쪽의 다리벌림각이 작다.

조 치
- 아프게 하는 반대쪽 다리벌림각을 크게한다.

상 태 **양쪽 코 접촉부위가 모두 아프거나 코에 자국을 심하게 남길 경우는 다음과 같이 조치한다.**

조 치
- 코받침이 안경테 무게를 지탱하기에 작으면 넓은 코받침으로 교환한다.
- 코받침이 눈에 너무 가까우면 코받침지지(Pad Arm)을 조정하여 길게 한다.
- 다리 귀받침부의 꺾임위치(Bend)가 앞쪽으로 나와 있거나 꺾임각이 크다.
- 위의 사항에 해당되지 않으면 실리콘(Silicon) 코받침으로 바꾼다.

상 태 **좌우 코 접촉부위 가운데 특정부분에 심한 자국이 남거나 아프게 할 때에는 아래의 원인에 따른 조치를 한다.**

조 치
- 코받침 뒷가장자리 접촉부위가 아프면 '코받침능각(Splay Angle of Nose Pad)'이 작으므로 크게 한다.
- 코받침 앞가장자리 접촉부위가 아프면 '코받침능각(Splay Angle of Nose Pad)'이 크므로 작게 한다.
- 코받침의 위 또는 아랫접촉부위가 아프거나 깊은 자국을 남기면 코받침 경사각(Vertical Anglee of Nose Pad)을 조정하거나 코받침을 구부린다.

귀바퀴 접촉부위의 압박감(Ears or Back of Head Hurts)

상 태 **귀바퀴 위쪽이 아프면 아래 원인에 따른 조치를 한다.**

조 치
- 다리 귀받침부의 꺾임위치(Bend)가 너무 앞쪽에서 굽어있으므로 뒷 쪽으로 옮긴다.
- 귀바퀴선 모두에 심한 압박감이 있으면 위 꺾임위치의 조정과 함께 꺾임각을 작게한다.
- 다리의 귀받침부가 귓바퀴 위쪽에만 닿을 때는 귀받침부(Temple Tip)의 끝을 귀쪽으로 굽힌다.
- 귀받침부 끝이 귓바퀴 바깥쪽과 밑으로 너무 닿을 때는 귀바퀴 귀능선(Skull)에 접촉되도록 안으로 굽힌다.
- 끝부분을 귀바퀴능선을 따라 안으로 굽힌다.

상 태 **귀바퀴 뒤의 일부분이 아프면 아래의 원인에 따른 조치를 한다.**

조 치
- 접촉부위가 너무 좁거나 끝부분이 찌르는 감이 있다고 하면 귀바퀴 귀능선에(Skull) 맞추어 피팅한다.
- 귀 뒤쪽이 너무 당기는 느낌이 있다고 하면 꺾임각 크기를 줄여 펴준다.
- 머리 양쪽을 너무 누르는 느낌이 있다고 하면 다리벌림각(Temple Spread)을 크게 한다.

다리의 헐거움(Temples Loose)

상 태 **다리가 위아래로 흔들린다.**

조 치 느슨해진 경첩나사, 다리고정나사를 조이고 매니큐어 등 응고액을 넣는다.

상 태 **너무 헐겁게 다리가 벌려진다.**

조 치 느슨해진 다리 및 경첩나사를 조이고 경첩과 장석을 단단하게 압착한다.

누진굴절력렌즈를 사용할 때 나타나는 문제

상 태 **먼 곳을 볼 때는 고개를 숙여야 잘 보인다.**

조 치
- 아이포인트(Eye Point)위치가 높으므로 코받침위치, 경사각 그리고 정점간거리를 미조정하거나 여의치 않으면 다시 만든다.

상 태 **옆을 통해 보면 먼 곳이 흐리게 보인다.**

조 치
- 렌즈의 원용부에 소프트설계(Soft Design)된 비점수차가 원인이므로 하드설계(Hard Design)의 렌즈로 교체한다.

상 태 **근용부시야가 좁다.**

조 치
- 정점간거리를 줄이거나 경사각을 크게한다.
- 가입도를 체크하여 가입도를 줄여 본다.

상 태 **독서할 때 한쪽으로만 봐야 한다.**

조 치
- 단안 P.D.가 부정확하거나 피팅상태가 좋지 않으므로 재피팅한다.

상 태 **독서할 때 머리를 뒤로 젖히거나 안경을 들어올려야 잘 보인다.**

조 치
- 아이포인트(Eye Point) 위치가 너무 낮으므로 안경이 위로 가도록 재피팅하거나 새로 만든다.

상 태 **머리를 돌려보면 물체가 떠다니거나 움직이는 느낌이다.**

조 치
- 정점간거리를 줄이거나 경사각을 크게 한다.

적응하는데 어려움을 겪는다.

- 기존 안경과 새 안경을 바꾸어 쓰지 말고 새 안경만 쓰도록 한다.
- 아침에 눈을 뜨면 바로 안경을 쓰도록 한다.
- 기존에 쓰던 다초점렌즈안경과 세그높이(Seg Height)가 다를 때는 경사각 및 정점간거리를 미조정하여 세그높이를 맞춘다.

참고문헌

국내서적

성풍주 : 옵토메트리개론, 대학서림(서울)

성풍주 : 안경광학(OPTOMETRY), 대학서림(서울)

성풍주 : 眼鏡調製 및 加工, 대학서림(서울)

성풍주 : 眼鏡士 幾何光學, 대학서림(서울)

이혜정 외 : 안경조제 및 가공 실기 · 실습, 대학서림(서울)

김광태 : Art 안경 디자인과 제작, (주)에세이퍼블리싱(서울)

서양서적

Clifford W. Brooks, O.D. : SYSTEM for OPTHALMIC DISPENSING(2nd Edition), Irvin M. Borish, O.D. Butterworth-Heinemann(Boston)

MoJalie, SMSA : Ophthalmic Lenses & Dispensing(2nd Edition), Butterworth-Heinemann(London)

David Cline 외 : Dictionary of Visual Science(4nd Edition), Butterworth-Heinemann(Boston)

Russell L.Stimson : Opthalmic Dispensing , Charles Cthomas(Illinois)

Magret Dowalidy : Practical Aspects of Opthalmic Optics, The Professional Press(New york)

Frank Kozol : Opthalmic Fitting & Adjusting, The Professional Press(New york)

독일 : Gutebestimmugen im Augenoptikerhandwerk Individuell angepate und handwerklich fertiggestellte Korrektionbrillen RAL-RG 915

일본서적

吉澤岩夫 : 作製 加工 調整, 早稻田眼鏡專門學校(東京)

眼鏡調製, キクチ眼鏡學校(東京)

汁 一央 : 科學的な 眼鏡調製, 眼鏡光學出版株式會社(東京)

中村 康 : 眼鏡技工, 富山房(大坂阪)

찾아보기

(ㄴ)

(ㄷ)

(ㄹ)

(ㅁ)

(ㅂ)

(ㅅ)

(ㅇ)

(ㅎ)

Index

(D)

(E)

(F)

(G)

(H)

(I)

(K)

(S)

(T)

(U)

(V)

(W)

(X)

(Y)

(Z)

■ 감수자 약력

1964년 전주고등학교 졸업
1969년 연세대학교 화학과 졸업
1974년 일본안경전문학교 졸업
1974~1979년 일본동경대학교 대학원 물리공학과
田中俊一 교수 연구실에서 연구생과정 수료

안경 조제 및 가공

BOX-O-Graph 포함

1987년 1월 30일 초판발행
1991년 3월 10일 개정 2판발행
2001년 2월 27일 개정 2판 2쇄발행
2005년 3월 10일 개정 3판발행
2006년 3월 10일 개정 수정판발행
2006년 8월 31일 개정 수정판발행
2007년 8월 28일 개정 수정판발행
2010년 2월 20일 개정 수정판발행
2011년 3월 3일 개정 수정 2쇄 발행
2012년 3월 2일 개정 수정 3쇄 발행
2015년 3월 9일 개정 수정 4쇄 발행
2017년 2월 28일 개정 수정 5쇄 발행
2018년 2월 28일 개정 수정 6쇄 발행

값 45,000원

감수자 | 성풍주
편 저 | 편집부
발행인 | 윤진영
발행소 | 대학서림
(03076) 서울시 종로구 혜화로2길 8
전 화 : (02) 744-2811
F A X : (02) 744-1210
등록번호 : 제 1-0088호
ISBN 978-89-6940-069-7 93510

http : //www.daihaks.com